पादप रोगों की चुनौतियाँ एवं समाधान

सम्पादकः
ए.के. मिश्र
दिनेश सिंह
प्रतिभा शर्मा

इन्डियन फाइटोपैथोलोजिकल सोसाइटी
पादप रोग विज्ञान संभाग
भा.कृ.अ.सं-भारतीय कृषि अनुसंधान संस्थान
नई दिल्ली-110012

Today & Tomorrow's Printers and Publishers
4436/7, Ansari Road, Daryaganj, New Delhi - 110 002
Ph : 23242621; 23241021; Fax 23242621;
E-mail: ttpp@vsnl.net, ttppindia@gmail.com
Web : www.ttpp.in

Published by
Indian Phytopathological Society
Division of Plant Pathology
Indian Agricultural Research Institute
Pusa, New Delhi-110 012
Email:ipsdis@yahoo.com
www.ipsdis.org

ISBN 81-7019-529-9 (India)
ISBN 1-55528-384-5 (USA)

Printed and Distributed by

Today & Tomorrow's Printers and Publishers
4436/7, Ansari Road, Daryaganj, New Delhi - 110 002
Ph : 23242621; 23241021; Fax 23242621
E-mail: ttpp@vsnl.net, ttppindia@gmail.com
Web : ttpp.in

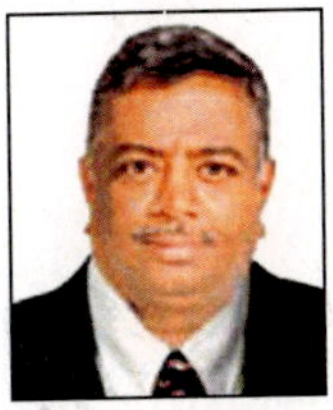

डा. एन.के. कृष्ण कुमार
उपमहानिदेशक (बाग.वि.)
Dr. N. K. Krishna Kumar
Deputy Director General (Hort. Sci.)

भारतीय कृषि अनुसंधान परिषद
कृषि अनुसंधान भवन-II
पूसा, नई दिल्ली – 110012
Indian Council of Agricultural Research
Krishi Anusandhan Bhawan-II
Pusa, New Delhi-110 012

आमुख

वैज्ञानिक शोध कार्यों एवं तदुपरान्त विकसित तकनीकों के अपनाने और कृषकों के अथक परिश्रम के फलस्वरूप पिछले पाँच दशकों की अवधि में भारत देश में कृषि उत्पादन में अभिवृद्धि करने में आशातीत सफलता प्राप्त हुई है, जिससे न केवल देशवासियों की खाद्‌य सुरक्षा, अपितु निर्यात के द्वारा विदेशी राजस्व बढ़ाना भी सुनिश्चत हो सका है। ज्ञातव्य हो की विश्व स्तर पर जनसंख्या में सतत् वृद्धि हो रही है और एक अनुमान के अनुसार वर्ष 2050 तक इसके नौ अरब हो जाने की समभावना है। इस अवधि में कृषि के लिए उपलब्ध संसाधनों, जैसे भूमि और जल में कमी अवश्यम्भावी है। इसके अतिरिक्त जलवायु परिवर्तन के कारण इस बढ़ी हुई जनसंख्या के लिए खद्‌य उत्पादन एवं खाद्‌य सुरक्षा जैसे विषय वैज्ञानिक तथा नीति निधारकों के लिए चुनौतिपूर्ण हैं।

भारतीय पादप रोग विज्ञान समिति कुछ ऐसे ही विषयों पर गंम्भीर विचार विमर्श के लिए दिनांक 23–27 फरवरी, 2016 की अवधि में एक अन्तर्राष्ट्रीय सम्मेलन आयोजित कर रही है, जिसमें राष्ट्रीय एवं अन्तर्राष्ट्रीय स्तर के वैज्ञानिक, पादप रोगों एवं उनके निवारण विषय पर विस्तार पूर्वक विचार विमर्श करेंगें, जिससे भविष्य की खाद्‌य एवं पोषण सुरक्षा को सुनिश्चित करने के लिए आवश्यक अनुसंधान एवं नीतियां बनाने में सहायता मिल सकती है।

मुझे यह जानकर अपार हर्ष का अनुभव हो रहा है कि इस अवसर पर भारतीय पादप रोग विज्ञान समिति के सदस्य वैज्ञानिकों ने **पादप रोगों की चुनौतियाँ एवं समाधान** शीर्षक पर हिन्दी में एक पुस्तक तैयार की है। पुस्तक में बागवानी, दलहनी, तिलहनी, अनाज तथा गन्ना जैसी फसलों पर किसानोपयोगी पादप रोग प्रबंधन विषयों का समावेश किया गया है। इसके अतिरिक्त इसमें खुम्ब की खेती पर एक विशिष्ट अध्याय भी सम्मिलित है। इस पुस्तक की भाषा सरल एवं शैली साधारण जनमानस के लिए सुगम्य है, जिससे विषयवस्तु सारगर्भित हो गई है। मुझे विश्वास है कि यह संकलन कृषि से जुड़े सभी लोगों के लिए समान रूप से उपयोगी सिद्ध होगा।

मैं इस अवसर पर विषय विषेषज्ञों को बधाई देते हुए सम्मेलन के सफल आयोजन की कामना करता हूँ।

एन. के. कृष्ण कुमार

(एन.के. कृष्ण कुमार)

प्राक्कथन

इन्डियन फाइटोपैथोलोजिकल सोसाइटी के तत्वाधान में दिनांक 23–27 फरवरी, 2016 को भारतीय पादप रोग विज्ञान का छठवां अन्तर्राष्ट्रीय सम्मेलन आयोजित किया जा रहा है। इस सम्मेलन में राष्ट्रीय एवं अन्तर्राष्ट्रीय वैज्ञानिक, पादप रोग एवं उनके निवारण पर चर्चा करेंगें। अन्तर्राष्ट्रीय सम्मेलन में मानव जाति के कल्याण के लिए फसल, रोगजनकों एवं जनसमुदाय में पादप रोग विज्ञान के योगदान पर विशेष चर्चा की जाएगी। इन्डियन फाइटोपैथोलोजिकल सोसाइटी भारत की एक ऐसी संस्था है जो पौधों की रोगों से सुरक्षा विषय पर अग्रणी योगदान कर रही है। फसलों, फलों, सब्जियों में रोगों द्वारा काफी हानि होती है। भारतीय अनुसन्धान परिषद के संस्थानों तथा विश्वविद्यालयों में पादप रोगों पर अनेक अनुसन्धान हुए हैं, जिसकी जानकारी किसानों तक पहुँचनी चाहिए। इन्डियन फाइटोपैथोलोजिकल सोसाइटी ने इस विश्व सम्मेलन के अवसर पर न सिर्फ राष्ट्रीय एवं अन्तर्राष्ट्रीय वैज्ञानिकों का ध्यान रखा है, बल्कि हिंदी में प्रकाशन कर नई सोच रखी है तथा हिंदी की प्रतिष्ठा बढ़ाते हुए किसानों का भी ध्यान रखा है। अतः इंडियन फाइटोपैथोलोजिकल सोसाइटी यह प्रयास कर रही है कि हिंदी में किसान उपयोगी जानकारी एकत्र कर किसानों तक पहुँचा सके। इन्डियन फाइटोपैथोलोजिकल सोसाइटी के सदस्य वैज्ञानिकों ने इस अवसर पर एक अनूठा प्रयास किया है। विषय विशेषज्ञ वैज्ञानिकों ने किसानों के लाभार्थ **"पादप रोगों की चुनौतियाँ एवं समाधान"** विषय पर सरल भाषा में नई तकनीकों की जानकारी एकत्र कर एक पुस्तक तैयार की है। यदि कटाई/तुड़ाई पूर्व या कटाई/तुड़ाई उपरांत फसल को रोगों से बचाया जाता है तो कुल उत्पादन को काफी बढ़ाया जा सकता है तथा बढ़ती हुई आबादी की भोजन की आवश्यकताओं को पूरा किया जा सकता है। इस पुस्तक में फल फसलों, सब्जियों, औषधीय व सुगंधीय फसलों, शोभाकारी फसलों, दलहनीय, तिलहनीय फसलों तथा गेहूँ, धान, गन्ना आदि प्रमुख फसलों के रोगों तथा उनके प्रबंधन के विषय में जानकारी दी गई है। जैविक नियंत्रक का ग्रामीण स्तर पर उत्पादन तथा उसके द्वारा उपचार के विषय में भी जानकारी दी गई है। कृषक मशरूम की खेती द्वारा भी अपनी आय बढ़ा सकते हैं। आशा है की यह पुस्तक किसानों बागवानों, फसल सुरक्षा अधिकारी एवं विद्यार्थियों के लिए विशेष उपयोगी सिद्ध होगी।

इन्डियन फाइटोपैथोलोजिकल सोसाइटी उन सभी वैज्ञानिकों का आभार व्यक्त करती है, जिन्होंने इस पुस्तक के लिए अपने लेख भेजे हैं।

ए.के. मिश्र, दिनेश सिंह एवं प्रतिभा शर्मा

विषय सूची

आम की प्रमुख रोग चुनौतियाँ एवं प्रबंधन

ए.के. मिश्र

फसल सुरक्षा विभाग, भा.कृ.अनु.प.-केन्द्रीय उपोष्ण बागवानी संस्थान,
रहमानखेड़ा, पोस्ट काकोरी, लखनऊ-226 101, उत्तर प्रदेश

आम *(मैन्जीफेरा इंडिका)* उष्ण एवं उपोष्ण कटिबंधीय देशों का एक प्रमुख और लोकप्रिय फल है। विश्व के करीब 87 देशों में इसका उत्पादन होता है, किन्तु किसी भी देश में इसे भारत जितनी मान्यता प्राप्त नहीं है। विश्व में इस फल का सबसे अधिक उत्पादन भारत में होता है जो विश्व के कुल उत्पादन का 45.1 प्रतिशत है। भारत में कुल 2516 हजार हैक्टर में इसकी बागवानी की जाती है (आंकड़ा वर्षः 2014)। हमारे देश में कुल फल उत्पादन का 20.7 प्रतिशत आम का उत्पादन होता है तथा क्षेत्रफल में यह 34.86 प्रतिशत है। भारत आम का सबसे बड़ा उत्पादक देश है, परन्तु उत्पादन क्षमता के हिसाब से विश्व में इसका स्थान नीचे है। आम के कम उत्पादन के अनेक कारण हैं, जिनमें विभिन्न रोगों के कारण उत्पादन को भारी नुकसान पहुँचता है। बदलते वातावरण में रोगों का प्रभाव और भी बढ़ गया है। आम में लगने वाले रोगों के 140 से भी अधिक कारक पाये जाते हैं। इनमें से कुछ ऐसे रोग हैं जो आर्थिक दृष्टि से काफी हानिकारक तथा आम के सफल उत्पादन के लिए चुनौती हैं। फलों पर लगने वाले रोगों के कारण आम के फलों के निर्यात में भी काफी कमी आती है।

आम के रोग नर्सरी से लेकर भंडारण तक, हर स्तर पर नुकसान पहुँचाते हैं और पौधों के लगभग हर भाग जैसे तना, टहनियाँ, पत्तियाँ, जड़, बौर और फल को प्रभावित करते हैं। ये रोग फलों में सड़न, पौधों में सूखा रोग, मिल्ड्यू, धब्बे, स्कैब, गोंद निकलना, सूखना, काली फफूँदी, गुम्मा आदि पैदा करते हैं। पाउडरी मिल्ड्यू, ऐन्थ्रेकनोज, डाई बैक, सूटी मोल्ड, गमोसिस, मॉलफॉरमेशन (गुम्मा रोग), ब्लैक टिप आदि आम की फसल को भारी नुकसान पहुँचाते हैं। रोग की पहचान, उसके लक्षण एवं विभिन्न माह में रोगों की रोकथाम की मासिक कार्यक्रम की क्रमबद्ध रूप से जानकारी इस लेख में दी जा रही है, जिससे आम की इन चुनौतियों का सफलतापूर्वक समाधान किया जा सके।

1. पाउडरी मिल्ड्यू (चूर्णिल आसिता)

लक्षणः इस रोग के लक्षण बौरों, पुष्पक्रमों की डंडियों, पत्तियों और नये फलों पर देखे जा सकते हैं। इस रोग का विशेष लक्षण, सफेद कवक या चूर्ण के रूप में प्रकट होता है और उनके ऊपर अनगिनत कोनिडिया (बीजाणु) लड़ी में कोनिडियोफोर पर लगे होते हैं। नयी पत्तियों पर यह रोग आसानी से दिखता है जब पत्तियों का रंग भूरे से हल्के रंग में परिवर्तित होता है। नयी पत्तियों के ऊपरी और निचली सतह पर छोटे सलेटी रंग के धब्बे दिखायी देते हैं जो निचली सतह पर ज्यादा स्पष्ट होते हैं। धीरे–धीरे ये धब्बे बड़ा आकार लेते हुए कुछ जामुनी भूरे रंग के हो जाते हैं। बाद में ये धब्बे गहरे रंग

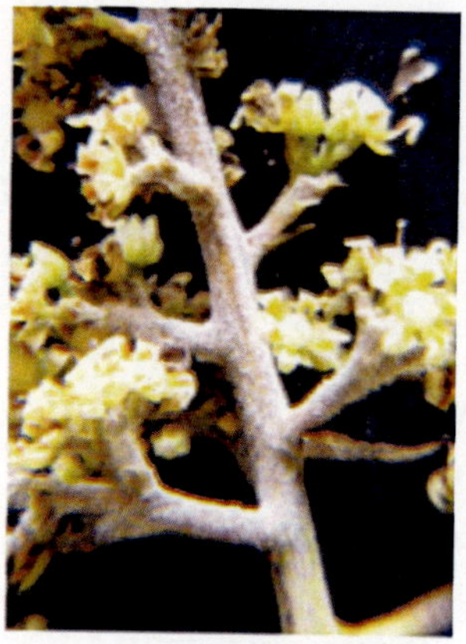

पाउडरी मिल्ड्यू

के हो जाते हैं। अनुकूल वातावरण मिलने पर कवक के बीजाणु एवं कवक जाल काफी मात्रा में दिखायी देते हैं। रोग से प्रभावित पत्तियाँ अक्सर टेढ़ी–मेढ़ी व मुड़ी हुई हो जाती हैं। अधिकांशतः रोगाणु मध्य शिरा से पार्श्व शिरा के बीच में सीमित रहते हैं। हाल में ऐसा देखा गया है कि मैदानी इलाकों में पत्तियाँ इस रोग के लगने पर विकृत हो जाती हैं। पहाड़ी इलाकों में यह स्लेटी भूरे धब्बों और सफेद चूर्ण के साथ दिखायी देती हैं।

रोगजनक बीजाणु बौरों पर सफेद चूर्ण की तरह दिखायी पड़ते हैं, जो बौर में लगे फूलों के झड़ने का कारण बनते हैं। भीतरी दल के मुकाबले वाह्यदल इससे ज्यादा प्रभावित होते हैं। ग्रसित होने पर फूल नहीं खिलते हैं और समय से पहले ही झड़ जाते हैं। निषेचन के पहले फूलों के गिर जाने से भारी नुकसान होता है। नये फलों पर पूरी तरह सफेद चूर्ण फैल जाता है। इसकी अधिक बढ़त होने पर फल की ऊपरी सतह फट जाती है और खुरदरी हो जाती है। फल पर बैंगनी भूरे रंग के धब्बे पड़ जाते हैं। फल मटर के दाने के बराबर हो जाने के बाद पेड़ से झड़ जाते हैं। इन छोटे फलों के झड़ने से फसल में भारी नुकसान होता है।

रोगजनकः यह रोग *ओईडियम मैन्जीफेरी* नामक कवक के द्वारा उत्पन्न होता है।

रोगचक्र तथा अनुकूल वातावरण

पाउड्री मिल्ड्यू आम के बौर को विशेष रूप से प्रभावित कर फसल और रोग अवस्था को नुकसान पहुँचाता है। रोग का फैलाव फफूँद की कोनिडिया द्वारा होता है। इसके अन्य किसी और रोग अवस्था या चरण की जानकारी नहीं है। अन्य किसी फसल पर भी इसके प्रकोप की पुष्टि नहीं हुई है। जब न्यूनतम तापमान 15.17 डि.से. तथा अधिकतम तापमान 30.35 डि.से. होता है, साथ ही तेज हवाएँ चलने पर यह रोग तेजी से फैलता है।

प्रबंधन

- रोगग्रसित पत्तियों और गुम्मा ग्रसित पुष्प गुच्छों की छँटाई से प्राथमिक रोगकारक की मात्रा को कम किया जा सकता है, जिससे बाद में रासायनिक नियंत्रण अधिक कारगर होता है।
- सबसे अधिक हानि पुष्पक्रम रोग से होती है। अतः कवकनाशी दवा का तीन छिड़काव बौर के निकलने के समय में 15–20 दिनों के अन्तराल पर करना चाहिए।
- पहला छिड़काव 0.2 प्रतिशत घुलनशील सल्फर का घोल बना कर उस समय करना चाहिए जब बौर 10 सें.मी. का हो जाये।
- दूसरा छिड़काव 0.1 प्रतिशत डिनोकेप (कैराथेन) का करना चाहिए, जो पहले छिड़काव के 15–20 दिनों के बाद हो।
- दूसरे छिड़काव के 15–20 दिनों के बाद तीसरा छिड़काव 0.1 प्रतिशत ट्राईडीमार्फ (कैलिक्सीन) का करना चाहिए।

संस्थान में हुए शोध द्वारा यह पाया गया है कि जब अधिकतम तापक्रम 35 डि.से. तथा न्यूनतम 15–17 डि.से. होता है तो यह रोग तेजी से फैलता है। यह भी पाया गया कि आम तौर पर यह स्थिति मार्च माह के तीसरे या चौथे सप्ताह में होती है। अतः उपरोक्त छिड़काव को आवश्यकतानुसार इसी अवधि में किये जाने पर रोग को सफलतापूर्वक रोका जा सकता है।

2. श्यामव्रण (एन्थ्रेक्नोज)

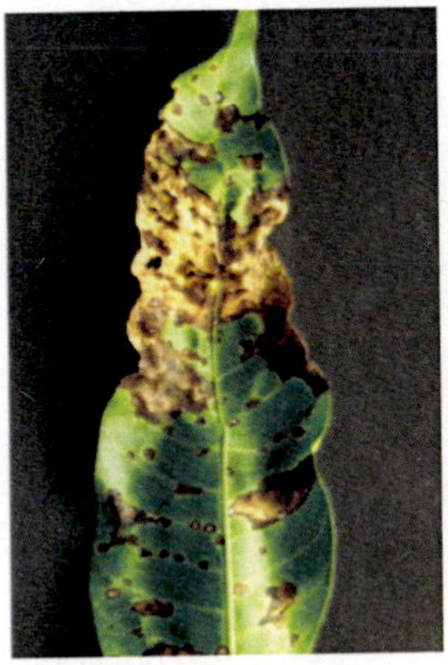

पत्ती पर एन्थ्रेक्नोज

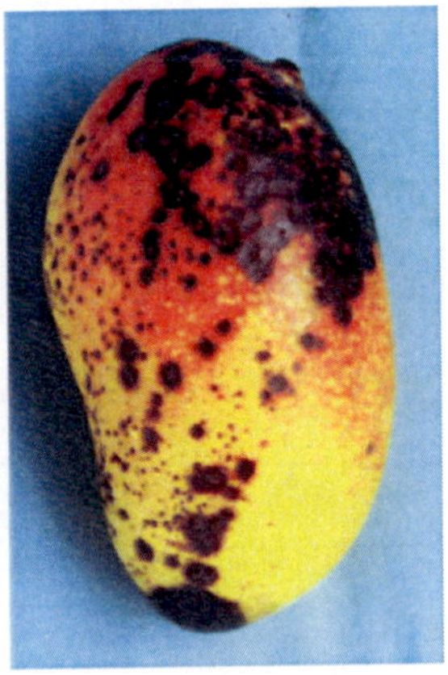

फल पर एन्थ्रेक्नोज

लक्षणः पत्तियों, पर्णवृन्तों, टहनियों, मंजरियों और फलों पर यह रोग देखा जा सकता है। पत्तियों की सतह पर पहले गोल या अनियमित भूरे या गहरे भूरे रंग के धब्बे बनते हैं। अधिक नमी होने पर यह कवक तेजी से बढ़ता और तेजी से फैलता है। इसके 20–25 मि.मी. तक के गोलाकार भूरे धब्बे बन सकते हैं। बाद में पत्तियों पर धब्बों की जगह छोटे–छोटे छेद बन जाते हैं। प्रभावित पर्णवृन्तों और टहनियों पर पहले काले धब्बे बनते हैं और फिर पूरी टहनी या पर्णवृन्त स्लेटी काले रंग की हो जाती है। पत्तियाँ नीचे की ओर झुक कर सूखने लगती हैं और अंत में गिर जाती हैं। बाद में टहनियों पर काला निशान रह जाता है। नयी शाखाओं का सिरा सूखने लगता है। सिरे से शुरू होकर यह सूखना शाखा के नीचे तक पहुँच जाता है। इसे सिरा मुरझाने के नाम से जाना जाता है। जो इस रोग की विशेष पहचान है। बौर पर गहरे भूरे रंग के धब्बे सबसे पहले पाए जाने वाले लक्षण हैं। ये फूलों और पुष्पवृन्तों पर प्रकट होते हैं। बौर एवं खिले फूलों पर छोटे काले धब्बे उभरते हैं, जो धीरे–धीरे फैलते हैं और आपस में जुड़ कर फूलों को सुखा देते हैं। रोग से प्रभावित फूल झड़ जाते हैं और लम्बे समय तक टिकने वाले पुष्पवृन्त लगे रह जाते हैं। बाग में फलों पर यह रोग छिपे संक्रमण के रूप में मौजूद होता है। फलों पर बहुत छोटे–छोटे धब्बे या निशान पड़ जाते हैं जो ठीक से दिखायी भी नहीं देते लेकिन भंडारण के समय ये पूरे फल को सड़ा देते हैं।

रोगजनकः *यह रोग कॉलिटोट्राइकम ग्लीयोस्पोरिआइडिस (ग्लोमेरेला सिंगुलाटा) नामक कवक के द्वारा उत्पन्न होता है।*

रोगचक्र तथा अनुकूल वातावरणः एन्थ्रेक्नोज रोग आम की पत्तियों एवं फलों को अधिक नुकसान पहुँचाता है। फफूँद की कोनिडिया ही रोग के फैलाव में प्रमुख भूमिका निभाती है। अधिक आर्द्रता, रोग के फैलाव में विशेष रूप से सहायक होती है। फलों पर लेटेन्ट इन्फेक्शन (छिपा हुआ संक्रमण) अनुकूल तापमान तथा आर्द्रता पाते ही रोगकारक तेजी से फैलता है और फलों को सड़ा देता है। 30–35 डि. से. तापमान तथा आर्द्रता 90 प्रतिशत या अधिक, रोग को तेजी से फैलावे में सहायक होती है।

प्रबंधन

- सभी रोगग्रसित टहनियों की छँटाई कर देनी चाहिए और बाग में गिरी हुई पत्तियों, टहनियों और फलों को वहाँ से हटा कर जला देना चाहिए।
- मंजरी संक्रमण को रोकने के लिए कार्बेन्डाजिम (बाविस्टीन 0.1 प्रतिशत) का दो बार छिड़काव 15 दिनों के अंतराल पर करने से रोग को नियंत्रित किया जा सकता है। पर्णीय संक्रमण को रोकने के लिए 0.3 प्रतिशत कॉपर ऑक्सीक्लोराइड या कॉपर हाइड्रोक्साइड का छिड़काव लाभकारी होता है।
- 0.1 प्रतिशत थायोफेनेट मिथाईल या कार्बेन्डाजिम (टॉपसिन एम. या बाविस्टीन) का बाग में तुड़ाई से पहले छिड़काव करने से छिपे हुए संक्रमण को कम किया जा सकता है।

3. मालफॉरमेशन (गुम्मा रोग)

लक्षणः गुम्मा रोग दो प्रकार के होते हैं– वानस्पतिक गुम्मा और पुष्पीय गुम्मा।

वानस्पतिक गुम्माः वानस्पतिक गुम्मा रोग अधिकतर नर्सरी पौध में होता है। प्रभावित पौधों की वानस्पतिक बढ़त विकृत हो जाती है, पर्व संधियाँ फूल जाती हैं और पर्व छोटे रह जाते हैं। ऐसे विकृत वानस्पतिक गुम्मे में पत्तियाँ छोटी और पतली होती हैं तथा पौधे के ऊपरी भाग में गुच्छे का रूप धारण कर लेती हैं। इस लक्षण को बन्ची टॉप कहते हैं। बड़े पौधों में भी इस प्रकार के लक्षण दिखायी देते हैं किन्तु ये छोटे पौधों की तुलना में काफी कम पाए जाते हैं।

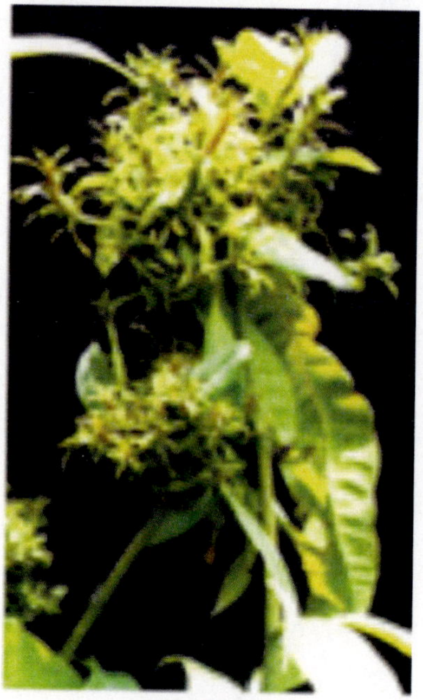

वानस्पतिक गुम्मा

पुष्पीय गुम्माः पुष्पीय गुम्मे में बौर के मुख्य पर्व छोटे रह जाते हैं तथा पुष्प गुच्छों की गौण शाखाओं की लम्बाई भी कम रह जाती है, जिससे फूल गुच्छों के रूप में दिखते हैं। पुष्पकलियाँ वानस्पतिक कलिकाओं में बदल जाती हैं। साथ ही पतली, छोटी पत्तियाँ निकलती हैं जिससे बौर काफी कसा हुआ नजर आता है। ऐसे बौरों में फूल की कलियाँ बहुत कम खुलती हैं और हरी ही रह जाती हैं। कुछ पुष्पीय गुम्मे घने नहीं होते हैं बल्कि इसमें पर्व लम्बे होते हैं। अतः ये सामान्य बौर से लम्बे होते हैं तथा इसमें फूल दूर–दूर लगते हैं। गुम्मा ग्रसित पुष्पगुच्छों में आमतौर पर फल नहीं लग पाते हैं।

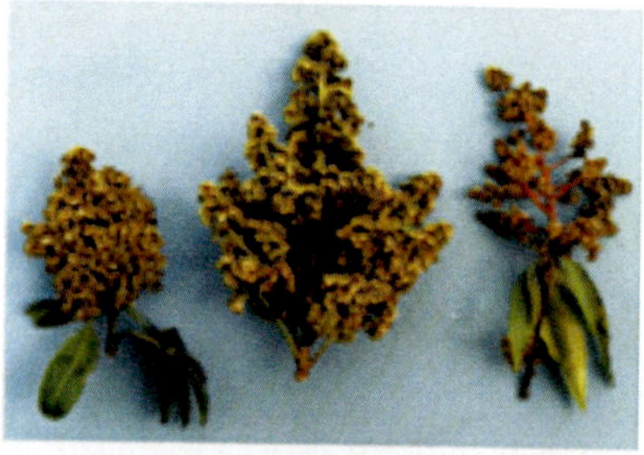

पुष्पीय गुम्मा

रोगजनकः यह रोग *फ्यूजेरियम मैन्जीफेरी* नामक कवक से उत्पन्न होता है।

रोगचक्र तथा अनुकूल वातावरणः यह रोग किस प्रकार से फैलाता है इसकी पूर्ण जानकारी नहीं है, किन्तु माना जाता है कि माइट द्वारा यह रोग फैलाता है। यह भी पाया गया है कि यदि बार–बार मालफॉरमेशन ग्रसित बौर तथा बंची टॉप को काट कर हटाया जाय तो इसके प्रकोप को कम किया जा सकता है।

प्रबंधन

- रोग ग्रसित बौर प्ररोह या डालियों को छाँट कर जला देना चाहिए जिससे यह रोग बढ़ नहीं पाता है। लगातार कई वर्षों तक बराबर गुम्मा ग्रसित बौर हटाते रहने से पौधा गुम्मा रोग से मुक्त हो जाता है।
- नेफ्थिलिक एसिटिक एसिड (200 पी. पी. एम.) का अक्टूबर के पहले सप्ताह में छिड़काव करने तथा दिसंबर के आखिरी सप्ताह या जनवरी में निकले हुए बौर को तोड़ कर नष्ट करने से इस रोग में कमी आती है।

4. पश्चमारी उल्टा सूखा रोग

लक्षणः इस रोग का प्रकोप पूरे वर्ष में कभी भी देखा जा सकता है किन्तु सबसे स्पष्ट रूप से इसे अक्टूबर और नवम्बर माह में ही देखा जाता है। टहनियों का ऊपर से नीचे की ओर सूखना इसका मुख्य लक्षण है। विशेष तौर पर पुराने पेड़ों में बाद में पत्ते सूख जाते हैं जो आग से झुलसे हुए मालूम पड़ते हैं। प्रारम्भ में नई हरी टहनियों पर गहरे रंग के धब्बे पड़ जाते हैं। जब यह धब्बे बढ़ते हैं, तब नई टहनियाँ सूख जाती हैं। ऊपर की पत्तियाँ अपना हरा रंग खो देती हैं और धीरे–धीरे सूख जाती हैं। ऐसी टहनियों को यदि दो भागों में लम्बाई से काटें तो अन्दर की ऊत्तक में भूरापन दिखाई देता है। इसके साथ ही शाखाएँ फटने लगती हैं, उनसे पीला गोंद निकलता है और फिर शाखाएँ सूख जाती हैं।

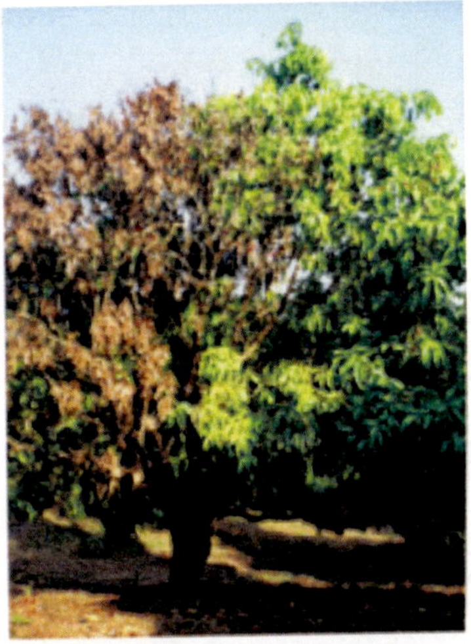

पश्चमारी उल्टा सूखा रोग

नर्सरी में कलम बांधने का स्थान प्रभावित होने पर पौधे मर जाते हैं। पर्वसंधि गाँठ पर भी थोड़ी–थोड़ी दूरी पर संक्रमण होता है और प्रभावित टहनी का वह भाग दोनों तरफ से सूख जाता है।

रोगजनकः यह रोग *बॉट्रीयोडिप्लोडिया थियोब्रोमी/ लेसिओडिप्लोडिया थियोब्रोमी* नामक कवक द्वारा उत्पन्न होता है।

रोगचक्र तथा अनुकूल वातावरणः गर्मी का अधिक तापमान पौधों को इस रोग से ग्रसित करने में सहायक होता है। आपेक्षिक आर्द्रता 80 प्रतिशत, अधिकतम तापमान 31 डि.से. तथा न्यूनतम तापमान 25 डि.से. के करीब तथा वर्षा रोग को फैलने में सहायक होती है। आमतौर पर रोग सितम्बर–अक्टूबर माह में अधिक दिखाई देता है।

प्रबंधन

- संक्रमित भाग से 10 सें.मी. नीचे से छँटाई के बाद बोर्डो मिश्रण 5:5:50 या कॉपर आक्सीक्लोराइड (0.3%) का छिड़काव रोग की रोकथाम में सबसे प्रभावशाली उपाय है।
- यह ध्यान रखना चाहिए कि कलम के लिए उपयोग में आने वाली सांकुर डाली रोगग्रसित न हो।

5. गोंद निकलना

सामान्यतः रेतीली मिट्टी में पैदा किये जाने वाले आम के पौधों में इस रोग का प्रकोप अधिक होता है किन्तु यह सभी तरह की मिट्टी में हो सकता है। यह रोग तने और शाखाओं पर वर्षा ऋतु के पष्चात् सर्दी में देखा जा सकता है।

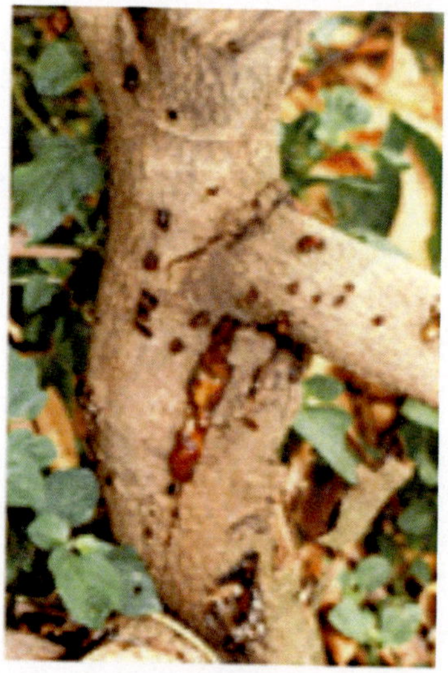

गोंद निकलना

लक्षणः इस रोग में पेड़ के मुख्य तने, शाखाओं और पेड़ों की छालों पर गोंद का रिसाव देखा गया है। सतह पर दरार वाली जगह से गोंद निकलने की संभावना ज्यादा रहती है। इसका प्रकोप बढ़ने पर गोंद की बूदों के तने पर रिसने से छाल गहरे भूरे रंग में बदल जाती है और लम्बाई में दरारें पड़ जाती हैं। बाद में, छाल पूरी तरह सड़ जाती है और पेड़ दरार, सड़न और छाल हटने की वजह से अंततः पूरी तरह से सूख जाता है।

रोगजनकः यह रोग *बॉट्रीयोडिप्लोडिया थियोब्रोमी / लेसियोडिप्लोडिया थियोब्रोमी* नामक कवक के द्वारा उत्पन्न होता है।

रोगचक्र तथा अनुकूल वातावरणः अधिक गर्मी में इस रोग का प्रकोप देखा जाता है। चूँकि इस रोग का रोगकारक तथा पश्चमारी रोग का रोगकारक एक ही है, अतः वही स्थितियाँ इस रोग के लिए भी अनुकूल हैं जो पश्चमारी की हैं।

प्रबंधन

- रोगग्रसित छाल या हिस्से को हटा कर सफाई के बाद बोर्डो लेप या कॉपर ऑक्सीक्लोराइड या कॉपर हाइड्रोक्साइड लेप लगाना चाहिए।
- कॉपर सल्फेट को 500 ग्राम प्रति पूर्ण विकसित वृक्ष की दर से, पेड़ की उम्र के हिसाब से, जड़ के चारों तरफ डालना उपयोगी होता है। जहाँ बाग में पत्तियों पर धब्बों की रोकथाम के लिए नियमित रूप से कॉपर ऑक्सीक्लोराइड का छिड़काव होता है, वहाँ यह रोग बहुत कम पाया जाता है।

6. फोमा अंगमारी

लक्षणः यह रोग आम की पुरानी पत्तियों पर अधिकतर देखा जाता है। प्रारंभ में छोटे अनियमित आकार के पीले भूरे धब्बे बनते हैं जो पूरी पत्तियों पर फैले रहते हैं। जैसे–जैसे ये धब्बे बड़े होते हैं, आपस में

मिल कर बड़ा आकार ले लेते हैं। पूर्णतया विकसित धब्बों में गहरे भूरे रंग का किनारा होता है और मध्य भाग हल्के भूरे रंग का होता है। रोग बढ़ने की स्थिति में ये धब्बे आपस में मिल कर बड़ा धब्बा बनाते हैं और पत्तियों पर बड़े–बड़े सूखे धब्बे नजर आते हैं। बाद में ऐसी पत्तियाँ झड़ जाती हैं। ऐसे पेड़ दूर से ही पहचाने जा सकते हैं।

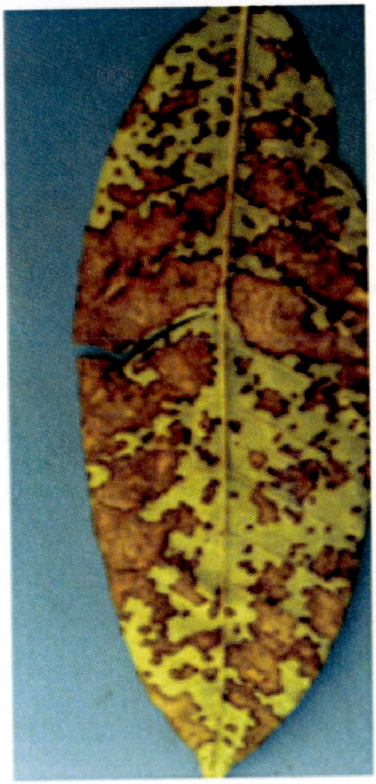

फोमा ब्लाइट

रोगजनकः यह *फोमा ग्लोमेराटा* नामक कवक के द्वारा उत्पन्न होता है।

रोगचक्र तथा अनुकूल वातावरणः ऐसे तो यह रोग वर्ष भर कभी भी आम की पत्तियों पर देखा जा सकता है, किन्तु नवम्बर–दिसम्बर में इसे अधिक देखा गया है। यह भी पाया गया है कि पुरानी पत्तियों पर इसका प्रकोप रोगकारक के बीजाणु (कोनीडिया) करते हैं। 25–30 डि.से. का तापमान इस रोग की बढ़त में सहायक होता है।

प्रबंधन

- पौधों को उचित पोषण मिलने पर पौधे इस रोग से कम प्रभावित होते हैं।
- रोग नियंत्रण के लिए बेनोमिल (0.2 प्रतिशत) या कॉपर ऑक्सीक्लोराइड/कॉपर हाइड्रोक्साइड (0.3 प्रतिशत) का छिड़काव करना उपयोगी है।

7. सूटी मोल्ड (काली फफूँदी)

भारत में यह रोग *कैपनोडियम मैन्जीफेरी, माइक्रोजैफियम कॉल्यूमनेटम, लेप्टोजैफियम फ्यूमैगो* एवं *ट्राइपोस्परम माइरटी* आदि फफूँदियों द्वारा उत्पन्न होता है। चूँकि ये फफूँदियाँ पत्तियों पर बीजाणु नहीं बनाती और कई फफूँदियाँ एक साथ पत्तियों पर पायी जाती हैं, अतः इन्हें अलग–अलग पहचानना कठिन है।

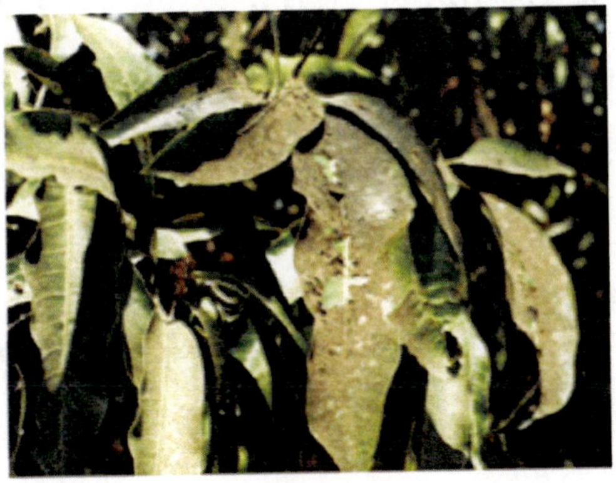

सूटी मोल्ड

लक्षणः इस रोग में पत्तियों, शाखाओं और फलों पर काली मखमली पपड़ी सी दिखायी पड़ती है। ये पतले फैले हुए जाल से लेकर गहरे रंग की मोटी परत जैसी हो सकती है। फफूँदी की कवक जाल पत्ती की ऊपरी सतह पर ही फैली होती है और सतह के अन्दर प्रवेश नहीं करती। रोग की अधिकता में जब फफूँद पूरी पत्तियों एवं शाखाओं पर अधिक फैल जाती है तो कई बार पेड़ दूर से ही काला दिखायी पड़ता है। रोग की अधिकता कीटों द्वारा निकाले गये मधुद्रव्य के ऊपर निर्भर करती है। बहुत अधिक मात्रा में जब

इस फफूँद के काले बीजाणु पैदा होते हैं तो ये मधुद्रव्य के साथ चिपक कर पत्तियों और अन्य भागों को ढक देते हैं, जिससे पेड़ काला दिखायी पड़ता है और इसीलिए इस रोग का नाम सूटी मोल्ड दिया गया है। फूल आने के समय यदि मंजरी पर फफूँद लग जाती है तो फल नहीं बनते और कभी–कभी छोटे फल झड़ जाते हैं। तैयार फलों पर भी काली फफूँद विकसित होती है जो फल के ऊपरी भाग में दोनों तरफ अधिक होती है। ऐसा होने पर फल पसन्द नहीं किए जाते हैं तथा बिक्री योग्य नहीं रह जाते हैं।

रोगजनकः यह *कैपनोडियम मैन्जीफेरी, माइक्रोजैफियम कॉल्यूमनेटम, लेप्टोजैफियम फ्यूमैगो* एवं *ट्राइपोस्परमम माइरटी नामक* कवकों के द्वारा उत्पन्न होता है।

रोगचक्र तथा अनुकूल वातावरणः फफूँद *मेलिओला / कैपनोडियम* के बीजाणु पत्तियों पर फैले मधुद्रव पर तेजी से बढ़ते हैं। यह सिर्फ सतह तक ही फैलाते हैं और पत्तियों में अन्दर प्रवेश नहीं करते हैं। यदि कीड़ों, जैसे– भुनगे, गुजिया आदि का नियंत्रण ठीक से नहीं किया गया है तो रोग अधिक होता है।

प्रबन्धन

- स्केल, गुजिया तथा भुनगा कीटों की रोकथाम उचित कीटनाशक से करने पर उनसे विसर्जित होने वाले मधुद्रव्य के अभाव में फफूँद नहीं पनप पाती है।
- 2.0 प्रतिशत स्टार्च का भी प्रयोग छिड़काव हेतु किया जा सकता है।
- घुलनशील गंधक+डाइमेथोएट्+गोंद (क्रमशः 0.2+0.05+0.06 प्रतिशत) का छिड़काव काली फफूँदी को रोकने में सहायक है।
- इंडियन ऑयल फॉरमुलेशन नं 1 या 2 का 15 दिनों के अंतराल पर छिड़काव भी प्रभावशाली पाया गया है।
- कीट एवं फफूँदीनाशक का प्रयोग इस तरह करना चाहिए कि पत्तियों की दोनों सतहों पर दवा पड़ सके।

8. स्कैब

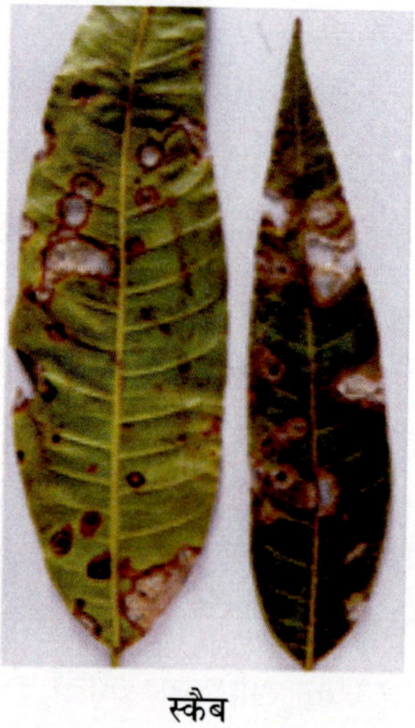
स्कैब

लक्षणः यह फफूँद पत्तियों, बौरों, टहनियों, तनों की छाल और फल पर लगती है। ये धब्बे गोल, कोणीय, दीर्घाकार 2–4 मि.मी. के होते हैं। इस रोग के लक्षण ऐन्थ्रेकनोज के लक्षण से काफी मिलते–जुलते हैं पर ये धब्बे थोड़े छोटे होते हैं एवं इनकी सतह मखमली होती है। रोग के बढ़ने पर पत्तियाँ मुड़ने लगती हैं और इनका आकार पूरी तरह विकृत हो जाता है जिससे समय से पहले ही ये झड़ जाती हैं। नयी पत्तियों पर बड़े धब्बे स्लेटी रंग के होते हैं और इनका बाहरी किनारा पतला गहरे रंग का होता है। धब्बों का मध्य भाग सूखने के कारण पत्तियाँ झड़ जाती है, जिसमें

अनियमित आकार के छेद बन जाते हैं, जिसे शॉट होल कहा जाता। तने एवं छाल पर भी अनियमित आकार के स्लेटी रंग के धब्बे दिखाई देते हैं।

छोटे फलों पर संक्रमण स्लेटी से स्लेटी भूरे रंग के धब्बों के रूप में गहरे रंग के अनियमित किनारों के साथ दिखायी पड़ते हैं। जैसे–जैसे फल बड़ा होता है, ये धब्बे भी बड़ा आकार ले लेते हैं और इसका मध्य भाग फटा सा उभरा हो जाता है। फलों की सतह पर बीजाणु पैदा होते रहते हैं, जब तक कि फल परिपक्व नहीं हो जाते।

रोगजनकः यह रोग *एलसिनाय मैन्जीफेरी (स्फैसीलोमा मैन्जीफेरी)* नामक कवक के द्वारा उत्पन्न होता है।

रोगचक्र तथा अनुकूल वातावरण

फफूँद *एलसिनाय मैन्जीफेरी* के एस्कोस्पोर से रोग फैलता है। आर्द्रता बढ़ने के साथ ही रोग बढ़ता है। पत्तों पर रोग हवा द्वारा फैलाता है।

प्रबंधन

- कॉपर ऑक्सीक्लोराइड/कॉपर हाइड्रोक्साइड (0.3 प्रतिशत) का 10–15 दिनों पर छिड़काव कर नयी पत्तियों को बचाया जा सकता है और नर्सरी में इस रोग की रोकथाम की जा सकती है।

9. ब्लैक बैन्डेड

लक्षणः इस रोग में पत्तियों की मध्यशिराओं, तनों और शाखाओं पर काली मखमली फफूँद की परत पड़ जाती है। आमतौर पर मुख्य शाखाओं पर यह फफूँद बहुत कम देखी जाती है। इसमें शाखाओं की छाल पर काली पट्टी/बैन्ड बन जाती है जो इस रोग का एक विशेष लक्षण है और इसी के कारण इस रोग का नाम ब्लैक बैंडेड पड़ा है। छाल के संक्रमित हिस्सों में फफूँद के बीजाणु एवं कवक जाल झुंड में होते हैं। गर्मी के मौसम में कवक जाल एवं बीजाणु झड़ जाते हैं तथा सिर्फ हल्की काली पट्टी रह जाती है। फफूँद छाल के सिर्फ ऊपरी सतह पर ही रहती है।

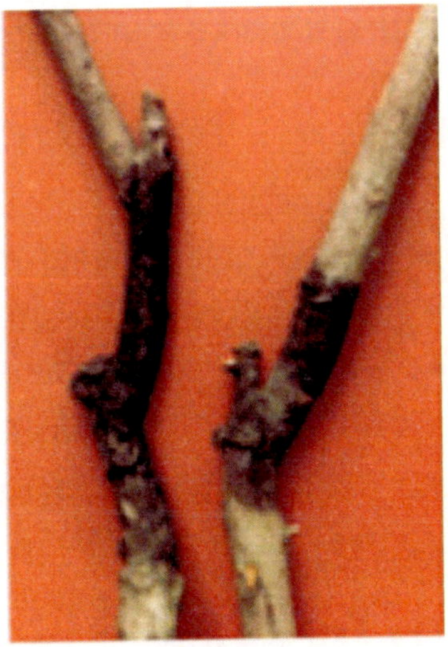

ब्लैक बैन्डेड रोग

रोगजनकः यह रोग *राईनोक्लैडियम कौरटीकोलम* नामक कवक के द्वारा उत्पन्न होता है।

रोगचक्र तथा अनुकूल वातावरणः अधिक नमी वाले स्थानों में रोग अधिक फैलता है।

प्रबंधन

- इस रोग के प्रबंधन के लिए पहले जूट की बोरी से काले फफूँद को रगड़ कर साफ करना चाहिए और फिर बोर्डो लेप या घोल 5:5:50 या कॉपर ऑक्सीक्लोराइड (0.3 प्रतिशत) का छिड़काव करना चाहिए।

10. डैम्पिंग ऑफ/जड़ की सड़न

लक्षणः इस रोग में नयी पौध के मिट्टी से निकलने के बाद अचानक पत्तियाँ झड़ जाती हैं। लम्बे समय तक वर्षा या आर्द्रता रहने से मिट्टी की सतह या फिर उसके नीचे संक्रमण फैलता है। इसमें गोलाकार या अनियमिताकार जलसिक्त धब्बे पड़ जाते हैं। ये धब्बे बढ़ते हुए नीचे तने को पूरी तरह घेर लेते हैं। सड़न होने के कारण रोगग्रसित भाग गल जाता है तथा गहरे भूरे या काले रंग में बदल जाता है। इसके फलस्वरूप पौधा गिर कर मर जाता है। संक्रमित भाग पर फफूँद की कवक जाल एवं स्क्लेरोशिया देखी जा सकती हैं। जमीन के ऊपर और नीचे जड़ तक तना इससे प्रभावित होता है तथा जड़ का विगलन हो जाता है।

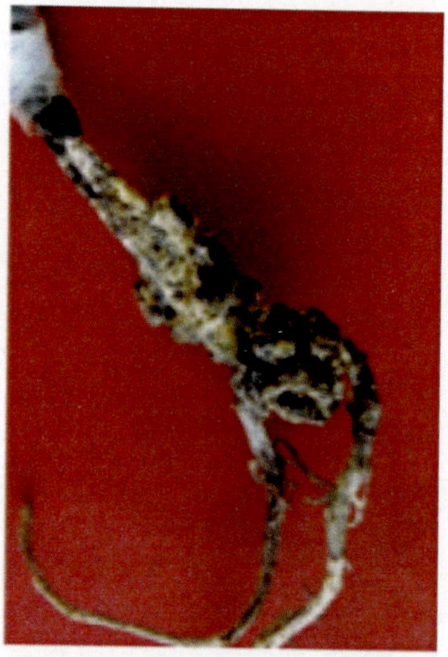

डैम्पिंग ऑफ

रोगजनकः यह रोग *राईजोक्टोनिया सोलैनी (थैनेटिफोरस कुकुमेरिस)* नामक कवक के द्वारा उत्पन्न होता है।

रोगचक्र तथा अनुकूल वातावरणः नर्सरी में अधिक नमी होने पर पौधों में यह रोग फैलता है।

प्रबन्धन

- नर्सरी में पानी का जमाव नहीं होना चाहिए।
- नर्सरी ऊँची जमीन पर होनी चाहिए।
- नर्सरी की मिट्टी को फॉरमलीन से उपचारित करना चाहिए।
- नर्सरी में ट्राइकोडर्मा डालना लाभप्रद होता है।
- जब पौधे बढ़ रहे हों तो 1.5 प्रतिशत बोर्डो घोल (7.5 : 7.5 : 50) का पौधों एवं मिट्टी पर हर सप्ताह छिड़काव करना चाहिए।

11. जीवाणुज कैंकर

लक्षणः यह रोग पत्तियों, पर्णवृन्तों, तनों, टहनियों, शाखाओं तथा फलों पर पाया जाता है। पत्तियों पर छोटे–छोटे पनीले अनियमित कोणिक उभरे हुए 1–4 मि.मी. के धब्बे पड़ जाते हैं। प्रारम्भ में ये धब्बे भूरे हल्के पीले किनारों के होते हैं जो बाद में बढ़ कर अनियमित–आकार के गहरे भूरे कैंकर में परिवर्तित हो जाते हैं। सामान्यतया यह पत्तियों की निचली सतह पर अधिक होते हैं पर यह ऊपरी सतह पर भी

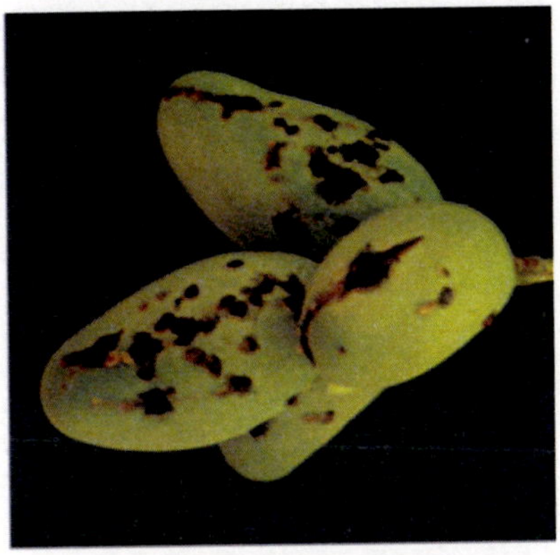

फलों पर जीवणुज कैंकर

दिखायी देते हैं। नयी पत्तियों पर धब्बों के किनारे की पीली धारी चौड़ी होती है और साफ दिखायी देती है, जबकि पुरानी पत्तियों पर ये धारी पतली होती है। इसकी पहचान पत्तियों को सिर्फ रोशनी की दिशा में रख कर देखने से हो सकती है। रोग की तीव्रता बढ़ने पर पत्तियाँ पीली पड़ कर पेड़ से गिर जाती हैं। कभी–कभी पर्णवृन्तों का कैंकर पत्तियों की मध्यशिरा तक फैल जाता है। टहनियों, शाखाओं और तने पर नये विकसित धब्बे जलसिक्त, गहरे भूरे एवं सतह से उठे हुए होते हैं, जिस पर लम्बी दरारें पड़ती हैं। इससे अन्दर की कोशिकाएं दिखायी देती हैं और गोंद बाहर निकलने लगती है। संक्रमण अन्दर तक फैला होता है। अन्दर की सतह का काला पड़ना और छाल में दरार पड़ना इसके विशेष लक्षण हैं। फलों पर पनीले, गहरे भूरे से लेकर काले धब्बे बन जाते हैं जो बाद में उभरे या चपटे कैंकर में बदल जाते हैं। ये धब्बे 5 मि. मी. तक बढ़ कर पूरे फल को ढक देते हैं। बाद में ये धब्बे फट जाते हैं जिनसे जीवाणुयुक्त रिसाव होता है। कभी–कभी फटी हुई सतह से गूदा दिखने लगता है जिस पर कीड़े और अन्य सूक्ष्म जीव हमला करते हैं, जिसके फलस्वरूप फल सड़ जाते हैं। फल से जुड़ने वाली डंडी पर रोग लगने से फल गिर जाता है। पूरी तरह रोग ग्रसित फल फट जाते हैं व भूरे रंग में बदल जाते हैं। प्रकोप और अधिक बढ़ने पर गूदा और गुठलियाँ भी इस रोग से सक्रंमित हो जाती हैं।

रोगजनकः *जैन्थोमोनास सिट्री* पैथोवार *मैन्जीफेरी इण्डिकी* नामक जीवाणु से उत्पन्न होता है।

रोगचक्र तथा अनुकूल वातावरणः तापमान 17.48 डि.से., आपेक्षिक आर्द्रता 85–100 प्रतिशत, वायु प्रवाह 4.00 से 8.65 कि.मी. प्रति घंटा तथा बीच–बीच में थोड़ी वर्षा, रोग के फैलाव में सहायक होती है। वर्षा के आरम्भ के साथ रोग तेजी से बढ़ता है। जाड़े के दिनों में रोग की बढ़त सुषुप्तावस्था में चली जाती है। वर्षा आरम्भ के साथ रोग पत्तियों से फलों को भी ग्रसित करता है। वर्षा और आँधी, रोग के फैलाव में सहायक होते हैं।

प्रबंधन

- बाग की बराबर निगरानी और साफ–सफाई रखना रोग की बढ़त को रोकता है। सक्रंमित फलों, पत्तियों और टहनियों को जला कर नष्ट कर देना चाहिए।
- मूलवृन्त हेतु प्रमाणित पौधों से स्वस्थ गुठलियों का चयन और प्रयोग करना चाहिए।
- स्ट्रेप्टोसाइक्लिन (200 पी. पी. एम.) के तीन छिड़काव (10 दिनों के अन्तराल पर) करने से फलों के संक्रमण को कम किया जा सकता है।
- अधिक प्रकोप होने पर स्ट्रेप्टोसाइक्लिन (300 पी.पी.एम.) और साथ में कॉपर ऑक्सीक्लोराइड (0.3%) मिला कर छिड़काव करना चाहिए।

12. रेड रस्ट (लाल रतुआ)

लक्षणः इस रोग की पहचान आसानी से की जा सकती है। इसमें पत्तियों, शिराओं, पर्णवृन्तों और नयी टहनियों पर काई के बीजाणु बनते हैं जो जंग के धब्बे (लाल रंग) से प्रतीत होते हैं। प्रारम्भ में ये धब्बे मखमली, कुछ हरापन लिए हुए स्लेटी रंग के होते हैं जो बाद में ताँबे के रंग के हो जाते हैं। ये धब्बे गोलाकार से अनियमिताकार (2 मि. मी. से 1 सें. मी.) तक के होते हैं। बीजाणुओं के झड़ने के बाद पत्तियों पर सिर्फ गोलाकार सफेद चिन्ह ही रह जाते हैं।

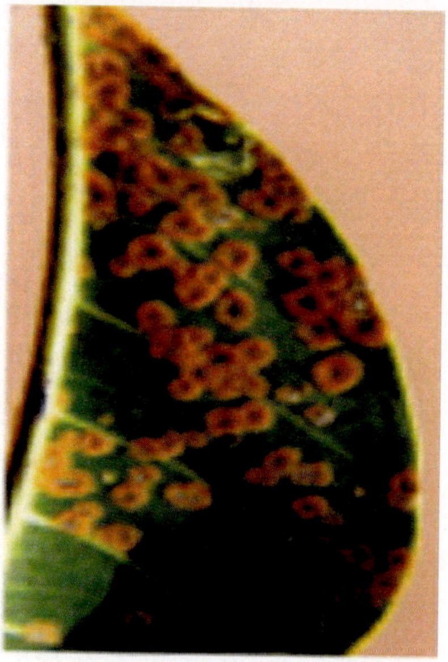

पत्ती पर रेड रस्ट

रोगजनकः यह *सिफैल्यूरस वाइरेसेन्स* नामक शैवाल से उत्पन्न होता है।

रोगचक्र तथा अनुकूल वातावरणः शैवाल के जूस्पोर वर्षा में बह कर नई पत्तियों को ग्रसित करते हैं। वर्षा का जल रोग के फैलाव में प्रमुख भूमिका निभाता है। जुलाई – अगस्त माह में रोग का अत्यधिक प्रकोप होता है।

प्रबंधन

- संतुलित पोषण से पौधे स्वस्थ रहते हैं।
- बोर्डो घोल (5:5:50) या कॉपर ऑक्सीक्लोराइड/कॉपर हाइड्रोक्साड (0.3 प्रतिशत) का प्रयोग लाभकारी है। चूँकि वर्षा के आगमन के साथ ही रोग फैलता है, अतः जुलाई में 15 दिनों के अंतराल पर दो छिड़काव आवश्यक है।

13. लाइकेन

लक्षणः लाइकेन आम के पुराने पेड़ों के तनों, शाखाओं और टहनियों पर अधिक दिखता है । अधिक नमी एवं वर्षा वाले क्षेत्रों में तथा उन बागों में जिनमें अच्छी देख–रेख न हो उनमें इनका प्रकोप अधिक होता है। तना, शाखाओं, पत्तियों और टहनियों पर अनेक आकार के सफेद या गुलाबी रंग के उभरे हुए धब्बे बढ़ते हैं। अधिक लाइकेन का प्रकोप वाले पेड़ों पर उनकी बढ़त रूक जाती है। लाइकेन पेड़ों को सीधा नुकसान नहीं पहुँचाते बल्कि पेड़ों का रूप बिगाड़ देते हैं। इससे पेड़ अस्वस्थ दिखायी पड़ते हैं।

रोगजनकः यह *रोग स्ट्रिगुला इलिगेन्स* के द्वारा उत्पन्न होता है।

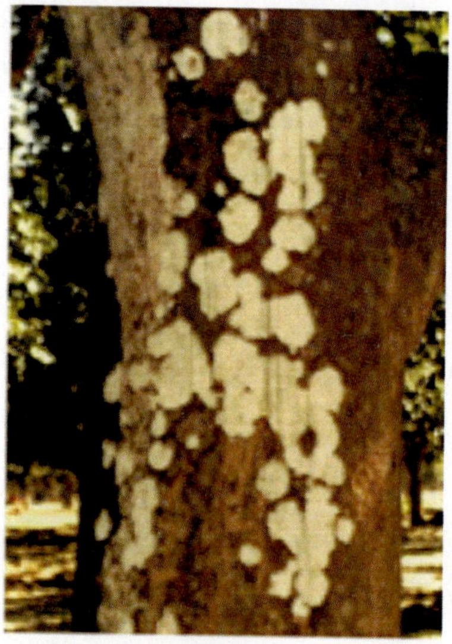

लाइकेन

रोगचक्र तथा अनुकूल वातावरणः रोग अधिक आर्द्रता या अधिक वर्षा में तेजी से फैलता है। उन बागों में रोग अधिक होता है, जिनकी देखभाल ठीक से नहीं होती है।

प्रबन्धन

- बाग की साफ–सफाई तथा संतुलित पोषण पौधे को स्वस्थ रखता है।
- लाइकेन की रोकथाम के लिए पहले रोगग्रसित भाग को जूट की बोरी से रगड़ कर साफ कर कॉस्टिक सोडा (1%) का छिड़काव करना चाहिए।

14. तुड़ाई उपरान्त फलों की सड़न

ऐसे तो आम के फलों में कई प्रकार की सड़न होती है तथा अनेक फफूँदियाँ तथा बैक्टीरिया रोग के कारक हो सकते हैं किन्तु तुड़ाई उपरान्त तीन प्रकार की सड़न मुख्य रूप से हो सकती हैं।

i. एन्थ्रेकनोज

इसकी शुरूआत छिपे हुए संक्रमण के रूप में बाग में होती है। भंडारित फलों पर काले धब्बे पड़ जाते हैं। प्रारम्भ में ये धब्बे गोल होते हैं जो बाद में बढ़ कर बड़े अनियमित आकार के हो जाते हैं। कभी–कभी ये पूरे फल को ढक देते हैं। बाद में धब्बों में फटन दिखायी देती है। नमी होने पर काले धब्बों की सतह पर गुलाबी रंग के बीजाणु पनपते हैं। फल के कंधे की तरफ नीचे की ओर धारियाँ पड़ना, काला पड़ना भी इस रोग के लक्षण है।

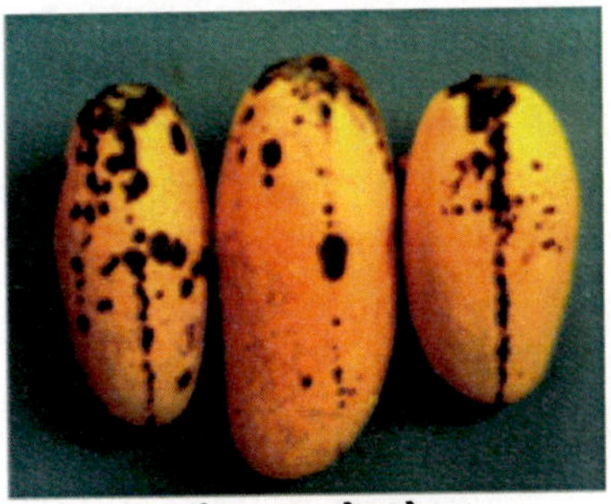

फलों पर एन्थ्रेकनोज

रोगजनकः *कॉलिटोट्राइकम ग्लीयोस्पोरिआइडिस (ग्लोमेरेला सिंगुलाटा)*

रोगचक्र तथा अनुकूल वातावरणः फलों पर रोग बाग से आता है। बाग में फलों में रोगकारक छिपे संक्रमण के रूप में होते हैं। भंडारण के समय यदि तापक्रम अनुकूल होता है (30–35 डि. से.) तथा आर्द्रता बढ़ती है, तो संक्रमण तेजी से फैलता है।

प्रबंधन

- रोग की रोकथाम का मुख्य उपाय है तुड़ाई के 30 तथा 15 दिनों पूर्व कार्बेन्डाजिम या थायोफनेट मिथाइल (0.1% बाविस्टीन या टॉपसिन एम. अर्थात 1 ग्रा./लीटर) का छिड़काव करना। इससे फलों के छिपे संक्रमण की रोकथाम होती है।
- तुड़ाई के उपरांत फलों को गर्म पानी से उपचाारित या गर्म पानी के साथ फफूँदीनाशक मिला कर उपचारित करने से रोग की बाद में रोकथाम की जा सकती है। यदि फलों को तुड़ाई के बाद केवल 52±1 डि. से. पर 30 मिनट तक उपचारित किया जाए तो रोग की रोकथाम हो सकती है। गर्म पानी (52±1 डि. से.) के साथ कार्बेन्डाजिम या थायोफनेट मिथाइल (बाविस्टीन या टॉपसिन एम. 0.05 प्रतिशत) मिला कर फलों को 10 मिनट तक उपचारित करके रोग को रोका जा सकता है।

ii. स्टेम एन्ड रॉट (ढेंपी विगलन रोग)

लक्षणः रोग की शुरूआत फल के उस छोर से होती है जहाँ डंठल लगी होती है। डंठल लगे भाग के पास से फल पर भूरा गोलाकार धब्बा बनना शुरू होकर फल के निचले हिस्से में पहुँचते हुए पूरे फल को भूरा, फिर काले रंग का कर देता है। इस सड़न की प्रक्रिया इतनी तेजी से होती है कि 2–3 दिनों में पूरा फल सड़ जाता है। जब फल कहीं से चोट खा जाए या फिर कट फट जाए तो ऐसी स्थिति में इस रोग की शुरूआत डंडी से न होकर कहीं और से भी हो सकती है। पके हुए फलों पर ही यह रोग देखा जाता है।

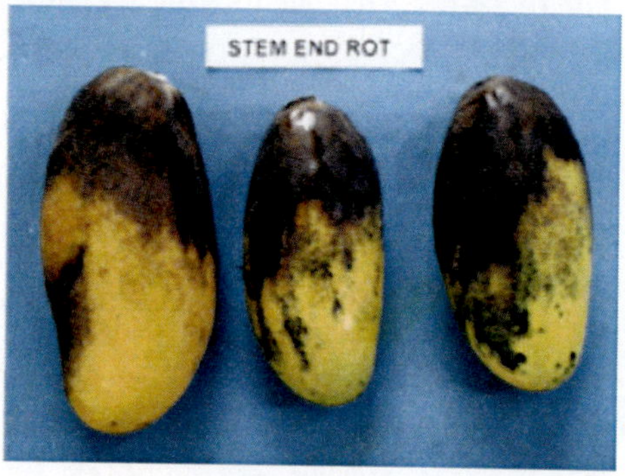

स्टेम एन्ड रॉट

रोगजनकः *डिप्लोडिया नेटालेन्सिस*

रोगचक्र तथा अनुकूल वातावरणः आम के संक्रमित फल वर्षा द्वारा स्वस्थ फलों को संक्रमित करते हैं। डंठल के सिरे पर जहाँ प्राकृतिक खुलाव होता है वहाँ यह फलों को संक्रमित कर तेजी से फैलता है। 30–35 डि.से. रोग के फैलाव में सहायक होता है।

प्रबंधन

- तुड़ाई से 15 दिनों पहले कार्बेन्डाजिम या थायोफेनेट मिथाईल (0.1 प्रतिशत बाविस्टीन या टॉपसिन एम.) का छिड़काव, तुड़ाई के उपरान्त इस रोग से मुक्ति दिलाता है।
- चूँकि आमतौर पर रोग फल के शुरूआती डंठल के पास से शुरू होती है, अतः यदि डंठल के साथ फलों को तोड़ा जाय तो रोग को रोका जा सकता है। यदि डंठल के साथ फल को नहीं तोड़ा गया हो तो उस स्थान पर तुड़ाई के ठीक बाद मोम लगाना लाभदायक होता है जिससे रोगकारक फल में प्रवेश न कर सकें।
- फलों को 0.05 प्रतिशत कार्बेन्डाजिम (0.05 प्रतिशत बाविस्टीन) मिले गरम पानी (52.1 डि. से.) में 5 मिनट के लिए डुबोने के बाद भंडारित करने से भी इस रोग की रोकथाम की जा सकती है।

iii. ब्लैक रॉट (काली सड़न)

लक्षणः फलों पर पीले, हल्के सलेटी रंग के अनियमित आकार के धब्बे बनते हैं, जो बाद में काले रंग के हो जाते हैं। काले रंग के धब्बों के ऊपर फफूँद के बीजाणु दिखायी देते हैं। धब्बों के नीचे और आस पास के हिस्से गल जाते हैं जिससे दुर्गन्ध आने लगती है। इस गलन की प्रक्रिया बहुत तेजी से बढ़ती है किन्तु सड़न के लिए फल का कटा–फटा होना या चोटिल होना अनुकूल होता है। फल की डंडी लगे स्थान से भी सड़न आरम्भ हो सकती है क्योंकि वहाँ ऊत्तक खुली सतह से अन्दर प्रवेश कर जाती है।

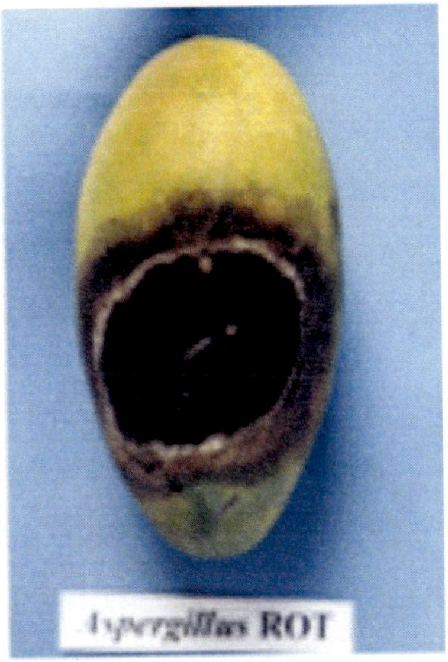

काली सड़न

रोगजनकः *एस्परजिलस नाइजर*

रोगचक्र तथा अनुकूल वातावरणः यदि आम के फलों पर कोई चोट लगती है तो वहां से संक्रमण प्रारम्भ होता है। रोगकारक के बीजाणु मृदा से अथवा वायुमंडल से फलों पर लगते हैं और संक्रमण का कारण बनते हैं।

प्रबंधन

- फलों की तुड़ाई के समय विशेष सावधानी बरतनी चाहिए। फलों पर किसी भी तरह की चोट नहीं लगनी चाहिए। चोट लगने से एस्परजिलस फफूँद फलों में आसानी से प्रवेश कर जाती है।
- फलों को जमीन पर नहीं गिरने देना चाहिए तथा फलों पर मिट्टी नहीं लगने देना चाहिए।
- फलों की तुड़ाई एवं भंडारण सावधानीपूर्वक स्वच्छ वातावरण में करना चाहिए।
- रोग से बचाने के लिए फलों को 0.05 प्रतिशत कार्बेन्डाजिम मिले गरम पानी 52±1 डि. से. में 5 मिनट के लिए डुबो कर उपचारित कर भंडारित करना चाहिए।

आम में समेकित रोग प्रबंधन की मासिक कार्यवाही

उपरोक्त प्रबंधन की जानकारी के आधार पर आम के विभिन्न रोगों के समेकित प्रबंधन की योजना तैयार की गई है, जिससे विभिन्न माह में इसके मुख्य रोगों का सफलतापूर्वक प्रबंधन किया जा सके।

जनवरी

- पाले से बचाव के लिए बागों की सिंचाई करनी चाहिए।
- पाले से बचाने के लिए नये पौधों को फूस से ढक देना चाहिए किन्तु यह ध्यान रखें कि पूर्व की दिशा से हवा तथा रोशनी के लिए थोड़ा हिस्सा खुला हो।
- गुम्मा रोग के नियंत्रण के लिए नई कलिकाओं को तोड़ देना चाहिए।

फरवरी

- पिछले वर्ष के गुम्मा बौर जो पेड़ पर लटके रह गए हों तथा खर्रा के प्रकोप वाली पत्तियों को तोड़ कर नष्ट कर देना चाहिए।

- खर्रा/दहिया रोग के नियंत्रण के लिए प्रथम छिड़काव घुलनशील गंधक का 2 ग्राम प्रति लीटर पानी की दर से करना चाहिए। साथ ही इसमें तरल साबुन मिलाना चाहिए, जिससे दवा अच्छी तरह चिपके तथा अधिक कारगर हो। साधारणतः प्रति पेड़ (10–15 वर्ष वाले) 10–20 ली. घोल के छिड़काव की आवश्यकता होती है।

मार्च

- खर्रा/दहिया रोग के लिए द्वितीय छिड़काव ट्राइडीमार्फ (कैलेक्सीन का 1 मि. ली./लीटर) पानी में मिला कर करना चाहिए। यह छिड़काव फूल खिलने से पूर्व करना चाहिए।
- खर्रा के नियंत्रण के लिए तीसरा छिड़काव डाइनोकैप (कैराथेन 1 मि. ली./लीटर) या ट्राइडीमेफॉन (बेलेटान 1 ग्राम/ली.) पानी में डाल कर करना चाहिए।
- इसी समय फुदका का प्रकोप भी होता है। ऐसी दशा में कीटनाशक को फफूँदीनाशक में मिलाया जा सकता है।

अप्रैल

- ब्लासम ब्लाइट या एन्थ्रेक्नोज का प्रकोप होने पर कार्बेन्डाजिम (बाविस्टीन 1 ग्राम/ली.) या कम्पेनियन (2 ग्रा./ली.) पानी में डाल कर छिड़काव करना चहिए। साथ ही रोग से प्रभावित पत्तियों एवं टहनियों को तोड़ कर नष्ट कर देना चाहिए जिससे रोगकारक की मात्रा को कम किया जा सके।

मई

- कोयलिया या आन्तरिक विगलन के नियंत्रण के लिए एक प्रतिशत बोरेक्स का 2–3 छिड़काव आवश्यकतानुसार करना चहिए। बोरेक्स ठंडे पानी में आसानी से नहीं घुलता है। अतः इसे पहले गर्म पानी में घोलना चाहिए।
- तुड़ाई उपरान्त लगने वाले रोगों के बचाव के लिए दो छिड़काव कार्बेन्डाजिम या थायोफनेट मिथाईल (बाविस्टीन या टॉपसीन एम. 1 ग्राम/लीटर) से करना चाहिए।
- काली फफूँदी का प्रकोप होने पर घुलनशील गंधक, मोनोक्रोटोफॉस तथा गोंद (क्रमशः 0.2, 0.05 और 0.3 प्रतिशत) का मिश्रण बना कर छिड़काव करना चाहिए।
- इन्डियन ऑयल फॉरमुलेशन का 3 प्रतिशत का छिड़काव करना भी लाभदायक है।
- जीवणुजनित कैंकर की संभावना होने पर स्ट्रैप्टोसाइक्लीन (200 पी. पी. एम.) का छिड़काव करना चाहिए।
- खेत की सफाई तथा रोगग्रस्त टहनियों को निकाल कर जला देना चाहिए।

जून

- जीवणुज कैंकर का प्रकोप होने पर स्ट्रेप्टोसाइक्लीन (200 पी. पी. एम.) का दूसरा छिड़काव करना चाहिए।
- नर्सरी बेड को पॉलीथीन से ढक कर बेड की मिट्टी का (सौरीकरण) करना चाहिए।

जुलाई

- फलों की तुड़ाई समाप्त होने के उपरान्त लाल रतुआ तथा श्यामव्रण के नियंत्रण के लिए कॉपर ऑक्सीक्लोराइड 0.3 प्रतिशत के छिड़काव की संस्तुति तीसरे या चौथे सप्ताह में की जाती है।
- नर्सरी के क्यारी में सड़न फफूँद की रोकथाम के लिए नर्सरी की मिट्टी को फॉरमल्डिहाइड से उपचारित करना चाहिए।
- गुठलियों को बोने के पूर्व थीरम अथवा कैप्टान (0.3 प्रतिशत) के घोल में 5 मिनट डुबो कर उपचारित करना चाहिए।
- नर्सरी भूमि को ट्राईकोडर्मा से उपचारित करना चाहिए।

अगस्त

- लाल रतुआ या श्यामव्रण के नियंत्रण के लिए कॉपर ऑक्सीक्लोराइड का 0.3 प्रतिशत का दूसरा तथा तीसरा छिड़काव किया जाना चाहिए।
- नर्सरी में छोटे पौधों की सड़न रोकने के लिए कैप्टन 0.3 प्रतिशत की दर से मिट्टी को भिगो कर उपचारित किया जाना चाहिए।
- नर्सरी में पानी के निकास की अच्छी व्यवस्था रखनी चाहिए जिससे पौधों के विगलन की रोकथाम हो सके।
- बागों में खरपतवार की समुचित रोकथाम करनी चाहिए।

सितम्बर

- लाल रतुआ या श्यामव्रण का अधिक प्रकोप होने पर कॉपर ऑक्सीक्लोराइड का एक छिड़काव किया जा सकता है।

अक्टूबर

- पश्चमारी से ग्रसित टहनियों को नीचे (10 सें.मी.) हरे हिस्से से काट देना चाहिए तथा एक छिड़काव कॉपर ऑक्सीक्लोराइड का 0.3 प्रतिशत का करना चाहिए। यह फोमा ब्लाइट के नियंत्रण के लिए भी लाभकारी है।

- यदि पौधों में गोंद निकलने की समस्या हो तो पौधों की जड़ों के पास थाले में 200–400 ग्राम प्रति वृक्ष कॉपर सल्फेट का प्रयोग करना चाहिए।
- गुम्मा रोग की रोकथाम के लिए नेफ्थिलिक एसिटिक एसिड (200 पी. पी. एम.) का एक छिड़काव दूसरे सप्ताह में कर देना चाहिए।
- आवश्यक पोषण भी पौधों को इस समय देना चाहिए जिससे पौधे स्वस्थ हों तथा उनमें रोग का प्रकोप न हो।

नवम्बर

- पश्चमारी रोग तथा फोमा अंगमारी के नियंत्रण के लिए दूसरा तथा तीसरा छिड़काव कॉपर ऑक्सीक्लोराइड (0.3 प्रतिशत) का करना चाहिए।

दिसम्बर

- यदि पाले के प्रकोप की संभावना हो तो जनवरी माह में बताए गए उपायों द्वारा पाले की रोकथाम करनी चाहिए।
- गुम्मा बौर की रोकथाम के लिए नई बौर कलिकाओं को इस माह तोड़ना चाहिए।

रोगों का प्रकोप जिन क्षेत्रों में होता है, उनके आवश्यकतानुसार ही प्रबंधन क्रियाओं का प्रयोग करना चाहिए।

नींबू वर्गीय पौधों के प्रमुख रोग एवं उनका प्रबन्धन

राजेंद्र गाडे[1] एवं मीना कोचे[2]

[1]वसंतराव नाईक कॉलेज ऑफ एग्रीकल्चर बायोटेक्नोलोजी, यवतमाल-445 001, महाराष्ट्र

[2]डॉ पंजाबराव देशमुख कृषि विद्यापीठ, अकोला, श्री शिवाजी कृषि महाविद्यालय, अमरावती-444 603, महाराष्ट्र

नींबू वर्गीय फलों मे सन्तरे, नींबू व मोसंबी आदि का महत्वपूर्ण स्थान है। नींबू वर्गीय फसलों में अनेक प्रकार के रोगकारक जीवों जैसे कवक, जीवाणु, विषाणु, विषाणुसमकक्ष जीव एवं सूत्रकृमि द्वारा विभिन्न रोग व्याधियों का प्रकोप होता है। भारत में नींबू वर्गीय फसलों की प्रमुख रोग व्याधियाँ एवं उनकी रोकथाम की जा सकती है।

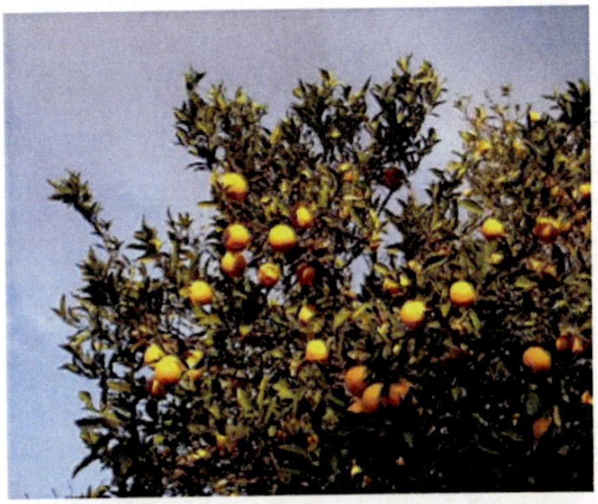

1. आर्द्रगलन

लक्षण : यह रोग नर्सरी में पौधों को हानि पहुँचाता है। यह उन सभी स्थानों पर पाया जाता है जहाँ गीलापन अधिक मात्रा में होता है तथा खेतों मे जल निकास का उचित प्रबन्ध नहीं होता है। आर्द्रगलन रोग नींबू वर्गीय फसलों की सभी प्रजातियों के नये अंकुरित होने वाले पौधों को रोगग्रसित कर देते हैं। इस रोग में पौधे भूमि सतह के पास गलकर गिरने लगते है या पौधों की जड़ पूर्ण रूप से सड़ जाती है।

रोगजनकः यह रोग *पीथियम, फाइटोफ्थोरा, फ्युजेरियम* एवं *राइजोक्टोनिया* नामक कवकों की जातियों द्वारा उत्पन्न होता है।

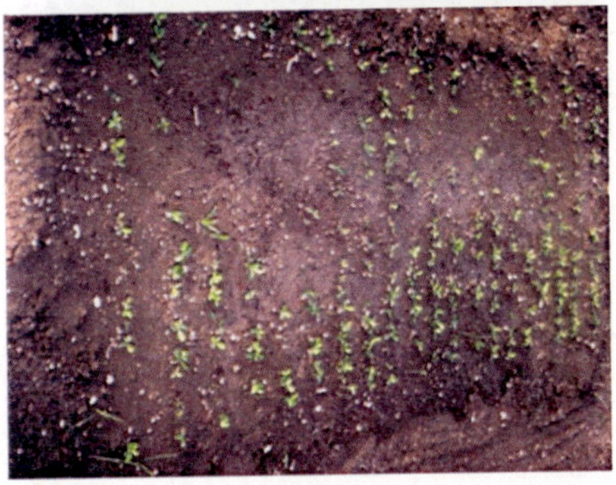

आर्द्रगलन

प्रबंधन

- मृदा के निर्जमीकरण के लिए एक भाग फॉर्मलीन को 50 भाग जल में मिला कर नर्सरी की मिट्टी को 4 इंच गहराई तक गीला किया जाता है।
- इस रोग के नियन्त्रण हेतु उचित कवकनाशियों से भूमि का उपचार करना चाहिए।
- इस निर्जर्मीकरण के साथ–साथ, यदि मृदा में बोर्डो मिश्रण 1:1:100 के अनुपात में मिलायें तो आर्द्रगलन रोग की सम्भावना कम हो जाती है।

2. श्यामव्रण/विदर-टिप/पश्चमारी

लक्षणः यह रोग शाखाओं को प्रभावित करता है। रोगी शाखायें शीर्ष से लेकर नीचे की ओर सूखने लगती हैं। शीर्ष से सूखने की प्रक्रिया शुरू होकर नीचे तक पीली होकर सूखती है। अन्ततः सम्पूर्ण पौधा सूख जाता है।

रोगजनकः यह रोग *कोलेटोट्राइकम ग्लोइयोस्पोरोइड्स* नामक कवक के द्वारा उत्पन्न होता है।

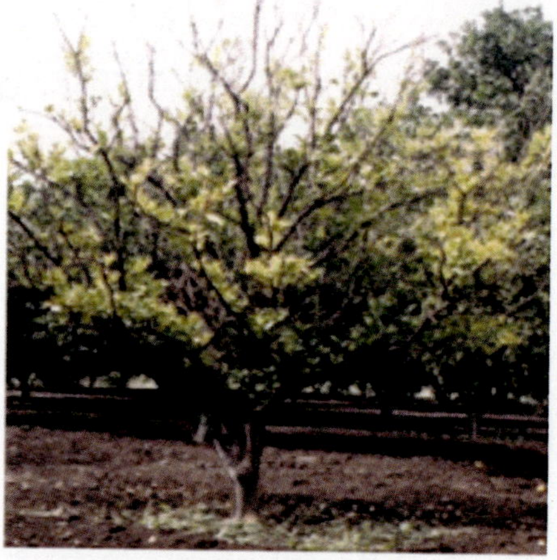

पश्चमारी एवं श्यामव्रण

प्रबंधन

- सूखी हुई शाखाओं को काट देना चाहिये एवं इन के काटे गये सिरों पर बोर्ड़ो पेस्ट 1:1:10 लेप लगाना चाहिये।
- कार्बेन्ड़ाजिम 0.1 प्रतिशत घोल का तीन बार छिड़काव करना चाहिये।
- जल निकास की समुचित व्यवस्था होनी चाहिये व पौधों की उचित सिंचाई करनी चाहिये।
- बोर्ड़ो मिश्रण 1.0 प्रतिशत का सामायिक छिड़काव करने से सही तरीके से रोग नियन्त्रण होता है।

3. चूर्णिल आसिता

लक्षणः चूर्णिल आसिता रोग शरद ऋतु में सामान्यतः होने वाला रोग हैं और यह नींबू वर्गीय फसलों की लगभग सभी जातियों पर दिखाई देता है। चूर्णिल आसिता रोग होने पर पत्तियों की ऊपरी सतह पर सफेद चूर्ण के समान कवक की वृद्धि के धब्बे दिखाई देते हैं। ये धब्बे बढ़ कर पूरी पत्तियों को ढक देते हैं। पत्तियों की ड़ण्ठल एवं शाखायें भी इस सफेद फफूँद की वृद्धि से ढक जाती हैं। रोगग्रसित पत्तियाँ पीली पड़ कर मुड़ने लगती है और परिपक्व होने से पहले ही झड़ जाती हैं। गम्भीर संक्रमण होने पर छोटे फलों पर भी चूर्णिल आसिता की सफेद चादर ढ़क जाती है और वे पकने से पहले ही पेड़ से गिर जाते हैं।

रोगजनकः यह रोग *एक्रोस्पोरियम टिन्जिटैनियम* नामक कवक के द्वारा उत्पन्न होता है।

प्रबंधन

- पानी में घुलने वाला सल्फर 0.2% चूर्णिल आसिता रोग का अच्छा नियंत्रण करता है। सुबह के समय 20 किलो ग्राम/हैक्टेर की दर से सल्फर का बुरकाव करने से इस रोग का प्रभावशाली नियंत्रण होता है।
- गम्भीर संक्रमण होने पर प्रभावित पौधे के संक्रमित भाग तोड़ कर सावधानी से नष्ट कर देना चाहिये।

4. गमोसिस (गोंदार्ति)

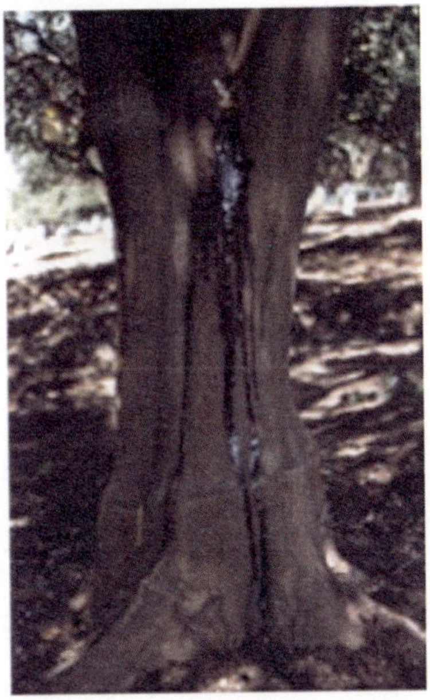
गोंदार्ति

इस रोग के लक्षण पत्तियों के पीले पड़ने से शुरू होते हैं। कवक पत्तियों पर झुलसा रोग के लक्षण उत्पन्न करता है। इस रोग से प्रभावित पौधों की छाल पर गोंद का स्राव होने लगता है। छाल पर स्पष्ट रूप से भूरे रंग के धब्बे कठोर हो चुके, बहुत अधिक गोंद के साथ दिखाई पड़ते हैं। प्रभावित पेड़ की जड़ के पास मिट्टी हटाने से जल – पारभाषिक, श्लेष्मी एवं लालिमा युक्त भूरे तथा बाद में काले रंग की छाल दिखाई पड़ती है। कवक के ताजा संक्रमण के कारण, यह छाल आसानी से अलग हो जाती है। गम्भीर संक्रमण के कारण अन्ततः पेड़ मर जाता है।

रोगजनकः यह रोग विशेषतः अधिक वर्षा वाले क्षेत्रों में *फाईटोफ्थोरा* जातियों नामक कवक के द्वारा उत्पन्न होता है।

प्रबंधन

- इस रोग की रोकथाम के लिये फोसेटाईल–ए.एल. (2.5 ग्राम / ली.) अथवा मेटालेक्सिल एवं मैंकोजेब 0.2% के छिड़काव के साथ–साथ पूर्ण पौधे की ड्रेंचिन्ग करनी चाहिये। गमोसिस के नियन्त्रण हेतु, रोग ग्रसित भाग की छाल को खुरच कर निकाल देना चाहिये और मेटालेक्सिल एवं मैंकोजेब 50 ग्राम / लीटर पानी की लेप लगाना चाहिए।
- जल निकास की समुचित व्यवस्था होनी चाहिए एवं ज्यादा सिंचाई नहीं करनी चाहिए।
- पौधों के मूल स्तम्भ को पानी के निरन्तर सम्पर्क से बचाने हेतु थाला विधि से सिंचाई करनी चाहिये तथा पौधें के मूल स्तम्भ पर मिट्टी चढ़ानी चाहिए।
- पौधों को बार्क इटिंग कैटरपिलर लगने से बचाना चाहिए।
- स्वस्थ पौधों को रोगों से बचाने हेतु उन्हें साल में दो बार बोर्डो पेस्ट 1:1:10 से 1 मीटर सेंमी भूमितल से ऊँचाई तक रंग देना चाहिए।

5. गैनोडर्मा जड़ गलन

लक्षणः इस रोग के कारण पौधें के प्रभावित ऊतक मुरझा कर रंगहीन हो जाते हैं। लकड़ी मुलायम होकर सड़ने लगती है। पौधे का ऊपरी भाग एवं शाखाऐं सूखने लगती हैं। रोग की अग्रिम अवस्था में लकड़ी की तरह की फफूँद की वृद्धि तने के आधार पर दिखाई देती है। अन्ततः पूरा वृक्ष सूख जाता है।

रोगजनकः यह रोग *गैनोडर्मा लुसिडम* नामक कवक के द्वारा उत्पन्न होता है।

प्रबंधन

- फसल के अवशेषों को स्वस्थ पौधों के तनों एवं जड़ों के सम्पर्क मे नहीं आने देना चाहिये।

- हरी खाद की फसलों को उगा कर भूमि में मिलाने से इस रोग की रोकथाम में सहायता मिलती है।
- पौधों के सड़े एवं मृत भाग को निकालकर नष्ट कर देना चाहिये।
- यदि कुछ जड़ें रोगी हों तो, उनको काटकर अलग कर दें और प्रति पेड़ 0.5–1 कि.ग्रा. की दर से सल्फर चूर्ण थाले की मिट्टी में मिलाना चाहिए।
- प्रभावित पेड़ के थाले में कवकनाशी कार्बेन्ड़ाजिम 0.1 प्रतिशत को सिंचाई के एक दिन बाद ड्रेन्चिंग करने से रोग की अच्छी रोकथाम हो जाती है।

6. डिप्लोडिया गमोसिस

लक्षणः इस रोग में मूल स्तम्भ के ऊपरी भाग, टहनियों एवं शाखाओं से गोंद का अत्यधिक स्राव होता रहता है। इस रोग का सक्रंमण सामान्यतः भूमि के ऊपरी भाग में, शाखाओं में पड़ी दरारों अथवा कटे–फटे स्थानों से शुरू होता है। पौधों की छाल मृत हो जाती है। रोग ग्रसित भाग से गोंद का स्राव होता रहता है और यह सूखकर काला हो जाता है।

रोगजनकः यह रोग डिप्लोडिया नाटेलेन्सिस नामक कवक द्वारा उत्पन्न होता है।

प्रबंधन

- पेड़ को स्वस्थ एवं पूर्ण पोषित दशा में रखना चाहिए।
- छालों पर घावों विशेष कर तनों एवं उनके जड़ों की छालों को खुरचकर बोर्डो पेस्ट 1:1:10 से लेप करना चाहिये।
- टूटे हुये तनों को अच्छी प्रकार काट देना चाहिए। और बोर्डो मिश्रण का छिड़काव करना चाहिए।
- कार्बेन्ड़ाजिम का 0.1 प्रतिशत का घोल बनाबर रोग ग्रसित भागों पर छिड़काव करने से रोग को कम किया जा सकता है।

7. शुष्क जड़ गलन

लक्षणः इस रोग में पौधों की बड़ी जड़ों की छाल, भूमि सतह के नीचे गलना प्रारम्भ कर देती है। रोगी जड़ों से बुरी दुर्गन्ध आती रहती है। छाल, पहले नम होकर गहरे रंग की हो जाती है। बाद में छाल टूटकर अलग हो जाती है और सूख जाती है। जड़ का अधिकांश भाग झड़ जाता है। पत्तियाँ पीली हो जाती हैं, और गिरने लगती हैं। इस रोग के परिणाम स्वरूप असामान्यतः छोटे आकार वाले फलों की बहुत मात्रा में फलत होती है।

रोगजनकः यह रोग *फ्यूजेरियम, मैक्रोफोमिना* एवं *डिप्लोडिया* नामक कवकों की जातियों द्वारा उत्पन्न होता है।

प्रबंधन

- उचित सिंचाई एवं खाद, विशेषतः नाइट्रोजन देना चाहिए।
- पेड़ के थाले को कार्बेन्ड़ाजिम 0.1 प्रतिशत व उसके उपरान्त मैन्कोजैब 0.25 प्रतिशत के घोल को सिंचाई के 12 से 24 घन्टे बाद एक माह के अन्तराल पर ड्रेन्चिंग करने से रोग प्रभावी रूप से नियन्त्रित हो जाता है। प्रत्येक रसायन का एक लीटर घोल प्रत्येक एक वर्ग मीटर थाले की दर से प्रयोग करना चाहिए।

8. स्कैब

लक्षण: यह रोग सभी नींबू वर्गीय फसलों में होता है परन्तु स्वीट ऑरेन्ज व लेमन पर प्रमुख रूप से होता है। यह रोग पत्तियों, शाखाओं एवं फलों पर आक्रमण करता है। रोग ग्रसित पत्तियाँ ऐंठने एवं मुड़ने लगती हैं। और वे छोटी रह जाती है, उनका आकार विकृत हो जाता है। पत्तियों पर मस्से की तरह की वृद्धि (वार्टिग्रोथ) की विपरीत सतह पर एक गोल वृत्ताकार गढ्ढ़ा, एक गुलाबी से लाल रंग के केन्द्र के साथ दिखाई देता है। अन्ततः रोगग्रसित शाखायें मर जाती हैं। फलों पर कॉर्की धब्बे दिखाई देते हैं और रोग का गम्भीर संक्रमण होने पर, वे जल्दी ही मिल जाते हैं जिससे फलों का बहुत अधिक भाग प्रभावित हो जाता है। फलों की सतह खुरदरी बन जाती है।

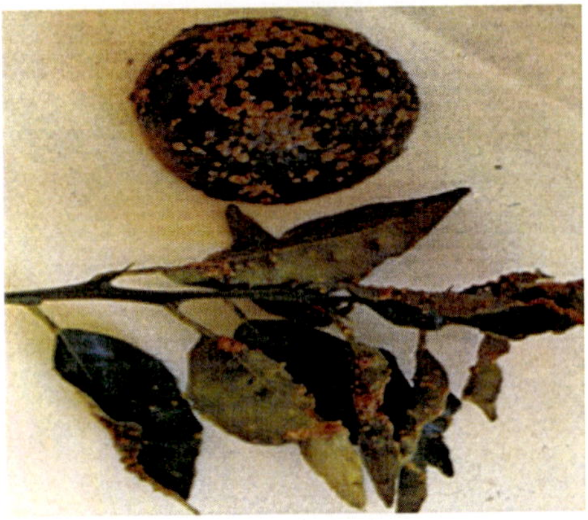

स्कैब

रोगजनक: यह रोग *इल्सिनॉय फाव्सेट्टी* नामक कवक द्वारा उत्पन्न होता है।

प्रबंधन

- रोगग्रसित पत्तियों, शाखाओं एवं फलों को एकत्र करके नष्ट कर देना चाहिए।
- बोर्डो मिश्रण (1.0 प्रतिशत) का छिड़काव, अच्छा नियन्त्रण करता है। कॉपर ऑक्सीक्लोराइड (0.3 प्रतिशत) का 15 दिन के अंतराल पर छिड़काव रोग नियन्त्रण में प्रभावी पाया गया है।

9. कैंकर

यह वर्षा ऋतु के समय होने वाला सबसे गम्भीर रोग है। यह रोग ज्यादातर प्रकार के नींबू वर्गीय फसलों को ग्रसित करता है। इस रोग के लक्षण पत्तियों, शाखाओं, फलों एवं ड़ण्ठल पर दिखाई देते है। कैंकर रोग के लक्षण शुरू में पीले धब्बों के रूप में प्रकट होते हैं जो निरन्तर बढते हुये कठोर, भूरे रंग के उभरे हुए छालों में बदल जाते हैं। ये छालें एक विशेष प्रकार के पीले घेरे से घिरे होते हैं। कैंकर के ये छालें फलों के छिलके तक ही सीमित रह जाते हैं और फलों के भीतर तक नही भेद पाते हैं। मगर कैंकर रोग से ग्रसित फलों का बाजार मूल्य गिर जाता है।

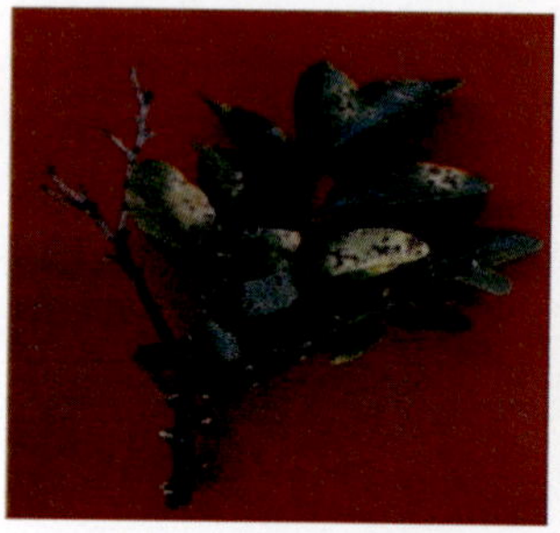

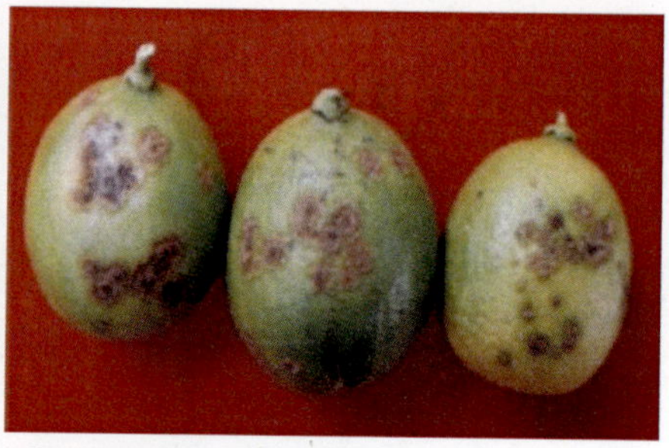

पत्तियों, शाखाओं एवं फलों पर कैंकर रोग

रोगजनकः यह रोग *जेन्थोमोनास सिट्री* पैथोवार *सिट्री* नामक जीवाणु से होता है।

प्रबंधन

- रोग से ग्रसित सभी टहनियों एवं शाखाओं को मानसून से पहले काट कर जला देना चाहिए और शाखाओं के कटे हुए सिरों पर बोर्डो पेस्ट लगाना चाहिए।
- 1 ग्राम स्ट्रेप्टोसाइक्लिन + 30 ग्राम कॉपर ओक्सीक्लोराइड/10 लीटर पानी का घोल फरवरी, अक्टूबर एवं दिसम्बर के समय प्रयोग करने से रोग का प्रभावी नियन्त्रण होता है।

10. हरितमा रोग (सिट्रस ग्रीनिंग)

नींबू का हरितमा रोग नींबू वर्गीय पौधों का सबसे विध्वंसकारी रोग है। यह एक अविकल्पी जीवाणु जनित रोग है। यह रोग नींबू की सभी प्रजातियों एवं किस्मों को हानि पहुँचाता है। पत्तियों का छोटा रह जाना, कम घनी पत्तियों का आना, ये मुख्य लक्षण हैं। पत्तियों में विविध प्रकार की पर्ण हरिमाहीनता पायी जाती है। यह रोग ग्राफ्टिंग एवं सिट्रस सिल्ला (*डायफोरिना सिट्राई*) के द्वारा फैलता है। रोग ग्रसित पौधों में पत्तियाँ एवं फल अत्यधिक गिरने लगते हैं और पौधा बौना रह जाता है। रोगी पौधों के फल अधिकांशतः पकने पर भी हरे रह जाते हैं और अगर ऐसे फलों को सूर्य के प्रकाश के विपरीत देखा जाता है तो उनके छिलकों पर स्पष्ट पीला धब्बा दिखाई देता है। रोगी पौधों के फल छोटे एवं विकृत आकार, कम जूस एवं अरोचक स्वाद के कारण मूल्यहीन हो जाते हैं। रोग ग्रसित पौधों में पत्तियाँ जिंक की कमी जैसी दिखायी देती है।

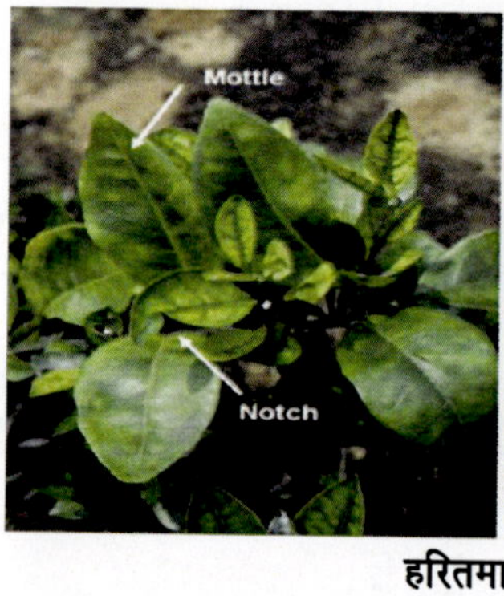

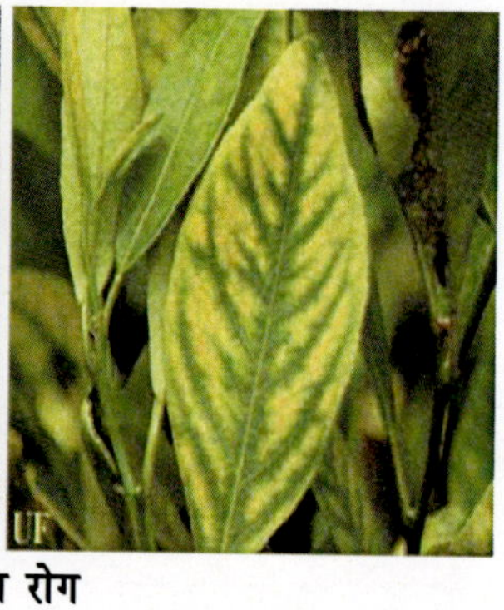

हरितमा रोग

रोगजनकः यह रोग *कैन्डिडेटस लेबरीवेक्टर एसियाटिक्स* नामक जीवाणु से होता है।

प्रबंधन

- चूँकि यह रोग ग्राफ्टिंग से फैलता है, इसलिये बडवुड को हरितमा रोग रहित पौधों से लेकर प्रयोग करना चाहिए।
- बीजू पौधों (न्यूसेलर सीड़लींग्स) को उगाने से भी यह रोग कम फैलता है।
- रोग के वाहक कीट सिट्रस सिल्ला का नियन्त्रण करने के लिये आंतरप्रवाही कीटनाशक का छिड़काव करना चाहिये।

11. सिट्रस ट्रिस्टिजा

लक्षणः इस रोग के लक्षण, छोटी टहनियों एवं शाखाओं के मृत सिरा (डाई बैक) रोग, पत्तियों का पीला पड़ना से शुरू होते हैं। जैसे–जैसे रोग के लक्षण बढ़ते जाते हैं यह गम्भीर पर्ण हरिमाहीन पत्तियों पर जगह–जगह हरे धब्बों में बदल जाता है। रोगी पौधों की छोटी सहायक जड़ें मर जाती हैं, बड़ी जड़ों की छाल विकृत एवं भंगुर हो जाती है और लेटरल जड़ों में शुष्क गलन (ड्राई रॉट) के लक्षण दिखाई देते हैं। सात–आठ वर्ष बाद रोगी पौधें की शाखायें पूरी तरह सूख जाती हैं और पौधा पूरी तरह सूख कर उकठा रोग से ग्रसित जैसा दिखाई देता है। कुछ पौधों में रातों रात उकठा रोग के लक्षण दिखते हैं और पौधा पूर्णतः तीन दिन में सूख जाता है। इसलिये ट्रिस्टिजा रोग को क्विक डेक्लाइन (शीघ्र डेक्लाइन) रोग भी कहते हैं।

रोगजनकः यह एक विषाणु जनित रोग है। यह रोग नींबू के माहू (सिट्रस एफिड–*टोक्सोप्टेरा सिट्रिसिडा*) से संचारित होता है।

प्रबंधन

- स्वस्थ एवं प्रमाणित बडवुड का प्रयोग करना चाहिए।
- न्यूसेलर सीड्लिंग्स ट्रिस्टिजा विषाणु से मुक्त रहता है, अतः इसे खेती के लिये प्रयोग किया जाना चाहिए।
- इस रोग को रोकने का सर्वोत्तम उपाय पौधशाला एवं बागों में नींबू के माहू (सिट्रस एफिड) की समष्टिका कीटनाशकों का प्रयोग करके नियन्त्रण करने से होता है। कीटनाशको जैसे इमिडाक्लोप्रिड (0.04%) का सामायिक छिड़काव ट्रिस्टिजा रोग को दूसरी बार फैलने से रोकता है।

12. कज्जली

लक्षणः इस रोग में पत्तियों, शाखाओं एवं कभी–कभी फलों पर काली परत बन जाती है। चींटियां, फफूंद एवं कीट इस रोग को फैलाने में सहायक होते हैं। यह रोग प्रत्यक्ष हानि नहीं पहुँचाता है बल्की पौधों को मिलने वाले सूर्य के प्रकाश को रोक देता है जिससे प्रकाश संश्लेषण की प्रक्रिया में बाधा पहुँचती है।

रोगजनकः यह रोग *कैप्नोडियम सिट्राई* नाम कवक द्वारा उत्पन्न होता है।

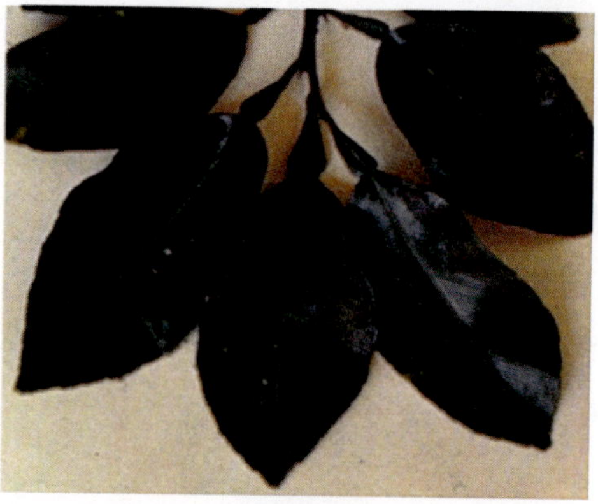

कज्जली रोग

प्रबंधन

- पौधों का रस चूसने वाले कीटों, जैसे नींबू का माहू (सिट्रस एफिड), मिलीबग अथवा स्केल की नियन्त्रण करने से रोग का नियन्त्रण हो जाता है।
- 30 ग्राम कॉपर ओक्सीक्लोराईड / 10 लिटर पानी में डाल कर छिड़काव से नियन्त्रण करने में सहायता मिलती है।

13. नीले एवं हरे मोल्ड

लक्षणः यह फफूँद फलों के छिलके में लगे घावों से प्रवेश करता है और एक फल से अन्य निकटवर्ती फलों में फैल जाता है। हरी फफूँदी (ग्रीन मोल्ड) *पेनिसिलियम डिजिटेट्म* फफूँद तथा नीली फफूँदी (ब्ल्यू मोल्ड) *पेनिसिलियम इटैलिकम* के द्वारा उत्पन्न होता है। ये फफूँदियाँ फलों के छिलके में लगे घावों से प्रवेश करती हैं और एक फल से अन्य निकटवर्ती फलों में फैल जाती हैं। दोनों प्रकार के मोल्ड रोग में प्रभावित ऊत्तक मुलायम हो जाते हैं।

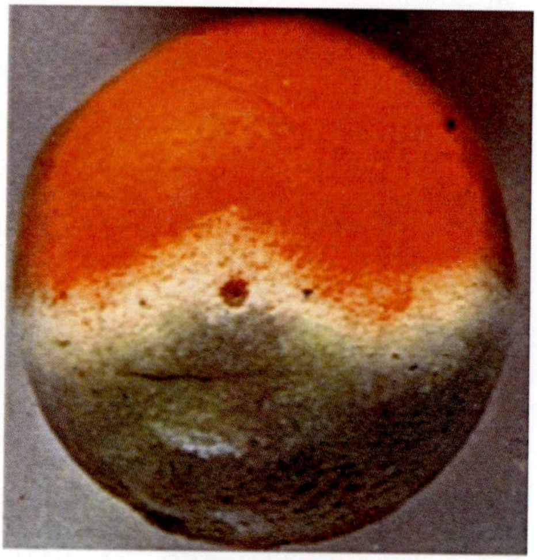

नीले एवं हरे मोल्ड

प्रबंधन

- फलों के सावधानीपूर्वक रख–रखाव से फलों की छाल में कम क्षति पहुँचती है।
- कटाई के बाद प्रयोग होने वाले कवकनाशी बेनोमिल का कटाई के 24 घन्टे बाद प्रयोग फफूँद के बीजाणु जनन को रोकता है।
- भण्ड़ारण के समय भण्ड़ारगृह मे कम तापमान रखने पर फफूँद का विकास कम हो सकता है।

केले के प्रमुख रोगों का समेकित प्रबंधन

दिनेश सिंह एवं प्रतिभा शर्मा

पादप रोग विज्ञान संभाग, भा.कृ.अ.प.-भारतीय कृषि अनुसंधान संस्थान, नई दिल्ली-110 012

विश्व के उष्णकटिबंधीय जलवायु वाले देशों में केले का व्यावसायिक महत्व है। कई अफ्रीकी देशों में केला वहां के लोगों के भोजन में शामिल है तथा विश्व खाद्य उत्पादन में इसकी भूमिका अग्रणी है। केला विटामिन बी6 का एक अच्छा स्रोत है। इसमें मैंगनीज, विटामिन सी, पोटैशियम, पचने वाली रेशा तथा बायोटीन भी अधिक मात्रा में पाया जाता है। यह एक लाभदायक बहुवर्षीय फसल है, जिससे उत्पादकों को पूरे वर्ष आमदनी होती है, क्योंकि केले में फल वर्ष भर लगते रहते हैं। हमारे देश में इसे 'स्वर्ग का सेब' व 'कदली' नामों से जाना जाता है। भारत में केले में कीड़ों की तुलना में रोग अधिक लगते हैं। रोगों में विषाणु जनित रोग प्रमुख हैं। इसी प्रकार कवक जनित रोगों में पनामा म्लानि, पर्णचित्ती, श्यामव्रर्ण, सिगार अंत सड़न, गुच्छ शीर्ष आदि प्रमुख रोग हैं। केले में लगने वाले प्रमुख रोग व उनकी रोकथाम की विधियों का वर्णन निम्नलिखित हैः

1. फ्यूजेरियम म्लानि या पनामा विल्ट

लक्षणः इस रोग का आक्रमण पौधे के किसी भी भाग पर एवं किसी भी अवस्था में हो सकता है। पौधे के नीचे की पुरानी पत्तियों के पर्णवृंत पर हल्की पीली धारियाँ दिखाई देती हैं। धीरे–धीरे पत्तियाँ पीली पड़ने लगती हैं तथा पर्णवृंत के टूटने पर पत्तियाँ लटक जाती हैं और अन्त में सूख जाती हैं। तने के आधार से ऊपर की नई खुलने वाली पत्तियों पर ऊतकक्षय के लक्षण दिखाई देते हैं। रोग के प्रथम लक्षण दिखायी देने के 5–6 सप्ताह के अंदर ही पौधे की सभी पत्तियाँ नष्ट हो जाती हैं और केवल मूल तना खड़ा रह जाता है। रोगी पत्ती, पर्णवृंत या तने के भीतरी भाग हल्के पीले या गहरे रंग के हो जाते हैं जो इस रोग की विशेष पहचान हैं। कही–कहीं इनका रंग गहरा लाल या बैंगनी होता है। तने के आधार पर दरारें बन जाती हैं। प्रकंद को काट कर देखने पर उसका आंतरिक भाग पीला, लाल या भूरा दिखाई देता है। रोग प्रकंद की जड़ें काली पड़ कर सड़ जाती हैं। मूल पर्णवृंत तथा तने के अंदर से सड़ी हुई मछली जैसी दुर्गन्ध आती है।

रोगजनकः यह रोग *फ्यूजेरियम ऑक्सीस्पोरम* उपजाति *क्यूबेन्सी* नामक कवक के द्वारा उत्पन्न होता है।

रोगचक्र एवं अनुकूल वातावरणः इस रोग का कारक मिट्टी में रहता है, जो भूमि में जीवित बना रहता है। कवक का प्रवेश पौधों में जड़ों पर बने घावों के माध्यम से होता है। इस प्रकार घाव गोलकृमि, विशेशतः *रैडोफिलोस सिमिलिस* के आक्रमण से होता है, जिससे कवक को काफी सहायता मिलती है। इस म्लानि के रोगजनक परपोशी की अनुपस्थिति में भी मिट्टी में अनिश्चित समय तक जीवित बने रहते

हैं। रोग का फैलाव सिंचाई के पानी, मनुष्य, जानवर तथा यंत्र इत्यादि द्वारा होता है। एक स्थान से दूसरे स्थान तक रोग का फैलाव रोगी भूस्तारियों के प्रयोग से होता है। इस रोग के विकास के लिए हल्की या बलुई दोमट तथा अम्लीय मृदा अनुकूल होती हैं।

प्रबंधन

- केले के बाग के लिए उदासीन या क्षारीय मृदा उचित होती है।
- बाग में पानी के निकास का प्रबन्ध अच्छा होना चाहिए।
- बाग में जैसे ही रोग के लक्षण दिखाई पड़ें, रोगी पेड़ को जड़ सहित उखाड़ कर नष्ट कर दें।
- गड्ढे में से जड़ के अवशेषों को भी चुन कर नष्ट कर दें। इसके बाद उस गड्ढे में चूना डाल कर ढक दें तथा ऐसे स्थान पर कुछ समय तक केले का पौधा न लगाएं।
- रोगी पौधों को काटने के लिए जो यंत्र प्रयोग करें उन्हें आग, स्पिरिट या फिनायल के घोल से धो लें।
- कृषि कार्य करते समय जड़ों व प्रकन्दों को घाव व खरोंचों से बचाएं।
- बाग लगाने के लिए रोगरहित अंतःभूस्तारी का प्रयोग करें तथा लगाने से पूर्व कार्बेन्डाजिम (0.1 प्रतिशत) घोल में डुबो कर उपचारित कर लें। इसी दवा के घोल का पौधा लगाने के 6 माह बाद जड़ों के पास छिड़काव करें।
- रोगरोधी जातियाँ जैसे बसराई, केवेन्डिश, पूवन, मंगोली पेलाडिन, राजाबले तथा वामनकेली के बाग लगाएं।
- एक्टिनोमाइसीस जैव नियन्त्रक रोग की रोकथाम में प्रभावी पाया गया है।

2. श्यामव्रण या फल विगलन

लक्षणः इस रोग को काला विगलन, फल विगलन और शिखर विगलन आदि नामों से भी जाना जाता है। श्यामव्रण रोग का संक्रमण कच्चे फलों में पौधों पर ही हो जाता है लेकिन रोग के लक्षण पके फलों पर परिवहन या भंडारण के समय दिखायी देते हैं। पकते हुए फलों के छिलके पर बिखरे हुए छोटे–छोटे गोल, भूरे या काले रंग के कुछ धंसे हुए धब्बे दिखाई देते हैं। इन धब्बे के आपस में मिलने के कारण फल की छाल पर बड़े चकत्ते बन जाते हैं। रोगी फल का शीर्ष या नीचे का हिस्सा सड़ने लगता है। नम वातावरण में संक्रमित स्थानों पर रोग कारक के छोटे–छोटे बिन्दु जैसी गुलाबी या नारंगी रंग की समूह संरचना दिखाई पड़ती है, जिसे एसरबुलस कहते हैं। अविकसित फल समय से पहले ही पक कर काले पड़ जाते हैं। फलों में चोट लगने पर फल भंडारण के समय रोगजनक

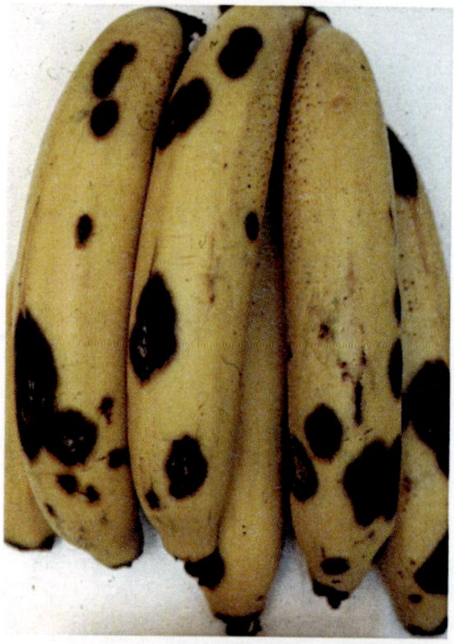

केले के फलों पर श्यामव्रण रोग

आसानी से प्रवेश कर जाते हैं और काले रंग के धब्बे पैदा करते हैं जिससे फल सड़ने लगता है।

रोगजनकः यह रोग *ग्लोओस्पोरियम म्यूसेरम* तथा *कोलेटोट्राइकम म्यूसी* नामक कवकों से उत्पन्न होता है।

रोगचक्र एवं अनुकूल वातावरणः यह कवक रोगी पौधों के अवशेषों पर जीवित रहता है। रोग का फैलाव जल, कीट तथा वायु के द्वारा होता है। रोग के विकास के लिए आर्द्र वातावरण तथा 25–30 डिग्री सेल्सियस तापमान अनुकूल होता है।

प्रबंधन

- केले के स्तम्भ पर जब फलों का गुच्छा पूरा खुल जाए, तब उसका आगे का फूलों वाला भाग काट दें। रोगी पौधों के अवशेषों को बाग से निकाल कर नष्ट कर दें।
- इस रोग की रोकथाम के लिए फल लगते ही तथा वर्षा ऋतु के पहले कवकनाशी जैसे कॉपर ऑक्सीक्लोराइड (0.3 प्रतिशत) या मैंकोजेब (0.25 प्रतिशत) के घोल में सैण्डोविट या ट्राइटोन (0.1 प्रतिशत) में मिला कर पौधों पर छिड़काव करें। फल लगने के समय से फल कटने के समय तक हर माह एक छिड़काव करें।
- फलों को भंडारण विगलन से बचाने के लिए फलों की तुड़ाई उचित समय पर करें।
- परिवहन के समय फलों पर किसी प्रकार के घाव व खरोंच नहीं लगने दें तथा फलों का अधिक तापमान पर अधिक समय तक भण्डारण न करें। भंडारण का तापमान 13–14 डिग्री सेल्सियस होना चाहिए।
- फलों को भंडारण से पहले कवकनाशी जैसे कार्बेन्डाजिम, थायोबेन्डाजोल या थायोफिनेट–मिथाइल (0.01–0.04%) के घोल में एक से दो मिनट तक डुबो कर उपचारित करें।
- रोग प्रतिरोधी प्रजातियाँ जैसे कोथिया या मुथिया को लगाने पर रोग कम लगता है।

3. सिगाटोका पर्ण चित्ती

लक्षणः रोग के लक्षण पौधे में ऊपर से तीसरी या चौथी पत्तियों पर सूक्ष्म चित्तियों के रूप में दिखाई देते हैं। ये चित्तियाँ हल्की पीली धारियों के रूप में 1–10 मि.मी. लम्बी तथा 0.5–1.0 मि.मी. चौड़ी तथा पर्ण शिराओं के समानांतर होती हैं। बाद में ये धारियाँ चौड़ाई में फैलकर दीर्घ वृत्ताकार भूरे धब्बे में परिवर्तित हो जाती हैं। इन धब्बों का मध्य भाग सूख कर हल्के धूसर और गहरे भूरे या काले रंग के किनारों वाला हो जाता है। परिपक्व धब्बा नेत्र बिन्दु के समान हो

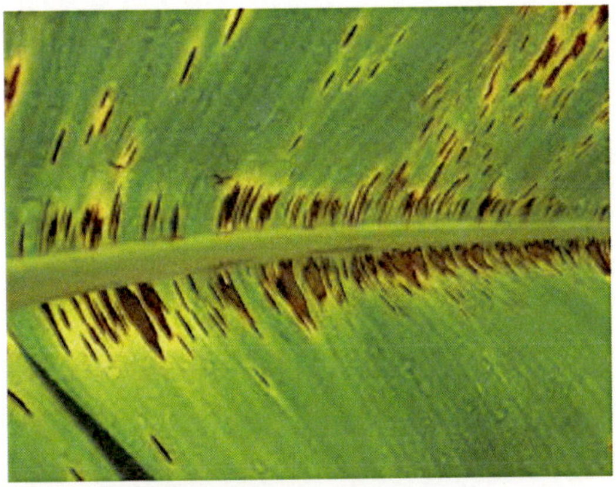

केले की पत्तियों पर सिगाटोका रोग

जाता है। पुरानी पत्तियों की अपेक्षा नई पत्तियों पर धब्बे अधिक बड़े गोल तथा स्पष्ट दिखायी देते हैं तथा रोगी पौधे झुलस जाते हैं। रोग की व्यापकता बढ़ने पर मध्य शिरा एवं पर्णवृंत सड़ जाते हैं, जिससे पत्तियाँ सूख कर लटक जाती हैं। पत्ती का अधिकांश भाग या पूरी पत्ती झुलस जाने पर फलपुंज तथा फल का आकार छोटा रह जाता है। रोगी पौधों से प्राप्त फल पक नहीं पाते। इन केलों की गंध तथा स्वाद में असामान्य परिवर्तन हो जाता है तथा इनकी भंडारण क्षमता में कमी आ जाती है।

रोगजनकः यह रोग *सर्कोस्पोरा म्यूसी* नामक कवक से होता है।

रोगचक्र एवं अनुकूल वातावरणः रोग कारक संक्रमित एवं पौधे के अन्य भाग पर जीवित बना रहता है। रोग का फैलाव हवा एवं वर्षा की बूंदों के द्वारा होता है। रोग के विकास के लिए 23–25 डिग्री सेल्सियस तापमान और आर्द्र मौसम अनुकूल होता है। 21 डिग्री सेल्सियस या उसके नीचे के तापमान पर आर्द्रता अधिक होने पर भी रोग बहुत कम लगता है। कमजोर भूमि तथा पानी के निकास का उचित प्रबन्ध न होने पर रोग की तीव्रता काफी बढ़ जाती है।

प्रबंधन

- बाग की स्वच्छता पर विशेष ध्यान रखें। रोगी पत्तियों तथा खर पतवारों को बाग से निकाल कर नष्ट कर दें।
- बाग में जल–निकास का उचित प्रबंध रखें।
- पौधों के लिए संतुलित उर्वरकों का समय पर प्रयोग करें।
- रोग रहित स्तम्भ या भूस्तारी का प्रयोग नये बाग लगाने के लिए करें। रोपने के पूर्व पौधों को कॉपर आक्सीक्लोराइड (0.05 प्रतिशत) या कार्बेन्डाजिम (0.05 प्रतिशत) के घोल में डुबो कर उपचारित कर लें।
- कॉपर ऑक्सीक्लोराइड (0.3 प्रतिशत) या जिनेब या क्लोरोथैलोनिल (0.2 प्रतिशत) या मैंकोजेब (0.25 प्रतिशत) या कार्बेन्डाजिम (0.1 प्रतिशत) का छिड़काव 2 से 4 सप्ताह के अंतराल पर करें। साथ ही ट्राइटोन या सैण्डोविट एक मि.ली. प्रति लीटर घोल के हिसाब से उपयोग करें।

4. काली चित्ती या काला सिरा

लक्षणः पत्तियों पर गोल बिन्दु आकार की काले रंग की छोटी चितियाँ दिखायी देती हैं। ये चित्तियाँ पत्तियों के किनारे के पास की मुख्य शिराओं पर पायी जाती हैं। इन धब्बों के चारों ओर एक बारीक हल्के पीले रंग का किनारा होता है, जो पत्ती के हरे ऊतक से बिल्कुल भिन्न दिखाई देता है। पत्तियों पर लंबाई में सूखी, भूरी, चौड़ी ऊतकक्षयी धारियाँ दिखाई देती हैं। रोग की तीव्रता बढ़ने पर पर्णवृंत तथा मुख्य तना सड़ने लगता है फलों के सिरे के पास काला धब्बा बनता है, जो ऊपर की ओर बढ़ कर लगभग 5 सें.मी. तक का हो जाता है। इन धब्बों की बढ़ोतरी अनियमित ढंग से होने के कारण ग्रसित फल एक ओर अधिक बढ़े हुए होते हैं।

रोगजनकः यह रोग *डाइटोनिएला टोरूलोसा* नामक कवक के द्वारा उत्पन्न होता है।

रोगचक्र एवं अनुकूल वातावरणः यह कवक रोगी पौधों के अवशेषों तथा पौधों पर जीवित बना रहता है। रोग का फैलाव हवा, पानी व कीट द्वारा होता है। रोग के संक्रमण के लिए ओस या हल्की वर्षा का होना आवश्यक है। रोग के विकास के लिए नम वातावरण अनुकूल होता है।

प्रबंधनः इस रोग का प्रबन्धन करने के लिए निम्नलिखित उपाय किये जा सकते हैं।

- बागों की हमेशा सफाई रखें तथा रोगी पौधों के अवशेषों को बाग से इकट्ठा करके नष्ट कर दें।
- बाग में जल–निकास का अच्छा प्रबन्ध होना चाहिए।
- रोग के लक्षण दिखाई पड़ते ही पौधों पर कैप्टॉन (0.2 प्रतिशत), मैंकोजेब (0.25 प्रतिशत), कॉपर ऑक्सीक्लोराइड (0.3 प्रतिशत), जिनेब (0.25 प्रतिशत) के घोल में सैण्डोविट (0.1 प्रतिशत) को मिला कर छिड़काव शुरू कर दें। 7–10 दिनों के अंतराल पर आवश्यकतानुसार छिड़काव पुनः करें।

जीवाणुज म्लानि या मोको रोग

लक्षणः पौधे की नई पत्तियों के पर्णवृंत के पास का भाग पीला हो जाता है। उसके बाद पर्णवृंत टूट जाता है, जिससे पौधे की मध्य पत्ती सूख कर मर जाती है। अन्य पत्तियाँ मुरझा कर सूख जाती हैं। रोगी पौधों के तनों को काट कर देखने पर आंतरिक भाग हल्के पीले, गहरे भूरे या नीले–काले रंग के दिखाई देते हैं। कटे भागों को कुछ समय के लिए नम स्थानों पर रखने पर उनमें से अपारदर्शी मटमैले धूसर या भूरे रंग का चिपाचिपा स्राव निकलता है, जिसमें वास्तव में जीवाणु होते हैं। जीवाणुज विगलन के कोमल धब्बे घनकंद या तने में पाए जाते हैं, जिससे यह रोग आसानी से पहचाना जा सकता है। फल की बढ़वार रूक जाती है तथा फलियाँ काली होकर सिकुड़ जाती हैं। यदि पौधे पर फल लगने के काफी समय के बाद यह रोग लगे तो फल की सतह पर तो लक्षण दिखाई नहीं देते, लेकिन यदि फलों को काट कर देखा जाए तो उसका गूदा भूरे रंग का दिखाई देता है।

रोगजनकः यह रोग *राल्स्टोनिया सोलेनेसिएरम* रेस 2 बायोवार 1 नामक जीवाणु से उत्पन्न होता है।

रोगचक्र एवं अनुकूल वातावरणः यह जीवाणु मिट्टी में जीवित बना रहता है तथा खराब निकास वाली गीली भूमि में अधिक पाया जाता है। जड़ में बने घावों के द्वारा यह जीवाणु पौधे के अन्दर प्रवेश कर जाता है और उसे रोगी बना देता है। रोग का फैलाव यंत्रों, फूल पर मंडराने वाली मक्खी तथा बर्रो द्वारा होता है। इस रोग के विकास के लिए 35–37 डिग्री सेल्सियस तापमान अनुकूल होता है।

प्रबंधन

- बाग में पानी के निकास का उचित प्रबंधन होना चाहिए।
- संक्रमित पौधों के अवशेषों को बाग से निकाल कर नष्ट कर दें तथा ऐसे रोगी पौधों के आस–पास के पेड़ों को भी निकाल दें ताकि रोग का प्रसार रूक जाए।

- भूमि को ग्रीष्म ऋतु में कम से कम पांच बार जुताई करके खुला छोड़ दें तथा उसके बाद 9 माह तक भूमि में कुछ नहीं लगाना चाहिए।
- कम से कम दो वर्ष का फसल–चक्र अपनाएं और इनमें रोगग्राही फसलों को कभी नहीं लगाएं। बागों में संरक्षी फसल जैसे ज्वार लगाना उचित होता है।
- नए बाग लगाने के लिए स्वस्थ तथा प्रमाणित पौधों को चुनें।
- संगरोध नियम का कड़ाई से पालन करना चाहिए, जिससे संक्रमित पौधों व फलों द्वारा संक्रमण एक स्थान से दूसरे स्थान न जा सके।
- काट–छांट करने वाले यंत्रों को 5 प्रतिशत फॉर्मेल्डीहाइड या फिनोल के घोल में आधे मिनट तक डुबाकर अच्छी तरह से जर्म रहित कर लें।
- रोग रोधी किस्मों जैसे मोन्थन और पूवान को लगाना चाहिए।

6. गुच्छ शीर्ष

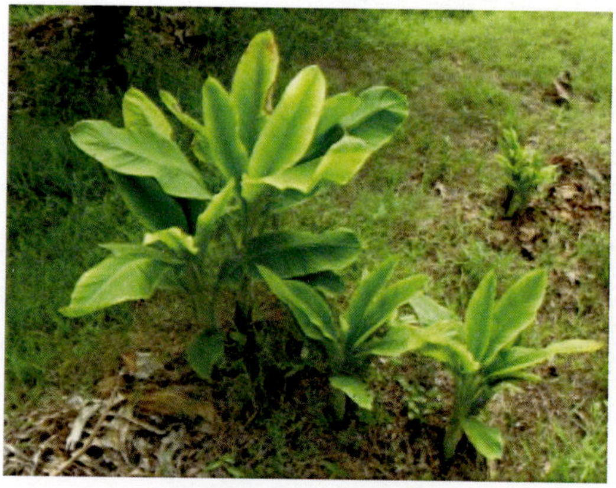

केले का गुच्छ शीर्ष रोग

लक्षणः यह रोग पौधे के किसी भी अवस्था में हो सकता हैं। रोग का आक्रमण पौधे की शुरू की अवस्था में होने पर रोगी पौधे की पत्तियाँ पौधे के शीर्ष पर एक गुच्छे के रूप में दिखाई देती हैं। पौधे बौने तथा पत्तियाँ स्वस्थ पौधों की अपेक्षा सीधी होती हैं। रोग की व्यापकता बढ़ने पर पौधे की बढ़वार रूक जाती है, जिससे पौधे काफी छोटे रह जाते हैं और उनमें फल नहीं लगते हैं। बड़े पौधों पर द्वितीय आक्रमण होने पर रोग के लक्षण पत्तियों पर दिखायी देते हैं। पर्ण पटल पर हरी पर्ण–धरियाँ बन जाती हैं। नई निकलती या निकली गोल लिपटी हुई पत्तियों पर पीताभ श्वेत धारियाँ दिखायी देती हैं। सीमांत में हरिमाहीनता तथा कुंचन के लक्षण भी दिखायी देते हैं। बाद में पत्तियाँ भंगुर हो जाती हैं तथा पर्णवृंत छोटे हो जाते हैं। रोग की तीव्रता में फल के गुच्छों की बढ़वार रूक जाती है। ऐसे फलों का बाजार में उचित मूल्य नहीं मिल पाता है।

रोगजनकः यह रोग केले के गुच्छ शीर्ष विषाणु 'बनाना बंची टॉप वायरस' नामक विषाणु से होता है।

रोगचक्र एवं अनुकूल वातावरणः इस विषाणु का एक अन्य नाम केला विषाणु या म्यूजा विषाणु–I भी है। यह विषाणु केले के प्रकंद, अंतः भूस्तारी तथा अन्य अंगों में जीवित बना रहता है। रोगी पौधों से रोपण के लिए निकाले गए अंतः भूस्तारी रोग के प्रारंभिक स्रोत का मुख्य साधन हैं। इन्हीं के माध्यम से रोग एक क्षेत्र से दूसरे क्षेत्र में पहुँचता है। बागों में रोग का फैलाव केले के माहू द्वारा होता है।

प्रबंधन

- बाग लगाने के लिए स्वस्थ तथा प्रमाणित अंतः भूस्तारियों का ही प्रयोग करें।
- पादप संगरोध कानून का कड़ाई से पालन करें। इसके अंतर्गत एक क्षेत्र से दूसरे क्षेत्र में केले के वर्धी भाग को ले जाने व ले आने पर प्रतिबंध होना चाहिए।
- संक्रमित पौधों में जैसे ही विषाणु के लक्षण दिखाई दें, तुरंत पौधे को जड़ सहित निकाल कर जला दें।
- कीटनाशी दवाइयाँ, जैसे पैराथियान, मैलाथियान या इण्डोसल्फॉन (0.1 से 0.15 प्रतिशत) का छिड़काव करें। दानेदार कीटनाशी, जैसे लिन्डेन डाइसिस्टान, डाइमेथोएट (रोगोर) या फोरेट, 25 ग्राम प्रति पौधे के हिसाब से जमीन की सतह पर तने के पास और पत्तियों के अक्ष में दें।
- सर्वांगी कीटनाशी दवा जैसे मोनोक्रोटोफॉस या मेथिल डिमोटोन (0.05 से 0.2 मि.ली.) का पौधे में इंजेक्शन लगाएं।

अंगूर के मुख्य रोग और उनकी रोकथाम

इंदू सं. सावंत, संजय दी. सावंत एवं सुजोय सहा

भा.कृ.अनु.प.-राष्ट्रीय अंगूर अनुसंधान केंद्र, पुणे-412 307, महाराष्ट्र

अंगूर (*विटस विनिफेरा*) एक बहुत ही स्वादिष्ट एवं पौष्टिक फल है। इसकी खेती व्यवसायिक स्तर पर महाराष्ट्र, आन्ध्र प्रदेश, कर्नाटक, तमिलनाडु में की जाती है। इसमें शर्करा, खनिज लवण एवं विटामिन बी प्रचुर मात्रा में पाए जाते हैं। इसकी खेती ताजा फल खाने, किशमिश, मुनक्का बनाने एवं शराब बनाने में की जाती है। अंगूर की उत्पादकता में भारतवर्ष का अग्रणी स्थान है तथा उगाई जाने वाली जातियाँ ताजा फलों के रूप में प्रयोग में लायी जाती हैं। अंगूर की फसल में अनेक महत्वपूर्ण रोग लगते हैं जिसके द्वारा अंगूर में भारी हानि होती है। इन रोगों के प्रबन्धन पर अंगूर अनुसंधान केन्द्र, पूणे में काफी कार्य हुआ है जिसकी जानकारी इस लेख में दी जा रही है।

1. डाउनी मिल्ड्यू (मृदुल आसिता)

लक्षण: यह रोग भारत के अधिकतर इलाकों में अंगूर की सभी किस्मों में पाया जाता है। इसके पहले लक्षण पत्तियों की ऊपरी सतह पर हल्के पीले रंग और गोल आकार के धब्बे हैं। कुछ दिनों पश्चात् इन पीले धब्बों के नीचे की सतह पर रूईनुमा डाउनी वृद्धि के रूप में कवक की उपस्थिति दिखाई देती है। अनुकूल मौसम की स्थिति में ऐसे धब्बे बड़ी संख्या में विकसित हो जाते हैं और आपस में मिल कर पत्ती की पूरी सतह पर फैल जाते हैं। इस डाउनी वृद्धि की उपस्थिति के कारण इस रोग को डाउनी मिल्ड्यू नाम से जाना जाता है। नवीन परिपक्व पत्तियों पर मृदुल आसिता व्यापक मात्रा में फैली पायी जाती है और संक्रमित पत्तियों के झड़ कर गिर जाने से प्रकाश संश्लेषण गतिविधि बहुत कम हो जाती है, जिसके कारण अंगूर लता में पोषण का संचय कम हो जाता है। यह रोग लता के सभी हरे, कोमल भागों में संक्रमण कर सकता है। फूलों के गुच्छों और नवीन अपरिपक्व गुच्छों के संक्रमित होने से अधिक हानि होती है।

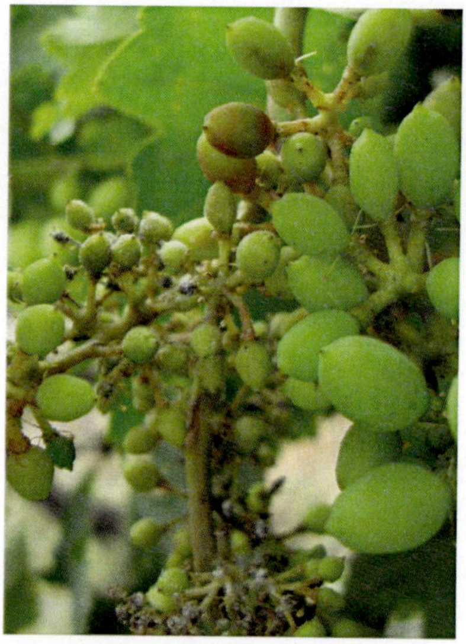

डाउनी मिल्ड्यू मृदुल आसिता

रोगजनक: यह रोग *प्लाज्मोपारा विटीकोला* नामक कवक से उत्पन्न होता है। यह एक परजीवी कवक है जो केवल जीवित ऊतकों पर ही आक्रमण करता है।

यह कवक केवल अंगूर की पत्तियों की निचली सतह पर पाये जाने वाले रन्ध के द्वारा पत्ती के अंदर प्रवेश कर के कोशिकाओं के बीच में वृद्धि करता है और होस्टोरिया के द्वारा कोशिकाओं के भीतर जाकर अपनी वृद्धि के लिए पोषण प्राप्त करता है। इन्ही रन्ध के द्वारा कवक पुनः बाहर आती है और अलैंगिक प्रजनन के लिए स्पोरांजिया बनाती है। स्पोरांजिया के भीतर जूस्पोर्स बनते हैं, जो एक सूक्ष्म छिद्र द्वारा बीजाणुधनियों से बाहर निकल आते हैं। यह जूस्पोर्स अपने फ्लैजिला द्वारा ऊतकों की सतह पर जमें पानी में तैरकर रन्ध के पास पहुंचते है और अंकुरित होते है। रन्ध के छिद्र के माध्यम से कवक ऊतकों के अंदर प्रवेश कर संक्रमण प्रारंभ करती हैं। बारिश के मौसम में 5 से 7 दिन के इनक्यूबेशन के पश्चात् नये बीजाणुधनियाँ तैयार हो जाती हैं।

प्रबंधन

- अंगूर की मृदुल आसिता रोग के प्रबंधन के लिए बगीचे में पानी को नहीं रुकने देना चाहिए।
- लता की अंगूर की वितान पर हवा का अच्छा चलन बनाए रखना आवश्यक होता है, जिससे कि बगीचे एवं लताओं पर पानी न जमा रहे।
- संक्रमित पत्तियों एवं पुष्पगुच्छों/फलगुच्छों को तोड़ कर जला देने से बगीचे में कवक का संप्रेषण कम हो जाता है।
- जो डालियाँ प्रकाश संश्लेषण में सक्रिय नहीं है और जिन पर गुच्छे भी नहीं लगे हैं, ऐसी डालियों को निकाल कर विजान को थोडा खोल देने से कवकनाशकों के छिडकाव सभी अंदर की पत्तियों तक पहुंचने में एवं हवा के चलन को बनाए रखने में मदद करता है।

सिफारिश किए गए कवकनाशकों की वर्तमान सूची निम्नलिखित है

प्रमुख रोगों के लिए अनुसंशित किये गये रसायना	मात्रा	इयू एवं आर एल (मि.ग्रा./कि.ग्रा.)	कटाई–पूर्व अन्तराल (दिनों में)
मैंकौजेब 75 डब्लू पी	1.5–2.0 ग्रा./ली.	5.0	35 फल लगने के बाद प्रयोग न करें
प्रेपीनब 70 डब्लू पी	3.0 ग्रा./ली.	1.0	40 फल लगने के बाद प्रयोग न करें
कॉपर आक्सीक्लोराइड 50 डब्लू पी	2.5 ग्रा./ली. 2.4 ग्रा./ली.	50.0	42 फल लगने के बाद प्रयोग न करें
कॉपर हाइड्रोसक्साइड 53.8 डी एफ	1.5 ग्रा./ली.	50.0	12
क्लोरोथैलोनील 75 डब्लू पी	2.0 ग्रा./ली.	3.0	60
फोसेटाइल ए एल 80 डब्लूपी	1.4–2.0 ग्रा./ली.	100.0	7
मेटालेक्सिल + मैंकोजेब 8+ 64 डब्लू पी	2.5 ग्रा./ली.	2.0 + 5.0	66

मेटालॉक्सिल–एम + मैंकोजेब 4 + 64 डब्लू पी	2.5 ग्रा./ली.	2.0 + 5.0	66
साइमोसौनील + मैंकोजेब 8 + 64 डब्लू पी	2.0 ग्रा./ली.	0.2 + 5.0	66
एमेटोकट्रइडीन 27 + डाइमेथोमार्फ 20.27 एस सी	800–1000 मि.ली./हे0	6.0 + 3.0	34
डाइमेथोमार्फ 50 डब्लू पी + मैंकोजेब 75 डब्लू पी टेंक मिश्रण के रूप में	0.5–0.75 ग्रा./ली.2.0 ग्रा./ली.	3.0 + 5.0	66
फेनामीडोन + मैंकोजेब 10+50 डब्लू जी	2.5–3 ग्रा./ली.	0.5 + 5.0	66
एजोक्सीस्ट्रोबीन 23 एस सी	494 मि.ली./हे0	2.0	7
इप्रोवैलीकार्व + प्रोपिनेब 5.5+61.25 डब्लू पी	2.25 ग्रा./ली.	2.0 + 1.0	55
फैमोक्साडोन 16.6% + सोमोसैनील 22.1% एस सी	500 मि.ली./हे0	2.0 + 0.2	27
क्रेसोक्सीम मिथाइल 44.3 एस सी	600–700 मि.ली./हे0	1.0	30
फ्युओपीकोलीड 4.44%+ क्फोसेटाइल–एल 66.67% डब्लू जी	2.25–2.5 कि.ग्रा.	2.0 + 100	40
फीरैक्लोस्ट्रोबीन 5% + मेटीरैम 55% 60 डब्लू जी	1.5–1.75 कि.ग्रा./हे0	1+5	15
मैंडीप्रापैमीड 23.4% एस सी	0.8 मि.ली./लीटर	2.0	5

प्लाज्मोपोरा विटीकोला में इन कवकनाशकों के प्रति उत्तपन प्रतिरोध क्षमता पायी गयी है।

डाउनी मिल्ड्यू का प्रकोप और गंभीरता मौसम की स्थिति जैसे तापमान, वर्षा, पत्ती नमी, सापेक्ष आर्द्रता पर निर्भर करती है। इसलिए इस रोग के जोखिम की भविष्यवाणी करना संभव है। कम अंतराल पर मौसम मानकों को स्वचालित मौसम स्टेशनों पर नियमित रूप से दर्ज किया जाता है। रोग जोखिम का पूर्वानुमान सॉफ्टवेयर के उपयोग के माध्यम से पूर्व सूचना दी जाती है। अब हाई रिजोलूशन उपग्रह डेटा से मौसम मानक जैसे तापमान, सापेक्ष आर्द्रता, वर्षा की संभावना, आदि का 7 दिनों तक की अवधि के लिए पूर्वानुमान लगाया जा सकता है। मोडल के द्वारा अनुमानित रोग जोखिम, और फसल वद्धि की अवस्थाओं पर आधारित, रोग प्रबंधन के दिशा निर्देश तैयार किए जाते है जो कि इंटरनेट या मोबाइल के माध्यम से किसानों को उपलब्ध करायी जा रही हैं। जब रोग के जोखिम का संकेत दिया गया हो और अतिसंवेदनशील पत्ते अंगूर के बागों में मौजूद हो, तब छिड़काव का सुझाव दिया जाता है। पारंपरिक पूर्व निर्धारित मोड्यूल पर आधारित प्रबंधन की तुलना में पूर्वानुमान आधारित रोग प्रबंधन उत्पादन चक्र

के एक वर्ष के दौरान छिड़काव की काफी बचत हो जाती है। इस प्रौद्योगिकी का महाराष्ट्र में व्यावसायिक अंगूर के बागों में एक बड़े पैमाने पर परीक्षण किया जा चुका है और कवकनाशक छिड़काव की कम संख्या के साथ बेहतर रोग नियंत्रण के मामले में अंगूर उत्पादकों को लाभान्वित किया है।

2. पाउडरी मिल्ड्यू (चूर्णिल आसिता)

हरे अपरिपक्व पत्ते, डालियों, डंठलों और अंगूर के दानों पर सफेद हल्के भूरे रंग के पाउडर कोटिंग इस रोग के लक्षण हैं। पत्तियों पर पाउडरी मिल्ड्यू वृद्धि पत्ती की दोनों ऊपरी और निचली सतह पर दिखाई देता है। संक्रमण के प्रारंभिक चरण में, नयी पत्तियों की ऊपरी सतह पर सुस्त, क्लोरोटिक स्पॉट दिखाई देते हैं। आमतौर पर दो महीने से अधिक पुरानी पत्तियों पर संक्रमण नहीं होता है। हरे डंठल और स्टेम भी संक्रमित होते हैं और उन पर गहरे भूरे या काले रंग के जाला अथवा पंख सहश निशान देखे जाते हैं। फूल खिलने के तुरंत बाद यदि पुष्पगुच्छ पर पाऊडरी मिल्ड्यू का संक्रमण हुआ तो फल धरण करने की क्षमता बहुत कम हो जाती है। अंगूर दाने पर संक्रमण उन पर गहरे भूरे या काले रंग के जाला अथवा पंख सदृश निशान देखे जाते हैं। अंततः ऐसी जगह से दाने चटक जाते हैं, जिस से अंगूर का बाजार मूल्य कम हो जाता है। परिपक्वता चरण के निकट के गुच्छों पर पाउडरी मिल्ड्यू का संक्रमण केवल दाने के डंठलों पर ही होता है। इससे गुच्छे की कटाई उपरान्त की अवधि (शेल्फ लाईफ) कम हो जाती है।

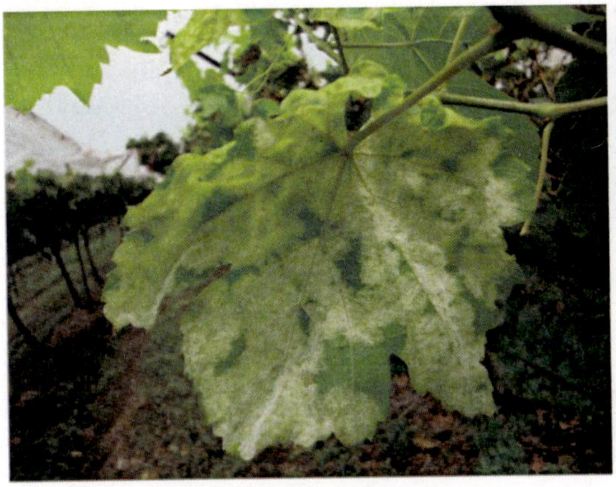

पत्तियों पर चूर्णित आसिता रोग

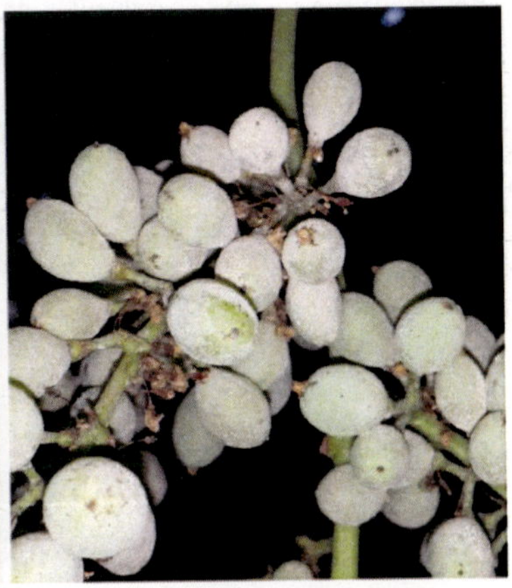

फलों पर चूर्णित आसिता रोग

रोगजनकः यह रोग *इरीसाइफी निकेटर* नामक कवक के द्वारा उत्पन्न होता है।

अलैंगिक प्रजनन संक्रमित सतह पर कोनीडिया के गठन के माध्यम से होता है। लैंगिक प्रजनन केवल जम्मू कश्मीर में पाया जाता है। रोगजनक एक बाह्य–परजीवी कवक है। यह पौधे की बाहरी सतह पर कवकजाल बनाता है और केवल एपिडर्मल कोशिकाओं में हॉस्टोरिया द्वारा प्रवेश कर पौधे को बिना मारे पोषण खींच लेता है।

कोनिडियोफोर्स कवकजाल पर लंबरूप से गठित होते हैं। इन कोनिडियोफोर्स पर पारदर्शी अलैंगिक बीजाणु, जिनको कोनिडिया कहा जाता है, तीन–पांच की श्रृंखला में बनते रहते हैं। सौम्य हवा से

कोनिडिया वायुवाहित होकर वितान के भीतर फैल जाते है और संक्रमण आरम्भ करते है। विपरीत संभोग प्रकार के दो हाईफी के विलय के बाद कवक क्लिस्टोथिशिया तैयार करता है।

रोगचक्र एवं अनुकूल वातावरण

पाउडरी मिल्ड्यू का प्रकोप और गंभीरता मौसम की स्थिति से प्रभावित होता है। बारिश के मौसम के दौरान जब लंबी अवधि तक बादल छाए रहते हैं और आर्द्र परिस्थितियाँ भी बनी रहती हैं, तब यह रोग एक गंभीर समस्या बन जाता है। बारिश रोग के विकास को रोकती हैं। कम नमी और मेघाच्छादित मौसम रोग के विकास के लिए अनुकूल हैं, जबकि भारी बारिश, और गर्म और शुष्क मौसम रोग के लिए प्रतिकूल हैं। घनी विकसित कैनोपी रोग विकास के लिए अनुकूल सूक्ष्म–जलवायु बनाती है। विकास के लिए अनुकूल तापमान 20–27 डिग्री सेल्सियस है। 6 डिग्री सेल्सियस से नीचे या 32 डिग्री सेल्सियस से ऊपर का तापमान रोग के लिए प्रतिकूल होता है। दोपहर के दौरान 60 प्रतिशत से अधिक सापेक्षिक आर्द्रता रोग विकास के लिए अनुकूल है। 30 प्रतिशत से कम सापेक्षिक आर्द्रता रोग विकास के लिए प्रतिकूल है। अनुकूल वातावरण में पांच दिन के अंदर ही संक्रमण हो कर नए बीजाणू तैयार हो जाते हैं। बारिश या ओस से गीली लताओं पर रोग का संक्रमण नहीं होता है।

प्रबंधन

भारत के अधिकांश क्षेत्रों में, कवक निष्क्रिय कवकजाल अथवा कोनीडिया के रुप में प्रतिकूल परिस्थितियों को पार करता है। जो डालियाँ प्रकाश संश्लेषण में सक्रिय नहीं हैं और जिन पर गुच्छे भी नहीं लगे हैं, ऐसी डालियों को निकाल कर वितान को थोड़ा खोल देने से कवकनाशकों के छिड़काव अंदर की पत्तियों तक पहुंचाने में एवं रोग के विस्तार के लिए अनुकूल सूक्ष्म जलवायु के निर्माण को रोकने में मदद करता है।

- पोटैशियम की कमी से लताओं में पाउडरी मिल्ड्यू के लिए संवेदनशीलता बढ़ जाती है। अतः लताओं में पोटैशियम का इष्टतम स्तर बनाए रखने के लिए जरूरत के अनुसार पोटैशियम का छिड़काव करना चाहिए। पोटैशियम बाईकार्बोनेट रोग की रोकथाम के लिए काफी उपयोगी पाया गया है।
- रोग की कम से मध्यम तीव्रता के दौरान, *बेसिलस सबटिलिस* नामक बैक्टीरिया का प्रयोग जैविक रोग नियंत्रण के लिए किया जा सकता है।

मुख्यतः पाउडरी मिल्ड्यू का प्रतिबंध कवकनाशकों द्वारा ही संभव है। सिफारिश किए गए कवकनाशकों की वर्तमान सूची निम्नलिखित है

प्रमुख रोगों के लिए अनुशंसित रसायन	मात्रा	इयू एवं आर एल (मि.ग्रा./कि.ग्रा.)	कटाई–पूर्व अन्तराल (दिनों में)
पेन्कोजोल 10 ई सी	0.50 मि.ली./ली.	0.2	50
ट्राइएडीमेफॉन 25 डब्लू पी	0.50–1.0 ग्रा./ली.	2.0	45
हेक्साकोनाजोल 5 ई सी	1.0 मि.ली./ली.	0.01	60

मयक्लोब्युटेनिल 10 डब्लू पी	0.40 मि.ली./ली.	1.0	30
फ्लुसिलाजोल 40 ई सी	25 मि.ली./200 ली.	0.01	60
फेनारीमॉल 10 ई सी	0.40 मि.ली./ली.	0.3	30
डाइफेनॉकोनजोले 23 ई सी	0.50 मि.ली./ली.	3.0	45
एजोक्सीस्ट्रोबीन 23 एस सी	494 मि.ली./हे.	2.0	7
क्रेसोक्जीम मिथाइल एस सी	600–700 मि.ली./ली.	1.0	30
डिनोकैप 48 ई सी	0.30–0.35 मि.ली./ली.	0.02	65′
सल्फर 40 एस सी, 55.16 एस सी, 80 डब्लू पी, 80 डब्लू पी जी, 85 डब्लू पी	3.0 मि.ली. 3.0 मि.ली. 2.50 ग्रा. 1.87–2.50 ग्रा. 1.50–2.0 ग्रा./ली. क्रमशः	50.0	15
टेट्राकोनाजोल 3.8 ई डब्लू	0.75 मि.ली./ली.	0.5	30

स्ट्रोबिल्यूरिन एवं ट्रायोजोल समूह के कवकनाशक उच्च एवं मध्यम जोखिम के कवकनाशक कहलाए जाते हैं। अतः पाउडरी मिल्ड्यू प्रबंधन के लिए इनके प्रयोग को कम प्राथमिकता दी जानी चाहिए।

३. श्यामव्रण (ऐंथ्रेक्नोज)

लक्षण : कोमल पत्तियाँ और बढ़ती डालियाँ संक्रमण के लिए अति संवेदनशील होती हैं। यह रोग कोमल डालियों को पूर्णतः जला डालता है। पत्तियों पर रोग के पहले लक्षण छोटे–छोटे पीले रंग के धब्बे होते हैं, जो अंततः काले कोर के भूरे गोलाकार धब्बों में विकसित हो जाते हैं। धब्बों का केंद्र अंततः सूख जाता है और गिर जाता है, जिससे धब्बों के बीच में एक छेद दिखाई देता है, जिसके कारण इस लक्षण का

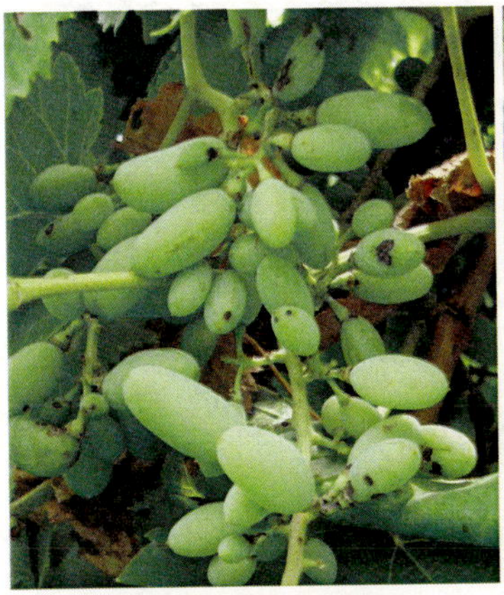

फलों पर श्यामव्रण रोग

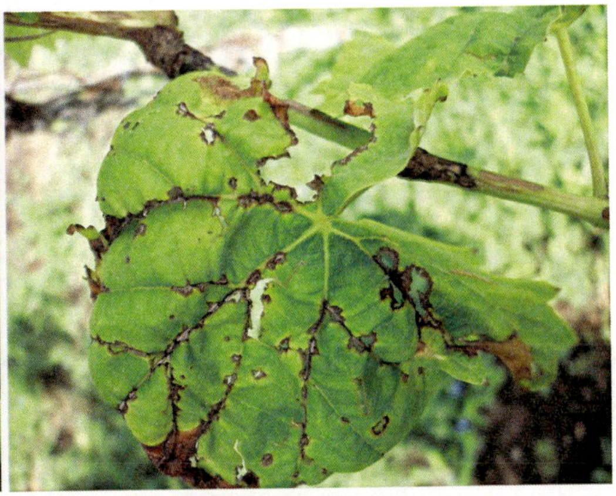

पत्तियों पर श्यामव्रण रोग

नाम 'शॉट होल' लक्षण पड़ा है। शिराओं पर संक्रमण पत्तियों को विरूपित कर देता है। शाखाओं पर भी धब्बे बीच में धँसे हुए और बैंगनी–भूरे उठे हुए कोर होते हैं। शाखा की छाल संक्रमित जगह पर पूरी तरह से मर सकती है जिससे दरार पड़कर शाखा टूट भी सकती है। लताओं की ताकत, उपजाऊपन और उत्पादन कम करती है, और फलों की गुणवत्ता पर भी विपरीत प्रभाव डालती है। पुष्पगुच्छ शुरुआत से बड़ी अवस्था तक संक्रमित हो सकते हैं। नए पुष्पगुच्छ पर संक्रमण उसे पूरी तरह जला सकता है। थोड़े बड़े गुच्छे पर एकाध जगह पर संक्रमण उस जगह को जला देता है, जिससे उस के आगे का भाग सूख जाता है। दानों पर कवक हल्के भूरे केन्द्रों और भूरे लाल किनारे के धब्बे बनाता है जो कि पक्षी की आँख के समान दिखते हैं और इस लिए 'बर्ड्स आई स्पॉट' कहलाते हैं। एक दाने पर एक या एक से अधिक धब्बे बन सकते हैं।

रोगजनक: भारत में ऐंथ्रेक्नोज रोग *कोलेटोट्राइकम ग्लोइयोस्पोरिऑयडिस* कवक के संक्रमण द्वारा उत्पन्न होता है।

रोगचक्र एवं अनुकूल वातावरण: शाखाओं के धब्बों में मौजूद कवकजाल प्राथमिक रोगकारक का स्रोत हैं। बीस घंटे की नमी और हल्के गर्म तापमान के मौसम में यह प्राथमिक स्रोत सक्रिय हो जाता हैं और अनेक कोनीडिया का उत्पादन करता है। यह कोनीडिया बारिश द्वारा फैल कर प्राथमिक संक्रमण शुरू कर देते हैं। प्राथमिक संक्रमण के लिए लताओं का गीला होना आवश्यक है। ऐंथ्रेक्नोज रोग का प्रकोप हल्के गर्म, गीले और मेघाच्छादित मौसम के दौरान होता है। अतः इस रोग के लक्षण मुख्यतः बारिश के मौसम में दिखाई देते हैं। ऐंथ्रेक्नोज रोग देश के लगभग सभी अंगूर उत्पादक क्षेत्रों में पाया जाता है। शरद सीडलैस को छोड़ कर बाकी सभी व्यावसायिक रुप से उगायी जाने वाली अंगूर की किस्में ऐंथ्रेक्नोज रोग के प्रति अतिसंवेदनशील हैं।

रोग विकास के लिए अनुकूल तापमान 24–26 डिग्री सेल्सियस है, परंतु कोनीडिया 2–32 डिग्री सेल्सियस तक अंकुरित हो कर संक्रमण कर सकते हैं। ठंडे मौसम में संक्रमण की अवधि काफी लंबी होती है, जबकि अनुकूल हल्के गर्म मौसम में 3–4 घंटे के दौरान संक्रमण हो सकता है। द्वितीयक संक्रमण नए संक्रमणों पर गठित कोनीडिया के कारण होता है। कोनीडिया के बनने और प्रसार के लिए बारिश का होना आवश्यक है, जबकि पहले से ही गठित धब्बों में बारिश के अभाव में भी वृद्धि जारी रहती है। सबसे गंभीर महामारी निरंतर बारिश होने के मौसम में दिखाई देती है।

प्रबंधन

- ऐंथ्रेक्नोज रोग की रोकथाम के लिए छँटाई के तत्काल बाद, सभी कटा हुआ मलबा बगीचे से बाहर निकाल कर जला दिया जाए अथवा खाद गड्ढे में विघटित किया जाए, इससे बगीचे में रोग का संप्रेषण दबाव कम करने में मदद मिलेगी।
- छँटाई के दौरान सभी संक्रमित डालियों को निकाल देना आवश्यक है।
- बारिश के मौसम में आवश्यक 10 से 15 पत्तियाँ निकलने के बाद बढ़ती हुई शाखा को उपर से काट देना चाहिए।

- इसके अलावा, शाखा विकास को कम करने के लिए अप्रैल छँटाई के 40 दिन के बाद नाइट्रोजन उर्वरकों के प्रयोग को बंद कर दिया जाना चाहिए। रोग के लिए अनुकूल सूक्ष्म वातावरण ना रहे, इसलिए कुल शाखाओं और पत्तियों को आवश्यकतानुसार ही रखें, जिससे शाखाओं पर जमा बारिश का पानी जल्दी सूख जाए।
- रोग की रोकथाम के लिए अथवा प्राथमिक संप्रेषण को कम करने के लिए ट्राइकोडर्मा नामक जैविक नियन्त्रक का प्रयोग किया जा सकता है।
- मुख्यतः ऐंथ्रेक्नोज नियंत्रण के लिए सिफारिश किए गए कवकनाशकों की वर्तमान सूची निम्नलिखित है :

प्रमुख रोगों के लिए अनुसांशित रसायन	**मात्रा**	**इयू एवं आर एल (मि.ग्रा./कि.ग्रा.)**	**कटाई–पूर्व अन्तराल (दिनों में)**
प्रोपीनेब डब्लू पी	3.0 ग्रा./ली.	1.0	40
कॉपर आक्सीक्लोराइड 50 डब्लू पी	2.5 ग्रा./ली. 2.40 ग्रा./ली.	50.0	42 फल लगने के बाद प्रयोग न करें
कार्बेन्डाजीन 50 डब्लू पी 46.27 ए सी	1.0 ग्रा./ली. 1.0 ग्रा./ली.	0.30	50
थायोफैनेट मिथाईल 70 डब्लू पी	0.71–0.95 ग्रा./ली.	0.1	50 इसका फल आने के बाद प्रयोग नहीं करना चाहिए

इन चारों कवकनाशकों में से कार्बेडाजिम ही अंतरप्रवाही कवकनाशी है और उसके ज्यादा प्रयोग से किसी–किसी बगीचे में कवक में प्रतिरोधक क्षमता दिखाई देती है और वह 1000 पीपीएम कार्बेडाजिम पर भी रोग संक्रमित कर सकते हैं। अतः इसका अत्याधिक उपयोग नहीं करना चाहिए।

4. जीवाणुज पत्ती धब्बा

लक्षण: बैक्टीरिया नयी, कोमल पत्तियों और शाखाओं पर धब्बे बनाता है। संक्रमण की अग्रिम अवस्था में ये धब्बे बढ़ कर विकृत बड़े धब्बों में विकसित हो जाते है। प्रभावित शाखाएँ क्लोरोटिक, अवरुद्ध और कमजोर रहती हैं, जिसके कारण लताओं की उत्पादकता और फल की गुणवत्ता प्रभावित हो जाती है। हाल के दिनों में, जीवाणुज पत्ती धब्बा फल छँटाई से पहले बड़े पैमाने पर पत्तियों के असमय झड़ने का प्रमुख कारण बन गया है।

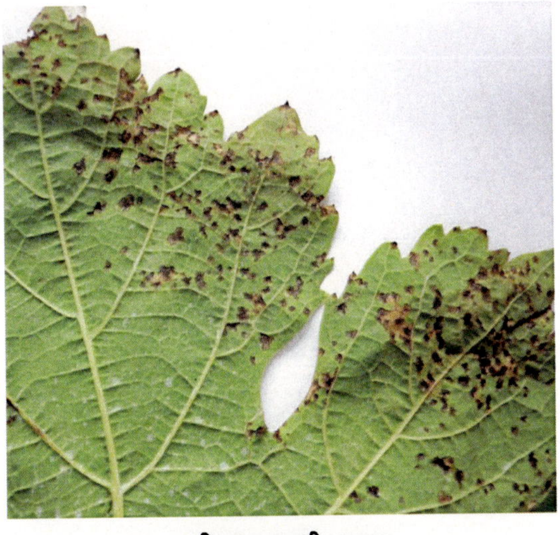

जीवाणुज पत्ती धब्बा

रोगजनकः यह रोग *जैन्थोमोनस कॅम्पेस्ट्रिस* पैथोवार *विटिकोला* नामक जीवाणु द्वारा उत्पन्न होता है।

रोगचक्र एवं अनुकूल वातावरणः पिछले कुछ वर्षों के दौरान, प्रमुख अंगूर उत्पादक क्षेत्रों में, अक्टूबर–नवंबर के दौरान बारिश होना एक नियमित घटना बन गयी है। इस समय बारिश होने से न्यूनतम तापमान ज्यादा कम नहीं होता। अतः यह गरम वातावरण लंबे समय के लिए रोगजनक बैक्टीरिया को सक्रिय रहने के लिए मदद करता है। अब यह भारत के सभी अंगूर उगाने वाले क्षेत्रों में पाया जाता है। इस रोग का प्रकोप गीले और गरम वातावरण में अधिक दिखाई देता है।

प्रबंधन

- अंगूर बगीचे का नियमित निरीक्षण, संक्रमित पौध सामग्री का जलाना, रोगमुक्त कलमों का उपयोग, अत्यधिक सिंचाई पर अंकुश, और रोग के स्थानिक क्षेत्रों में फल छँटाई देर अक्टूबर में करना, जिस समय तापमान कम होने की संभावना हो, इत्यादि इस रोग के प्रबंधन के लिए सिफारिशी तरीकें हैं।
- इसके अतिरिक्त रोग के प्रभावी प्रबंधन के लिए 15–20 दिनों के अंतराल पर स्ट्रेप्टोसाइक्लिन (500 मि.ग्रा/ली.) के दो से तीन छिड़काव की सिफारिश की जाती है।

अमरूद की प्रमुख रोग चुनौतियाँ एवं समाधान

ए.के. मिश्र

भा.कृ.अनु.प.-केन्द्रीय उपोण बागवानी संस्थान,
रहमानखेड़ा, पोस्ट- काकोरी, लखनऊ - 226 101, उत्तर प्रदेश

अमरूद भारत का एक महत्वपूर्ण फल है। यह स्वास्थ्य के लिए अत्यन्त उपयोगी है। विटामिन–सी की प्रचुरता एवं उदर के लिए उपयोगी होने के कारण यह फलों में विशेष महत्व रखता है। अन्य फलों की अपेक्षा सस्ता होने के कारण यह सभी वर्गों द्वारा पसंद किया जाता है, साथ ही इसकी बागवानी आसानी से की जा सकती है तथा यह हर प्रकार की भूमि में आसानी से सफलतापूर्वक लगाया जा सकता है। विभिन्न रोगजनक विशेषतः कवक, अमरूद की फसल को प्रभावित करते हैं। कवक के अलावा जीवाणु, शैवाल, विकार और पोषक तत्वों की कमियाँ भी रोग पैदा करती हैं। लगभग 177 रोग जनक अमरूद के पेड़ के विभिन्न भाग पर पाये गये हैं, जिसमें 167 कवक, 3 जीवाणु, 3 शैवाल, 3 सूत्रकृमि और 1 अधिपादप हैं। इसमें से लगभग 91 रोगजनक फलों पर, 42 पत्तियों पर, 18 टहनियों पर, 18 जड़ों में और 17 फलों की सतह पर पाये गये हैं। ये सभी अनेकों बीमारियाँ, जैसे तुड़ाई से पहले एवं बाद में फलों का विगलन (सूखी सड़न, भीगी सड़न, मृदु विगलन, खट्टी सड़न, एन्थ्रेकनोज, भूरी सड़न, धब्बे, गोल सड़न, गुलाबी सड़न, मोमी फल सड़न, आदि), कैंकर, उकठा, उल्टा सूखा रोग, पत्तियों का गिरना, डाल सूखना, पत्तियों के धब्बे, पत्तियों की अंगमारी, एन्थ्रेकनोज, लाल किट्ट, काली फफूँदी, रस्ट फफूँदी, नई पौध की सड़न/विगलन, आदि रोग पैदा करती हैं। उकठा रोग अमरूद का सबसे महत्वपूर्ण रोग है तथा इससे भारी हानि होती है।

पोषण की कमी के कारण कुछ रोग जैसे जस्ता, मैग्नेशियम तथा अन्य पोषक तत्व की कमी तथा कुछ विकार जैसे कड़ी सड़न तथा आन्तरिक सड़न भी अमरूद में बताए गए हैं। अतः ऐसे तो अमरूद को एक सहनशील फसल बताया गया है लेकिन यह अनेकों महत्वपूर्ण रोगों से ग्रसित होता है, जैसे–उकठा, फल सड़न जिससे भारत तथा विदेश में भारी हानि होती है तथा ये अमरूद की फसल के सफलतापूर्वक उत्पादन के लिए चुनौतियाँ हैं। इस लेख में इन चुनौतियों के समाधान को बताया गया है।

1. उकठा

भारत में उकठा अमरूद का एक महत्वपूर्ण रोग है तथा इसके कारण अमरूद के उत्पादन में भारी हानि होती है। चूँकि यह रोग भूमि द्वारा उत्पन्न होता है, इसलिए इसके नियंत्रण के उपाय सीमित रह जाते हैं।

भारत में सर्वप्रथम 1935 में इसे इलाहाबाद के बबक्रपुर क्षेत्र से बताया गया तथा बाद में उत्तर प्रदेश के अनेकों अन्य स्थानों में तथा पश्चिमी बंगाल में यह रोग देखा गया। वर्तमान में हरियाणा, पंजाब, राजस्थान, दिल्ली, बिहार, आन्ध्र प्रदेश, मध्य प्रदेश, आदि क्षेत्रों में भी यह रोग पाया गया है। विश्व के अन्य भागों, जैसे अमेरिका (फ्लोरिडा), ताइवान, क्यूबा, दक्षिणी अफ्रीका, पाकिस्तान और ब्राजील में भी यह रोग पाया जाता है।

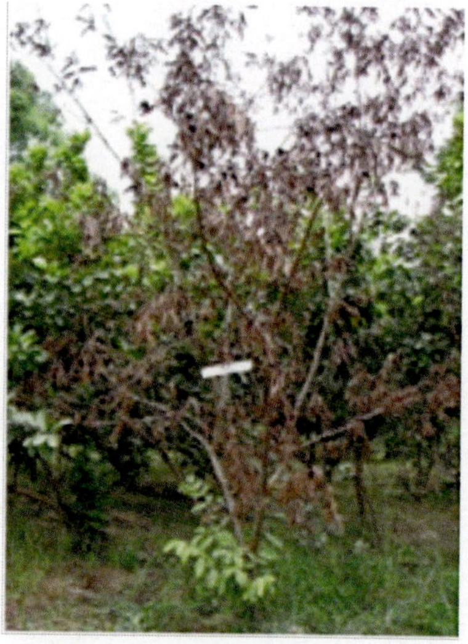

उकठा रोग

लक्षण: रोग का पहला बाहरी लक्षण पत्तियों का ऊपरी टहनियों पर पीला पड़ना एवं उनके किनारों का थोड़ा मुड़ना होता है। इसमें पत्तियाँ मुरझाने लगती हैं और रंग पीला–लाल सा हो जाता है। बाद में रोग के बढ़ने पर पत्तियाँ गिर जाती हैं। कुछ टहनियाँ पर्णविहीन हो जाती हैं और उनमें नई पत्तियाँ व फूल नहीं निकलते हैं तथा अन्त में वे सूख जाती हैं। रोगग्रसित टहनियों पर फलों का आकार छोटा रह जाता है तथा फल काले एवं पत्थर जैसे हो जाते हैं। अन्त में सम्पूर्ण पौधा पत्तीरहित व मृत हो जाता है। पतली जड़ों को देखने पर कालापन दिखता है, जो छाल हटाने पर और अधिक स्पष्ट दिखायी देता है। जड़ में सड़न दिखाई पड़ती है तथा छाल आसानी से हट जाती है। तने तथा जड़ के कारटिकल भाग में हल्का भूरापन आ जाता है तथा उत्तक नष्ट हो जाती हैं। हल्का भूरापन संवाहनियों के उत्तक में भी दिखाई देता है। रोगजनक छोटे पेड़ों को भी प्रभावित करता है परन्तु अधिक क्षति पुराने पेड़ों को होती है। मुख्यतः दो प्रकार के लक्षणों की पहचान की गई है – स्लो विल्ट (धीमा उकठा) और क्विक विल्ट (शीघ्र उकठा)।

रोगजनक: रोगजनक जैसे–*फ्यूजेरियम आक्सीस्पोरम* फा. स्पे. *साइडी, फ्यूजेरियम सोलेनाई, माइक्रोफोमिना फेसियोलाई, राइजोक्टोनिया बटाटिकोला, सिफेलोस्पोरियम* स्पीसीज *और ग्लायोक्लैडियम रोजियम* रोग पैदा करने के लिए बताए गए हैं।

रोगचक्र तथा अनुकूल वातावरण: आमतौर पर अक्टूबर माह में अधिकतम उकठा रोग देखा गया है, जब वर्षा खतम हो जाती है। जुलाई–सितम्बर के दौरान अधिकतम तापक्रम 31.35^0 सें. तथा न्यूनतम तापक्रम 23.25^0 सें. तथा आपेक्षिक आर्द्रता करीब 76 प्रतिशत देखी गई है। ये अवस्थाएँ रोग को बढ़ाने में सहायक होती हैं। रोग के आरम्भ से रोग के लगने में करीब 2 माह का समय लगता हैं। मृदा में फफूँदियों की संख्या से भी रोग की तीव्रता पर असर पड़ता है।

प्रबंधन

- अमरूद के बाग को साफ सुथरा रख कर रोग को कम किया जा सकता है। रोगग्रसित पौधों को उखाड़ कर जला देना चाहिए। ऐसे पौधों के चारों तरफ नाली बना देनी चाहिए जिससे जमीन द्वारा रोग, रोगग्रसित पौधों से स्वस्थ पौधों में न फैले।

- नए पौधों को लगाते समय यह ध्यान रखना चाहिए कि उसकी जड़ें क्षतिग्रस्त न हों। समय पर सही मात्रा में खाद एवं जल का प्रबन्धन करने और खर–पतवार का नियंत्रण करके पेड़ों को स्वस्थ रखने से पेड़ में रोग नहीं लगता है। पौधों को प्रतिरोपित करने से 2 हफ्ते पहले गड्ढों में फार्मलीन डाल कर 3 दिनों के लिए ढक कर उपचारित करना चाहिए।
- यह भी देखा गया है कि जब हरी खाद और कार्बनिक स्रोतों का प्रयोग करते हैं तो पौधों में बीमारी कम लगती है।
- कार्बनिक खाद, जैसे तेलयुक्त खल्ली और चूने का प्रयोग रोग को नियंत्रित करता है।
- नाइट्रोजन और जिंक का सही अनुपात में प्रयोग करके रोग के फैलाव को नियंत्रित किया जा सकता है।
- रोग रोधक प्रकंद (रूट स्टाक) इस रोग को नियंत्रित करने का एक वैकल्पिक तरीका हो सकता है। *सीडियम मोले* ×*सीडियम ग्वाजावा* के संकर को रोग से मुक्त पाया गया है तथा इसे प्रकंद (रूट स्टाक) की तरह प्रयोग किया जा सकता है।
- विभिन्न फफूँदनाशक भी रोग को नियंत्रित करते हैं, परन्तु इनका प्रभाव खेत में समाप्त होते ही रोगजनक दुबारा सक्रिय और अधिक आक्रमणशील हो जाते हैं।
- जैविक नियंत्रण, प्रभावी अन्तः फसलें और भूमि का शोधन जैसे नियंत्रण के उपायों को पर्यावरण हित में माना गया है।
- *एस्परजिलस नाइजर* स्ट्रेन ए एन 17 द्वारा जैविक नियंत्रण काफी प्रभावी पाया गया है। *एस्परजिलस नाइजर* को गोबर की खाद में विकसित कर 5 कि.ग्रा. खाद प्रति पेड़ की दर से नए पौधों को लगाते समय डालना चाहिए। पुराने पेड़ों के लिए यह खाद 10 कि.ग्रा. प्रति पेड़, प्रति वर्ष के दर से डालना चाहिए।

2. एन्थ्रेक्नोज

उत्तर प्रदेश, पंजाब, कर्नाटक में यह रोग एक प्रमुख समस्या है। इस रोग के द्वारा अमरूद में उल्टा सूखा, टहनी का ऊपर से मुरझाना, और फलों के धब्बे जैसे लक्षण देखे जाते हैं। उल्टा सूखा रोग अवस्था, फफूँद *ग्लीओस्पोरियम साइडी* द्वारा उत्पन्न होती है जिसके परिणामस्वरूप पेड़ मर जाते हैं।

लक्षण

उल्टा सूखा रोग अवस्था

इसमें पेड़ ऊपर से नीचे की ओर सूखता जाता है। नई शाखाओं, नई पत्तियों और छोटे फलों पर, जब वे कोमल होते हैं, यह रोग जल्दी पनपता है। टहनियों के ऊपरी सिरे का हरा रंग गहरे भूरे रंग में बदल जाता है और बाद में काला पड़ कर यह ऊतकक्षय क्षेत्र नीचे की ओर फैलते हुए उल्टा सूखा रोग (डाई बैक) उत्पन्न करता है। यह फफूँद संक्रमित टहनियों से विकसित होकर पर्णवृन्त और नई

पत्तियों पर फैलती है, परिणामस्वरूप पत्तियाँ झुलस जाती हैं तथा टहनियाँ पत्ती रहित होकर सूख जाती हैं। मौसम में आर्द्रता बढ़ने पर बीजाणु पात्र (एसर्वुलस) काले बिन्दु के रूप में पूरी टहनी के संक्रमित भाग पर दिखाई पड़ते हैं। अगस्त से सितम्बर माह के दौरान यह बीमारी महामारी का रूप ले लेती है।

फल और पत्तियों का संक्रमण

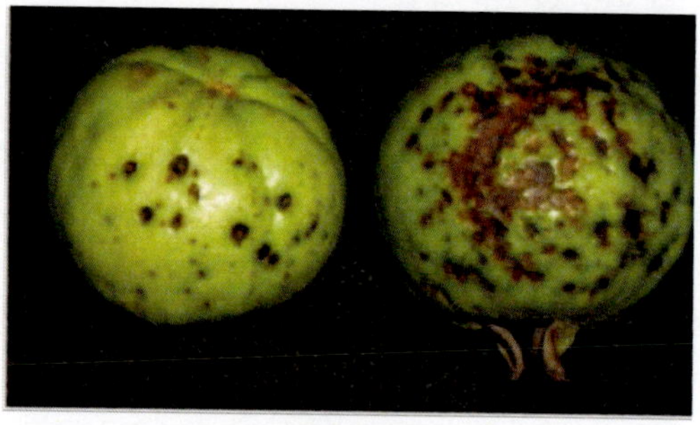

एन्थ्रेकनोज

फल और पत्तियों का संक्रमण आम तौर पर बरसात के महीने में देखा जाता है। पहले कच्चे फलों पर सुई की नोंक के बराबर धब्बे दिखाई पड़ते हैं, जो धीरे–धीरे बढ़ जाते हैं। ये धब्बे गहरे भूरे रंग के, धंसे हुए, गोलाकार होते हैं और इन धब्बों के बीच में छोटी, काली पीठिकाएं बनती हैं जिनमें आर्द्रता बढ़ने पर अधिक मात्रा में बीजाणु बनते हैं। ऐसे छोटे धब्बे आपस में मिल कर बड़े धब्बे बनाते हैं। फलों का संक्रमित भाग कार्कनुमा कड़ा हो जाता है, और संक्रमण बढ़ने पर इनमें दरारें पड़ जाती हैं। संक्रमित पके फलों में ऊत्तक का मृदुकरण होता है और धब्बे बढ़ कर 10–20 मि.मी. के हो जाते हैं। परिपक्व (तैयार) फलों पर संक्रमण बहुत तेजी से फैलता है, जबकि छोटे फल संक्रमित नहीं होते हैं।

अविकसित कलिका और फूल पर संक्रमण फैलने से ये झड़ जाते हैं। पत्तियों पर इसका लक्षण सिरे और किनारों पर ऊत्तकक्षय के रूप में देखा गया है। ये धब्बे आमतौर पर सलेटी रंग के होते हैं और इनमें एसर्वुलस बनते हैं।

रोगजनकः यह रोग *ग्लीओस्पोरियम साइडी / ग्लोमेरेला साइडी, कोलेटोट्राइकम साइडी* नामक कवकों के द्वारा उत्पन्न होता है।

रोगचक्र तथा अनुकूल वातावरणः रोगकारक के बीजाणु रोग को बढ़ाने में मुख्य भूमिका निभाते हैं। ये अधिक नमी से प्रभावित होते हैं। वर्षा के मौसम में जब आपेक्षिक आर्द्रता 90.95 प्रतिशत के करीब होती है तो रोग तीव्रता से फलों एवं पत्तियों को प्रभावित करता है। जाड़े के मौसम में लगने वाले अमरूद में इस रोग का प्रकोप कम पाया गया है।

प्रबंधन

बोर्डो मिश्रण (3:3:50) या कॉपर आक्सीक्लोराइड (0.3 प्रतिशत) का सात दिनों के अन्तराल पर छिड़काव लाभकारी है। डाइफोलेटान (0.3 प्रतिशत) या डाइथेन जेड–78 (0.2 प्रतिशत) का मासिक छिड़काव भी रोग नियंत्रण में उपयोगी पाया गया है। तुड़ाई उपरान्त फलों को 20 मिनट के लिए 500 पी पी एम (500 मि.ग्रा. / ली.) टेट्रासाइक्लीन से उपचारित करना प्रभावी पाया गया है।

3. कैंकर

पेस्टालोशिया साइडी नामक फफूँद द्वारा फलों पर लगने वाला यह रोग मुम्बई, मैसूर, थाने, धारवाड़, पूना, पोन्टा वैली (हिमाचल प्रदेश) तथा लखनऊ में पाया गया है।

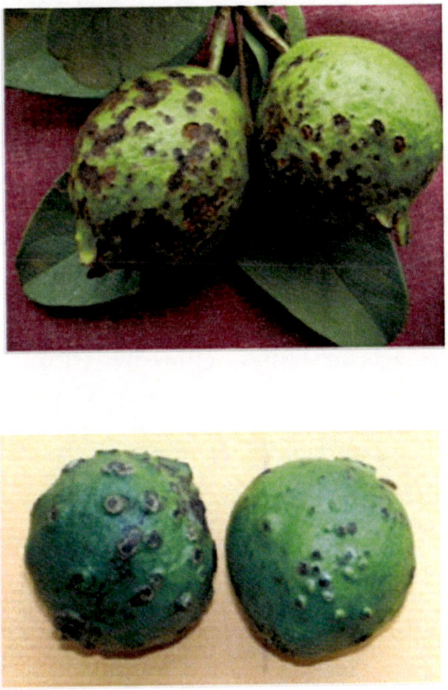

कैंकर रोग

लक्षण: यह रोग विशेषतः हरे फलों पर, तथा कभी–कभी पत्तियों पर देखा जाता है। शुरूआती लक्षण फलों पर बहुत छोटे भूरे या जंग जैसे रंग के गोलाकार बिना फटे मृत धब्बे के रूप में दिखायी पड़ते हैं जो बाद में संक्रमण बढ़ने पर बढ़ते हैं तथा वाह्य त्वचा कुंडलाकार रूप से फटी हुई सी दिखाई देती है। इन कैंकरस धब्बों का किनारा उठा हुआ तथा भीतरी हिस्सा धँसा हुआ होता है। कैंकर के लक्षण पत्तियों की अपेक्षा फलों पर अधिक स्पष्ट रूप से दिखाई देते हैं। कैंकर फलों के ऊपरी सतह पर ही सीमित रहता है तथा गूदे में अधिक नीचे तक नहीं फैलता है। रोग पुराना होने पर सफेद कवक तन्तु बनते हैं जिसमें अधिक मात्रा में बीजाणु दिखते हैं। संक्रमण बढ़ने पर यह धब्बे उभरे हुए तथा अधिक संख्या में दिखाई देते हैं, परिणामस्वरूप फल फट जाते हैं और बीज दिखाई पड़ने लगते हैं। संक्रमित फल अविकसित, कड़े, काले होते हैं तथा बाद में सूख कर गिर जाते हैं। कभी–कभी पत्तियों पर गेरुए भूरे रंग के कोणीय धब्बे दिखते हैं। आमतौर पर सर्दियों में ये धब्बे देखे जाते हैं, जबकि बरसात के मौसम में लाल चित्ती बनती है। सरदार प्रजाति (लखनऊ–49) में फलनकाय बड़े, उभरे और अधिक संख्या में होते हैं। इलाहाबाद सफेदा और ऐप्पल कलर किस्म रोग प्रतिरोधी हैं।

रोगजनक: यह रोग *पेस्टालोशिया साइडी* नामक कवक के द्वारा होता है।

रोगचक्र तथा अनुकूल वातावरण: यह रोग बगीचे में लगी पत्तियों एवं फलों पर लगता है। रोगकारक के बीजाणु हवा द्वारा बगीचे में फैलाए जाते हैं। रोग का अधिकतम प्रकोप जब तापक्रम 20–25^{0}से. तथा आपेक्षिक आर्द्रता 80–90 प्रतिशत होती है तब होता है । कच्चे फलों पर रोग का प्रकोप अधिकतर देखा गया है। रोगकारक के बीजाणु 10–32^{0} सें. तक अंकुरित होकर रोग करने की क्षमता रखते हैं।

प्रबंधन

रोग आरम्भ होने पर 1 प्रतिशत बोर्डो मिश्रण या चूना युक्त सल्फर का 15 दिनों के अन्तराल पर 3–4 छिड़काव करने से रोग नियंत्रित किया जा सकता है।

4. रेड रस्ट (लाल रतुआ)

यह रोग अमरूद की पत्तियों और फलों पर धब्बे बनाता है जिससे प्रकाश–संश्लेषण की प्रक्रिया घट जाती है। इस रोग से गंभीर आर्थिक क्षति नहीं पहुँचती। यह रोग मैसूर, पटना, लखनऊ तथा सीतापुर में पाया गया है।

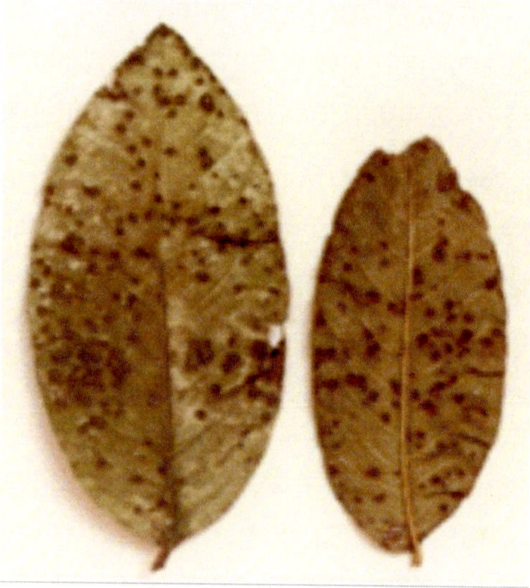

रेड रस्ट

लक्षण: यह रोग अमरूद की नई पत्तियों पर बरसात के मौसम में देखा जा सकता है। इसमें पत्तियों की सतह पर मखमली, गोल, लाल–हरे रंग के 2–3 मि.मी. के धब्बे बनते हैं। थोड़े ही दिनों में ये धब्बे थोड़े बड़े हो जाते हैं और आपस में मिल कर बड़ा धब्बा बनाते हैं। ये धब्बे समूह में या फिर पूरी सतह पर बिखरे हुए होते हैं। पत्तियों पर संक्रमण ज़्यादातर ऊपरी सिरे, किनारे या मध्य शिरा के पास होता है। कच्चे फलों पर ये धब्बे करीब काले रंग के होते हैं। जैसे–जैसे फलों का आकार बढ़ता है, धब्बे धंसे हुए प्रतीत होते हैं। पुराने धब्बों के मध्य में फटाव दिखाई पड़ता है। फलों की बाह्य त्वचा को बेध कर यह रोग कुछ परतों के अन्दर की कोशिकाओं तक ही पहुँच पाता है। इन फलों पर लगने वाले धब्बों का आकार पत्ती के धब्बों से छोटा होता है और रंग गहरा हरा, भूरा या काला होता है। रोग अप्रैल के महीने से शुरू होकर मई–अगस्त तक गंभीर रूप ले लेता है। अधिक बरसात के महीनों (जुलाई–सितम्बर) में बीजाणुजनन आसानी से होता है। सितम्बर में रोग का प्रभाव सबसे अधिक पाया गया है, जबकि सर्दी में यह लक्षण दिखाई नहीं पड़ते।

रोगजनक: यह रोग *सिफैल्यूरस वाइरेसेंस* तथा *सिफैल्यूरस पैरासाइटिकस* नामक शैवालों से उत्पन्न होता है।

रोगचक्र तथा अनुकूल वातावरण: रोगकारक अमरूद की पत्तियों एवं फलों को प्रभावित करते हैं। अधिकतर इसका प्रकोप पत्तियों पर देखा गया है तथा ये बाह्य ऊतक को प्रभावित करता है। शैवाल के स्पोरैन्जिया से 8–32 दो फ्लैजेला वाले, चलने वाले स्पोर, निकलते हैं, जो पुनः नया प्रकोप करते हैं। वर्षा ऋतु में इसका प्रकोप अधिक देखा गया है।

प्रबंधन

रेड रस्ट के प्रबंधन के लिए कॉपर ऑक्सीक्लोराइड 0.3 प्रतिशत का 3–4 छिड़काव 15 दिनों के अन्तराल पर रोग को नियंत्रित करता है।

5. पौध जड़ विगलन रोग

जड़ विगलन एक गंभीर रोग समस्या है तथा नर्सरी/पौधशाला में यह रोग काफी हानिकारक साबित होता है।

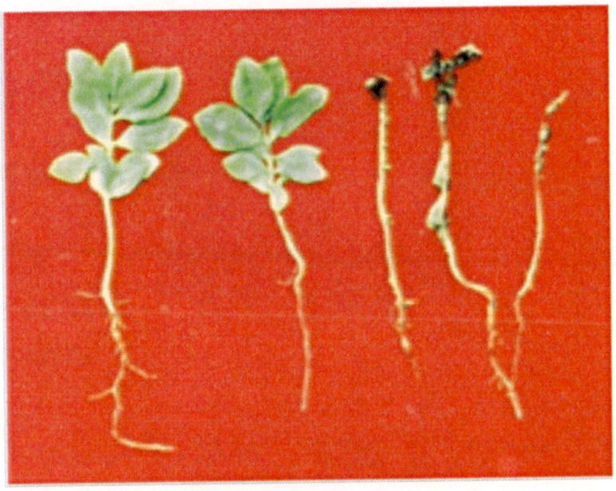

पौध जड़ विगलन रोग

लक्षण: पौधे के अंकुरण से पहले और बाद में यह रोग देखा गया है। पौधे के अंकुरण से पहले की स्थिति में संक्रमित बीज और पौधे पर जलसिक्त धब्बे पड़ जाते हैं तथा बीज मृदु हो कर सड़ जाते हैं। ऐसे संक्रमित छोटे पौधे, मिट्टी की ऊपरी सतह तक पहुँचने से पहले ही मर जाते हैं। पौधे के अंकुरण के बाद की अवस्था में अधोबीजपत्राक्ष (हाइपोकोटाइल) का रंग मलिन पड़ कर पीले से भूरा हो जाता है और नीचे की तरफ फैलता है जिससे ऊत्तक पहले मृदु, फिर सड़ कर सिकुड़ जाते हैं। अंत में पौधे गिर कर मर जाते हैं। मौसम में आर्द्रता बढ़ने पर ऐसे पौधों की सतह पर कवक जाल देखा जा सकता है।

रोगजनक: यह रोग *राईजोक्टोनिया सोलेनाई* नामक के द्वारा उत्पन्न होता है।

रोगचक्र तथा अनुकूल वातावरण: यदि नर्सरी में अधिक नमी रहती है तो इसका प्रकोप पाया गया है। अधिक नमी या बार–बार पानी लगा रहने से रोग अधिक पाया गया है। तापक्रम 30^0 सें. के करीब इस रोग की बढ़त में सहायक होता है।

प्रबंधन

- संक्रमित पौध या खर–पतवार को निकाल कर जला देना चाहिए।
- पौधों में अधिक सिंचाई नहीं देनी चाहिए और पौधे अधिक घने नहीं होने चाहिए, क्योंकि यह रोगजनक ज़्यादा नमी में पनपता है। पौधशाला में जल के उचित निकास का प्रबन्ध होना चाहिए।
- चूँकि यह रोग जनक अनेकों जातियों के पौधो पर लम्बे समय तक जीवित रहता है, अतः संवेदनशील जातियों के पौधों को नहीं लगाना चाहिए।
- अमरूद के बीज की बुआई से पहले इन्हें 0.2 प्रतिशत कैप्टान/थिरम से उपचारित करना चाहिए।
- पौधशाला में रोग की तीव्रता को कम करने के लिए मिट्टी को कॉपर ऑक्सीक्लोराइड 0.3 प्रतिशत से उपचारित करना चाहिए।

6. फाइटोफ्थोरा फल विगलन रोग

फाइटोफ्थोरा पैरासाइटिका द्वारा होने वाला यह रोग पहली बार 1929 में पूसा, बिहार में पाया गया। यह रोग बरसात में जुलाई–सितम्बर माह में दिखाई देता है। मैसूर, तमिलनाडु, आन्ध्र प्रदेश, राजस्थान

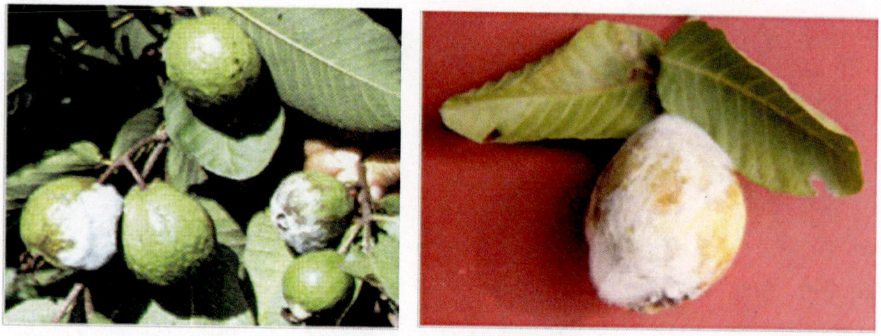

फाइटोफ्थोरा फल विगलन रोग

और महाराष्ट्र में यह रोग काफी हानिकारक पाया गया है। कुछ किस्में, जैसे इलाहाबाद सफेदा, बनारस, बंगलौर लोकल, रेड फ्लेश्ड और सीडलेस, रोग के प्रति संवेदनशील हैं। जुलाई 1975 में पंजाब के लुधियाना शहर में यह रोग इलाहाबाद सफेदा, एप्पल ग्वावा, रेड फ्लेश्ड और पिंक फ्लेश्ड किस्मों पर देखा गया।

लक्षण: ऐसे फल जो भूमि पर गिरे होते हैं या भूमि के पास लटके होते हैं या फिर भण्डारण के लिए रखे जाते हैं, रोग से सबसे अधिक प्रभावित होते हैं। इस रोग की शुरुआत डंठल के विपरीत सिरे से होती है। फल जैसे बढ़ता है, सफेद कवक जाल उसकी सतह पर बढ़ता है और आर्द्रता बढ़ने पर 3–4 दिनों में पूरी सतह पर फैल जाता है। भूमि की सतह के पास जो फल होते हैं और घनी पत्तियों से ढ़के होते हैं, नमी बढ़ने पर अधिक प्रभावित होते हैं। सफेद कवक जाल जहाँ फल की सतह पर बढ़वार करता है वहाँ खाल मृदु पड़ कर हल्की भूरी से गहरी भूरी हो जाती है और विशेष प्रकार की दुर्गन्ध छोड़ती है। फलों का स्वाभाविक आकार तब तक बना रहता है जब तक मृतजीवी फलों में घुस कर उसको सड़ा नहीं देती। ऐसे फल या तो पेड़ पर लटके रहते हैं या फिर गिर जाते हैं। जब रोग का प्रभाव छोटे या कच्चे फलों पर होता है तो वे सिकुड़ कर गन्दे भूरे से गहरे भूरे, कड़े और कुरूप हो कर सूख कर गिर जाते हैं।

रोगजनक: यह रोग *फाइटोफ्थोरा पैरासिटिका, फाइटोफ्थोरा निकोसियाना* किस्म *पैरासिटिका* नामक कवकों के द्वारा उत्पन्न होता है।

रोगचक्र तथा अनुकूल वातावरण: जो फल जमीन के करीब लटके रहते हैं उनमें इस रोग का प्रकोप अधिक पाया गया है। जमीन की नमी इस रोग की बढ़त में सहायक होती है। रोगकारक जमीन में गिरे फलों पर भी अधिकता में बढ़ता है और नए फलों को प्रभावित करता है।

प्रबंधन

रोग की रोकथाम के लिए डाईथेन जेड–78 (0.2 प्रतिशत) और ऑरियोफन्जिन 10 पी पी एम (10 मि.ग्रा. / ली.) का छिड़काव भी प्रभावी पाया गया है, जबकि कॉपर आक्सीक्लोराइड को फलों के लिए हानिकारक बताया गया है।

7. स्टाइलर एन्ड रॉट

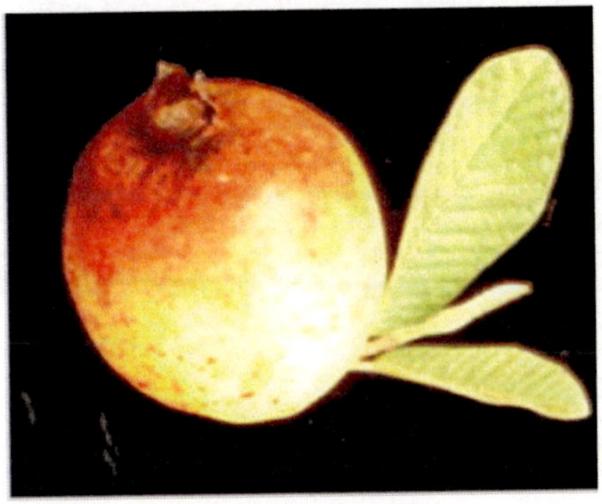
स्टाइलर एन्ड रॉट

यह रोग लखनऊ और बैंगलौर के आस–पास के क्षेत्रों में देखा गया है। फलों पर किसी प्रकार की चोट से रोग तेजी से फैलता है।

लक्षण: इस रोग में डंठल के विपरीत सिरे (स्टाइलर एन्ड) पर रंग में परिवर्तन होता है और फल बढ़ कर भूरे से गाढ़े भूरे रंग के हो जाते हैं तथा संक्रमित भाग नरम हो जाता है। ऊपर की सतह के अलावा फल के अन्दर का गूदा भी प्रभावित होता है, रंग सफेद की बजाए भूरा पड़ जाता है तथा गूदा मुलायम हो जाता है। संक्रमण बढ़ने पर भीतरी ऊत्तक के अव्यवस्थित होने से फल सिकुड़ जाते हैं और इन फलों की वाह्य त्वचा की सिकुड़न गोलाकर धारियों के रूप में दिखाई पड़ती है। बाद में पूरा फल प्रभावित हो जाता है और सतह पर पिक्नीडिया विकसित होते हैं। रोग की सभी अवस्थाओं में प्रभावित फलों पर अन्तर–कोशिकीय कवक जाल फैल जाता है।

रोगजनक: यह रोग *फोमोप्सिस साइडी* नामक कवक के द्वारा उत्पन्न होता है।

रोगचक्र तथा अनुकूल वातावरण: फोमोप्सिस के पिक्नीडियोस्पोर द्वारा यह रोग फैलता है। इसके स्पोर की बढ़त के लिए, करीब 25^0 सें. का तापक्रम उपयुक्त होता है। अतः जब तापक्रम 25–35^0 सें. होता है तो रोग का प्रकोप होता है।

प्रबंधन

फल के परिपक्व होने की अवस्था में बाविस्टिन या टॉपसिन (0.1%) का 15 दिनों के अन्तराल पर छिड़काव कर रोग को नियंत्रित किया जा सकता है, परन्तु यह ध्यान रखना आवश्यक है कि तुड़ाई से 15 दिनों पहले तक की अवधि के बीच कोई भी छिड़काव नहीं किया जाना चाहिए।

8. शुष्क सड़न रोग

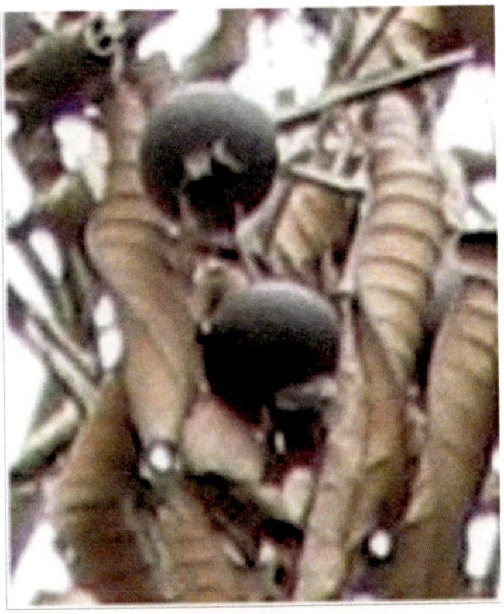
शुष्क सड़न रोग

यह रोग सर्वप्रथम 1969 में वैलयानी में देखा गया। कुछ संक्रमित पेड़ों के 40 प्रतिशत से अधिक फलों पर इसका प्रकोप पाया गया।

लक्षण: आरम्भ में इसमें हल्के भूरे रंग के धब्बे फलों के डंठल वाले छोर या डंठल के विपरीत छोर पर देखे जा सकते हैं। कभी–कभी यह संक्रमण बड़ी तेजी से फल पर फैलता है और

3–4 दिनों में पूरा फल प्रभावित हो जाता है। कभी–कभी फलों के अन्य हिस्सों पर डंठल के दूसरे छोर पर भी लक्षण प्रकट होते हैं। पूरी तरह संक्रमित नए तथा परिपक्व फल गहरे भूरे रंग से काले होकर अन्ततः सूख जाते हैं। ऐसे कई सूखे फल पेड़ों पर देखे जा सकते हैं। सूखे फल की सतह पर काफी मात्रा में सूई की नोक के बराबर पिक्नीडिया बनते हैं।

रोगजनकः यह रोग *डिप्लोडिया नेटालेन्सिस* नामक कवक के द्वारा उत्पन्न होता है।

रोगचक्र तथा अनुकूल वातावरणः गर्मी के मौसम में इसका प्रकोप अधिक पाया गया है। पौधों पर लगे फलों में यह रोग एक से दूसरे फलों में हवा के प्रवाह से बढ़ता है।

प्रबंधन

15 दिनों के अन्तराल पर जाइराईड 3 ग्रा./ली. का छिड़काव रोग की रोकथाम करता है और यह किसी भी प्रकार से फूल तथा फल पर हानिकारक नहीं है।

लीची के प्रमुख रोगों का प्रबंधन

विनोद कुमार, अजीत कुमार द्विवेदी अनल एवं विशाल नाथ

भा.कृ.अनु.प.-राष्ट्रीय लीची अनुसंधान केन्द्र, मुशहरी-842 002, मुजफ्फरपुर, बिहार

लीची में विभिन्न प्रकार के रोगों का प्रकोप होता है, जिससे उत्पादन एवं गुणवत्ता प्रभावित होती है। अच्छी उपज के लिए रोगों का समय पर प्रबंधन जरूरी है। बागवानों को लीची में समय–समय पर लगने वाले रोगों के बारे में जानकारी होनी आवश्यक है, ताकि समय पर प्रभावी प्रबंधन किया जा सके और फलों को नुकसान होने से बचाया जा सके। इस उद्‌देश्य से लीची में लगने वाले प्रमुख रोगों के विवरण एवं प्रबंधन की जानकारी यहाँ दी जा रही है।

1. पत्ती, मंजर एवं फल झुलसा रोग

लक्षणः यह नर्सरी में लीची के पौधों का एक प्रमुख रोग है जो बागों के में फूल–मंजर (पैनिकल) एवं विकासशील फलों को भी झुलसा देते हैं। इस रोग के प्रारंभिक लक्षण पत्तियों के अंतिम सिरे पर उत्तकों के सूखने (उत्तकक्षय) के रूप में होता है। आमतौर पर ऐसे लक्षण देख कर पोटैशियम की कमी का भ्रम होता है। बाद में ये पत्तियाँ सिरे से दोनों हाशिये की ओर सूखने लगती है। धीरे–धीरे संक्रमित पत्तियाँ चॉकलेटी गहरे–भूरे रंग की झुलसी हुई प्रतीत होती है। बागों के फलन योग्य वृक्षों में रोग के लक्षण पुष्पण एवं फलन की अवस्था में दिखाई देते हैं। रोगकारक मंजरों को झुलसा देते हैं, जिससे प्रभावित मंजरों में फल नहीं लग पाता है। मंजर की अवस्था रोग से बच गया तो बाद में अनुकूल मौसम होने पर फल भी झुलस जाते हैं। तुड़ाई उपरांत भी इसके रोगजनक फल सड़न पैदा करने के प्रमुख कारक होते हैं।

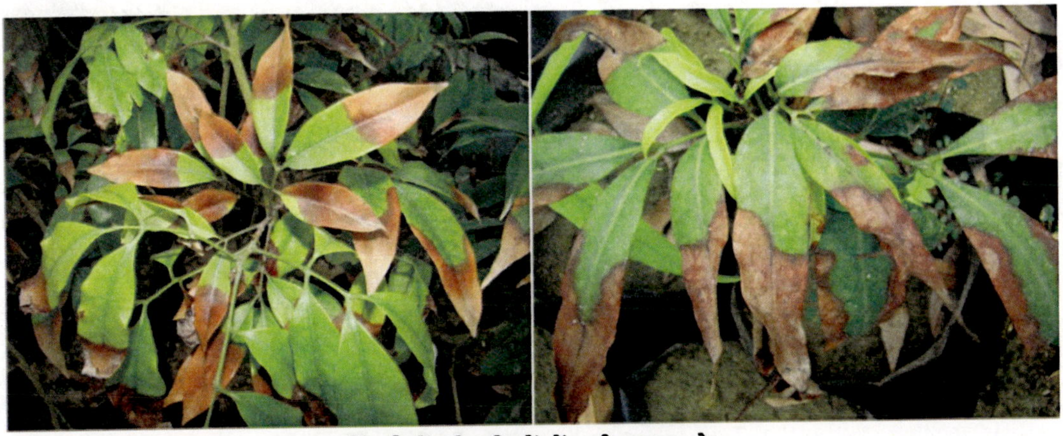

नर्सरी पौधों की पत्तियों में पत्ती झुलसा रोग

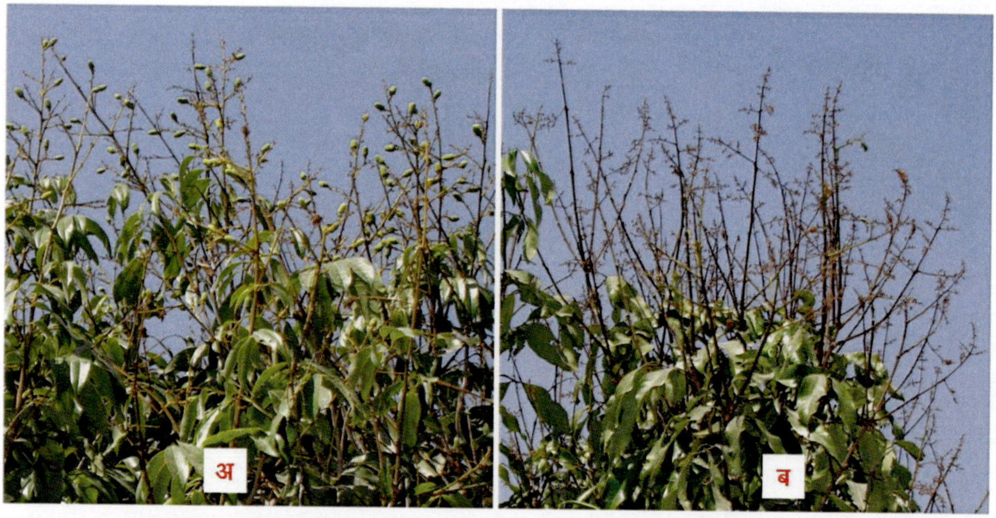

मंजर झुलसा रोग के लक्षणः अ) स्वस्थ मंजर, ब) रोग से संक्रमित मंजर

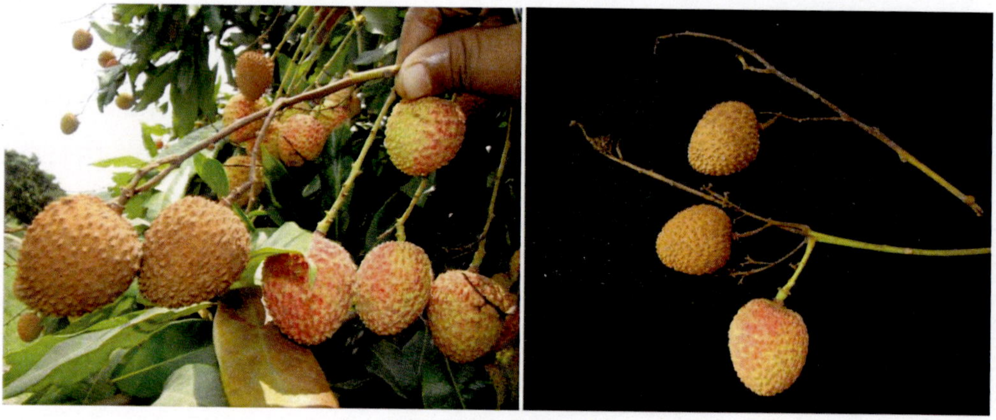

फल का झुलसा रोग

रोग जनकः यह रोग *अल्टरनेरिया अल्टरनाटा* नामक कवक द्वारा उत्पन्न होता है।

रोगचक्र तथा अनुकूल वतावरणः वृक्ष के क्षत्रक की निचली पत्तियों पर इसके रोगजनक पूरे वर्ष पलते हैं। रोग का फैलाव पूरी तरह मौसम तापमान 30–34 डिग्री सेल्सियस तथा 60–70 प्रतिशत आर्द्रता पर निर्भर करता है।

प्रबंधन

- प्रभावित पत्तियों को समय–समय पर इकट्ठा कर नष्ट कर दें।
- पत्ती झुलसा से बचाव के लिए नर्सरी पौधों पर ताम्रयुक्त कवकनाशी, कॉपर ऑक्सीक्लोराइड, 0.25 प्रतिशत या कार्बेंडाजिम 0.1 प्रतिशत का छिड़काव करें।

- मंजर एवं फलों को झुलसा रोग से बचाने के लिए डाईफेनकोनाजोल (0.05 प्रतिशत) या कार्बेंडाजिम (0.1 प्रतिशत) या थायोफेनेट मिथाइल (0.1 प्रतिशत) या ऐजॉक्सीस्ट्रॉबिन (0.023 प्रतिशत) का पहला छिड़काव मंजर निकलने के बाद तथा दूसरा छिड़काव फल लगने के पहले और तीसरा छिड़काव फल तुड़ाई से लगभग 20 दिन पहले करें।

2. पर्ण चित्ती या लीफ स्पाट

लक्षणः आमतौर पर यह रोग विभिन्न कवकों के मिश्रित प्रभाव से होता है, अतः उनके लक्षण में भी भिन्नता होती है । पुरानी पत्तियों पर इस रोग का प्रभाव ज्यादा देखा जाता है। *बोट्रियोडिप्लोडिया* एवं *कोलेटोट्राइकम* कवकों से प्रभावित पत्तियों में धब्बे सिरे से प्रारंभ होकर किनारों की तरफ फैलते हैं। *बोट्रियोडिप्लोडिया* के मामले में ये धब्बे चाकलेटी, काले रंग के होते है, परन्तु, *कोलेटोट्राइकम* की वजह से उत्पन्न धब्बे भूरे अनियमित आकार के होते हैं। *पेस्टालोसिया* के द्वारा जनित धब्बे 0.5–2.0 सें.मी. आकार और हल्के भूरे रंग के होते हैं जो पत्तियों की दोनों सतहों पर दिखाई पड़ते हैं। *माईक्रोडिप्लोडिया* से प्रभावित पत्तियों में धब्बे ईंट के रंग वाले मुख्यतः किनारे पर होते हैं।

रोगजनकः यह रोग *बोट्रियोडिप्लोडिया थियोब्रोमी, कोलेटोट्राइकम ग्लिओस्पोराइडिस, पेस्टालोसिया पॉसिसीटा* एवं *माइक्रोडिप्लोडिया लीची* द्वारा जनित होते हैं।

रोगचक्र तथा अनुकूल वातावरणः इस रोग का प्रभाव वर्ष भर देखा जाता है, लेकिन इसका सबसे ज्यादा प्रभाव वर्षा ऋतु के समय होता है। इसके रोगजनक पुरानी पत्तियों पर पलते हैं।

प्रबंधन

- नये बाग के छोटे वृक्ष की वृद्धि एवं स्थापना की अवस्था में बचाव की जरूरत होती है। पुराने संक्रमित पत्तियों को जहाँ तक संभव हो, इकट्ठा कर नष्ट कर दें।
- मैन्कोजेब (0.25 प्रतिशत) या ताम्रयुक्त फफूँदनाशक–कॉपर ऑक्सीक्लोराइड (0.25 प्रतिशत) अथवा थायोफेनेट मिथाईल (0.15 प्रतिशत) का छिड़काव कर देने से इस रोग की रोकथाम होती है।

3. श्यामव्रण (एन्थ्रेक्नोज)

लक्षणः यह मुख्यतः फलों में होने वाला रोग पत्तियों और टहनियों को भी प्रभावित कर सकता है। फलों पर रोग के संक्रमण की शुरुआत फल पकने के लगभग 15–20 दिन पहले होती है। कभी–कभी लक्षण फल तुड़ाई–उपरांत तक दृष्टिगोचर हो सकते हैं। फलों के छिलकों पर छोटे–छोटे (0.2–0.4 सें.मी.) गहरे भूरे रंग के धब्बे दिखाई पड़ते है जो आगे चलकर एक दूसरे से मिलकर काले और बड़े आकर के (0.5–1.5 से.मी.) धब्बों में परिवर्तित हो जाते हैं। रोग की

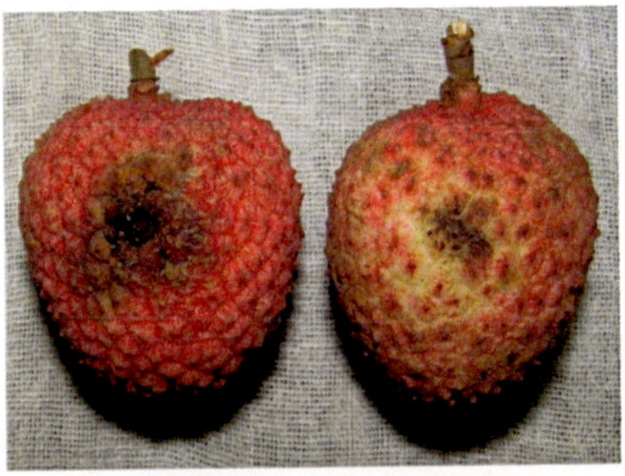

फलों पर श्यामव्रण रोग

तीव्रता की स्थिति में काले घब्बों का फैलाव फल के छिलकों पर आधे हिस्से तक हो सकता है। रोग के कारण मूलतः फलों के छिलके ही प्रभावित होते हैं परन्तु इस वजह से ऐसे फलों का बाजार मूल्य गिर जाता है।

रोगजनकः यह रोग *कोलेटोट्राइकम ग्लिओस्पोराइडिस* नामक कवक से जनित होता है ।

रोगचक्र तथा अनुकूल वातावरणः यह रोगजनक संक्रमित पत्तियों पर साल–भर जीवित रहता है। उच्च तापमान एवं आर्द्रता की अवस्था में रोग का संक्रमण और फैलाव तेजी से होता है।

प्रबंधन

- प्रभावित पत्तियों, टहनियों एवं फलों को तोड़ कर नष्ट कर दें ।
- बचाव के लिए मैन्कोजेब या कॉपर ऑक्सीक्लोराइड (0.25 प्रतिशत) के घोल का छिड़काव करें।
- रोग की तीव्रता ज्यादा होने पर रोकथाम के लिए कार्बेन्डाजिम (0.1 प्रतिशत) या क्लोरोथैलोनिल (0.15 प्रतिशत) या डाइफेनकोनाजोल (0.05 प्रतिशत) या ऐजोक्सीस्ट्रॉबिन (0.023 प्रतिशत) के घोल का छिड़काव करना उचित होता है।
- तुड़ाई के पहले कवकनाशी का छिड़काव तुड़ाई के बाद फलों की जीवन अवधि को बढ़ाता है।

4. लाल रतुआ रोग

लक्षणः नारंगी–लाल रंग के अर्धव`ताकार, उभरे दानेदार धब्बे पत्तियों पर दिखाई देते हैं, जो अकसर 3.0–6.5 सें.मी. आकार के होते हैं। कभी–कभी यह तने पर भी दिखाई देता है। इन उभारों में गुलाबी मखमली सूक्ष्म रेशे काफी मात्रा में बनते हैं जो बाद में बीजाणुओं से भर जाते हैं। बाद की अवस्था में उभार में खुरदरी कॉर्क के समान सूखी रचना बनती है। पुरानी पत्तियों पर धब्बे ईंट जैसे लाल रंग के दिखायी देते हैं।

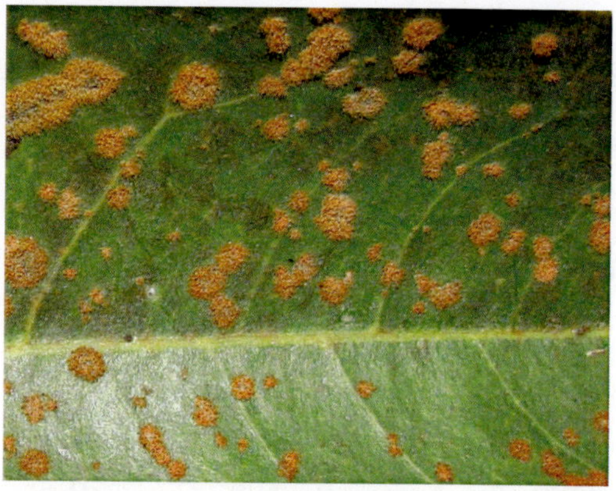

पत्ती के एक भाग पर लाल रतुआ रोग के फफोड़े (पुस्तुल्स)

रोग जनकः यह एक लाल शैवाल *सिफैल्यूरस विरेसेंस* द्वारा जनित रोग है ।

रोगचक्र तथा अनुकूल वातावरणः इस रोग का प्रकोप लीची के पुराने व घने बागो में वर्षा ऋतु के समय पाया जाता है।

प्रबंधन

- रोग की तीव्रता बढ़ने पर जुलाई और अक्टूबर महीनों में रोग के रोकथाम के लिए कॉपर ऑक्सीक्लोराइड (0.3 प्रतिशत) का छिड़काव करना उचित होता है ।

5. म्लानि या उकठा रोग

लक्षणः इस रोग के प्रभाव से 5 साल से कम आयु के व`क्ष एक सप्ताह से भी कम समय में सूख जाते हैं। प्रक्षेत्र में म्लानि रोग के लक्षण पत्तियों के हल्के पीले होने के साथ–साथ मुरझाने से प्रारंभ होते हैं जो उत्तरोत्तर बढ़ते हुए 4–5 दिनों में व`क्ष को सुखा देते हैं। ध्यान से देखने पर जड़–मुकुट (क्रॉउन), पार्श्व जड़ों और 'फ्लोएम' उत्तकों पर कुछ भूरे धब्बे दिखाई देते हैं जो बाद में जाइलम उत्तकों में भी फैल जाते हैं। इसकी वजह से पौधों में पानी का आवागमन अवरूद्ध हो जाता है।

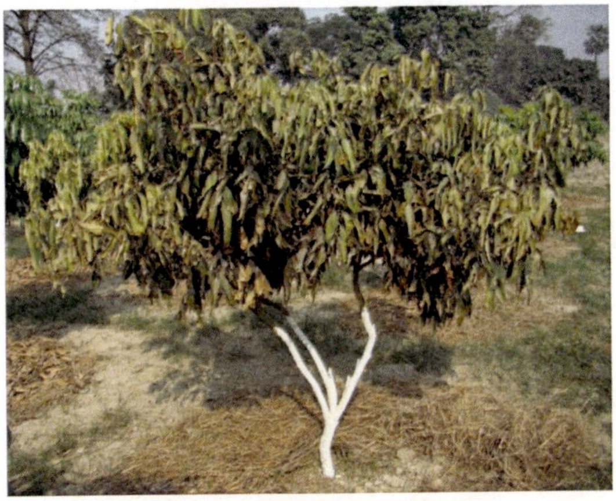

म्लानि रोग से प्रभावित लीची वृक्ष

रोग जनकः यह रोग *फ्यूजेरियम सोलानी* नामक कवक द्वारा जनित होता है।

रोगचक्र तथा अनुकूल वातावरणः इसके रोगजनक मिट्टी में 'क्लेमाइडोस्पोर' बीजाणु के रूप में मौजूद रहते हैं। खेत में संक्रमित मिट्टी के फैलाव से यह रोग नये व स्वस्थ्य पौधों में फैल जाता है।

प्रबंधन

- खाद के रूप में नीम या अंडी की खली का प्रयोग करें।
- *ट्राइकोडर्मा हरजियानम, ट्रा. विरडि* या *स्यूडोमोनास फ्लोरेसेंस* इत्यादि जैव–नियंत्रक का प्रयोग करें जो वृक्ष की वृद्धि में भी सहायक होते हैं। हैक्साकोनाजोल या कार्बेन्डाजिम (0.1 प्रतिशत) से वृक्ष के जड़ क्षेत्र को भिगोने से रोग की रोकथाम की जा सकती है।

6. फल विगलन

लक्षणः इस रोग का प्रकोप फल परिपक्व होने पर होता है। सर्वप्रथम रोग के प्रकोप से छिलका मुलायम हो जाता है और फल सड़ने लगते हैं। प्रभावित फलों के छिलके भूरे से काले रंग के हो जाते हैं एवं सड़े हुए भाग पर फफूँद दिखने लगती है। फल फटने के बाद विगलन रोगजनकों के कवकजाल फटे हुए भाग में फैल जाते हैं। इस रोग से प्रभावित फल खमीरीकृत या किण्वित पदार्थ जैसा गंध देता है।

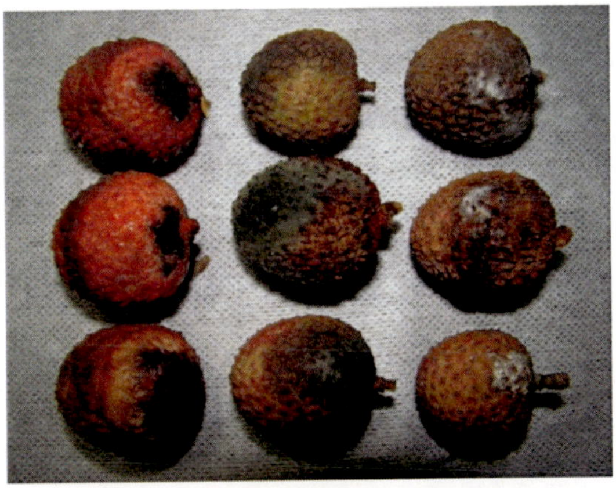

विभिन्न प्रकार के फफूँद द्वारा फल विगलन

रोगजनक और अनुकूल वातावरणः यह रोग कई प्रकार के फफूँद जैसे– *अल्टरनेरिया अल्टरनाटा,*

कोलेटोट्राइकम ग्लियोस्पोराइडिस, एस्परजिलस फ्लेवस और *एस्परजिलस नाइजर* द्वारा उत्पन्न होता है। फलों के परिवहन एवं भंडारण के समय इस रोग के प्रकोप की संभावना ज्यादा होती है।

प्रबंधन

- फल तुड़ाई के 15–20 दिन पहले वृक्षों पर कार्बेन्डाजिम (0.1 प्रतिशत) के घोल का छिड़काव करें।
- फलों की तुड़ाई प्रातः काल 4–8 बजे करें और फल तुड़ाई के दौरान फलों को क्षतिग्रस्त होने से बचाएं।
- फलों को तोड़ने के शीघ्र बाद पूर्वशीतलन उपचार (तापमान 4 डिग्री सेल्सियस, नमी 85–90 प्रतिशत) करें।
- फलों की पैकेजिंग 10–15 प्रतिशत कार्बन–डाई–ऑक्साइड गैस वाले वातावरण में करें।
- परिवहन के लिए हवादार फाइबर डिब्बों (कोरूगेटेड फाइबर बॉक्स) का प्रयोग करें।
- आयातक देशों द्वारा सल्फर धूनी (सल्फाइटेसन) की स्वीकृति पर एक बंद कक्ष में फल रख कर 50–100 ग्राम सल्फर प्रति क्यूबिक मीटर को हवा की उपस्थिति में 20–30 मिनट तक गर्म कर फलों को सवंर्धित करें।

पपीते के प्रमुख रोगों का निदान

अतुल कुमार[1] एवं जय प्रकाश सिंह[2]

[1]बीज विज्ञान एवं प्रौद्योगिकी संभाग, [2]फल एवं उद्यानिकी प्रौद्योगिकी संभाग
भा.कृ.अ.प.-भारतीय कृषि अनुसंधान संस्थान, नई दिल्ली-110 012

पपीता पोषक तत्वों से भरपूर अत्यन्त स्वास्थ्यवर्धक तथा जल्दी तैयार होने वाला फल है। इसका उपयोग पके तथा कच्चे फल के रूप में किया जाता है। पपीते का आर्थिक महत्व फलों के अलावा पपेन के कारण भी है, जिसका प्रयोग अनेक औद्योगिक कार्यों में होता है। पपीते की खेती की लोकप्रियता बढ़ती जा रही है। विश्व के पपीता उत्पादक देशों में भारत एक अग्रणी राष्ट्र है। यह हमारे देश का पाँचवां लोकप्रिय फल है। देश के विभिन्न राज्यों, मुख्य रूप से आन्ध्र प्रदेश, गुजरात, कर्नाटक, तमिलनाडु, छत्तीसगढ़, बिहार, महाराष्ट्र, उत्तर प्रदेश, मध्य प्रदेश, पंजाब, हरियाणा, दिल्ली, जम्मू–कश्मीर और त्रिपुरा में इसकी खेती की जाती है।

यह मुख्य रूप से उष्ण जलवायु का फल है परन्तु इसे सम–शीतोष्ण जलवायु में भी उगाया जा सकता है। इसकी खेती समुद्री तल से 800 मीटर की ऊंचाई तक की जा सकती है। पपीते की फसल पर पाले का अधिक प्रभाव पड़ता है। इसके उत्पादन के लिए आदर्श तापमान 27–34 डिग्री सेल्सियस के बीच होना चाहिए। चालीस डिग्री सेल्सियस से अधिक तापमान और 10 डिग्री सेल्सियस से कम तापमान पपीता की बागवानी के लिए हानिकारक होता है। अधिक तापमान से पौधे और फल उत्पादन दोनों ही प्रभावित होते हैं। इसके सफल उत्पादन के लिए तुलनात्मक रूप से उच्च तापमान, कम आर्द्रता और पर्याप्त नमी की जरूरत होती है। आमतौर पर पपीते पर अनेक रोगों का आक्रमण होता है, परन्तु इनमें कवक एवं विषाणु जनित रोग प्रमुख हैं। हमारे देश में सबसे अधिक समस्या विषाणु जनित रोगों की है, जिसके कारण किसान पपीते की खेती को चुनौतीपूर्ण मानते हैं।

1. आर्द्र गलन (डैम्पिंग ऑफ)

लक्षण: यह पौधशाला में लगने वाला गम्भीर रोग है, जिससे काफी नुकसान होता है। इसका रोग कारक कवक *पीथियम एफैनिडरमेटम* है जिसका प्रभाव नये अंकुरित पौधों पर होता है। पपीते के पौधों में पानी लगने से फफूँद तेजी से विकसित होती है। नम मिट्टी में नर्सरी में छोटे पौधे नीचे से गल कर मर जाते हैं। इस रोग से पौधे का तना प्रारम्भिक अवस्था में ही गल जाता है और पौधा मुरझा कर गिर जाता है।

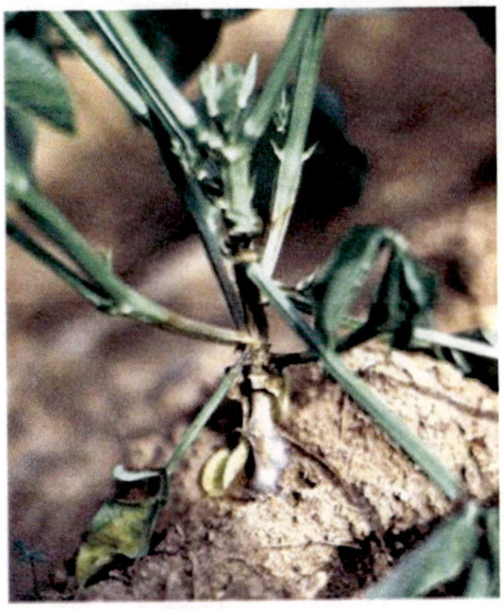

पपीते की पौध में आर्द्र गलन

प्रबंधन

- पौधशाला में जल निकास का उचित प्रबंध होना चाहिए एवं इसके लिए पौधशाला की ऊँचाई आस–पास की सतह से ऊपर होनी चाहिए जिससे जल जमाव न हो।
- नर्सरी की मिट्टी का उपचार फारमेलिडिहाइड के 2.5 प्रतिशत घोल से करने के बाद 48 घंटे तक पॉलीथीन शीट से ढक देना चाहिए।
- बीजोपचार कारबेंडाजिम अथवा मेटालैक्सिल + मैन्कोजेब के मिश्रण से 2 ग्राम/कि.ग्रा. बीज दर से करें।
- पौधशाला में रोग के लक्षण दिखते ही मेटालैक्सिल + मैन्कोजब के मिश्रण का 2 ग्राम/लीटर पानी में घोल बना कर छिड़काव करें।
- प्रभावित पौधे को उखाड़ कर जला दें या मिट्टी में दबा दें।

2. तना तथा जड़ सड़न रोग (कॉलर रॉट)

लक्षण: इस रोग में तने के निचले भाग के छाल पर जलीय (गीले) चकत्ते बनते हैं जो बाद में बढ़ कर तनों के चारों तरफ से घेर लेते हैं। तने का ऊपरी छिलका पतला होकर गलने लगता है। ऊपरी पत्तियाँ मुरझा कर पीली हो जाती है, और गिर जाती हैं। रोगी पौधे में फल नहीं बनते हैं और यदि बनते भी हैं तो गिर जाते हैं। तने का आधार सड़ जाने के कारण पूरा पौधा टूट कर गिर जाता है। फिर गलन से जमीन के नीचे जड़ें गलने लगती हैं। पेड़ की पत्तियाँ पीली पड़ने लगती हैं और असमय ही नीचे गिरना आरम्भ कर देती हैं। बाद में सारी पत्तियाँ गिर जाती हैं और पौधा भी गल कर जमीन पर गिर जाता है।

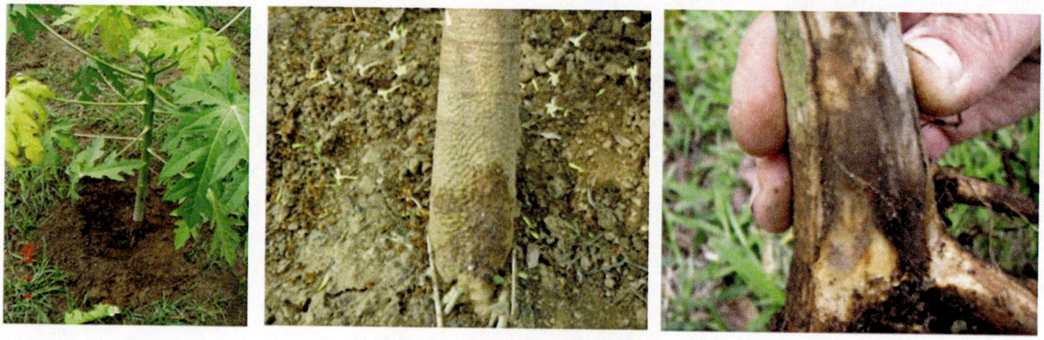

पपीते का तना तथा जड़ सड़न रोग

प्रबंधन

- बगीचे में जल निकास का उचित प्रबंध होना चाहिए।
- रोगी पौधों को जड़ सहित उखाड़ कर जला देना चाहिए और रोगी पौधों के स्थान पर दूसरे नये पौधे नहीं लगाने चाहिए।

- जून, जुलाई और अगस्त के महीने में पौधों के आधार से 50 सें.मी. की ऊँचाई तक बोर्डो मिश्रण लगाने से रोग से बचा जा सकता है।
- यदि तने में धब्बे दिखाई देते हों तो मेटालैक्सिल + मैन्कोजेब का घोल बना कर 2 ग्राम/लीटर की दर से पौधे के तने के पास मिट्टी में छिड़काव करना चाहिए।

3. फल सड़न रोग

लक्षणः यह पपीते के फल की प्रमुख बीमारी है। इसके कारक कई कवक हैं, जिसमें *कोलेटोट्राईकम गलिओस्पोरोइडीस* प्रमुख है। इस रोग में अधपके एवं पके फल प्रभावित होते हैं। इस रोग में फलों के ऊपर छोटे गोल व गीले धब्बे बनते हैं। बाद में ये बढ़ कर आपस में मिल जाते हैं तथा इनका रंग भूरा या काला हो जाता है। यह रोग फल लगने से लेकर पकने तक लगता है, जिसके कारण फल पकने से पहले ही गिर जाते हैं।

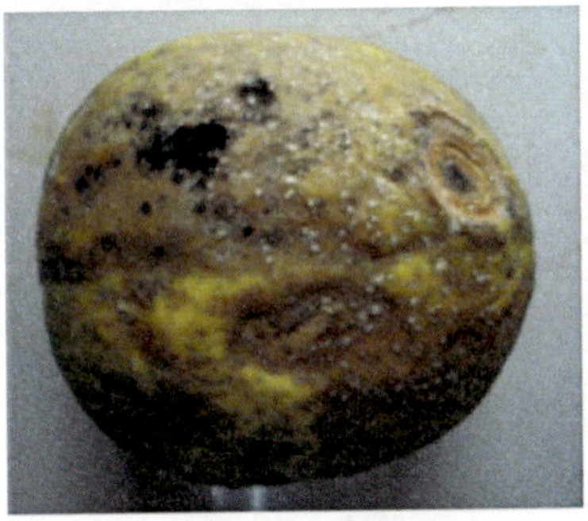

फल सड़न रोग

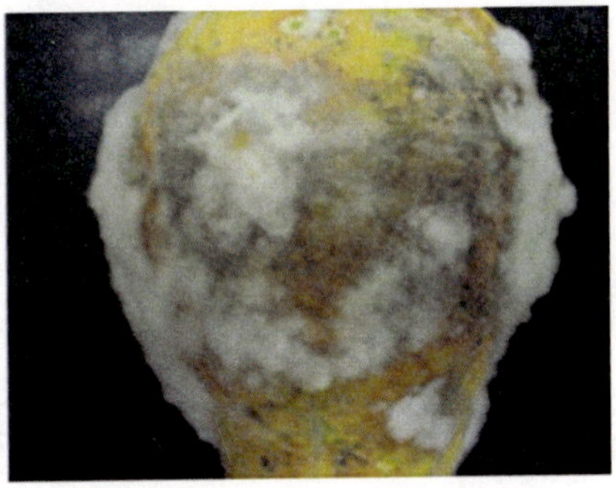

फल सड़न के कारण फफूँद की वृद्धि

प्रबंधन

ब्लाईटाक्स 50 3 ग्राम/लीटर पानी में या मैन्कोजेब 2.5 ग्राम/लीटर पानी में घोल कर छिड़काव करने से रोग में कमी आती है।

4. रिंग स्पॉट रोग/वलय रोग

लक्षणः इस रोग में पपीते की पत्तियाँ कटी–फटी हो जाती हैं तथा हरेक गाँठ पर कटे–फटे पत्ते निकल आते हैं। पत्तियों के तने तथा फलों पर छोटे गोलाकार धब्बे बन जाते हैं और पौधे की वृद्धि रूक जाती है। पत्ती का डंठल छोटा रह जाता है और पुरानी पत्तियाँ गिर पड़ती हैं। पत्तियाँ छोटी खुरदुरी तथा फफोलेदार हो जाती है तथा फूल बहुत कम लगते है। इसके साथ ही फल का आकार स्वस्थ पौधों की तुलना में बहुत कम हो जाता है। यह रोग पपाया वलय चित्ती विषाणु के द्वारा उत्पन्न होता है। इस रोग को फैलाने का काम माहू (एफिड) द्वारा होता है।

प्रबंधन

- रोगी पौधों को उखाड़ कर जला देना चाहिए जिससे अन्य पौधों में रोग न फैले।

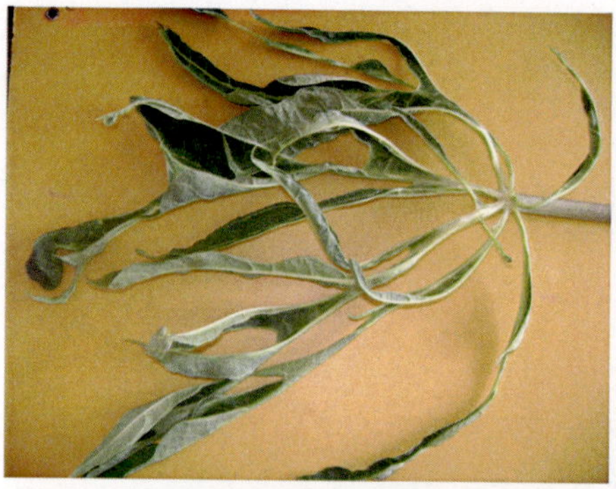

रस्सी के समान पत्तियाँ

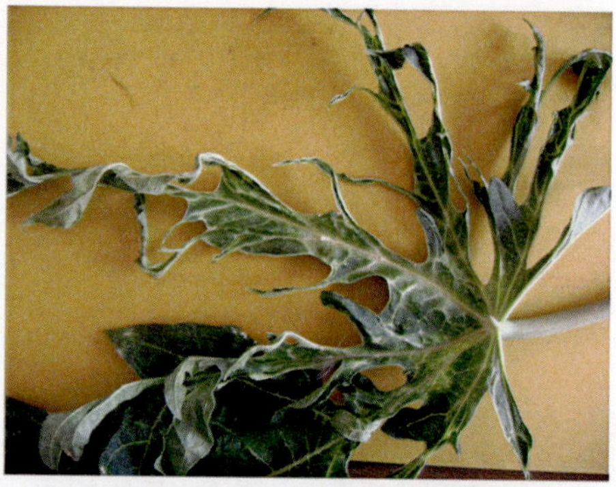

कटी-फटी रोग के कारण पत्तियाँ

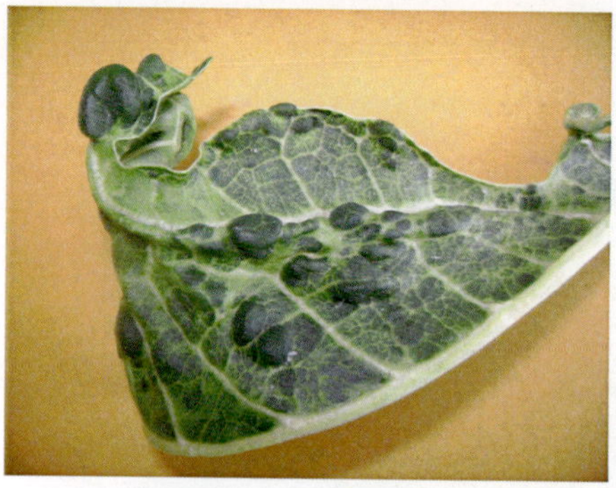

पत्तियों पर हरा द्वीप

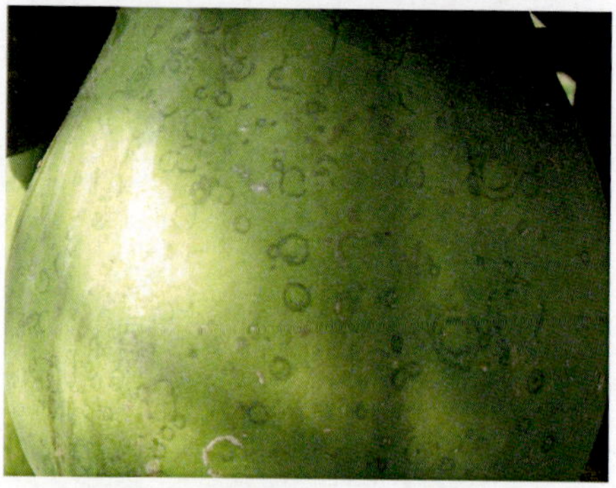

फल पर गोल आकृति

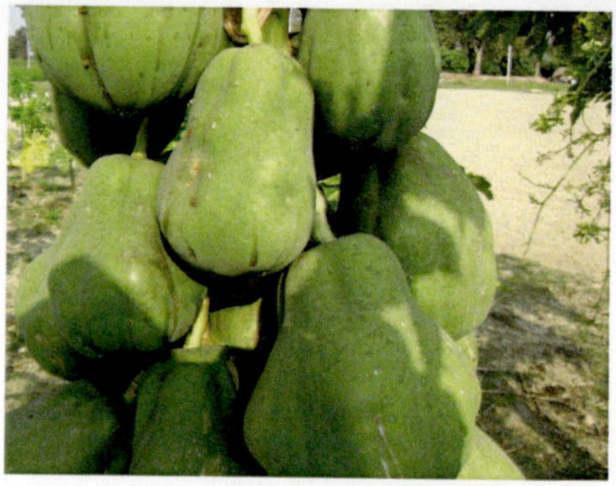

पपीते के फलों में रोग

पपीते में रिंग स्पॉट रोग के विभिन्न लक्षण

- लाही के नियंत्रण के लिए डाइमेथेएट 2 मिली/लीटर पानी में घोल बना कर छिड़काव करें।
- पपीते के बगीचे के आस–पास कद्दू कुल के पौधे नहीं होने से रोग कम फैलता है।
- नीम की खली एवं नीम के तेल का प्रयोग रोग कम करता है।
- वर्षा ऋतु के समाप्ति के बाद पपीते का बाग लगाने पर यह रोग कम दिखाई देता है।

5. पपीते का पर्ण कुंचन रोग

कारकः पर्ण कुंचन विषाणु

लक्षण: यह रोग जेमिनी विषाणु के कारण होता है। इस रोग के लक्षण केवल ऊपर की नई पत्तियों पर दिखाई देते हैं। पत्तियाँ नीचे की तरफ मुड़ जाती हैं तथा प्यालेनुमा आकृति बना लेती हैं। पर्णवृंत टेढ़े–मेढ़े हो जाते हैं। इस रोग के प्रकट होने के बाद पौधे में वृद्धि बन्द हो जाती है। यह रोग पर्णकुंचन विषाणु के द्वारा उत्पन्न होता है तथा सफेद मक्खी (*बेमिसिया टैबेकाई*) के द्वारा फैलता है। सफेद मक्खी जून से लेकर अगस्त माह तक सर्वाधिक सक्रिय रहती है। पर्ण कुंचन विषाणु जनित रोग का प्रकोप उत्तर भारत में मुख्य रूप से पाया जाता है।

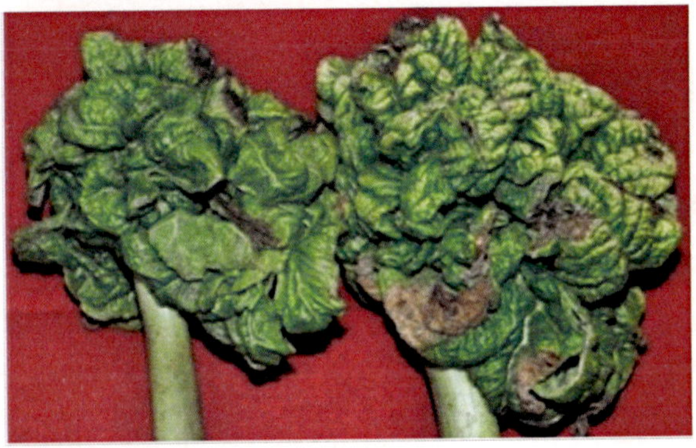

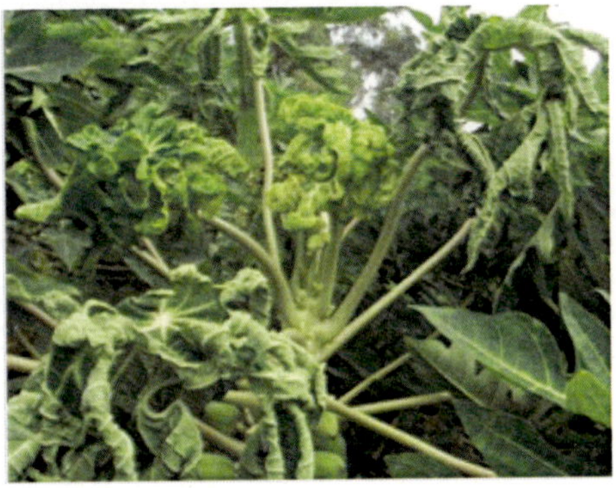

प्रबंधन

- रोगी पौधों को उखाड़ कर जला देना चाहिए।
- परपोषी पौधे जैसे मिर्च, टमाटर, तम्बाकू को बागों के पास नहीं लगाना चाहिए।
- सफेद मक्खी को रोग फैलाने से रोकने के लिए इमिडाक्लोरोपिड की 3 मिली. मात्रा 10 लीटर पानी में मिला कर 15 दिन के अन्तर पर छिड़काव करना चाहिए।

अनार में जीवाणुज अंगमारी रोग का प्रबंधन

ज्योत्सना शर्मा

भा.कृ.अ.प.-राष्ट्रीय अनार अनुसंधान केन्द्र,
राष्ट्रीय महामार्ग-65, सोलापुर पू, गांव, सोलापुर-413 255, महाराष्ट्र

अनार (*प्यूनिका ग्रेनेटम* एल) पूरे विश्व में, मुनष्य को सबसे अधिक आकर्षित करने वाला फल है। इस का अस्तित्व पृथ्वी पर मानवता की शुरूवात के साथ माना जाता है। प्राचीन काल से ही अनार अद्वितीय स्वास्थ्य लाभों के लिए जाना जाता है। भारत में वर्ष 1986 तक अनार एक अल्प बागवानी फसल थी। समय के साथ इस फल के विभिन्न पहलुओं पर जागरूकता बढ़ी है। इसकी पौष्टिकता एवं स्वास्थ्य लाभ, छोटे से क्षेत्र से उच्च आर्थिक लाभ तथा निर्यात की बढ़ती माँग को देखते हुए शुष्क तथा अर्ध–शुष्क क्षेत्रों के किसान अनार की खेती की तरफ आकर्षित हुए हैं। स्थानीय तथा निर्यात बाजार में अनार की बढ़ती माँग को पूरा करने के लिए उत्पादकों ने उन्नत किस्में तथा उच्च–तकनीक बागवानी को अपनाया है। भारत में आज अनार की बागवानी 131 हज़ार हैक्टर क्षेत्र में हो रही है तथा 1.346 हजार टन का उत्पादन होता है (भारतीय बागवानी डाटबेस 2014)। परिणाम स्वरूप अनार रोग और कीट जो एक दशक पहले व्यवहारिक रूप से अज्ञात थे या जिनका आर्थिक महत्व नहीं था, आज भारत में उभरते अनार उद्योग के लिए खतरा बन गए हैं। अनार में विभिन्न रोग जैसे बैक्टीरियल ब्लाइट (जीवाणुज अंगमारी), विल्ट (मुरझान), फलों पर कवक के धब्बे तथा सड़न (रौट) और कुछ कीट आर्थिक नुकसान पहुँचाते हैं, परन्तु प्रमुख रूप से बैक्टीरियल ब्लाइट अधिक नुकसान करता है।

भारत में बैक्टीरियल ब्लाइट प्रमुख अनार क्षेत्रों में कुछ वर्षों से आर्थिक नुकसान पहुँचा रहा है। महाराष्ट्र, कर्नाटक, आन्ध्र प्रदेश, तेलंगाना, तामिलनाडु, हिमाचल प्रदेश और राजस्थान जैसे सभी प्रदेशों में ब्लाईट गंभीर नुकसान पहुँचाता रहा है। भारत में अनार पर बैक्टीरियल ब्लाइट रोग, पहली बार दिल्ली से 1952 में रिपोर्ट किया गया तथा यह रोग *जैन्थोमोनास ऐकजोनोपोडिस* पैथोवार *प्यूनिकी* नामक एक जीवाणु द्वारा होता है। हाल के वर्षों में बैक्टीरियल ब्लाइट भारत के सभी प्रमुख अनार उत्पादक राज्यों तथा अन्य देशों से रिपोर्ट है।

यह रोग अनार के सब भागों को प्रभावित करता है, किन्तु फल पर सबसे अधिक प्रभाव दिखाता है। पत्तों पर सबसे पहले नीचे की सतह पर नियमित–अनियमित आकार के जलसिक्त धब्बे दिखते हैं, जो प्रकाश के सामने देखने पर पारदर्शी पीले नज़र आते हैं। बाद में ये धब्बे गहरे भूरे या भूरे काले रंग के बन जाते हैं। इसके किनारे पारदर्शी पीले या जलसिक्त धब्बे जैसे होते हैं। संक्रमित पत्ते पीले होकर ज़मीन पर गिर जाते हैं। कभी–कभी पत्तों की नसें काली पड़ जाती हैं या बड़े भाग में फैलने से पत्ते झुलसे हुए नज़र आते हैं। टहनियाँ और शाखाओं पर ब्लाइट भूरे काले जलसिक्त धब्बे के रूप में नोड्स

के पास शुरू होता है। बाद में दूसरे कवकों के संक्रमण से बड़े कैंकर में विकसित हो जाता है। ऐसी शाखाऐं हल्का दबाव पड़ने पर टूट जाती हैं।

फलों पर रोग त्वचा की सतह पर पानीनुमा धब्बों से शुरू होता है जो बाद में भूरे काले रंग के बन जाते हैं। समय के साथ ये धब्बे बड़े होकर एक दूसरें में मिल जाते हैं। इसके साथ ही फल के बड़े भाग पर फैल जाते हैं, हालांकि संक्रमण छिलके तक ही सीमित रहता हैं। इन धब्बों पर छोटी–छोटी दरारें पड़ जाती हैं तथा ज्यादा तीव्रता होने पर फल फट जाता है और दाने नज़र आने लगते हैं। अत्यधिक बारिश या नमी होने पर कभी–कभी फलों पर दरारे नज़र नहीं आती पर धब्बे धंसे हुए होते हैं। जीवाणु संक्रमित भाग से पानी की बूंदों में बाहर आ जाते हैं तथा धब्बे सूख कर एक या पतली सफेद, चमकती पपड़ी की तरह नज़र आते हैं। ऐसे धब्बों से जीवाणु बारिश और स्प्रे की बौछार या कीड़ों द्वारा स्वस्थ पौधों में फैल सकता है।

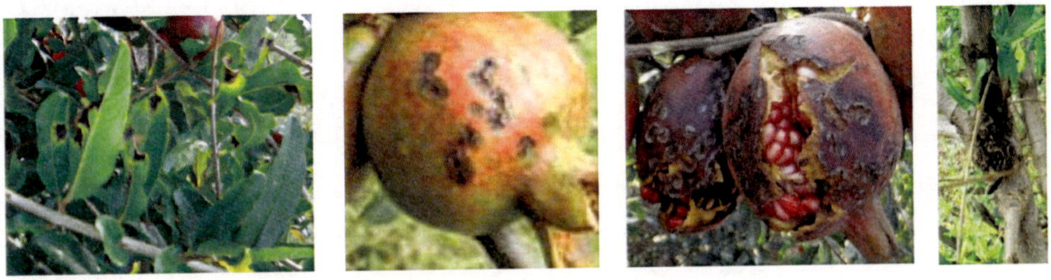

अनार पेड़ के विभिन्न अंगो पर बैक्टीरियल ब्लाईट

बैक्टीरियल ब्लाईट के धब्बों के कवज़ और सरकोस्पोरा धब्बे पहचानने में भ्रमित कर सकते हैं। सरकोस्पोरा के धब्बे पत्तों पर लाल भूरे तथा फलों पर बिना दरार के काले धब्बे दिखते हैं। पुष्टि करने के लिए, रोगग्रस्त, ताज़ा फल लें। उसके धब्बे पर पिन चूभो कर बारीक छिद्र करें तथा पानी की कुछ बूदें धब्बे पर रख दें और थोड़े समय के लिए छोड़ दें, या पानी की कुछ बूदों में फल का प्रभावित छिलका लेकर कुचल दें। यदि पानी गोंद की तरह चिपचिपा हो जाए तो फल बैक्टीरियल ब्लाईट से प्रभावित है, यदि पानी पतला रह जाए तो समझ लें कि सरकोस्पोरा या अन्य कवक रोग है।

उत्तरजीविता

बैक्टीरियल ब्लाईट रोग *जैनथोमोनास ऐकजोनोपोडिस* पैथोवार *प्यूनिकी* नाम के जीवाणु से होता है। यह जीवाणु बाग में या आस–पास गिरे हुए संक्रमित अनार के धब्बे में आठ माह से अधिक तथा पेड़ पर कैंकर तथा निष्क्रिय कलियों में कई वर्षों तक जीवित रहता है। यह बाग में कुछ किस्म के खरपतवार पर भी जिंदा रह सकता है। ये सभी तत्व अगली बहार के लिए बाग में रोग जनक जीवाणु का प्राथमिक स्रोत हैं। मिट्टी में यदि अनार के अवशेष नहीं हैं तो यह बैक्टीरिया 25–30 दिनों से अधिक समय के लिए जीवित नहीं रह सकता।

प्रसार

नवीन क्षेत्रों में रोग के प्रवेश ब्लाइट प्रभावित बगीचे से तैयार किए गए रोपण सामग्री के माध्यम से होता है। रोपण सामग्री पर निष्क्रिय कलियाँ या घाव जीवाणु को आश्रय देने तथा पनपने के लिए

संभावित स्थल हैं। अनुकूल तापमान और आर्द्रता पाने पर जीवाणु की संख्या बढ़ जाती है टहनियों पर ब्लाईट रोग नज़र आने लगते है, जहाँ से रोग पत्तों और पौधे के अन्य भागों पर फैल जाता है। बाग में दूसरे पौधों में प्रसार वर्षा तथा स्प्रे के बौछार, सिंचाई के पानी, छँटाई उपकरण, बाग में काम करने वाले लोग तथा कीट के माध्यम से होता है।

पर्यावरण के प्रभाव

ब्लाइट रोग वर्षा ऋतु में सबसे अधिक तथा शरद ऋतु में न्यूनतम नुकसान करता है। बैक्टीरियल ब्लाइट बाग में साल भर देखने को मिलता है परन्तु जुलाई से अक्टूबर अवधि में तीव्रता से बढ़ता है। इन महीनों में तापमान 30–35 डिग्री सेल्सियस और नमी 50 प्रतिशत से ऊपर होती है तथा बारिश और हवा का सहयोग रहता है, जो बैक्टीरियल ब्लाइट बढ़ने के लिए अनुकूल वातावरण है। जब ज्यादा घंटों के लिए रात का तापमान 25 डिग्री से. नीचे गिरता है या दिन का तापमान 35 डिग्री से. से ऊपर हो जाता है अथवा नमी 30 प्रतिशत से नीचे गिर जाती है, तब ब्लाइट का विकास बहुत धीमी गति से होता है। 20 डिग्री से. से ऊपर तापमान तथा 30 प्रतिशत से ऊपर नमी होने से ब्लाइट बढ़ना शुरू हो जाती है। बारिश और हवा मिल कर इस रोग का दूर–दूर तक प्रसार करने में महत्वपूर्ण भूमिका निभाते हैं। शुष्क अवधि के दौरान जब तापमान ब्लाइट के विकास के लिए अनुकूल हेता है, तब वो स्प्रे जिनमें जीवणुनाशक नहीं होता, ब्लाईट के विकास में मदद करते हैं।

प्रबंधन

सम्पूर्ण पादप रोगों में बैक्टीरियल रोगों का सिर्फ रसायनों द्वारा प्रबंधन करना कठिन है। कम ही रसायन उपलब्ध हैं, जो बैक्टीरियल रोगों के प्रबन्धन में सहायक हो सकते हैं। ये तभी संभव है जब रोग की गंभीरता कम हो तथा पर्यावरण की स्थिति रोग के विकास के अनुकूल ना हो।

कॉपर रसायन, कॉपर हाइड्राक्साईड, कॉपर ऑक्सीक्लोराइड और बोर्डो मिश्रण, इम्युनो–न्यूनाधिक (माडूलेटर) तथा जीवाणुनाशक 2 ब्रोमों – 2 – नाईट्रोप्रोपेट 1–3 डाईओल, तथा एंटीबायोटिक फार्म्यूलेशन स्ट्रेप्टोमाइसिन सल्फेट 90 प्रतिशत + टेट्रासाइक्लिन 10 प्रतिशत, इत्यादि ऐसे रसायन हैं, जो इस रोग के प्रबन्धन में काम आते हैं।

प्रतिरोधक या ट्रांसजेनिक किस्में ही बैक्टिरियल रोगों से मुक्ति पाने का उचित समाधान है, परन्तु सभी वाणिज्यिक अनार की किस्में इस रोग के प्रति संवेदनशील हैं। सबसे लोकप्रिय *'भगवा,* अति संवेदनशील किस्म है। प्रभावी रसायनों तथा वांछनीय प्रतिरोधी किस्म के अभाव में इस रोग का प्रबन्धन 'एकीकृत रोग और कीट प्रबन्धन' विधि द्वारा कर सकते हैं तथा अर्थिक नुकसान को घटा सकते हैं। यह विधि एकीकृत दृष्टिकोण पर आधारित है, जिसमें रोगमुक्त रोपण सामग्री का उपयोग, बगीचे की स्वच्छता, पेड़ों का उचित पोषण और सिंचाई, कल्चर पद्धति और रसायनिक छिड़काव विधि का पालन करने से रोग नियंत्रक में रखा जा सकता है। बैक्टीरियल ब्लाइट का प्रबन्धन करने हेतु इन चरणों का पालन करें :

बाग की देखभाल

1. नए फलोउद्यान में रोग मुक्त अनार के पौधे रोपें।
2. नियमित रूप से बगीचे में ब्लाइट के लक्षण के लिए पौधों का निरीक्षण करें।
3. बैक्टीरियल ब्लाइट प्रभावित क्षेत्रों में सिफारिश किए गए रोगनिरोधी जीवाणु नाशक छिड़काव 15–20 दिनों का अंतराल पर करें।
4. यदि नए वृक्षरोपण पर बैक्टीरियल ब्लाइट नज़र आए तो पौधे को उखाड़ कर जला दें, तथा बाकी पौधों पर सिफारश किए गए रसायनों का छिड़काव करें।
5. एक बार रोग बगीचे में दिखने के बाद बरसात के मौसम की फसल बिल्कुल न लें, उसके बज़ाय कुछ वर्षों के लिए सर्दियों के मौसम में बहार लें।
6. ब्लाइट संक्रमण वाली सभी टहनियों के संक्रमित भाग को छाँट या काट कर निकाल दें (2–3 इंच नीचे से)।
7. छाँटने के बाद कटे हुए छोर पर 10 प्रतिशत बोर्डो पेस्ट लगा दें।
8. यदि टहनियों या शाखाओं पर ब्लाईट संक्रमण गंभीर है तो फल तुड़ाई उपरांत भारी छँटाई कर सभी रोगग्रस्त शाखाएं निकाल दें।
9. जो पौधे अति गंभीर रूप से रोगग्रस्त हैं, उन्हें उखाड़ कर जला दें या ज़मीनी स्तर से 2–3 इंच ऊपर से काट दें तथा नए रोग मुक्त अंकुरित टहनियों को एक पौधे के रूप में बढ़ने दें।
10. बगीचे में आवश्यक तौर पर कड़े स्वच्छता उपायों का पालन करें।

बाग की स्वच्छता

1. जीवाणु संख्या बढ़ने या उसके प्रसार से बचने के लिए सारे स्वच्छता उपायों का सख्ती से पालन करें।
2. प्रभावित बगीचे को उपेक्षित न करें इसकी सही तरीके से देखभाल करें या उखाड़ दें।
3. बगीचे में नीचे गिरे हुए पौधे के अवशेष को बाहर निकाल दें तथा बागों से दूर गहरी मिट्टी में गाड़ दें।
4. बगीचे को खरपतवार से मुक्त रखें।
5. तीन महीने के अंतराल पर बगीचे की ज़मीन पर ब्लीचिंग पाउडर 25 किलो प्रति 1000 लीटर से ड्रेन्चिंग करें।
6. प्रयुक्त ब्लीचिंग पाउडर में 33 प्रतिशत क्लोरीन होना चाहिए।
7. प्रत्येक पौधे की छँटाई उपरान्त कतरनी आदि उपकरण कीटाणुरहित करें। इसके लिए 2.5 प्रतिशत सोडियम हाइपोक्लोराइट के धोल का इस्तेमाल करें।

याद रखने योग्य बातें

रोगों और कीड़ों के नियंत्रण में रखने के लिए कुछ सावधानियाँ जरूरी हैं :–

1. आवश्यकता के अनुसार ही छिड़काव करें, जो सिफारश की गई खुराक पर आधारित हो। जीवाणुनाशक रहित स्प्रे ब्लाइट बढ़ाते हैं।
2. हर स्प्रे से पहले वृक्ष पर से सभी प्रभावित फलों को तोड़ लें, तथा बगीचे से पौध अवशेष निकाल कर जला दें।
3. स्प्रे की संख्या कम करने के लिए कीटनाशक, कवकनाशक या सूक्ष्म पोषक स्प्रे को आवश्यक्ता अनुसार जीवणुनाशक स्प्रे के साथ संगतता देखते हुए मिलाना चाहिए।
4. *बहार* अवधि के दौरान वर्षा के तुरन्त बाद, जब पौधों की सतह सूख जाएं, तो एक जीवाणुनाशक का अतिरिक्त स्प्रे अनिवार्य है।
5. अनार के पेड़ की सतह चिकनी (मोमी) होती है, अतः हर स्प्रे में, हर मौसम में वर्षा हो या ना हो, एक अच्छी गुणवत्ता वाला गैर आईओनिक स्प्रेडर–स्टीकर मिलाना अवश्यक है। परन्तु बोर्डो मिश्रण में स्प्रेडर–स्टीकर न मिलाए।
6. बोर्डो मिश्रण हमेशा उपयोग करने के समय बनाएं तथा उसी दिन इस्तेमाल करें।
7. पौधों को संतुलित पोषण प्रदान करें, पोषक की नमी या अधिकता, दोनों ही स्थितियों में रोग में वृद्धि हो सकती है।
8. वृक्ष की शक्ति एवं प्रतिरोधक क्षमता सुधारने के लिए वर्ष में केवल एक ही बहार लें तथा वृक्ष को 3–4 महीने का विश्राम दें।
9. फल तोड़ने के उपरान्त विश्राम अवस्था में बगीचे में रोग निरोधक स्प्रे अनिवार्य हैं।

स्प्रे अनुसुची

i. बहार लेने के दौरान स्प्रे

1. छांटनी के बाद 1 प्रतिशत, बाकी समय 0.5 प्रतिशत बोर्ड़ो के साथ इन स्प्रे को बदल कर लें।
2. स्ट्रेप्टोसायक्लिन (5 ग्रॉ./10 लीटर) या 2–ब्रोमो–2 नाईट्रोपोपेट – 3 – डाईओल (5 प्र./10 लीटर) + कॉपर हाइड्राक्साईड या कॉपर ऑक्सीक्लोराइड (10 ग्रॉ./10 लीटर) + स्प्रेडकर–स्टीकर मौसम की स्थिति देखते हुऐ 10–15 दिन पर स्प्रे करें।
3. रोग अचानक शुरू होने पर 5 दिन के अंतराल पर निम्नलिख्ति स्प्रे करें–स्ट्रेप्टोसाइक्लिन (5ग्रॉ/10 लीटर) + 2 ब्रोमो 2 नाईट्रोप्रोपेट 1–3 डाईओल (5 मिली/10 लीटर) + कॉपर हाइड्राक्साईड (20 ग्रा./10 लीटर) या कारबेन्डाजिम (10 गा./10 लीटर) या कॉपर ऑक्सीक्लोराइड (25 ग्रा./10 लीटर) स्प्रेडर–स्टीकर (5 मिली/10 लीटर)

4. बगीचे में कवक रोग समस्याओं के आधार पर कॉपर आधारित फार्मयूलेशन को उपयुक्त कवकनाशक के साथ बदला जा सकता है।

विश्राम अवधि के दौरान स्प्रे

फल तोड़ने के उपरान्त विश्राम अवधि में, बगीचे में 10–15 दिन के अंतर पर रोगनिरोधक स्प्रे करने अनिवार्य हैं। इस अवधि में 1 प्रतिशत बोर्डो के स्प्रे को स्ट्रेप्टोसाइक्लिन (2.5 ग्रा./10 लीटर) या 2 – ब्रोमो – 2 – नाईट्रोप्रोपेट 1–3 डाईओल (5 ग्रा./10 लीटर) + कॉपर हाइड्राक्साईड या कॉपर ऑक्सीक्लोराईड (20–25 ग्रा./10 लीटर) के साथ बदल के करे।

सेब के प्रमुख रोगों का समेकित जैविक प्रबंधन

सुप्रिया गुप्ता एवं कृष्ण प्रताप सिंह

पादप रोग विज्ञान विभाग, कृषि महाविद्यालय,
गो.ब. पन्त कृषि एवं प्रौद्योगिक विश्वविद्यालय, पन्तनगर-263 145, उत्तराखण्ड

भारत के पर्वतीय क्षेत्रों में वर्षों पूर्व लगाये गये उद्यानों में से अधिकतर उद्यान कैंकर, स्कैब, चूर्णिल आसिता, श्वेत मूल विगलन, स्तम्भ मूल विगलन, कालर रॉट आदि रोग से ग्रसित हो रहे हैं। इसका प्रमुख कारण बागवानी में वैज्ञानिक तरीके न अपनाना व परम्परागत तौर तरीकों को ही प्रयोग में लाना है, साथ ही जानकारी के अभाव में बागवानों द्वारा रोगों का नियंत्रण सही समय पर संभव नहीं हो पाना है। इसके फलस्वरूप कुल सेब उत्पादन का एक बड़ा भाग प्रतिवर्ष बिक्री के अयोग्य हो जाता है। सेब की पैदावार को प्रभावित करने में जलवायु, मिट्टी, फल की किस्म, मूलवृन्त, पौधों की दूरी, पौध की प्रमाणिकता तथा रोगों की अहम् भूमिका होती है। इसका सीधा असर फलोत्पादन, गुणवत्ता एवं वृक्षों की आयु पर पड़ता है। अतः किसानों को चाहिए की वे सेब में क्षति पहुंचाने वाले रोग की पहचान कर उनका समुचित नियंत्रण करें।

भारत के शीतोष्ण प्रदेशों में सेब की बागवानी का प्रमुख स्थान है। इसी आधार पर आज भारत सेब उत्पादन के दृष्टि से पाँचवें स्थान पर है और उसमें उत्तरांचल की नमीयुक्त जलवायु सेब उत्पादन के लिए सहायक है। इस प्रदेश में सेब का क्षेत्रफल लगभग 33,733 हैक्टर एवं उत्पादन 12,2653 मैट्रिक टन प्रति वर्ष है। प्रदेश में गत् 50 वर्षों के दौरान सेब के अन्तर्गत क्षेत्र में काफी बढ़ोतरी हुई है, लेकिन उत्पादन बहुत कम बढ़ा है। यहां सेब उत्पादक क्षेत्रों में कुल उत्पादन का एक बड़ा भाग प्रत्येक वर्ष रोग व्याधियों के प्रकोप से गुणवत्ताहीन हो जाता है तथा बाजार में उसका मूल्य गिर जाता है, जिससे किसानों को आर्थिक क्षति होती है। साथ ही जानकारी के अभाव में बागवानों द्वारा क्षतिकर कीटों और रोगों का नियंत्रण सही समय पर संभव नहीं हो पाता है, जिसके फलस्वरूप कुल सेब उत्पादन का एक बड़ा भाग प्रतिवर्ष बिक्री के अयोग्य हो जाता है। सेब की सफल बागवानी के लिए आवश्यक है कि क्षेत्र को उसके परम्परागत रोगों से बचाया जाए। सेब पर लगने वाले प्रमुख रोगों का विवरण निम्न प्रकार है–

1. स्कैब रोग

लक्षणः इस रोग के लक्षण सर्वप्रथम पत्तियों की निचली सतह पर तथा बाद में ऊपरी सतह पर दिखाई देते हैं। प्रारम्भ में हल्के से जैतूनी रंग के अनियमित आकार के धब्बे बनते हैं, जो बाद में अवस्था बढ़ने के साथ–साथ गहरे भूरे काले रंग के हो जाते हैं। रोग का अधिक प्रकोप होने पर, ये धब्बे पत्तियों के अधिकांश भाग को घेर लेते है, जिससे पत्तियाँ समय से पूर्व ही पीली होकर गिरने लगती हैं। फलों पर

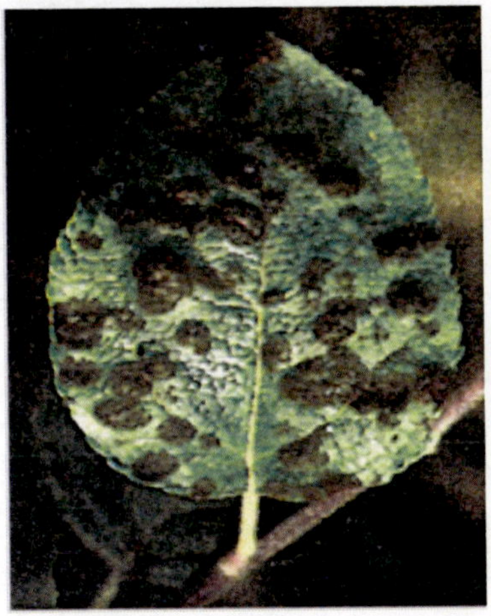

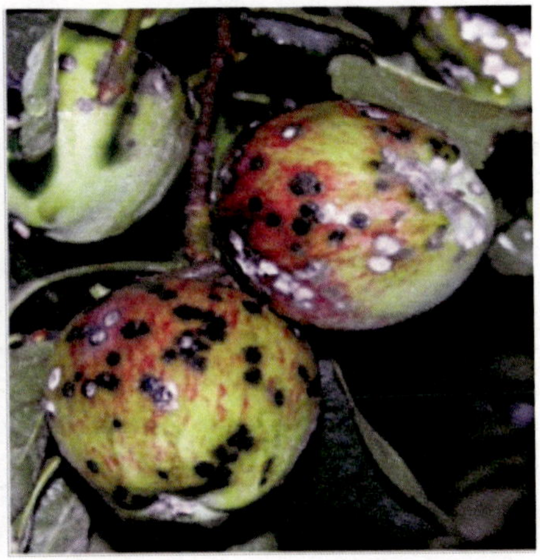

सेब का स्कैब रोग

पत्तियों की अपेक्षा प्रारम्भ में छोटे गहरे रंग के धब्बे बनते हैं। ये धब्बे हल्के जैतूनी से गहरे भूरे या काले रंग के दिखाई पड़ते हैं। पुराने धब्बों में उनके किनारों पर फल की त्वचा उभर आती है जब कई धब्बे आपस में मिल जाते हैं। प्रारम्भिक अवस्था में भारी संक्रमण होने से फल की सम्पूर्ण सतह कार्क के समान हो जाती है और उसमें गहरी दरारें पड़ जाती हैं। रोग की उग्र अवस्था में फल फूल और टहनियों पर भी रोग के लक्षण दिखाई देते हैं।

रोगजनकः यह रोग *वेन्चुरिया इंक्योलिस* नामक कवक के द्वारा उत्पन्न होता है।

2. चूर्णिल आसिता

लक्षणः यह रोग पत्तियों, कलियों, हरी टहनियों और फलों को प्रभावित करता है। पत्तियों पर बसंत ऋतु में कवक जाल के छोटे धूसर या सफेद नमदे के समान धब्बे दिखायी पड़ते हैं। ये धब्बे पत्तियों की निचली सतह पर बनते हैं जिससे वे कुंचित होकर मुड़ जाती हैं। पत्तियों और नई टहनियों पर संक्रमण शीघ्रता से फैलता है। संक्रमित टहनियाँ अधिकतर छोटी रह जाती है। रोग का आक्रमण फूलों एवं फलों पर भी होता है। अधिक संक्रमण होने पर प्रभावित पत्तियाँ गर्मियों से समय से पहले ही झड़ जाती हैं साथ ही संक्रमित अग्र–अंकुरित टहनियाँ बौनी रह जाती हैं।

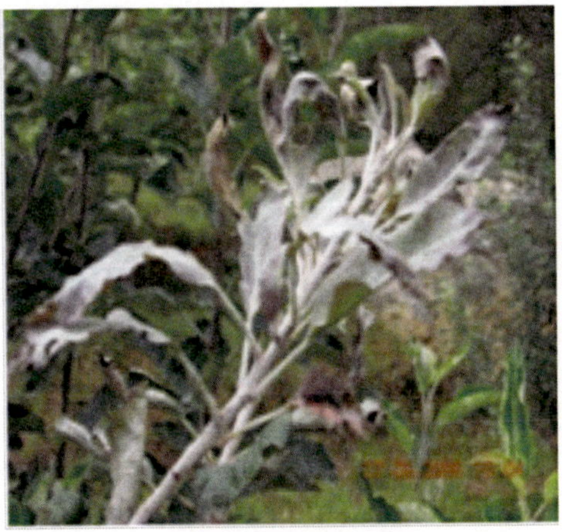

चूर्णिल आसिता रोग

रोगजनकः यह रोग *पोडोस्फीयरा ल्यूकोट्राइका* नामक कवक के द्वारा उत्पन्न होता है।

3. पतझड़ रोग

लक्षणः इस रोग से पेड़ों की पत्तियाँ ग्रीष्मकाल के मध्य तथा बरसात शुरू होते ही पीली पड़ कर गिरने लगती हैं तथा कुछ दिन पश्चात् बगीचों में पत्तीविहीन टहनियों पर केवल फल ही दिखाई देते हैं। इस रोग का पूरा प्रभाव फलों की गुणवत्ता पर दिखाई देता है। फलों पर 3 से 5 मि.मी. व्यास वाले भूरे धब्बे बनते हैं। इन धब्बों के नीचे फल के गूदे में सड़न आ जाती है तथा फल आकार में छोटे रह जाते हैं। इस रोग से प्रभावित पेड़ धीरे–धीरे कमजोर हो जाते हैं तथा फलों का उत्पादन प्रतिवर्ष घटता चला जाता है। सर्दियों में, रोगजनक के बीजाणु बगीचों के पिछले वर्ष की गिरी हुई पत्तियों पर जीवित रहते हैं। बसंत ऋतु में पेड़ों पर फूल आने की अवस्था से पहले अनुकूल वातावरण होने पर इस कवक के बीजाणु हवा में फैल जाते हैं और ग्रीष्म ऋतु व वर्षाकाल में काफी समय तक रोग फैलाने में सक्षम होते हैं।

रोगजनकः यह रोग कवक *मोरसोनीना कोरोनेरिया* के द्वारा उत्पन्न होता है।

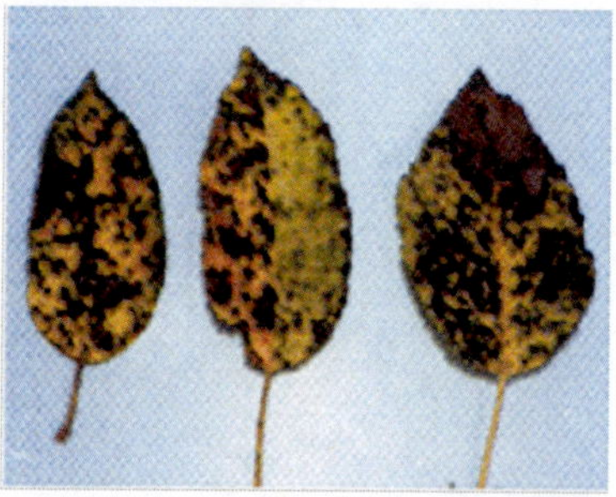
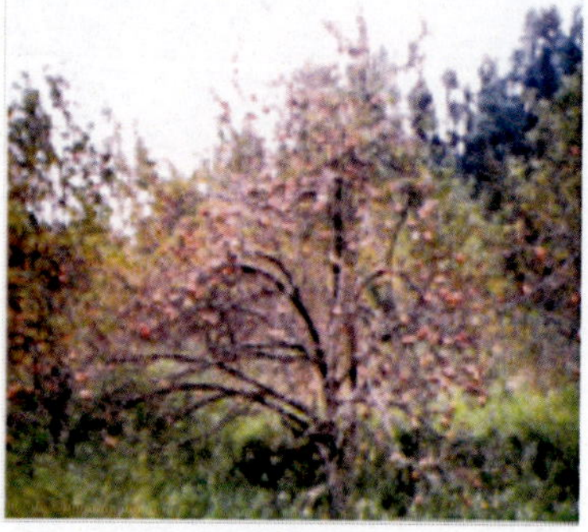

पतझड़ रोग

4. स्तंभमूल संधि विगलन (कॉलर राट)

लक्षणः यह रोग फाइटोफ्थोरा स्तंभ कैंकर नाम से भी जाना जाता है। भारत में सेब की सभी किस्मों पर यह पाया जाता है। मुख्यतः यह तने का रोग है। यह रोग पांच या अधिक वर्ष पुराने पेड़ों पर नीचे की शाखाओं की दुशाखी कोनों पर पाये जाते हैं। पेड़ों की छाल के मर जाने के उपरान्त, रोगग्रस्त क्षेत्रों में जलीय रिसाव होता रहता है तथा छाल श्लेष्मी हो जाती है। पार्श्व एंव उर्ध्वाधर दिशाओं में फैल कर यह रोग कभी–कभी एक ही मौसम में पेड़ों के चारों ओर कत्थई से लेकर लाल रंग की मेखला बना देते है। छाल के सूख जाने पर यह स्पष्ट भूरे रंग के दिखाई देते है। रोगग्राही किस्मों में यह रोग मुख्य जड़ तक फैल जाता है जो बाद में लाल रंग की हो जाती है। संक्रमण के प्रथम वर्ष मे पेड़ का ओज एवं फल के आकार पर विशेष प्रभाव नहीं पड़ता है परन्तु अगले 1 से 2 वर्ष के अन्दर ही पेड़ों का तना गल जाता है, जिसके कारण पूरा पेड़ मर जाता है।

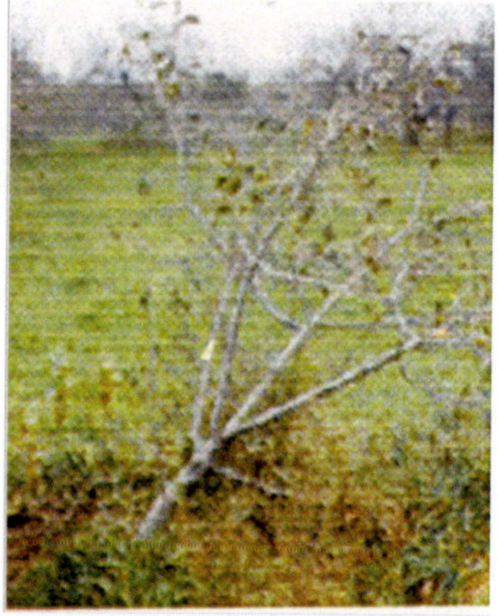

स्तम्भमूल संधि विगलन रोग

रोगजनकः यह रोग *फाइटोफ्थोरा* जातियों द्वारा उत्पन्न होता है।

5. श्वेत मूल विगलन

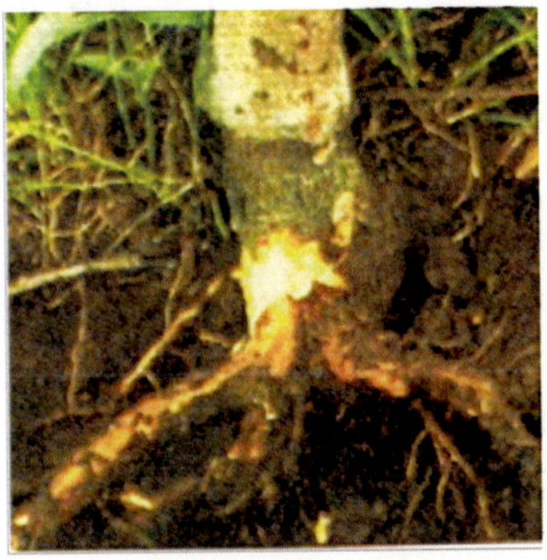
श्वेत मूल विगलन रोग

लक्षणः इस रोग का आक्रमण होने पर सेब के वृक्ष 2–3 वर्ष में मर जाते हैं। रोग ग्रसित पेड़ों पर कम पत्तियाँ लगती हैं तथा पीली पड़ कर गिर जाती हैं। शाखाओं मे नई वृद्धि मंद हो जाती है, फल कम लगते हैं तथा छोटे रह जाते हैं। इस रोग के लक्षण जड़ों पर अधिक स्पष्ट दिखायी देते हैं। यह नए व पुराने दोनों ही पेड़ों की जड़ों पर संक्रमण करते हैं। जड़ों के मृत हो जाने पर कवक जाल ऊतकों के बाहर निकल कर जड़ों के ऊपर सफेद जाल तथा सफेद रोयेंदार सतह बनाते हैं।

रोगजनकः यह रोग एक कवक *रोजेलिनिया विकैट्रिक्स* द्वारा उत्पन्न होता है।

6. कैंकर

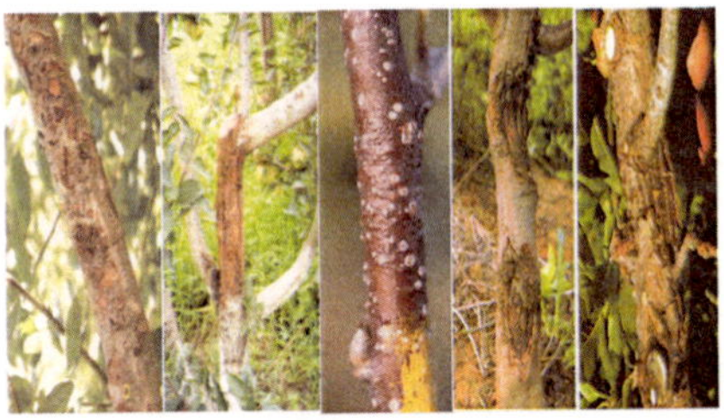
कैंकर रोग

लक्षणः यह सेब का खतरनाक रोग है जिससे सेब के पेड़ों को काफी नुकसान होता है। यह रोग कवक द्वारा होता है, जिसका प्रभाव पेड़ की छाल पर पड़ता है। इससे पूरा वृक्ष सूख जाता है। पत्तियाँ जल्दी गिर जाती हैं तथा इसका असर फलों पर भी दिखता है। कैंकर अनेक प्रकार के कवकों द्वारा होते हैं। पर्वतीय क्षेत्रों में पाये जाने वाले मुख्य कैंकर निम्न हैः

(अ) भूरा तना (स्टेम ब्राउन): इस रोग का प्रकोप सेब उत्पादन क्षेत्रों में पर्याप्त मात्रा में पाया गया है। सर्वप्रथम इस रोग में शाखाओं एव टहनियों पर जलीय धब्बे बनते हैं। ऐसा लगता है कि इन पेड़ों पर तेल का छिड़काव किया गया है। सर्दियों में दबे हुये बैगनी रंग के कैंकर बनते हैं। इनकी छाल सर्दियों के मध्य तक गिर जाने से डोरेदार रेखाओं जैसी संरचना दिखाई देने लगती है। छाल की बाहरी सतह कागज के समान होकर गिरने लगती है। रोग की उग्रता में संक्रमित टहनियों के शीर्ष सूखने लगते हैं। फल पर हल्के धब्बे बनते हैं, जिनके चारों ओर भूरा रंग हो जाता है। लाल रंग के फलों पर संक्रमण होने से फलों का रंग हल्का हो जाता है।

रोगजनकः यह रोग *बॉट्रियोस्फीरिया डोथिडिया* नामक कवक से उत्पन्न होता है।

(ब) गुलाबी रोगः यह रोग मोटी शाखाओं के विभाजित स्थानों या कटे भाग से प्रारम्भ होता है। शाखाओं की छाल पर लम्बी दरार बनती है, जिससे गोंदीय स्राव होता रहता है। इन दारारों से सफेद या गुलाबी फफोले उभर आते हैं। जहाँ सूर्य की रोशनी अधिक पड़ती है, वहाँ फफोले नारंगी लाल रंग के हो जाते है। यह रोग सामान्यतः जून से सितम्बर तक दिखाई पड़ता है।

रोगजनकः यह रोग *कार्टिसियम सालमोनिकलर* नामक कवक के द्वारा उत्पन्न होता है।

(स) काला तना (स्टैम ब्लैक): यह रोग पतली शाखाओं की अपेक्षा मोटी शाखाओं पर अधिक लगता है। शाखाओं के कटे भाग पर धब्बे दिखाई देते हैं जो शीघ्र ही गहरे लाल रंग के हो जाते हैं, फिर यह रोग तने की ओर कालीधारी के रूप मे फैलता है। छाल तथा उसके नीचे ऊतकों में काली दरारें पड़ जाती हैं और इस प्रकार अंत में पूरी शाखा कानी होकर मर जाती है। यह रोग वर्षा ऋतु में अधिक फैलता है।

रोगजनक: यह रोग *कोनियोथेसियम कोमैटोस्पोरम* नामक कवक के द्वारा उत्पन्न होता है।

7. फलों पर धब्बे

लक्षण: सेब के फलों पर धब्बे मुख्यत: कज्जली एवं फ्लाई स्पैक द्वारा लगते हैं। कज्जली धब्बा में फल के छिलके पर हल्के धूसर अनियमित आकार के धब्बे बनते है। फल की सतह के ऊपर धब्बे के रूप में उपस्थित फफूँद को रगड़कर हटाया जा सकता है। ये रोग ज्यादा नमी वाले मौसम में अधिक फैलता है तथा गोन्डन डेलीशियस प्रजाति पर इसका प्रकोप अधिक होता है। फ्लाई स्पैक में कई सूक्ष्म दाग गहरे–भूरे तथा जैतूनी–हरे रंग के स्पष्ट दिखाई देते हैं।

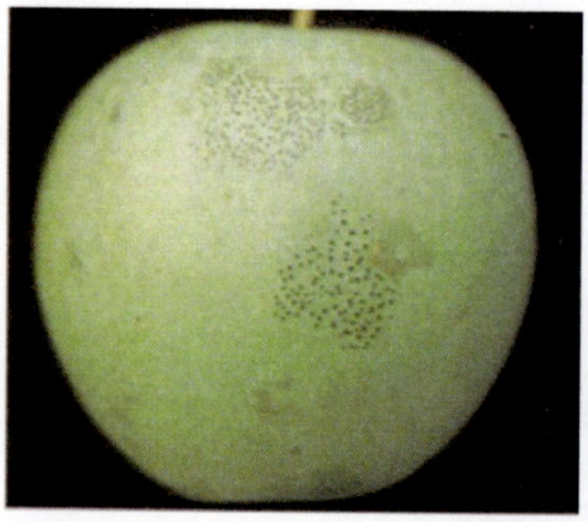

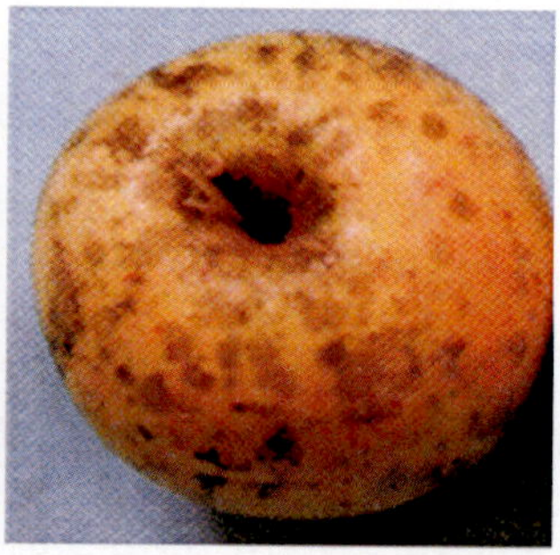

फलों पर धब्बे

रोगजनक: यह रोग बहुत से कवकों जैसे *ग्लोइयोडीस* जाति, *लेप्टोडोंटिडियम* जाति तथा अन्य कवकों के द्वारा उत्पन्न होता है। फ्लाइस्पेक रोग *साइजोथिरियम पोमी* नामक कवक से उत्पन्न होता है।

8. क्राउन गाल

यह बैक्टेरीया जनित रोग हैं। इस बीमारी से संक्रमित पौधों की जडों में, मूल मुकुट पर काट–छांट के घावों पर और कभी–कभी तने पर 5 से 15 से.मी. के द्रुस्फोट नजर आते है। द्वितीय संक्रमण में जड़ों का विकास एकतरफा होकर जड़ें कमजोर पड़ जाती हैं। बगीचे में साफ–सफाई और सस्य क्रियाएं काफी हद तक रोग को रोकने में मददगार होती है तथा संक्रमित पौधों के स्थान पर नये पौधे नहीं लगाने चाहिए।

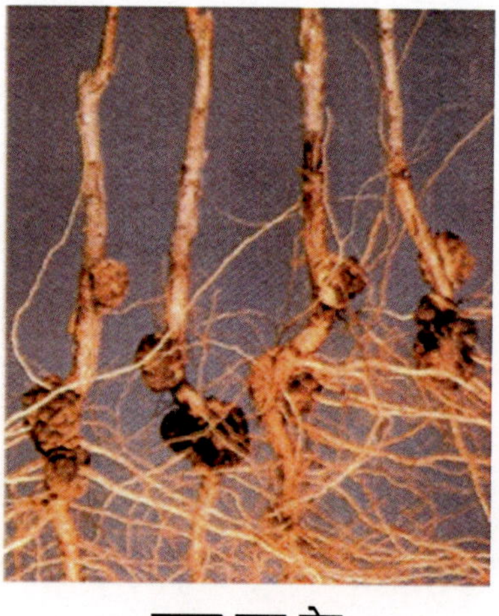

क्राउन गाल रोग

रोगजनकः यह रोग *राइजोबियम रेडियोबेक्टर* नामक जीवाणु से उत्पन्न होता है।

9. मृदु विगलन

यह भण्डार का रोग है। फल का संक्रमित क्षेत्र प्रारम्भ में ही कोमल होकर पनीला हो जाता है तथा फलों का स्वाद बिगड़ जाता है। ऐसे फलों से फफूँदमय गंध आने लगती है। अनुकूल वातावरण होने पर रोग तेजी से फैलता है। संक्रमण होने के दो सप्ताह बाद फल पूरा सड़ जाता है।

रोग प्रबन्धन की समेकित प्रणाली

यह रोग प्रबन्धन का एक महत्वपूर्ण पहलू है। निम्न सलाह का पालन करने पर रोगों से छुटकारा पाया जा सकता है।

- शाखाओं के कटे भागों पर कटाई के तुरन्त बाद ताम्रयुक्त कवकनाशी या स्वनिर्मित बोर्डो पेस्ट का लेप लगाना चाहिए।
- कटाई–छँटाई के उपरान्त भी बोर्डो मिश्रण का छिड़काव लाभप्रद होता है।
- कटाई के बाद प्रत्येक वर्ष वृक्ष के तनों पर भूमि की सतह से 5–6 फीट की ऊंचाई तक बोर्डो मिश्रण के घोल से पुताई करना लाभदायक होता है।
- सुषुप्तावस्था के दौरान गुलाबी बीमारी से ग्रसित शाखाओं को 10–15 सें.मी. के स्वस्थ भाग तक काट कर उसके सिरे पर चौबटिया पेस्ट का लेप लगाना चाहिये।
- यदि गुलाबी रोग का संक्रमण अधिक हो तो रोग ग्रसित शाखाओं को दो फीट नीचे से काट कर जला कर नष्ट कर देना चाहिये।
- दोमट बलुई मिट्टी में सेब के वृक्षों पर गुलाबी बीमारी का प्रकोप अधिक होता है, अतः वहां पर नये पौध रोपण से बचें।
- गुलाबी बीमारी में वृक्षों की कटाई–छँटाई के उपरान्त चूने तथा गन्धक के घोल का 1:20 अनुपात बना कर छिड़काव करें।
- गुलाबी बीमारी के नियन्त्रण हेतु ब्लाइटाक्स–50 या फाइटोलान या कॉपर आक्सीक्लोराइड 0.3 प्रतिशत का घोल (3 ग्राम दवा प्रति लीटर पानी) का छिड़काव करना लाभदायक रहता है।
- नर्सरी में जड़ सड़न रोग से ग्रसित पौधों को मिट्टी सहित निकाल कर नष्ट कर देना चाहिए।
- पौधशाला में जड़ सड़न रोग से ग्रसित पौधों को एक माह के अन्तराल पर कम से कम तीन बार बाविस्टीन 0.2 प्रतिशत, डायथेन एम–45 0.2 प्रतिशत दवा के घोल से उपचारित करना चाहिए।
- जड़ सड़न बीमारी के नियन्त्रण हेतु यदि मिट्टी अम्लीय है तो मृदा परीक्षण के आधार पर चूना मिला कर इसे ठीक कर लेना उपयुक्त रहता है।

- जड़ सड़न बीमारी के लिये फलदार वृक्षों में अमोनियम सल्फेट के चूर्ण को सड़ी गोबर की खाद के साथ अच्छी तरह से मिला कर मिट्टी में मिला दें। इससे जड़ों को बढ़ने में मदद मिलती है।
- कुछ बागों के वृक्ष उचित देखभाल न होने के कारण छोटे रह जाते हैं तथा रोगों के प्रकोप होने की संभावना बनी रहती है। इसके लिये प्रति पेड़ 10 कि.ग्रा. कम्पोस्ट या गोबर खाद प्रतिवर्ष वृक्ष की आयु के दर से लगातार देते रहना चाहिए।
- बड़े फलदार वृक्षों में जड़ सड़न रोग का प्रकोप होने पर सावधानी से जड़ के ऊपर तथा नीचे रोगग्रस्त भाग की छाल को खुरच कर चौबटिया पेस्ट का लेप लगायें तथा इसे एक सप्ताह तक धूप में खुला रखने के बाद ही मिट्टी से ढकना चाहिए।
- जीर्णोद्धार करने के लिये पौधों की चुनी हुई शाखाओं की जमीन से 2 से 3 मीटर की ऊँचाई पर चाक या सफेद पेंट से चिन्हित नीचे से चारों दिशाओं की ओर करें और फैलती शाखाओं को काट दें।
- पौधों के बीच की तथा रोगग्रस्त व आड़ी–तिरछी शाखाओं को उनके निकलने के स्थान से ही काट दें।
- जीर्णोद्धार के लिये बड़े बागों के वृक्षों की कटाई आधे भाग में एक वर्ष एवं शेष बचे भाग गें एक वर्ष एवं शेष भाग में दो वर्ष बाद करें तो बागवानी को ज्यादा अधिक क्षति नहीं होती है।
- कटाई के बाद पौधों के चारों तरफ थाला बना दें तथा खाद एवं उर्वरक देने के बाद सिंचाई करें। इससे नवसृजित कल्लों के सूखने का भय नहीं रहता है।

जैविक सेब उत्पादन

पर्यावरण को बिना हानि पहुँचाये एवं कृषि तथा प्राकृतिक संसाधनों को भविष्य के लिये संचित रखते हुए उसका सफल उपयोग करके फसलों के उत्पादन में लगातार वृद्धि करना तथा मानव की विभिन्न आवश्यकताओं की पूर्ति करना ही जैविक खेती है। शुरू में इस तकनीक से उत्पादन में थोड़ी कमी आ सकती है, लेकिन उत्पादन लागत में कमी ही आर्थिक लाभ कहलाएगी तथा उत्पादन की गुणवत्ता में सुधार होगा। इस तरह लम्बे समय तक प्रस्तुत तकनीकों द्वारा भूमि की उर्वरता के साथ–साथ उत्पादन में लगातार वृद्धि होगी। जैविक खाद्दों का तात्पर्य कार्बनिक पदार्थों से है, जो सड़ने पर जीवाश्म पदार्थ पैदा करते हैं।

सेब की सफल बागवानी के लिये आवश्यक है कि क्षेत्र को उसके परम्परागत शत्रु कीट एवं कीट व्याधियों को जैविक विधियों द्वारा नियन्त्रण किया जाये, जिससे फलोत्पादन, गुणवत्ता एवं वृक्षों की आयु को बढ़ाया जा सके। अधिक फल उत्पादन के साथ–साथ प्राकृतिक संसाधनों का समुचित दोहन व संरक्षण करना भी जरूरी है। कीटनाशी एवं कवकनाशी के प्रयोग से पर्यावरण दूषित होता है जिसका संरक्षण महत्वपूर्ण विषय है। अतः लक्ष्यों को हासिल करने के लिये जैविक फल उत्पादन की दिशा में कदम उठाना आवश्यक है। आधुनिकीकरण तथा यंत्रीकरण के इस युग में पशु सम्पदा में कमी आयी है। इससे गोबर खाद की उपलब्धता कम हो गयी है। इस दिशा में फसल अवशेष, जो किसान के पास

आसानी से उपलब्ध हैं, इसका उचित उपयोग जैविक खाद बनाने में करना चाहिए जो कि जैविक खेती का मुख्य अवयव है।

वर्तमान में जैविक उत्पादन पद्धति के तहत रोग प्रबंधन के लिए कृत्रिम कवकनाशियों का उपयोग नहीं किया जाता है। इस पद्धति को उत्पादकों को आवश्यकतानुसार सरल प्रतिकूल कृषि कवकनाशियों जैसे सल्फर या कॉपर का सीमित प्रयोग करना चाहिये। सन् 1940 में कृत्रिम कवकनाशियों के विकास से पहले रोगों के नियंत्रण हेतु बड़े पैमाने पर प्राकृतिक पदार्थों का प्रयोग किया जाता था जो कार्बनिक या जैविक नहीं थे। वर्तमान में कुछ यौगिक जैसे कि फिनायल, मर्करी और नैथ्थाक्विनोन प्रतिबन्धित हैं, जबकि गन्धक और तांबा का जैविक छिड़काव स्वीकार्य है।

जैविक विधियाँ

जैविक नियन्त्रण का खर्च रासायनिक नियन्त्रण से कम होता है। प्रयोगकर्ता को इनसे कोई खतरा भी नहीं होता तथा वातावरण को प्रदूषण से भी बचाया जा सकता है। जैव नियंत्रक पादप रोग जनकों की वृद्धि रोक देते हैं जिसका प्रभाव लम्बे समय तक रहता है। कवकों में इनके प्रतिरोध की क्षमता आसानी से विकसित नहीं होती है। पादप रोग नियन्त्रण की यह उत्तम एवं सुरक्षित विधि है। कवक विरोधी कवक जैसे *ट्राइकोडर्मा हरजियानम, ट्रा. हरसुल्मए, ट्रा. विरीडी, ट्रा. रोसेअस, ग्लयोक्लेडियम वायरेन्स, कीटोमियम ग्लोबोसम, कीटोमियम ओलीवेसमए, ऐथेलिया बोम्बेसिना, माइरोथीसियम, रोटीडम* एवं जीवाणुओं में *बैसिलस सब्टिलिस* आदि जैविक नियंत्रक के रूप में सफलतापूर्वक प्रयोग किये जा रहे हैं।

जैविक विकल्प

सेब के रोग एवं कीट नियन्त्रण हेतु निम्नलिखित उपचारों को जैविक विकल्प के रूप मे प्रयोग किया जा सकता है।

1) कलियों के हरापन से टाइट क्लस्टर अवस्था तना (मार्च-अप्रैल)

- कॉपर/लाइम सल्फर/माइक्रोफाइन बेटेबल सल्फर/ फ्लोबुल सल्फर/ डारमेन्ट आयल/ सुपिरियर ऑयल/ हार्टीकल्चर ऑयल/हार्टीकल्चर मिनरल ऑयल

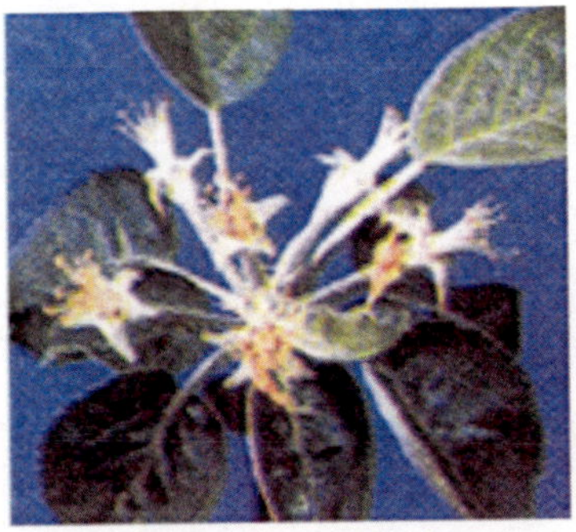

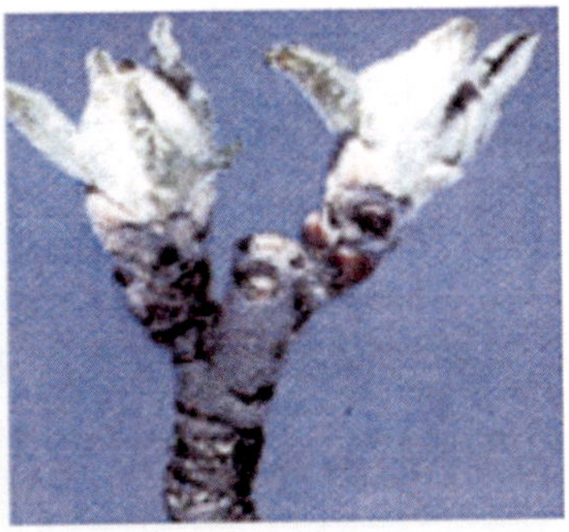

- कॉपर + ऑयल लाइम सल्फर या सल्फर के साथ ऑयल को नहीं मिलाते हैं ऑयल छिड़काव के 7 दिन पहले या बाद तक लाइम सल्फर/सल्फर का प्रयोग नहीं करना चाहिए।

2. गुलाबी वाली से पंखुडी झड़ने तक (अप्रैल-मई)

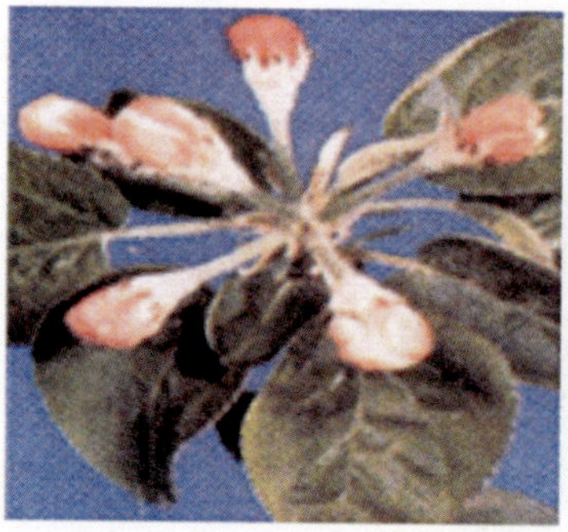

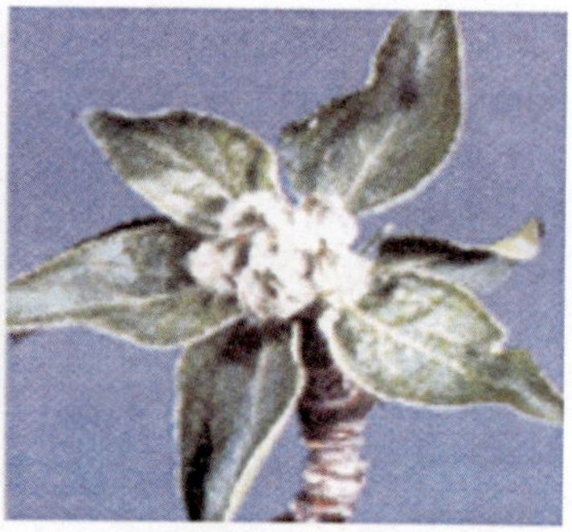

- प्रत्येक बारिश से पहले सल्फर या बाद में 48 घंटे के अन्दर लाइम सल्फर का छिड़काव करें।
- बोर्डो मिश्रण में जड़ के पास सिंचाई करें या नीला थोथा को मिट्टी में मिलायें। बोर्डो मिश्रण (1%) नीला थोथा (250–500 ग्राम/पौधा)

3. फल लगाने से फल बढ़ोतरी तक (मई-जून)

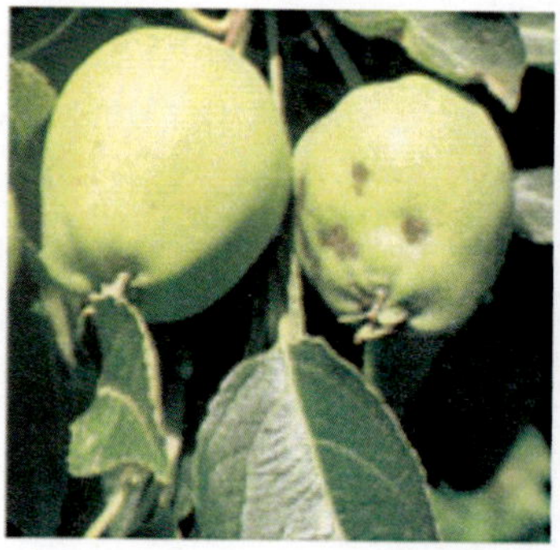

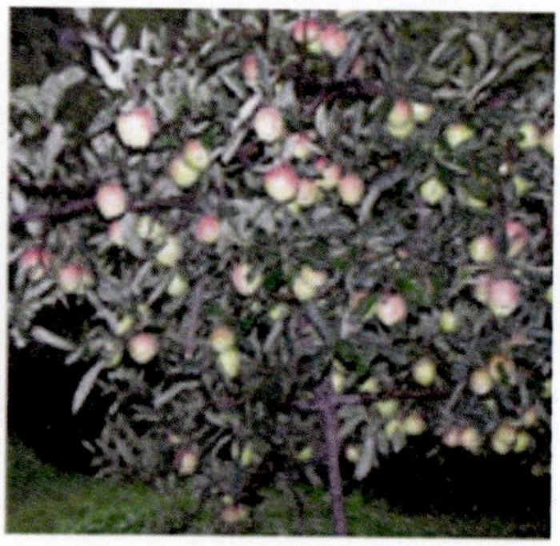

- फ्लोबुल सल्फर /माइक्रोफाइन बेटबुल सल्फर /कॉपर सल्फेट/हार्टिकल्चर मिनरल ऑयल/बाइलोजीकल सोप/बेसिलस थ्रूजेनसिस का प्रयोग बगीचे में रोगकारकों या हानिकारक कीटों का प्रभाव दिखने पर करें।
- सल्फर + *बेसिलस थ्रूजेनसिस* का आवश्यकतानुसार छिड़काव करें।

4. फल बढोत्तरी के दौरान (जून-जुलाई)

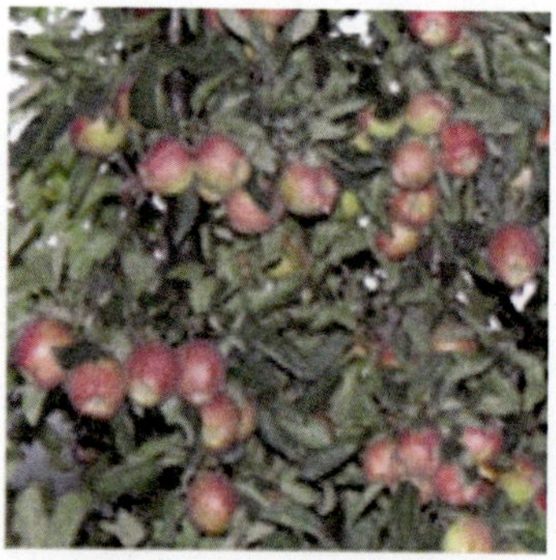

- फ्लोबुल सल्फर /माइक्रोफाइन बेटबेल सल्फर
- सल्फर + पाइरेथ्रम यदि स्कैन/असमयिक पतझड़/सफेद चूर्ण का प्रयोग करना चाहिये।

5. फल तुड़ान से पूर्व तथा बाद मे (अगस्त-सितम्बर)

- फ्लोबुल सल्फर /माइक्रोफाइन बेटेबुल सल्फर
- सल्फर + पाइरेथ्रम असामयिक पतझड़
- सल्फर + पाइरेथ्रम + बेसिलस थ्रूजेनसिस

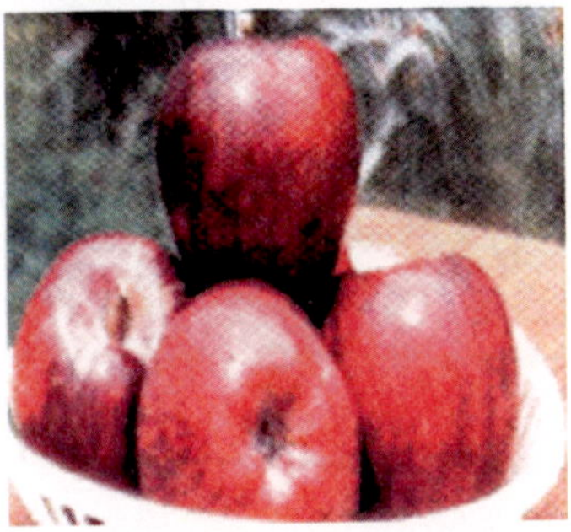

- कॉपर आक्सीक्लोराइड / कॉपर हाईड्राक्साइड पतझड़ के दौरान पत्तियों के झड़ने की अवधि बढ़ाने के लिए, छिलकों के घाव और सूर्यदाह को रोकने के लिये प्रयोग करें।

6. सुषुप्तावस्था (अक्टूबर-नवम्बर)

- बोर्डो मिश्रण (कॉपर सल्फेट + चूना + अलसी का तेल + पानी) केवल तनों एवं मोटी शाखाओं पर लगायें।

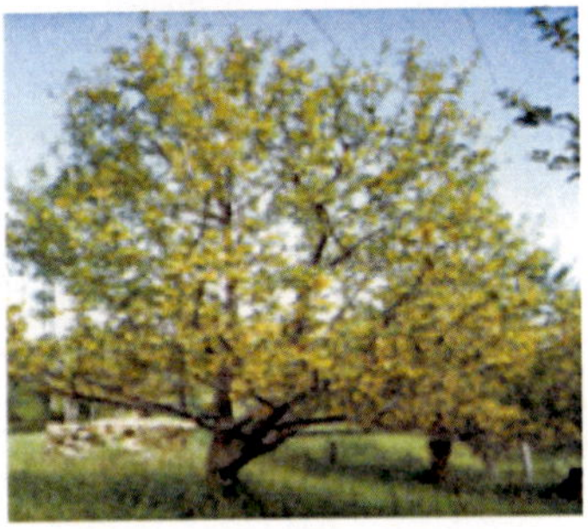

- बोर्डो मिश्रण (कॉपर सल्फेट + बुझा हुआ चूना) का प्रयोग काट–छाँट के बाद करना चाहिये।

7. सुषुप्तावस्था (नवम्बर-दिसम्बर)

- चौबटिया पेस्ट (कॉपर कार्बोनेट + अलसी का तेल + लेड आक्साइड)
- चूना (500 से 1000 ग्राम / पेड़) – जड़ विगलन हेतु
- मिट्टी का तेल + पानी – जड़ छेदक कीट हेतु अति आवश्यक होने पर प्रयोग करें।

बरसात के महीनों मे छिड़काव का अन्तराल कम करना चाहिए। जब तापक्रम कम या मौसम नम हो तो कॉपर का प्रयोग नहीं करना चाहिए। छिड़काव के बीच का अन्तराल 14–21 दिन रखना चाहिए। कॉपर (22 ग्राम / 18 लीटर), लाइम –सल्फर (90 ग्राम / 18 लीटर) माइक्रोफाइन वेटेवल सल्फर (120 ग्राम / 18 लीटर), फ्लोवुल सल्फर (0.30 ग्राम / 18 लीटर) का प्रयोग करना चाहिए।

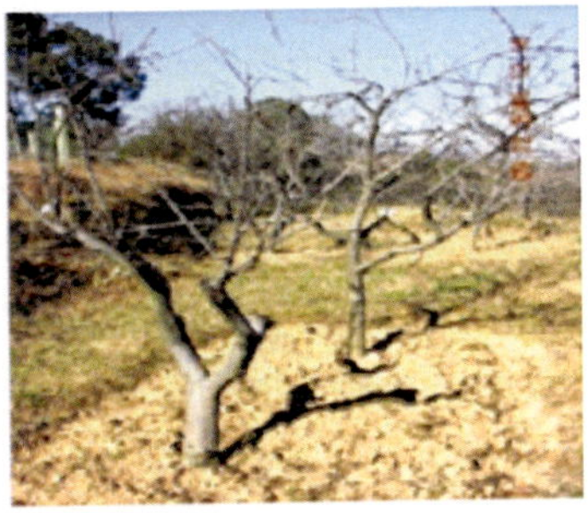

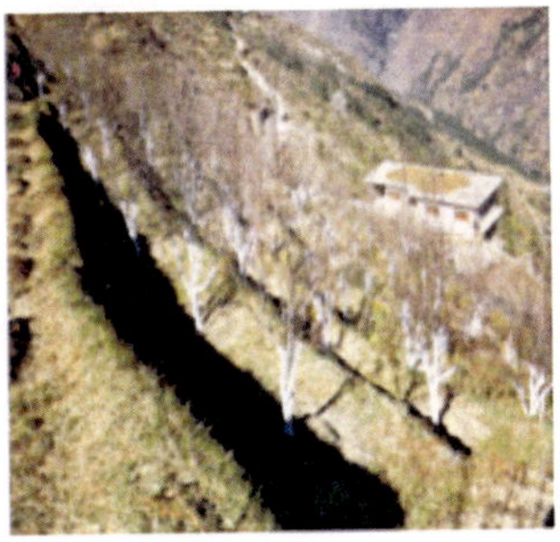

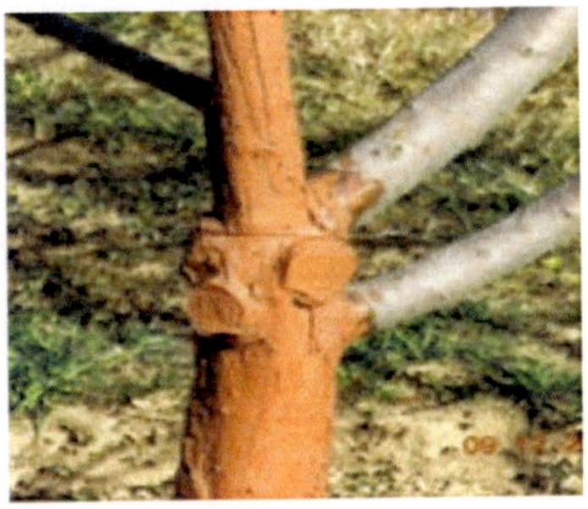

सेब के तुड़ाई उपरांत रोगों का प्रबंधन

राम रोशन शर्मा[1] एवं दिनेश सिंह[2]

[1]खाद्य विज्ञान एवं फसलोत्तर प्रौद्योगिकी संभाग, [2]पादप रोग विज्ञान संभाग,
भा.कृ.अ.प.-भारतीय कृषि अनुसंधान संस्थान, नई दिल्ली-110 012

सेब में भण्ड़ारण के दौरान कई प्रकार के रोग लगते हैं, जैसे नीली मोल्ड सड़न, भूरी सड़न, धूसर मोल्ड सड़न, आल्टरनेरिया गलन, काली सड़न, आदि तुड़ाई उपरान्त सेब को काफी क्षति पहुँचाते हैं। परन्तु इन रोगों के समाधान हेतु कार्य करके तुड़ाई उपरांत होने वाली हानि को काफी हद तक कम किया जा सकता है। इस लेख में सेब को होने वाले तुड़ाई उपरांत प्रमुख रोगों एवं उनके समेकित प्रबंधन के बारे में जानकारी दी गई है।

शीतोष्ण जलवायु में उगाए जाने वाले फलों में सेब का प्रमुख स्थान है। सेब कई देशों में लोगों के मुख्य आहार में शामिल है। आकर्षक रंग, स्वाद एवं प्रतिऑक्सीकारकों जैसे फिनोलिक्स एवं एंथोसाइनिन से भरपूर होने के कारण यह विश्व में काफी लोकप्रिय भी है। उत्पादन में कमी के कारण यह वर्षों तक केवल अमीरों का फल समझा जाता रहा, परन्तु फलोत्पादन तकनीकों के मानकीकरण एवं तकनीकों के विकास के कारण इसके उत्पादन में काफी वृद्धि आई है। इसके परिणामस्वरूप अब यह भारत में सभी के लिए सुलभ है। भारत में शीतोष्ण जलवायु में उगाए जाने वाले फलों में लगभग 75 प्रतिशत हिस्सेदारी अकेले सेब की है। भारत में यह मुख्यतः हिमाचल प्रदेश, जम्मू व कश्मीर, उत्तराखण्ड एवं पूर्वोत्तर राज्यों जैसे अरूणाचल प्रदेश, मेघालय, मणिपुर के कुछ हिस्सों में उगाया जाता है। शोधकार्यों, नई किस्मों के विकास या विदेशों से लाई गई किस्मों एवं उनके सफल उत्पादन हेतु तकनीकों के मानकीकरण के बावजूद भी हमारे देश में सेब की उत्पादकता मात्र 6 टन/हैक्टर है।

कृषि योग्य भूमि के अभाव में सेब के अन्तर्गत क्षेत्र में बढ़ोत्तरी कठिन है, परन्तु कुल उत्पादन बढ़ाने का एक रास्ता है तुड़ाई उपरांत क्षति में कमी करना। आंकड़े बताते हैं कि सेब में तुड़ाई उपरांत लगभग 35–40 प्रतिशत क्षति हो जाती है, जिसमें प्रमुख योगदान तुड़ाई उपरांत रोगों का होता है। अतः यदि हम सेब के तुड़ाई उपरांत रोगों का उचित प्रबंधन कर लें तो क्षति का लगभग 20–25 प्रतिशत हिस्सा बचाया जा सकता है। ये अप्रत्यक्ष रूप से सेब के उत्पादन को बढ़ाने में सहायता करेगा। इस लेख में सेब को होने वाले तुड़ाई उपरांत प्रमुख रोगों एवं उनके समेकित प्रबंधन के बारे में जानकारी दी गई है।

सेब के प्रमुख तुड़ाई उपरांत रोग

1. नीली मोल्ड सड़न

यह सेब का सबसे विनाशकारी रोग है। इसका रोगकारक *पेनिसिलियम एक्सपैन्सम* नामक कवक

है। इस रोग के शुरू में फलों पर छोटे–छोटे मुलायम, जलीय या पनीले दाग बनते हैं जो 20–25 डिग्री. सेल्सियस तापमान पर बड़ी तेजी से बढ़ते हैं। फलों पर सड़े ऊतकों एवं स्वस्थ ऊतकों के बीच साफ सीमांत क्षेत्र होता है। रोगकारक स्वस्थ सेबों को भी ग्रसित कर सकता है, परन्तु यह माना जाता है कि रोगकारक सेबों में लेंटिसेल के माध्यम से प्रवेश करता है। हालाँकि रगड़ लगे, यांत्रिक चोट लगे, अधिक परिपक्व या ऐसे फल जो काफी समय तक भण्डारित हों, इस रोग के प्रति अधिक ग्राही होते हैं।

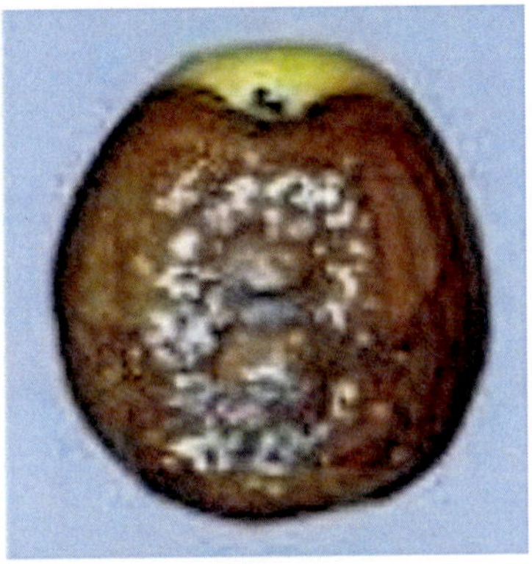

नीली सड़न

2. भूरी सड़न

भूरी सड़न के रोगकारक *मोनीलिनिया फ्रक्टीजीना* एवं *मोनीलिनिया लेफ्सा* नामक कवक हैं। इस रोग के लक्षण फलों में धीरे–धीरे गोलाकार भूरे धब्बों के रूप में दिखाई देते हैं। स्वस्थ फलों में रोगकारक चोटिल स्थान, लेंटिसेल एवं स्तंभ अंत के सिरे से प्रवेश करते हैं।

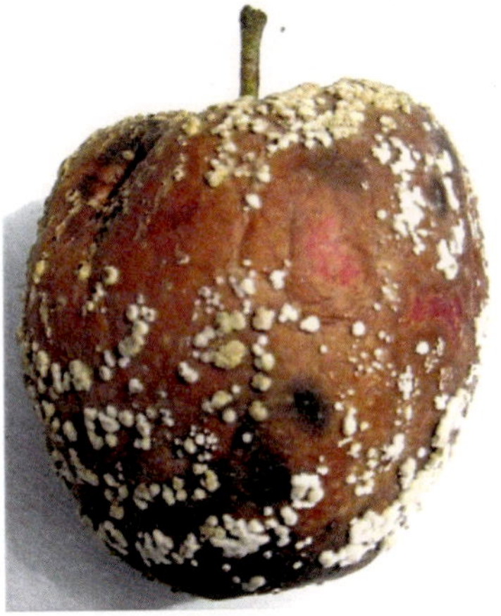

भूरी सड़न

3. धूसर मोल्ड सड़न

नीली मोल्ड सड़न के बाद यह रोग सेब को भण्डारण के दौरान अत्यधिक क्षति पहुँचाता है। इसका रोगकारक *बोट्राइटिस साइनेरिया* नामक कवक है, जो सेब के अतिरिक्त कई अन्य फलों जैसे नाशपाती, स्ट्राबेरी, अंगूर आदि में भी काफी क्षति करता है। इस रोग के लक्षण फलों पर छोटे–छोटे धूसर रंग के धब्बों के रूप में दिखाई पड़ते हैं। ये धब्बे धीरे–धीरे आकार में बढ़ते हैं और सम्पूर्ण फल को ग्रसित कर लेते हैं।

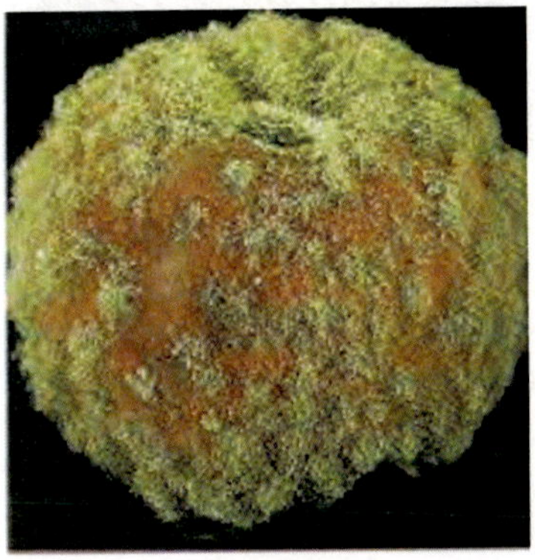

धूसर सड़न

4. आल्टरनेरिया गलन

इस रोग का रोगकारक *आल्टरनेरिया आल्टरनेटा* नामक कवक है। इस रोग में फलों पर शुरू में भूरे–काले, धंसे हुए गोलाकार दाग बनते हैं जो धीरे–धीरे बड़े हो जाते हैं। इनके केन्द्र काले होते हैं जो चारों तरफ गहरे–भूरे गोलाकार क्षेत्र से घिरे रहते हैं। ग्रसित फल सड़ना शुरू हो जाते हैं, परन्तु यह सड़न बहुत गहरी न होकर मात्र 1 सें.मी. तक ही गहरी होती है। कभी–कभी फलों के क्रोड़ में भूरी सड़न शुरू हो जाती है, जो क्रोड़ लगी हिस्से को भी ग्रसित कर देती है।

5. एस्पर्जिलस/काली सड़न

सेब के तुड़ाई उपरांत रोगों में एस्पर्जिलस सड़न रोग काफी महत्व रखता है। इसका रोगकारक *एस्पर्जिलस नाइजर* नामक कवक है। यह रोग यांत्रिक चोट लगे फलों में लगता है या उन फलों को ग्रसित करता है, जिनका भण्डारण गर्म दशाओं में किया गया हो। इस रोग में फलों पर गोलाकार भूरे एवं जलीय दाग बनते हैं, जो आकार में बढ़कर बड़ा रूप धारण कर लेते हैं। भण्डारण में ऐसे सेबों पर फफूँदी की काली तह स्पष्ट रूप से दिखाई पड़ती है।

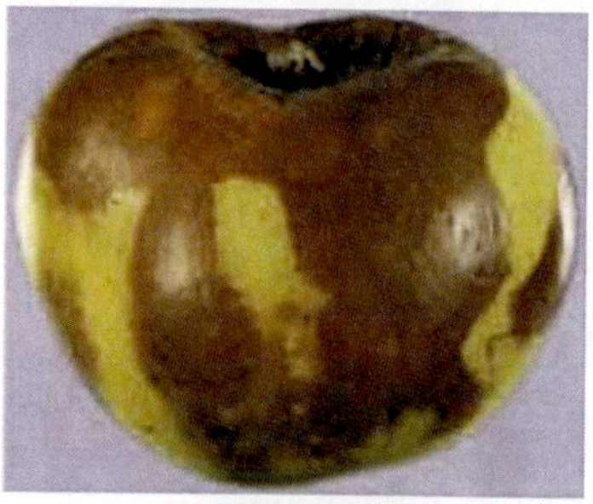

काली सड़न

6. बिटर रॉट (सड़न)

बिटर सड़न रोग भी सेब में भण्डारण के दौरान काफी क्षति पहुँचाता है। इस रोग को *ग्लोमेरेला सिंगुलेटा* नामक कवक पैदा करता है। यह रोग गर्म व नमीयुक्त दशाओं में सेब को काफी क्षति पहुँचाता है। शुरू में फलों पर विभिन्न आकार के गहरे भूरे दाग बनते हैं। ये दाग धीरे–धीरे आकार में बढ़ते हैं और पूरे फल को ढक लेते हैं। रोगग्रसित सेब कड़वे होते हैं, इसलिए इस रोग का नाम बिटर रॉट रखा गया है।

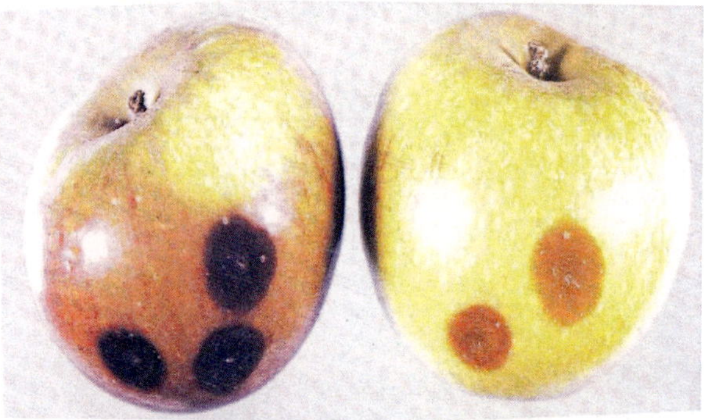

बिटर रॉट

7. बोट्रियोडिपलोडिया सड़न

यह रोग *बोट्रियेाडिप्लोडिया थियोब्रोमी, डिप्लोडिया नेटालैंसिस* एवं *लेसियोडिप्लोडिया थियोब्रौमी* नामक कवकों द्वारा उत्पन्न होता है। यह रोग गर्म क्षेत्रों में अधिक क्षति पहुँचाता है एवं चोट लगे फल इस रोग हेतु अधिक ग्राही होते हैं। इस रोग के संक्रमण में शुरू में स्तंभी भाग में मुलायम क्षेत्र बनता है और सड़न नीचे की ओर फैलने लगती है। यह सड़न फल के दूसरे कोने में भी दिखाई देने लगती है। धब्बों के केन्द्र भूरे व किनारे चॉकलेट भूरे या काले रंग के होते हैं। इनके केन्द्रीय हिस्से अक्सर मुलायम परन्तु किनारे कठोर होते हैं। सड़न 35 डिग्री सेल्सियस तापमान पर अधिक होती है।

8. गुलाबी मोल्ड सड़न

गुलाबी मोल्ड सड़न रोग को *ट्राईकोथिसियम रोजियम* नामक कवक द्वारा उत्पन्न होता है। इस रोग का संबंध सेब के स्कैब रोग से भी है। रोगकारक मुख्यतः स्कैबग्रसित सेबों को संक्रमित करता है परन्तु कभी चोटिल फलों, लेन्टिसेल, एवं कीटों द्वारा क्षतिग्रस्त फलों को भी संक्रमित करता है। इस रोग के

शुरू में फलों पर 4 मिमी. आकार के भूरे दाग बनते हैं जो बाद में आकार में बढ़ते हैं। धब्बों के केन्द्र हल्के गुलाबी व किनारे भूरे रंग के होते हैं। गर्म वातावरण में ग्रसित फलों पर कवक की गुलाबी तह साफ दिखाई देती है।

9. फ्लाई स्पैक व सूटी मोल्ड

सेब का फ्लाई स्पैक रोग *जाइगोफियाला जामाईसेंसिम* नामक कवक से होता है। यह रोग अक्सर सूटी मोल्ड रोग के साथ पाया जाता है एवं ठण्डे तथा अधिक आर्द्रता वाले क्षेत्रों में अधिक पाया जाता है। इस रोग में फलों पर उठे हुए काले स्पैक्स बनते हैं जो फलों पर अनियमित रूप से 5 से 60 के एक समूह में फैले होते हैं। इन्हें आसानी से हाथ द्वारा हटाया जा सकता है। सूटी मोल्ड का रोग कारक *ग्लोईयोडस पोमीजीना* नामक कवक है। इस रोग में फलों पर गहरे दानेदार अनियमित आकार के दाग बनते हैं, जिन्हें आसानी से हाथ द्वारा हटाया जा सकता है।

तुड़ाई उपरांत रोगों का प्रबंधन

कर्षण प्रक्रियाएं

तुड़ाई उपरांत रोगकारक के बीजाणु बागों में जीवित रहते हैं। अतः उनके निवेश द्रव्य को कम करने हेतु बागों में ऐसी प्रक्रियाएं करनी चाहिए ताकि रोगकारक की संख्या में तुड़ाई पूर्व ही कमी हो जाए। अतः जहाँ तक संभव हो बाग को साफ सुथरा रखना चाहिए। बाग से खरपतवारों, रोगी पत्तियों या फलों को तुरन्त नष्ट कर देना चाहिए। पौधों की उचित काट–छाँट करनी चाहिए, ताकि पौधों में सूर्य की रोशनी व ताजी हवा का आवागमन हो सके।

तुड़ाई

तुड़ाई के समय फलों को किसी भी प्रकार की चोट से बचाना चाहिए। फलों की तुड़ाई पूर्ण परिपक्वता पर करें। तुड़ाई के बाद फलों के तापमान को कम करने हेतु किसी तकनीक द्वारा पूर्व शीतलन करें, ताकि फलों की श्वसन दर कम हो सके। फलों की तुड़ाई कभी भी वर्षा वाले दिन या नम मौसम में ना करें अन्यथा भण्डारण या ढुलाई के समय म्युकर सड़न या फाईटोफ्थोरा सड़न रोग लग सकता है।

फलों का रख-रखाव व छँटाई

तुड़ाई उपरांत फलों का पैकिंग, ढुलाई, भण्डारण व विपणन ठीक ढंग से सावधानीपूर्वक करें। तुड़ाई के तुरन्त बाद फलों की छँटाई करें एवं रोगी, चोटग्रस्त फलों को तुरन्त निकाल दें। धुलाई के बाद फलों को पैकिंग हेतु प्रयुक्त डिब्बों को भली भांति साफ कर लें। पैकिंग का स्थान भी साफ सुथरा होना चाहिए। ढुलाई के दौरान रगड़ से होने वाली क्षति से बचने हेतु बक्सों में फलों के बीच अखबार की कतरनें या कोई अन्य मुलायम सामग्री डालें। साधारणतः भण्डारण के दौरान बड़े फलों में रोग अधिक लगते हैं। अतः, जहां तक संभव हो, ऐसे सेबों का भण्डारण कम समय के लिए करें।

तुड़ाई पूर्व रसायनों का छिड़काव

तुड़ाई उपरांत लगभग सभी रोगों के रोगकारकों का तुड़ाई पूर्व की दशाओं से सम्बंध होता है। अतः सबसे पहला उद्देश्य तुड़ाई उपरांत रोगों से बचने के लिए बागों में व्याप्त रोगकारकों की संख्या को कम करना होना चाहिए। आल्टरनेरिया सड़न के नियंत्रण हेतु सेब के पौधों पर पुष्पन के दौरान कवकनाशी का छिड़काव करना चाहिए। बिटर सड़न की रोकथाम हेतु पौधों पर कई कवकनाशियों के छिड़काव की सिफारिश की गई है। नीली मोल्ड सड़न की रोकथाम हेतु बागों में कार्बेन्डाजिम (0.02 प्रतिशत) एवं थायोबेंडाजोल (0.02 प्रतिशत) के छिड़काव की सिफारिश है। तुड़ाई पूर्व कैल्शियम क्लोराइड या कैल्शियम नाइट्रेट (0.5 प्रतिशत) के 2–3 छिड़काव गमीरगर्त विकार को कम करने के साथ भण्डारण के दौरान फलों में *पेनीसीलियम एक्सपैनसम* रोग के लिए प्रतिरोधिता विकसित करता है। तुड़ाई पूर्व कैप्टाफॉल या कार्बेन्डाजिम के छिड़काव भण्डारण के दौरान जहां सेब की गुणवता को बनाए रखते हैं, वहीं ये विभिन्न रोगों जैसे नीली मोल्ड सड़न, भूरी सड़न, गुलाबी सड़न, काली सड़न आदि रोगों से होने वाली क्षति से भी बचाते हैं। कैप्टान एवं बिनोमिल (0.02 प्रतिशत) के तुड़ाई पूर्व छिड़काव फ्लाईस्पैक एवं सूटी मोल्ड आदि रोगों से बचाते हैं।

रसायनों का तुड़ाई उपरांत उपचार

तुड़ाई उपरांत रोगों के नियंत्रण हेतु कवकनाशियों एवं अन्य रसायनों का प्रयोग काफी प्रभावी होता है। तुड़ाई उपरांत उपचार में साधारणतः फलों को कवकनाशी या रसायन में कुछ मिनटों तक डुबो कर रखना होता है। उदाहरणतः आल्टरनेरिया सड़न की रोकथाम हेतु फलों को आइप्रोडियोन (0.02 प्रतिशत) या थायोएसिटामिड (0.01 प्रतिशत) के घोल में 2–3 मिनट तक डुबो कर रखना चाहिए। नीली सड़न की रोकथाम के लिए फलों को कार्बेन्डाजिम या थायोबेंडाजोल कवकनाशी के घोल में 1–2 मिनट तक रखना लाभकारी होता है। कुछ शोधकार्यों से ज्ञात हुआ है कि तुड़ाई उपरांत कवकनाशी का प्रयोग और भी प्रभावी हो जाता है यदि उसमें कैल्शियम क्लोराइड, कैल्शियम कार्बोनेट या कैल्शियम बाईकार्बोनेट को मिलाया जाए। एस्परजीलस सड़न, गुलाबी सड़न की रोकथाम के लिए डाईथियानॉन, कार्बेन्डाजिम एवं थायोबेंडाजोल आदि कवकनाशी प्रभावी पाए गए हैं। नीली सड़न, बिटर सड़न एवं राइजोपस सड़न की रोकथाम के लिए डाईक्लोरोनाइट्रोएनिलीन, सोडियम ऑर्थोफिनाइलफिनेट एवं विफिनाइल आदि सुवासी रसायन भी उपयोगी सिद्ध हुए हैं।

धूमीकरण

सेब के फलों का सोडियम मेटाबाईसल्फाइड के माध्यम से सल्फर डायॉक्साइड का धूमीकरण तुड़ाई उपरांत रोगों, जैसे भूरी सड़न, नीली सड़न एवं बिटर सड़न को नियंत्रित करता है। धूमीकरण हेतु अमोनिया की अपेक्षा सल्फर डायॉक्साइड अच्छा विकल्प है।

रसायन लैपित रैपर

पैकिंग बक्से में फलों की दो तहों के बीच कुछ रसायनों जैसे पोटेशियम आयोडाइड से लेपित पेपर की कतरनें या रैपर रखने से भी सेब के कुछ तुड़ाई उपरांत रोगों से बचा जा सकता है। सेब की पेटियों

में फलों की तहों के बीच डाईफिलाइलअमीन, डाईक्लोरोनाइट्रोएनीलीन या सोडियम ऑर्थोफिनाइलफिनेट लेपित पेपर रखने से भूरी सड़न, बिटर सड़न, राइजोपस सड़न एवं नीली सड़न आदि तुड़ाई उपरांत रोगों से होने वाली क्षति को कम किया जा सकता है।

मोमीकरण

सेब के फलों में प्राकृतिक तौर पर एक मोमी तह होती है जो तुड़ाई, रख–रखाव, पैकिंग या भण्डारण के दौरान क्षतिग्रस्त हो जाती है। अतः वैज्ञानिकों ने फलों पर कृत्रिम तरीके से मोमीकरण की संस्तुति की है। मोमीकरण हेतु पैराफिन मोम, मधुमक्खी का मोम या लाख कीट द्वारा उत्पादित मोम प्रयोग में लाए जा सकते हैं। मोम में यदि किसी कवकनाशी जैसे कार्बेन्डाजिम या थायोबेंडाजोल का प्रयोग करें तो नीली सड़न, भूरी सड़न, एवं बिटर सड़न आदि तुड़ाई उपरांत रोगों को नियंत्रित किया जा सकता है।

किरणन का उपयोग

किरणन का प्रयोग कई तुड़ाई उपरांत रोगों एवं कीटों के नियंत्रण हेतु किया जा सकता है। किरणन से उपचारित फलों में पक्वता देरी से आती है एवं फलों में रोग भी कम लगते हैं। सेब को गामा किरणों (100 कि.रैड) से उपचारित करने पर काली सड़न रोग को पूर्णतः नियंत्रित किया जा सकता है एवं ऐसे फलों को 20 डिग्री सेल्सियस तापमान पर 5–7 दिनों तक बिना किसी रोग से रखा जा सकता है।

तापीय जलोपचार

तापीय जलोपचार फलों में रोगकारक के शुरूआती संक्रमण को कम करता है। परन्तु यदि यह उपचार सही ढंग से ना किया जाए तो यह फलों की कार्यिकी को प्रभावित कर उन्हें तुड़ाई उपरांत सड़न हेतु अधिक ग्राही कर देता है। सेबों को 50 डिग्री सेल्सियस तापमान पर 5 मिनट तक उपचारित करने से *ट्राईकोडरमा रोजिएम, मोनीलिनिया लेक्सा, ग्लोमिरैला सिंगुलेटा, पेनीसीलियम एक्सपेनसम* एवं *राइजोपस स्टोलोनीफर* रोगकरकों को नियंत्रित किया जा सकता है।

हिमीकृत भण्डारण

सेब को 5 डिग्री सेल्सियस या इससे कम तापमान पर भण्डारित करने से कई रोगकारक या तो पनप ही नहीं पाते और यदि हों भी तो वे कम ही क्षति कर पाते हैं। कम तापमान रोगकारक गतिविधि को तो कम करता है एवं फलों की श्वसन एवं इथिलीन उत्पादन दर को कम करता है। अतः सेब को 0 या 1 डिग्री सेल्सियस तापमान पर भण्डारित करके कई रोगों से बचा जा सकता है।

नियंत्रित व वातावरणीय भण्डारण

सेब की कई किस्मों को –1 या 0 डिग्री सेल्सियस तापमान पर भण्डारित नहीं किया जा सकता है क्योंकि उनमें कई प्रकार के विकार आ जाते हैं। अतः ऐसी किस्मों को अपेक्षाकृत अधिक तापमान पर भण्डारित करते हैं। परन्तु देखा गया है कि उच्च तापमान (3–4 डिग्री सेल्सियस) पर भण्डारित फलों

में पक्वन शुरू हो जाता है। परन्तु यदि फलों को नियंत्रित वातावरण की दशाओं (2 प्रतिशत ऑक्सीजन व 5 प्रतिशत कार्बन डाई आक्साइड) में 3.5 डिग्री सेल्सियस तापमान पर भण्डारित करें तो फलों में यह समस्या नहीं आती एवं भण्डारित फलों में रोगकारक भी विकसित नहीं हो पाते।

जैविक नियंत्रण

फलों के तुड़ाई उपरांत रोगकारकों के नियंत्रण हेतु जैविक नियंत्रण विधि लोकप्रिय हो रही है। इस विधि में रोगकारक को नियंत्रित रखने हेतु किसी जीव, विशेषकर सूक्ष्मजीव का प्रयोग करते हैं। सेब के तुड़ाई उपरांत रोगकारकों के नियंत्रण के लिए *स्यूड़ोमोनाज सिपेरिया, स्यूड़ोमोनाज सिरिंजी, एक्रियोमोनियम ब्रेवी* एवं *केंडिडा ओलियोफिला* आदि जैवकारक प्रभावी पाये गये हैं। इन जैवकारकों की सांद्रता 10^7 और 10^8 सी.एफ.यू. मि.ली. ठीक रहती है। विदेशों में जैविक नियंत्रण हेतु कई बायो उत्पाद जैसे बायोसेब–100, एस्पायर, ईल्ड़पल्स, मैसेंजर, एवं कैंड़ीफ्रूट आदि विकसित किए गए हैं, जिनका प्रयोग तुड़ाई उपरांत रोगों के प्रबंधन हेतु व्यावसायिक स्तर पर हो रहा है।

आड़ू के मुख्य रोग और नियंत्रण

अरविन्द कुमार गुप्ता[1], अदिति शर्मा[1] एवम् किशोर खोसला[2]

[1]पादप रोग विज्ञान विभाग, डा. यशवन्त सिंह परमार औद्यानिकी एवं वानिकी विश्वविद्यालय, नौणी-173 230, सोलन (हि.प्र.)

[2]बागवानी अनुसंधान केन्द्र, सेऊवाग-175 138, कुल्लू (हि.प्र.)

1. आड़ू की पत्तियों का मुड़न रोग

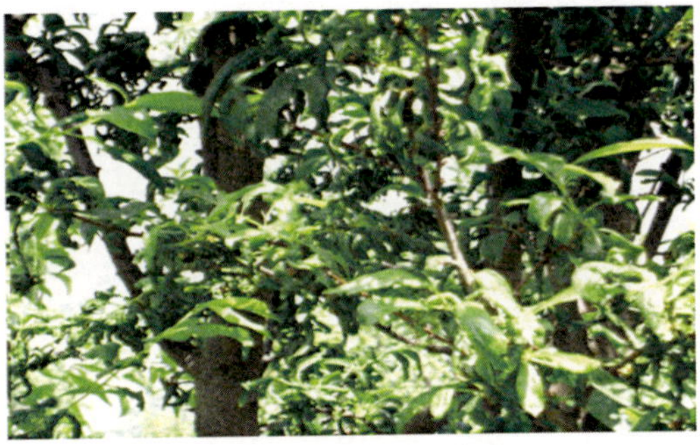

आड़ू के पीच लीफ कर्ल रोग

लक्षणः इस रोग से प्रभावित नई पत्तियाँ मुड़ी हुई, झुर्रीदार तथा विकृत होती हैं। शुरू में पत्तियों का रंग पीताभ हरा होता है। बाद में ये पत्ते लाल बैंगनी रंग की हो जाती हैं तथा फलों का आकार छोटा रह जाता है।

रोगजनकः यह रोग *टैफरीना डीफोरमैंन्स* नामक कवक के द्वारा उत्पन्न होता है।

रोगचक्रः अनुकूल–तापमान 10–21 डिग्री से., न्यूनतम 3 मि. मी. वर्षा। रोग जनक फफूँद अधिकतर ठण्डे तापमान में बीजाणु फैलाता है।

प्रबंधनः बगीचे में नाइट्रोजन खाद डालें। गिरे हुए व सूखे पत्तों को जला दें। प्रतिरोधी किस्म रैड हैवन लगाएँ। सुषुप्तावस्था के अन्त में या गुलाबी कली बनने से एकदम पहले जब तापमान बढ़ जाता है तो कॉपर ऑक्सीक्लोराइड 600 ग्राम या कारबेंडाजिम (100 ग्राम) या बीटरटानोल 100 ग्राम प्रति 200 लीटर का घोल बनाकर छिड़काव करें।

2. भूरा विगलन और कला झुलसा रोग

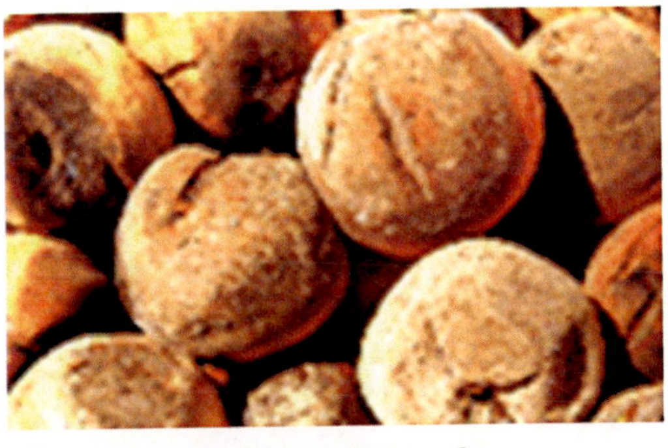

आड़ू के भूरा विगलन रोग

लक्षणः इस रोग से ग्रस्त फलों के ऊपर भूरे दायरे वाले धब्बे दिखाई पड़ते हैं जो धीरे–धीरे राख के समान उभरी परत से भर जाते हैं। यह रोग फूलों को भी संक्रमित करता है जिससे कलियाँ मुरझा जाती हैं।

रोगगजनकः यह रोग *मोनिलिनिया लैक्सा* नामक कवक के द्वारा उत्पन्न होता है।

रोगचक्र व अनुकूल वातावरणः फफूँद अपनी सुषुप्तावस्था में पिछले मौसम के सड़े गले और झूलसे हुए फलों में जीवित रहता है तथा अनुकूल वातावरण आते ही सक्रिय हो जाता है। इस फफूँद के लिए गर्म और नमी वाला वातारण अनुकूल होता है जो गर्म और नमी वाला वातावरण आते ही यह सक्रिय हो जाता है।

प्रबंधनः पौधे पर कैप्टान 600 ग्राम प्रति 200 लीटर पानी, फल तोड़ने के तीन सप्ताह पहले छिड़कें।

3. चूर्णील आसिता

लक्षणः नई कोंपलों और पत्तियों पर रूई के समान सफेद या हल्के धूसर धब्बे के रूप में उभर आते हैं। अधिक प्रकोप होने पर ये धब्बे बड़े व गहरे हो जाते हैं। टहनियों, शखाओं और पत्तों का विकास रूक जाता है।

रोगजनकः यह रोग*स्फैरोथिका पैनोसा* नामक कवक के द्वारा उत्पन्न होता है।

रोगचक्र व अनुकूल वातावरणः यह बीमारी ज्यादतर कम वर्षा व अधिक उमस में पनपती है। नमी बीजाणु को सक्रिय होने में मदद करती है। फफूँद अपनी सुषुप्तावस्था कली में बिताता है। संक्रमित कली से उत्पन्न होने वाले पत्ते शुरूआती संक्रमण करते हैं।

प्रबंधनः वैटेवल सल्फर 600 ग्राम या कारबैन्डाजिम/थायोफेंनेट मिथाइल 100 ग्राम प्रति 200 लीटर का घोल बना कर छिड़काव फूल खिलने से पहले, पँखुडियाँ गिरने पर और इसके 15 दिन पश्चात् करें।

4. आडू के पत्तों का सूखने और छेद का रोग

लक्षणः इस रोग में पत्तों पर पीले से लाल रंग की चित्तियाँ बन जाती हैं। पत्तों के ऊत्तक नष्ट होने पर धब्बों की जगह छिद्र बन जाते हैं तथा रोग की तीव्रता ज्यादा होने पर पत्ते गिर जाते हैं। फूल के बाहर भी छोटे–छोटे चेचक की तरह दाने उभर जाते हैं।

रोगजनकः यह रोग *स्टिगमिना कारपोफाइला* नामक कवक के द्वारा उत्पन्न होता है।

रोगचक्र व अनुकूल वातावरणः फफूँद अपनी सुषुप्तावस्था संक्रमित कलियों में कटता है। बीजाणु शीतकाल में बनते हैं तथा वर्षा व हवा द्वारा फैलते हैं। यह रोग अधिकतर वर्षा के कारण उत्पन्न होता है।

प्रबंधनः इस रोग से बचाव के लिए संक्रमित कलियाँ, फल तथा टहनियाँ नष्ट कर दें। पौधें पर कॉपर–ऑक्सीक्लोराइड 600 ग्राम प्रति 200 लीटर का छिड़काव पत्तों के झड़ने से पहले व कली फूलने से पहले करना चाहिए।

5. रतुआ रोग

लक्षणः पत्तियों की निचली सतह पर पीले गोल और भूरे लाल रंग के उभरे हुए धब्बे दिखाई देते हैं। बीमारी के अधिक प्रकोप के कारण पत्तियाँ जल्दी गिर जाती हैं।

रोगजनकः यह रोग *ट्राँजसचैलिया डिसकलर* नामक कवक के द्वारा उत्पन्न होता है।

रोगचक्र व अनुकूल वातावरणः इस फफूँद के बीजाणु विखंडित चरणों में पाए जाते हैं। फफूँद के लिए अनुकूल तापमान 5–30 डि.से. होता है जो अधिक वर्षा में तेज और अधिक संक्रमण फैलता है।

प्रबंधनः पँखुडियाँ झड़ने पर मैन्कोजेब 500–600 ग्राम प्रति 200 लीटर पानी के घोल का छिड़काव करें जिसे 20 दिन बाद दोबारा करें।

6. श्वेत जड़ विगलन रोग

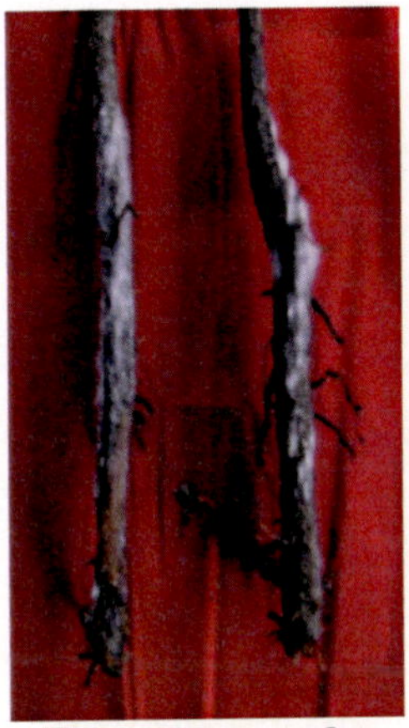

श्वेत जड़ विगलन रोग

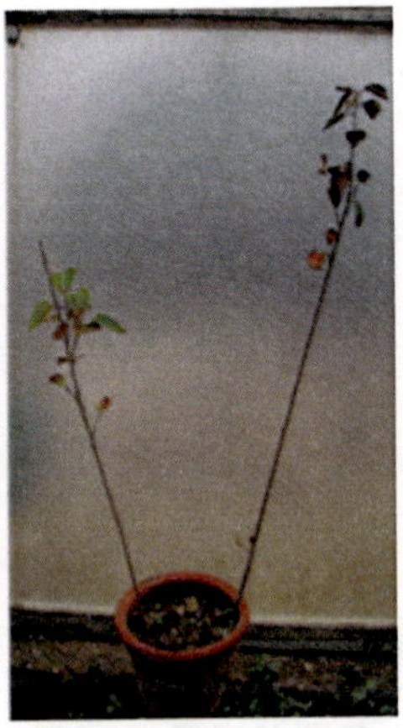

रोगग्रस्त पौधे के ऊपरी भाग

लक्षणः इस बीमारी में रोगी पेड़ों पर कम पत्तियाँ आती हैं तथा जड़ों पर लक्षण अधिक स्पष्ट दिखता है। सफेद रोयेंदार फफूँद जड़ों को ढक लेती है। यह भूरे से गहरे भूरे रंग के हो जाते है। बरसात में सफेद फफूँद अधिक उभरती है।

रोगजनकः यह रोग *डीमैटोफोरा नैकाट्रीक्स* नामक कवक के द्वारा उत्पन्न होता है।

रोगचक्र व अनुकूल वातावरणः संक्रमित पौधे की जड़ों के अवशेषों व संक्रमित खरपतवार तथा सेब के पौधें के संक्रमण के माध्यम से यह रोग फैलता है।

प्रबंधनः बगीचों में पानी के निकास का उचित प्रबंध होना चाहिए। पेड़ों के चारों ओर पानी अधिक समय तक नहीं ठहरना चाहिए। नर्सरी क्षेत्र को नर्सरी लगाने से पहले सफेद पारदर्शी पॉलीथीन 25 माइक्रोन मोटी से मई–जून में दो महीनों के लिए उपचारित करें। जड़ के रोगग्रस्त भाग को काट दें और कटे हुए स्थान पर चौबटिया पेस्ट एक–एक भाग लाल लैड और कॉपर कर्बोनेट तथा सवा (1.25) भाग अलसी का तेल या कॉपर ऑक्सीक्लोराइड 300 ग्राम/10 लीटर पानी का लेप नवम्बर–दिसम्बर में लगाएं। ग्रसित पौधें में लगभग तीन बार 15–20 दिनों के अन्तराल में कारबेन्डाजिम 200 ग्राम या औरियोफन्जिन 100 ग्राम और कॉपर सल्फेट 100 ग्राम/200 लीटर का घोल पौधे से 30 सें. मी. दूर 15–25 सें. मी. जमीन में गहरा छेद करके डालें। पेड़ के चारों ओर सिंचाई वाले स्थान को इस घोल से उपचारित करें।

7. कॉलर रॉट

लक्षणः इस रोग के प्रभाव से पौधे का कॉलर भाग सड़ने लगता है और पौधा तम्बई रंग का नज़र आता है।

रोग जनकः यह रोग *फाइटोफ्थोरा कैक्टोरम* एवं *पीथियम* जाति नामक कवकों के द्वारा उत्पन्न होता है।

रोगचक्र व अनुकूल वातावरणः कवक द्वारा चलने वाले जीवाणु के माध्यम से पानी या अधिक नमी की अवस्था में अथवा एक संक्रमित पौधे के द्वारा सिंचाई में उपयुक्त पानी के माध्यम से दूसरे स्वस्थ पौधें

में रोग संक्रमण होता है। इसके अतिरिक्त संक्रमित पौधे की जड़ तथा तने के बचे अवशेषों व खरपतवार के द्वारा भी यह रोग फैलता है।

प्रबंधनः कलम का जोड़ भूमि की सतह से कम से कम 20–25 सें. मी. की ऊँचाई पर होना चाहिए। बगीचे में जल जमाव नहीं होना चाहिए। इसके लिए तौलिए में बजरी या रेत का ढेर लगाएं। नवम्बर–दिसम्बर महीनों में बीमारी वाले स्तम्भमूल संधि के चारों ओर की मिट्टी हटा कर धूप में खुला छोड़ दें। रोग ग्रसित छाल को चाकू से हटा लें और उस स्थान पर चौबटिया पेस्ट या कॉपर आक्सीक्लोराइड का पेस्ट लगायें। पेड़ के तने के चारों और 30 सें. मी. के दायरे में मैन्कोजेब 600–800 ग्रा. या कॉपर आक्सीक्लोराइड 1000–2000 ग्राम या मैटालैग्जिल/रैडोमिल एम जैड/ यूनिलैक्स 600 ग्राम प्रति 200 लीटर से सिंचाई करें।

8. गुठलीदार फलों का गाँठ रोग

लक्षणः इस रोग से ग्रसित पौधें में गोल अथवा लम्बे या टेढ़े–मेढ़े आकार की 0.5 मि. मी. से लेकर 2.5 मीटर तक की मुख्य तने व जड़ों की संधि स्थान पर गांठे बन जाती हैं। प्रारम्भ में ये गांठे शाकीय होती हैं तथा बाद में कांटेदार हो जाती हैं। रोगग्रस्त पौधें में कई बार जड़ों के ऊपर भी गांठे बन जाती हैं तथा इन रोगग्रस्त पौधें में जड़ों का समुचित विकास नहीं हो पाता है। फलतः गांठ रोग से प्रभावित पौधे या तो उसी वर्ष या फिर पुनः रोपण के बाद बगीचों में मर जाते है। बड़े फलदार वृक्षों में अगर यह रोग लग जाये तो ऐसे वृक्षों में क्रमशः साल दर साल फल उत्पादन कम होने लगता है। पत्तियाँ कम संख्या में बनती हैं और समय से पहले पीली पड़ जाती हैं। अन्ततः रोगग्रस्त वृक्ष एक वर्ष से 10 वर्षों

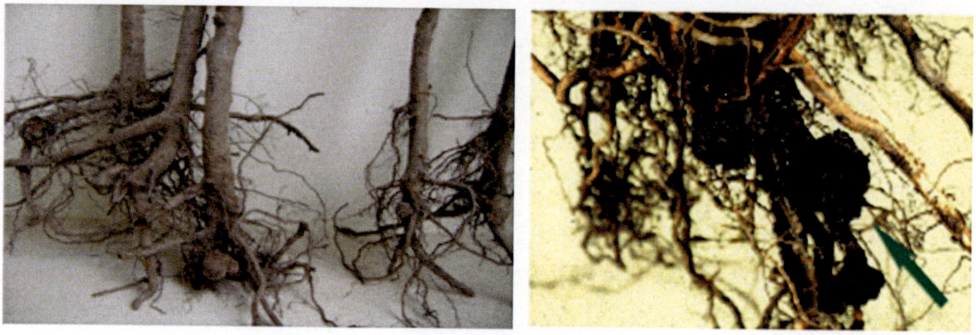

आडू के गाँठ रोग

के मध्य मर जाते हैं। गुठलीदार फलों जैसे प्लम, आडू, खूमानी, बादाम व चेरी में यह रोग अधिकता से पाया जाता है तथा इसे पौधे का कैंसर रोग भी कहते हैं।

रोग जनकः यह रोग *राइजोबियम रेडियोबेक्टर* नामक कवक के द्वारा उत्पन्न होता है।

रोगचक्र तथा अनुकूल वातावरण

पौधे में उपस्थित प्राकृतिक छिद्र व निराई–गुड़ाई के समय पौधे में बनने वाले घाव के द्वारा रोगग्रस्त जीवाणु रोग को फैलाते हैं। शुरूआत में इन घावों के द्वारा बनने वाले फिनोलिक अवयव से यह जीवाणु

आकृष्ट होकर घाव में पौधे की कोशिकाओं में अपना टी–डी.एन.ए. समाहित करते हैं। इसके फलस्वरूप रोगग्रस्त पौधें की कोशिकाएं अनियमित संख्या में तथा आकार में बढ़ने लगती हैं तथा गांठों का रूप ले लेती हैं। रोगकारक जीवाणु अपना डी. एन. ए. तन्तु पौधें की कोशिकाओं के डी. एन. ए. में समाहित कर इन पौधें की कोशिकाओं को बदल देते हैं, अतः इसे पौधे का कैंसर रोग कहते हैं। प्रायः हल्की बालूयुक्त मिट्टी में यह रोग अधिकता में पाया जाता है।

प्रबंधनः यह रोग मुख्यतः पौधे की नर्सरी में होता है और नर्सरी से उत्पन्न रोगग्रस्त पौधें के द्वारा बगीचों में फैलता है, अतः

1. नर्सरी लगाने की जगह हर वर्ष सम्भव हो तो बदलते रहें।
2. बगीचों में लगाने के लिए स्वस्थ पौधे का चयन करें।
3. निराई–गुड़ाई करते समय पौधे में घाव न होने दें।
4. नर्सरी में उत्पन्न बीमारी से ग्रसित पौधे को नष्ट कर दें।
5. नई नर्सरी की मिट्टी को पूरी तरह सिंचित कर 25 माइक्रोन मोटी सफेद पारदर्शी प्लास्टिक शीट से 90 दिनों के 15 अप्रैल से 15 जून लिए अच्छी तरह ढक दें।
6. 125 ग्राम *ब्रेबीबैसिलस ब्रेबिस* और *ब्रेबीबैसिलस कोशिऐन्सिस* के मिश्रण को 5 लीटर पानी में घोल कर प्रति एक वर्ग मीटर मिट्टी में 20–25 सें. मी. गहराई तक मिला दें। तत्पश्चात् उपचारित मिट्टी में बीज या पौधे लगाएं। इस उपचार से आडू के रोगों में 92 प्रतिशत तक व चेरी में 80 प्रतिशत तक कमी आयी है। इसके अतिरिक्त विश्वविद्यालय *एग्रोबैक्टीरियम* स्ट्रेन यू. एच. एफ. बी. ए.–218 (2×10^6 कोशिकायें/मि. ली.) को गाल कन्ट्रोल के नाम से उपलब्ध करवा रहे हैं, जिसके लिए एक अनुमोदन डा. यशवन्त सिंह परमार बागवानी एवं वानिकी विश्वविद्यालय के विस्तार शिक्षा निदेशालय को भेज रहे हैं ताकि जनवरी 2016 तक गाल कन्ट्रोल को नर्सरी ग्रोअर व बागवानों को उपलब्ध करवा सकें। इस गाल कन्ट्रोल को गुठलीदार फलों के बीज उपचार व पौधें की जड़ों के उपचार के लिए उपयोग कर सकते हैं।

   i) बीज उपचार के लिए 0.1 प्रतिशत गाल कन्ट्रोल के घोल में अंकुरित बीजों को 30 मिनट तक डुबोने के बाद इन बीजों को घोल से निकाल कर 1 घण्टे के लिए छायादार स्थान पर साफ प्लास्टिक की शीट पर बिछा कर एक घण्टे के लिए सुखा लें और फिर इन उपचारित बीजों का प्रयोग करें।

   ii) उपचार के लिए सीडलिंग या कलम किए स्वस्थ पौधें की जड़ों को 0.1 प्रतिशत गाल कन्ट्रोल के घोल में 30 मिनट के लिए डुबोएं। तत्पश्चात् पहले से बिछाई प्लास्टिक शीट पर इन पौधें को घोल से निकालकर छायादार स्थान पर 1 घण्टे के लिए सुखा लें। इसके पश्चात् इन पौधें

की जड़ों को 24 घण्टे पहले तैयार गीले लकड़ी के बुरादे के ढेर में अच्छी तरह रात भर के लिए दबा दें, ताकि इन पौधें की जड़े नम रहे और पौधे जीवित अवस्था में रहें। इसके बाद इन पौधें को नर्सरी व बगीचों में रोपें।

9. जीवाणुज गोंदित

लक्षणः इस रोग के मुख्य लक्षण तने और टहनियों की छाल और उसके अन्दरूनी भाग और फलों से गोंद का निकलना है।

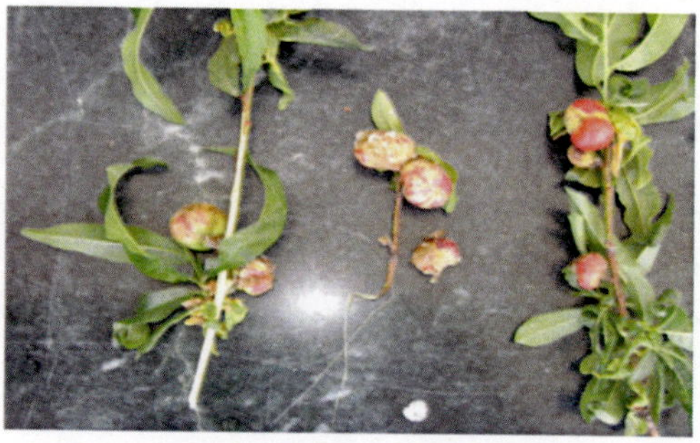

आडू के जीवाणु गोंदित रोग

रोगजनकः यह रोग *स्यूडोमोनास सिरिजीं* पैथोवार *सिरिंजी* नामक जीवाणु के द्वारा उत्पन्न होता है।

रोगचक्रः यह रोग मुख्यतः पाला पड़ने के उपरान्त उत्पन्न पौधों के घावों में बैक्टिरिया *स्यूडोमोनास सिरिंजी* पैथोवार *सिरिंजी* के द्वारा उत्पन्न होता है। यह बैक्टीरिया मुख्यतः घावों व कलियों में सुषुप्तावस्था में रहता है।

प्रबंधनः गोंद रिसने वाले या खुले घावों को सुषुप्तावस्था के बाद साफ करें और उन पर मशोबरा पेस्ट लगायें। एक महीने बाद या बरसात से पूर्व ये पेस्ट दुबारा लगायें। फल तुड़ाई के बाद स्ट्रोप्टोमासिन 20 ग्रा. और कॉपर ऑक्सीक्लोराइट 600 ग्रा. प्रति 200 लीटर का छिड़काव करें।

मशोबरा लेप बनाने की विधिः

मॉर्फोलीन	:	9.0 मि. ली.
सिटरिक अम्ल	:	25.5 ग्राम
पानी	:	340 मि. ली.
लिनोलिन	:	136.0 ग्राम
स्ट्रैप्टोसाइक्लिन सल्फेट	:	3.1 ग्राम

सिटरिक अम्ल तथा मॉर्फोलीन के पानी में मिश्रण तैयार कर तब तक गर्म करें जब तक पिघला सिटरिक अम्ल साबुन जैसा घोल न बना ले। तत्पश्चात् गर्म करते समय लिनोलिन की मात्रा को भी मिला लें। तैयार मिश्रण को सामान्य तापमान पर ठण्डा होने दें तथा इसमें स्ट्रैप्टोसाइक्लिन सल्फेट को मिला कर मशोबरा लेप तैयार कर लें।

10. आडू फोनी रोग

लक्षणः रोगी वृक्ष दूसरे वृक्षों से अधिक हरे दिखते हैं। इसमें फल का आकार छोटा होता है और ऐसे वृक्ष दूसरे फलों से जल्दी पक जाते हैं। पत्ते जले हुए प्रतीत होते हैं तथा वृक्षों की उत्पादकता कम हो जाती है।

रोगजनकः यह रोग *जाइलैला फास्टीडीओसा* नामक जीवाणु के द्वारा उत्पन्न होता है।

रोगचक्रः यह जीवाणु पेड़ के दारू में रहता है जिसे फैलाने में लीफ हॉपर रोगवाहक का कार्य करता है।

प्रबंधनः संक्रमित भागों को नष्ट कर देना चाहिए, जिससे रोगवाहक कीड़ों की संख्या पर नियंत्रण हो सके।

11. आडू की पत्तियों का पीलापन और मुड़न रोग

लक्षणः यह रोग फाइटोप्लाज्मा के द्वारा उत्पन्न होता है। पत्तों का पीला पड़ना, मुड़ना, लाल ध्बों का उभरना और कभी–कभी पत्तों का छोटा आकार होना इस रोग के मुख्य लक्षण हैं। अधिक रोगग्रस्त वृक्षों में फल सिकुड़े हुए, छोटे आकार के होकर जल्दी झड़ जाते हैं। कुछ वृक्षों टहनियों में ही रोग के लक्षण नजर आते हैं।

प्रबंधनः स्वस्थ पौध तैयार करने के लिए रोग रहित कलमों का ही प्रयोग करें। प्रभावित पौधें से रोगग्रस्त भागों को काट कर नष्ट कर दें। फल तोड़ने के बाद सितम्बर–अक्तूबर माह में पौधों को ऑक्सीटैट्रासइक्लिन 1 ग्राम प्रति पेड़ की दर से टीका लगायें।

सब्जियों में रोगों की चुनौतियां एवं प्रबन्धन

कौशलेन्द्र कुमार पाण्डेय

भा.कृ.अनु.प.-भारतीय सब्जी अनुसंधान संस्थान, वाराणसी-221 305

सब्जियों का हमारे भोजन में अत्यधिक महत्व है, ये विटामिन, खनिज पदार्थ तथा प्रति आक्सीकारक अवयवों का मुख्य स्रोत हैं। सब्जी का उत्पादन लगातार बढ़ रहा है लेकिन इसके साथ–साथ रोगों की समस्या भी लगातार बढ़ती जा रही है । खाद्यान्न फसलों की तुलना में सब्जियों में रोग की आशंका अधिक होती है । इसमें लगने वाली बीमारियाँ पैदावार के लिए हानिकारक होती हैं। सब्जियों में रोग उत्पन्न करने वाले बहुत से जैविक कारक हैं, जैसे, कवक, जीवाणु, विषाणु, फाइटोप्लाज्मा, सूत्रकृमि इत्यादि। इनके कारण सब्जी उत्पादन एवं उसकी गुणवत्ता में कमी आती है। अधिकतर सब्जियों में कवकों द्वारा रोग उत्पन्न होते हैं। सब्जियों में तुड़ाई उपरांत की हानि भी बहुत महत्वपूर्ण है, क्योंकि सूक्ष्मजीवों के प्रभाव से ये सब्जियाँ शीघ्र सड़ने लगती हैं। सब्जियों में रोगों की रोकथाम के लिए रसायनों का प्रयोग सबसे अधिक होता है। नाशीजीव रसायनों के बढ़ते मूल्य एवं परोक्ष दुष्प्रभावों की वजह से किसान भाई सब्जी पर इसका प्रयोग कम करना चाहते हैं। रोगकारकों में रसायनों के लिए प्रतिरोधी क्षमता विकसित होने से सभी रसायनों की प्रभावशीलता कम होती जा रही है। रोगनाशियों के लगातार प्रभावहीन होने के कारण वर्ष दर वर्ष रोग जनक प्रभेदों में वृद्धि होती जा रही है। नई पीढ़ी के सभी रसायन अंतः प्रवाही हैं, जो अल्प मात्रा में सब्जी पर अपना अवशेष छोड़ते हैं। अनेक सब्जियों का प्रयोग अधिकांशतः कच्चा होने के कारण रसायनों का असंतुलित प्रयोग उचित नहीं है। सब्जियों में तुड़ाई जल्दी की जाती है अतः रसायनों का प्रयोग कम से कम तथा सावधानी से करना आवश्यक है। इस संदर्भ को ध्यान में रखते हुए सब्जियों में एकीकृत रोग प्रबंधन का उपयोग आवश्यक है। किसानों को इसे अवश्य अपनाना चाहिए। किसी भी रोग के समुचित प्रबन्धन के लिए यह जानना जरूरी है कि रोगकारक कहाँ से आता है और कहाँ पर जीवित रहता है। स्वस्थ बीज अच्छी फसल का मुख्य आधार है, क्योंकि सब्जियों में अधिकाशतः रोग बीज से ही फैलते हैं। जब से सब्जियों में संकर बीजों का आदान–प्रदान खुले राष्ट्रीय एवं अन्तर्राष्ट्रीय बाजार में होने लगा है तब से सब्जियों में रोगों की समस्या और अधिक बढ़ गई है। बीज खराब या संक्रमित होने पर कई परेशानियां आती हैं। जैसे सब्जी की उपज में कमी, बीज के जमाव तथा उसके ओज में कमी, बीज के रंग एवं आकार में परिवर्तन, रोगों का प्रकोप तथा फैलाव और बीज के जैव रासायनिक तत्वों में परिवर्तन। बीज में रोग का संक्रमण कई प्रकार से होता है। इसमें फूल, फल, पुष्पवृन्त, जायांग, बीजांग इत्यादि मुख्य हैं। इसके अलावा पौधे में प्राकृतिक छिद्र जैसे, स्टोमेटा, लेन्टीसेल, हाइडेथोड आदि के माध्यम से भी रोगकारक सब्जी के बीज में प्रवेश करते हैं। बीज द्वारा फैलने वाली बीमारियाँ मुख्य रूप से तीन प्रकार की होती हैं–

- आन्तरिक बीज जनित बीमारियाँ जिनमें रोगकारक बीजांग के अन्दर जीवित रहता है, जैसे बैंगन का फोमोप्सिस झुलसा, मिर्च का एन्थ्रेक्नोज, गोभी का जीवाणु काली सड़न।
- वाह्य बीज जनित बीमारियाँ जिसमें रोगकारक बीज के छिलके पर रहता है, जैसे झुलसा, डाउनी मिल्ड्यू (मृदुरोमिल आसिता)।
- बीज में संक्रमित फसल अवशेष एवं रोग संरचना का मिश्रण, जैसे *स्क्लोरोटिनिया* झुलसा।

एकीकृत रोग प्रबंधन

एकीकृत रोग प्रबंधन की तकनीकों द्वारा सब्जियों में रोगों का समाधान दूरगामी परिणामों से देखते हुए सर्वथा उचित होता है। इसके लिए निम्नलिखित विशेष बातों पर ध्यान देने की आवश्यकता हैः

1. मिट्टी लाभदायक एवं हानिकारक दोनों तरह के सूक्ष्म जीवों का भण्डार है। अतः मिट्टी के स्वास्थ्य का समुचित प्रबंधन करना चाहिए। जैसे, समय से भूपरिष्करण, गर्मी की जुताई, हरी खाद का प्रयोग, अनुकूल कार्बन–नाइट्रोजन अनुपात, संतुलित पोषक तत्व एवं समुचित वायु प्रवाह, आदि।
2. नाशीजीव प्रबंधन का विवेकपूर्ण प्रयोग करें एवं ना मिलने योग्य जीवनाशियों, पादप वृद्धि हारमोन्स एवं सूक्ष्म तत्वों को एक साथ ना मिलायें ।
3. बीज का स्वास्थ्य आवश्यक रूप से मानक स्तर का होना चाहिए। सुनिश्चित तौर पर बीज वाह्य एवं आन्तरिक बीजोद्भिद रोगकारकों, संक्रमित फसल अवशेषों एवं स्कलेरोशियम से मुक्त होना चाहिए।
4. संक्रमित फसल अवशेषों को इकट्ठा करके जला दें। एकान्तरित एवं सजातीय खरपतवार नियंत्रण की समुचित व्यवस्था करें, जिससे खेत में रोग कारक का उन्मूलन हो सके ।
5. मिट्टी से उत्पन्न रोगों के प्रबंधन के लिए फसल चक्र एक महत्वपूर्ण युक्ति है। इसके लिए किसी रोग कारक विशेष के लिए गैर–पोषी फसलों का चयन करें।
6. बेमौसमी सब्जी की खेती को निरुत्साहित करना चाहिए, क्योंकि ऐसा नहीं करने पर रोगकारकों का जीवन चक्र नहीं टूटता और उनकी जीवन क्षमता बढ़ जाती है।
7. नाशीजीव प्रबंधन के विभिन्न उपायों के उचित एवं अनुकूल प्रयोग हेतु रोगकारक के जीवन चक्र का ज्ञान बहुत महत्वपूर्ण है। अधिकतम् लाभ हेतु प्रबंधन उपायों का प्रयोग जीवन चक्र की क्रान्तिक अवस्था पर किया जाना चाहिए।
8. व्यापक प्रभाव वाले कवकनाशियों का चयन, उचित मात्रा, छिड़के जाने वाले पादप भाग, छिड़काव की विधि एवं बूंदों का आकार आदि का ज्ञान रखा जाय, क्योंकि यह कवकनाशी की प्रभावशीलता को प्रभावित करते हैं ।
9. हरी खाद, सड़ी हुई गोबर की खाद के साथ या अन्य किसी कार्बनिक तत्व के साथ जैविक कवकनाशियों के मिट्टी में प्रयोग को बढ़ावा देना चाहिए।

10. हमेशा रोग सहनशील संकर प्रजातियों को उगाना चाहिए। संकर प्रजातियों में रोग सहनशीलता एवं बीज जनित रोगों की सही जानकारी होने पर ही लगाएं।
11. तुड़ाई के बाद सब्जियों का समुचित प्रबन्धन करना चाहिए, जिससे सब्जियों को सड़ने एवं उनके बीजों को संक्रमण से बचाया जा सके ।
12. एकीकृत रोग प्रबंधन की सफलता तभी संभव है, जब सभी किसान सामूहिक रुप से मिलकर एक साथ सभी प्रबंधन क्रियाओं को आसपास के सभी खेतों में अपनाएं।

पौधशाला के रोग

लक्षणः पौधशाला की क्यारी में मृदा एवं बीज जनित कवक, पौध को अंकुर तथा प्रांकुर की नरम अवस्था में नष्ट कर देते हैं। नर्सरी में पौध कम होने का व्यावहारिक कारण अंकुरण पूर्व आर्द्रगलन एवं बीज का सड़न होता है। इस तरह के आर्द्रगलन से छुपा हुआ नुकसान होता है, परन्तु अंकुरण के बाद का आर्द्रगलन एक गम्भीर समस्या है। पौध में अंकुरण के बाद जमीन की सतह पर संक्रमण होता है। ऊत्तकों के मुलायम, भीगे तथा कमजोर होने के कारण पौध ऊपर से गिर जाते हैं और बाद में मर जाते हैं। यह पूरी प्रक्रिया बहुत ही जल्द होती है। बीज के अंकुरण के 20 दिन बाद मिट्टी की सतह के पास से तने का गलना एक दूसरी गम्भीर समस्या है ।

रोगचक्र तथा अनुकूल वातावरणः पौधशाला में लगने वाली बीमारियाँ अधिकाशतः मिट्‌टी से आती हैं जिनमें आर्द्रगलन प्रमुख रोग है। यद्यपि बीज गलन, जीवाणु अंगमारी, मृदरोमिल आसिता, काला विगलन और सूत्रकृमि का संक्रमण पौधशाला में लगने वाले अन्य रोग हैं। इन सब्जियों में आर्द्रगलन भूमि कवक की विभिन्न प्रजातियाँ जैसे राइजोक्टोनिया, पिथियम, फ्यूजेरियम, स्केलोरोशियम, फोमा और अल्टरनेरिया से उत्पन्न होता है। टमाटर और गोभी के पौध की दूसरी महत्वपूर्ण बीमारी जीवाणु पत्ती रोग है। इसके लक्षण पौधे के ऊपरी भाग पर बहुत छोटे गहरे धब्बे के रुप में दिखाई देते हैं। पत्तियाँ पीली पड़ने लगती हैं तथा नीचे गिर जाती हैं। भारी मृदा, अधिक वर्षा, अधिक मृदा में नमी, सघन रोपाई, कम प्रकाश और नाइट्रोजन की अधिक मात्रा पौधशाला की बीमारी को बढ़ावा देती है। आर्द्रगलन रोग का प्रबन्धन भौतिक, जैविक, कर्षण और रासायनिक विधियों के एकीकृत समन्वय से संभव है। इसमें मृदा का सौरीकरण उत्तरी भारत के मैदानी क्षेत्र के लिए सौरीकरण लाभकारी है। इसके साथ ही पौधशाला का सभी बाहरी दुष्प्रभाव जैसे वर्षा एवं अत्यधिक सूर्य की गर्मी से बचाव करना भी आवश्यक है।

प्रबंधन

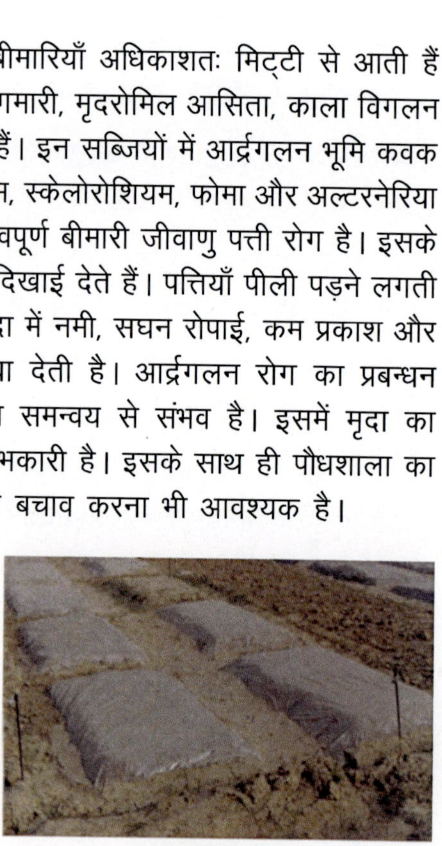

भूमि सौरीकरण

भूमि सौरीकरणः पौधशाला की क्यारियों को सफेद पारदर्शी पॉलीथीन से गर्मी के दिनों में निर्जीवीकरण करना या सौरीकरण कहलाता है। भूमि को सूरज की गर्मी के साथ देने का मुख्य उद्देश्य रोगकारक, खरपतवार, जहरीले उपपचयी, सूत्रकृमि, कीट आदि के प्रभाव को कम करना है। इस प्रकार उपचारित क्यारी में टमाटर के जीवाणु पत्ती झुलसा के प्रकोप को

55–60 प्रतिशत कम पाया गया। इस विधि से *स्केलोराशियम रोल्फसाई* तथा *स्केलेरोटोनिया* प्रजाति के स्केलोरोशिया को भी कम किया जा सकता है।

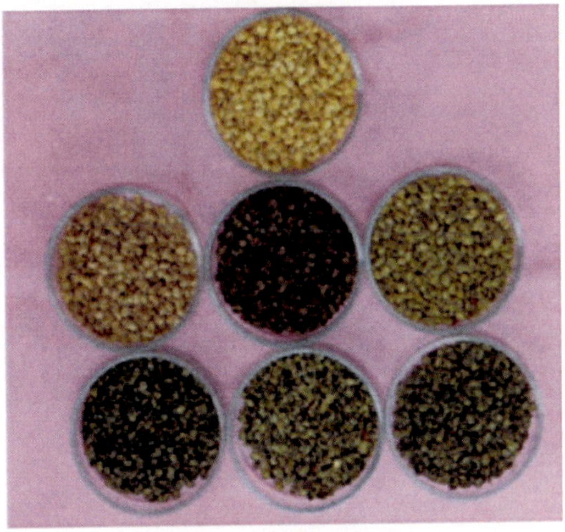

बीजों का जैविक उपचार

जैविक नियंत्रणः जैव कारकों का प्रयोग भूमि तथा बीज उपचार के लिए होता है। जैविक नियंत्रण का अच्छा उपयोग तभी सम्भव है, जब खेत में ठीक से सड़ी खाद या हरी खाद मिलायी गयी हो तथा उग्र मौसम से रक्षित किया गया हो। जैविक बीज उपचार बीज के ऊपर परत चढ़ा कर, बीज को भिगोकर, पौध को भिगोकर, सूखे चूर्ण के साथ मिला कर किया जा सकता है, जो जैव नियंत्रक कारकों के स्वरूप पर निर्भर करता है। सामान्यतः 5 ग्राम ट्राइकोडर्मा एक कि.ग्रा. बीज के उपचार के लिए प्रयोग किया जाता है। इसी तरह से 10–25 ग्राम चूर्ण को प्रति वर्ग मीटर में प्रयोग करना चाहिए, जो भूमि के प्रकार और कार्बनिक पदार्थ पर निर्भर करता है। ट्राइकोडर्मा पाउडर के 5 प्रतिशत का बीज उपचार के साथ 10 ग्राम प्रति वर्ग मीटर क्षेत्र में ट्राइकोडर्मा पाउडर का प्रयोग भूमि में या 10 ग्राम ट्राइकोडर्मा, 100 ग्राम नीम की खली के साथ प्रति वर्ग मीटर में प्रयोग पौधशाला की बीमारियों, कीड़ों तथा सूत्रकृमि के नियंत्रण के लिए समान रूप से अच्छा है।

रासायनिक नियन्त्रणः टमाटर में आर्द्रगलन के लिए पौध क्यारी को 0.3 प्रतिशत कैप्टान अर्थात् 3 ग्राम दवा को प्रति लीटर पानी की दर से भिगोना आसान एवं प्रभावी नियंत्रण का तरीका है। एक वर्ग मीटर क्षेत्र की पौध क्यारी में इस रसायन का 5 लीटर घोल प्रयोग करना चाहिए। बीज का शोधन कार्बेण्डाजिम 0.25 प्रतिशत से करना चाहिए। बीजों का अंकुरण पूरा होने के बाद कॉपर आक्सीक्लोराइड के 0.3 प्रतिशत घोल का एक बार छिड़काव करना चाहिए। उसके बाद 150 पी.पी.एम. स्ट्रेप्टोसाइक्लिन का छिड़काव पौधों के ऊपर जीवाणु नियंत्रण के लिए करना चाहिए, जिससे उनका जड़ क्षेत्र रसायन से ढक जाए।

सब्जियों के विषाणु (वायरस) रोगों का समेकित प्रबन्धन

लक्षण

- सामान्य हरी पत्तियों में अनियमित हल्के हरे या पीले धब्बों का बिखराव
- पूरी पत्ती में अनियमित हल्के तथा गहरे रंग का बिखराव
- शिराओं का क्लीयरिंग
- शिराओं का स्पष्ट एवं पीला हो जाना, शिराओं में पट्टिका बनना, शिराओं के पास गहरे हरे रंग की पट्टिका का बन जाना या जमाव हो जाना

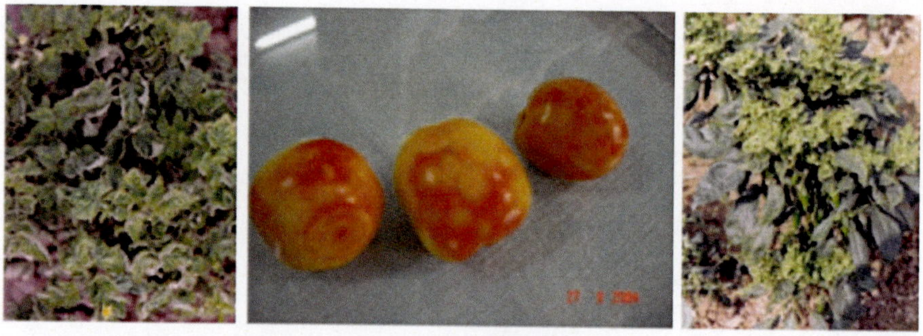

विषाणु से होने वाले रोग

- पत्तियों की निचली सतह पर शिरा ऊतकों में अतिवृद्धि
- पौधों का छोटे इन्टरनोड की वजह से छोटा रह जाना
- पर्ण सतह की असमान वृद्धि तथा गहरे हरे उठे हुए धूसर युक्त पत्ती का होना
- पत्तियों का सूई की तरह लंबा तथा पतला हो जाना
- अल्प वृद्धि
- दबी हुई शिराएं तथा अन्तशिरा पर्ण भाग उभरा हुआ
- केन्द्रीय मृत भाग
- हर तरफ एक या एक से अधिक गोल छल्लों का बनना तथा इन छल्लों के बीच में तथा पत्ती के बाहर हरे भाग का होना
- छोटी झाड़ी के प्रकार की वृद्धि
- सामान्यतया सफेद या रंगीन ऊतकों का हरा हो जाना ।

रोगचचक्र तथा अनुकूल वातावरणः विषाणु एक संक्रामक, अतिसूक्ष्म, जीवाणु झिल्ली आर–पार हो जाने वाला अकोशिकीय जीव है। यह हमेशा जीवित कोशिकाओं में ही बहुगुणित होता है तथा अनेक रोग उत्पन्न करता है। यह अन्तः कोशिकीय अविकल्पी परजीवी होता है एवं इसमें अपना स्वयं का उपापचय प्रक्रम तथा ऊर्जा उत्पादन का अभाव होता है। विषाणु कण न्यूक्लिक अम्ल तथा प्रोटीन से मिल कर बने होते हैं। न्यूक्लिक अम्ल आर.एन.ए. एवं डी.एन.ए. में से कोई एक ही विषाणु कण में होता है और कभी–कभी विषाणु का प्रोटीन कवच लाइपो से ढका होता है। सघन रोग चक्र, विशिष्ट संवहन एवं विषाणुनाशी के अभाव की वजह से विषाणु रोगों का प्रबन्धन या नियंत्रण अपेक्षाकृत से अधिक कठिन है। संक्रमित बीज या बुआई के लिए प्रयुक्त पादप भाग, समकुलीन पौधे, फसल के आस–पास की जाने वाली खेती एवं वैकल्पिक पादप स्रोत ही प्रमुख संक्रमण स्रोत होते हैं।

प्रबंधन

विषाणु रोगों की रोकथाम से एकीकृत प्रबंधन द्वारा सम्भव है, जिसके लिए निम्न बातों को ध्यान में रखना आवश्यक है:

विषाणु मुक्त बीज का प्रयोगः कुल 120 से भी अधिक विषाणु विभिन्न बीजों द्वारा संचारित होते हैं। कुछ वाइरस बीज की सतह पर लगे रहते हैं, जैसे टमाटर मोजैक विषाणु। वहीं कुछ बीज के अन्दर रहते हुए संवाहित होते हैं, जैसे सदर्न बीन मोजैक विषाणु (लोबिया तथा सेम में), खीरा ग्रीन मोटिल मोजैक विषाणु (खीरा में) और कुछ विषाणु बीज के अन्दर भ्रूण में रहते हुए बीज के माध्यम से संवाहित होते हैं, जैसे बीन कामन मोजैक (राजमा तथा मटर में)। बीजों को विषाणु मुक्त करने के लिए बीजों को 70–76 डिग्री वायु तापमान पर 1–3 दिन तक रखना, ट्राई सोडियम फॉस्फेट के 10 प्रतिशत जलीय घोल में 30 मिनट तक बीजोपचार करना, टमाटर मोजैक विषाणु एवं खीरा ग्रीन मोटिल मोजैक विषाणु तथा माइल्ड मोटिल विषाणु मिर्चा तथा शिमला मिर्च इत्यादि के संदर्भ में कारगर पाया गया है।

समकुलीन बाहरी पौधे से संक्रमण का बचावः फसल कटने के बाद तथा नई फसल के आने तक विषाणु इन्हीं वाह्य पौधों पर जीवित रहते हैं। खरपतवार विभिन्न विषाणु के जीवित रहने एवं संवहन में बहुत महत्वपूर्ण भूमिका अदा करते हैं, जैसे पॉटी वायरस, खीरा मोजैक वायरस, जेमिनी वायरस एवं टमाटर चित्तीदार झुलसा वायरस के नियंत्रण में विषाणु वाहक खरपतवार नियंत्रण विषाणु रोगों की रोकथाम में महत्वपूर्ण है।

रोग वाहकों कीटों का नियंत्रणः उत्तर भारत में भिण्डी की अगेती बुआई करने से पीत शिरा विषाणु से रोकथाम हो जाती है, क्योंकि विषाणु वाहक कीटों की संख्या अगेती मौसम के दौरान कम होती है । विषाणु जनित रोगों के रोग नियंत्रण की यह सबसे सरल एवं कारगर विधि है। रासायनिक नियंत्रण विधि में सबसे महत्वपूर्ण होता है कि समय से दवाओं का प्रयोग किया जाय। रोग वाहक विषाणु जनित रोगों के रसायनिक नियंत्रण के लिए फोरेट 10 जी 1.5 कि.ग्रा. सक्रिय तत्व/है. बुआई के समय और बाद में 2–3 छिड़काव मेलाथियान 0.1 प्रतिशत 10 दिन के अन्तराल पर 4–5 छिड़काव करें।

रोग वाहकों द्वारा विषाणु संवहन से बचावः जहरीले रसायनों की बजाय सब्जियों में वनस्पतिक तेलों एवं खनिज तेलों का कीट नियंत्रक के रूप में उपयोग है। यह विधि एफिड कीट (मांहू) द्वारा फैलाए जाने वाले विषाणु रोगों खीरा मोजैक, लौकी मोजैक, तरबूज मोजैक एवं लोबिया मोजैक एवं सफेद मक्खी द्वारा फैलाए जाने वाले विषाणु रोगों टमाटर मोजैक तथा भिण्डी यलो वेन मोजैक के नियंत्रण में सहायक है।

बैरियर फसलें या रुकावट फसलें लगानाः रुकावट फसलें रोग के लिए सुग्राही फसलों के साथ एकान्तर रूप से कुछ अधिक दूरी पर कतरों में लगाई जाती हैं। रुकावट फसलों पर कीटनाशी का छिड़काव उन्हें अधिक प्रभावी बना देता है। उदाहरण के लिए जौ को फूलगोभी के साथ एकान्तरित करने पर फूलगोभी मोजैक से बचाव होता है और मक्का तथा मिर्च की फसल में एकान्तरित करने पर लाभदायक साबित होता है। फसल सघनता विषाणु वाहक कीटों को विरल फसलों की तुलना में कम आकर्षित करती है। इसलिए घनी फसलों में विषाणु रोगों का कम होना स्वाभाविक है, उदाहरण के लिए चुकन्दर यलो एवं टमाटर कर्ली टॉप।

स्वच्छता के उपायः कृषकों के सवंमित एवं कृषि यंत्रों के माध्यम से फैलने वाले विषाणु रोगों, टी.एम.बी. एवं सी.एम.बी., सी.जी.एम.एम.बी. आदि के नियंत्रण में ट्राई सोडियम फॉस्फेट या साबुन के घोल से कृषि यंत्रों और श्रमिकों के हाथों और कपड़ों को साफ करने से विषाणु संक्रमण से बचा जा सकता है।

विषाणु जनित रोगों की रोकथाम में रोगी पौधों की प्रारम्भिक अवस्था में ही पहचान कर उखाड़ फेंकने से विषाणु जनित रोगों को फैलने से रोका जा सकता है।

रोगरोधी प्रजातियों का प्रयोगः विषाणु रोगों से बचाव के लिए यह सबसे व्यावहारिक तथा स्वीकार्य एवं सक्षम विधि है। रोगरोधी प्रजातियों में टमाटर लीफ कर्ल के लिये एच–86, भिण्डी यलो वेन मोजैक के लिए वी.आर.आ.–8, वी.आर.आ.–6, डी.वी.आर.–2, डी.वी.आर.–9, पी.–7, परवनी क्रान्ति, अर्का अनामिका सफल हैं।

क्रॉस प्रोटैक्शन एवं रोगरोधी ट्रोन्सजेनिक पौधों का प्रयोगः कम उग्र विषाणु प्रजाति को उग्र विषाणु प्रजाति के विरुद्ध प्रयोग को क्रास प्रोटेक्शन कहा जाता है। उदाहरण के लिए बहुत कम उग्र टी.एम. वी. प्रजाति (एम.आई.आई.–16) का टी.एम.बी. के विरुद्ध प्रयोग एवं चीन में सी.एम.वी. सेटेलाइट स्ट्रेन का सी.ए.वी. के विरुद्ध लंबे समय से प्रयोग। जैव प्रौद्योगिकी के माध्यम से विषाणुरोधी पौधों को विकसित करने का प्रयास भी चल रहा है।

सब्जियों के प्रमुख रोगों का समेकित उपचार

सतीश कुमार गुप्ता

विस्तार शिक्षा निदेशालय, डॉ यशवन्त सिंह परमार औद्यानिकी एवं वानिकी विश्वविद्यालय
नौणी, सोलन-173 230, हिमाचल प्रदेश

भारत की जलवायु विभिन्न प्रकार की सब्जियाँ वर्ष भर उगाने के लिए उपयुक्त है। हमारे देश का सब्जी उत्पादन में विश्व में चीन के बाद दूसरा स्थान है। भारतीय अर्थव्यवस्था में भी सब्जी उत्पादन का मुख्य स्थान है, जो 93.86 मिलियल हैक्टर भूमि पर किया जा रहा है तथा जिससे 1,62,887 टन उत्पादन प्राप्त होता है। सब्जियों में प्रचुर मात्राा में विटामिन, कार्बोहाइड्रेटस, प्रोटीन, खनिज पदार्थ तथा रेशा होता है जो मुख्य घटक होने के कारण हमारे आहार को संतुलित बनाते हैं। बागवानी के समेकित विकास के लिये विविधता लाना आवश्यक है तथा सब्जियों की खेती महत्वपूर्ण है। कारण सब्जियों की माँग देश की मण्डियों में तेजी से बढ़ रही है, जिसे पूरा करने के लिये उन्नत तकनीक अपना कर उत्पादन को बढ़ाना आवश्यक है।

सब्जियाँ अन्य पौधों की तरह विभिन्न फफूंद, जीवाणु फाइटोप्लाज्मा तथा विषाणु जनित रोगों से समय–समय पर ग्रस्त हो जाती हैं, जिससे 20–25 प्रतिशत उत्पाद खाने योग्य नहीं रहता है। किसानों को भी आर्थिक हानि उठानी पड़ती है। इन रोगों की रोकथाम के लिये इनके लक्षणों की ठीक से पहचान, रोगकारक, उनका जीवन चक्र तथा अनुकूल वातावरण की सही जानकारी आवश्यक है।

विभिन्न रोगों के प्रबंधन प्रगत कृषि पद्धति, सौर ऊर्जा से भूमि का उपचार, फसल चक्र, क्षेत्र स्वच्छता, पौधें की बीजाई के समय परिवर्तन, पौधें के बीच का फासला, भूमि में जैविक सुधर, रोग प्रतिरोधक क्षमता, बीजोपचार, गर्म पानी से या जैविक नियंत्रण कारकों या जैविक जीवनाशियों या रसायनों, जैव नियंत्रण तथा रसायनों द्वारा किया जा सकता है। देश के विभिन्न हिस्सों में लगभग 70 प्रकार की सब्जियाँ उगाई जाती हैं उनमें से शिमला मिर्च व मिर्च, फ्रासबीन, कद्दूवर्गीय सब्जियाँ, बैंगन, गोभीवर्गीय सब्जियाँ व मटर आदि प्रमुख हैं।

शिमला मिर्च के रोग

1. फल सड़न तथा पत्तों का झुलसा रोग

लक्षणः फलों पर छोटे–छोटे पनीले धब्बे बन जाते हैं तथा फलों की सतह के नीचे का गूदा सड़ जाता है। रोगग्रस्त भाग पर सफेद फफूँद की वृद्धि दिखाई देने लगती है। अंत में फल पूरी तरह सड़ जाते हैं। पत्तों पर भी पनीले धब्बे बनते हैं, जो बाद में झुलस जाते हैं। रोगग्रस्त फल तथा पत्तियाँ जमीन पर गिर जाती हैं।

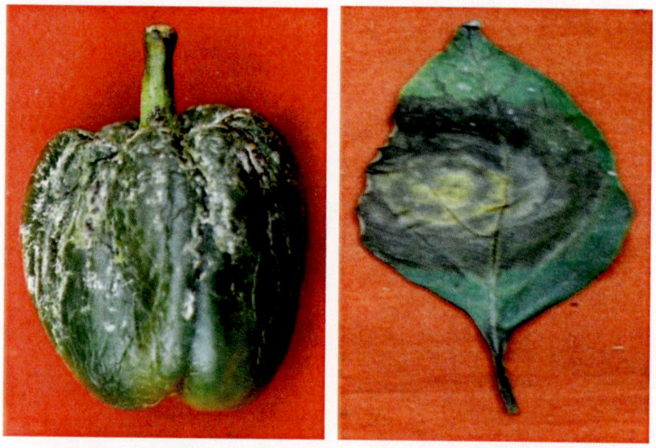

शिमला मिर्च का फल सड़न तथा पत्तों का झुलसा रोग

रोगजनकः यह रोग *फाइटोफ्थोरा निकोशियानी* उप प्रजाति *निकोशियानी* फफूंद द्वारा उत्पन्न होता है।

रोगचक्र तथा अनुकूल वातावरणः यह फफूँद भूमि जनित होती है तथा यह रोग बीज में भी जीवित रहता है। लगभग 22 से 25.0 डिग्री सेल्सियस तापमान तथा 80 प्रतिशत आर्द्रता इस रोग के लिए उपयुक्त होती है। इस रोग का प्रकोप वर्षा की बौछारों के साथ भूमि जनित फफूँद के फलों तथा पत्तों तक पहुँचने से होता है।

प्रबंधन

- रोगमुक्त बीज का चयन करें।
- रोगग्रस्त फलों तथा पत्तियों को समय–समय पर इकट्ठा करके गड्ढे में दबा दें।
- खेत में पानी निकास के लिए नालियाँ बनाएं।
- बीज का उपचार मैटालैक्सिल + मैन्कोजेब 2.5 ग्राम/कि.ग्रा. की दर से करें।
- खेत की सतह पर वर्षा आरम्भ होने से पहले चीड़ की पत्तियों से पलवार करें।
- मानसून की वर्षा शुरू होते ही फसल पर मैटालैक्सिल + मैन्कोजेब या साइमोग्जिनिल + मैन्कोजेब (0.25 प्रतिशत) का छिड़काव करें। बाद में बोर्डो मिश्रण (4:4:50) या कॉपर ऑक्सीक्लोराइड (0.3 प्रतिशत) या मैन्कोजेब (0.25 प्रतिशत) का छिड़काव 8–10 दिन के अंतराल पर करें।

2. सर्कोस्पोरा पत्तों का धब्बा

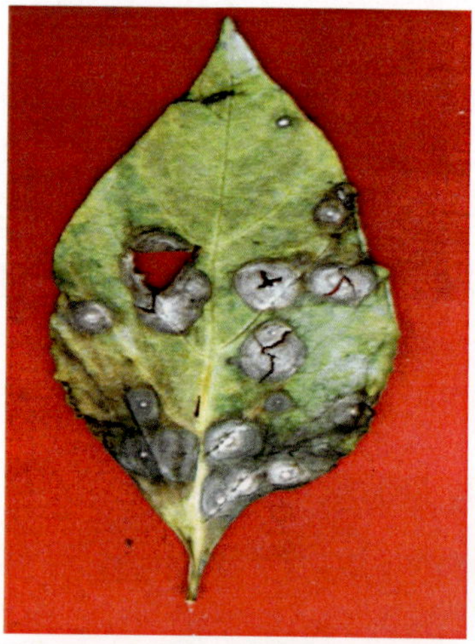

शिमला मिर्च का सर्कोस्पोरा पत्तों का धब्बा रोग

लक्षणः पत्तियों पर गोल धब्बे बन जाते हैं, जिनके किनारे भूरे रंग के तथा केन्द्र धुंधले रंग के होते हैं। पत्तियों पर जब काफी धब्बे बन जाते हैं तो रोगग्रस्त पत्तियाँ पीली पड़ जाती हैं तथा समय से पहले गिर जाती हैं।

रोगजनकः यह रोग फफूँद *सर्कोस्पोरा कैपसिसी* द्वारा जनित होता है।

रोगचक्र तथा अनुकूल वातावरणः यह फफूँद रोगी पौधों के अवशेषों में एक वर्ष से दूसरे वर्ष तक जीवित रहती है। लगभग 20–25 डिग्री सेल्सियस तापमान तथा अधिक नमी वाला मौसम इस रोग के पनपने में सहायक होता है।

प्रबंधन

- रोगी पौधे के अवशेषों को इकट्ठा करके नष्ट कर दें।
- फसल चक्र अपनाएं।
- खेत में पानी निकास का उचित प्रबन्ध करें।
- स्वस्थ बीज का प्रयोग करें।
- पौधों पर कार्बेण्डाजिम 0.1 प्रतिशत या थायोफेनेट मिथाईल 0.1 प्रतिशत या कम्पैनियन 0.25 प्रतिशत या डाइफेनकोनाजोल 0.05 प्रतिशत का 10–14 दिन के अंतराल पर छिड़काव करें।

३. पाउडरी मिल्डयू (चूर्णिल आसिता)

इस रोग का प्रकोप हरित गृह में उगाई जाने वाली शिमला मिर्च पर अधिक होता है, जहाँ यह बहुत नुकसान पहुँचाता है।

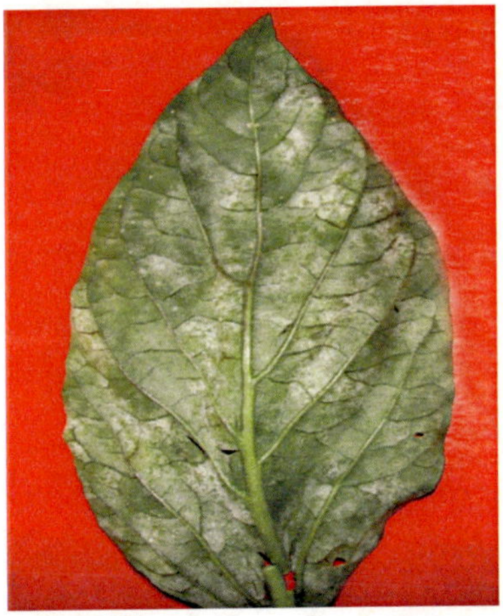

शिमला मिर्च का पाऊडरी मिल्डय रोग

लक्षणः इस रोग के कारण पत्तों की निचली सतह पर सफेद धब्बे बनते हैं तथा उनके ऊपर फफूँद चूर्ण के रूप में उभर आती है। इसके पत्तों की ऊपरी सतह पर पीले धब्बे बनते हैं। प्रभावित पत्ते समय से पहले ही गिर जाते हैं।

रोगजनकः यह रोग फफूँद *लैवीलूला टॉरीका* द्वारा जनित होता है।

रोगचक्र तथा अनुकूल वातावरणः यह फफूँद परपोषी फसलों पर कोनिडियम अवस्था में एक वर्ष से दूसरे वर्ष तक जीवित रहता है। यदि रात में नमी अधिक तथा दिन में कम और तापमान 30 डिग्री सेल्सियस से कम हो तो यह वातावरण इस रोग के अनुकूल होता है।

प्रबंधन

- रोगग्रस्त पत्तों को इकट्ठा करके नष्ट कर दें।
- पौधे पर रोग के लक्षण देखते ही पौधे पर हैक्साकोनाजोल 0.05 प्रतिशत या डाईफेनकोनाजोल 0.05 प्रतिशत या कार्बेण्डाजिम 0.05 प्रतिशत का छिड़काव 10–14 दिन के अंतराल पर करें।

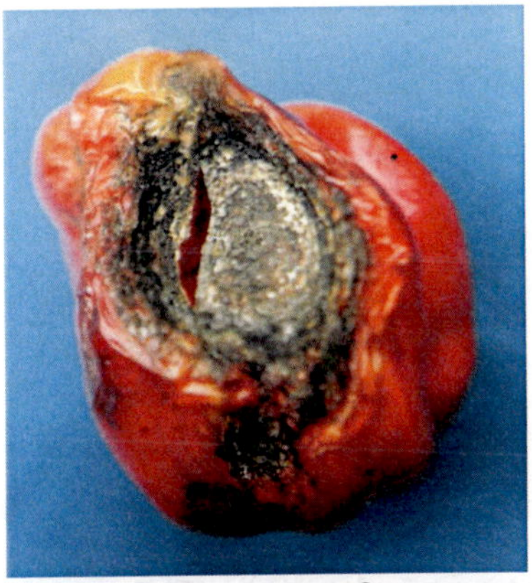

शिमला मिर्च का श्यामवर्ण तथा फल विगलन रोग

4. श्यामव्रण तथा फल विगलन

इस रोग का बीज फसल पर अधिक प्रकोप होता है।

लक्षणः इस रोग की दो अवस्थाएं हैं। विकसित पौधे की टहनियाँ ऊपर से नीचे की ओर सूखने लगती हैं तथा उनका रंग भी भूसे

जैसा हो जाता है। रोग ग्रस्त टहनियों पर फफूँद के काले बिन्दु उभर आते हैं। फल जब लाल होने लगते हैं, तब उन पर छोटे, काले तथा गोल धब्बे दिखाई देते हैं। ये धब्बे फल की लम्बाई में बढ़ते हैं। नमी वाले वातावरण में इन फलों पर गुलाबी फफूँद दिखाई पड़ती है। रोगग्रस्त फलों में पनप रहे बीजों का रंग बदल कर तांबे जैसा हो जाता है।

रोगजनकः यह रोग *कोलेटोट्राइकम कैप्सिकी* फफूँद द्वारा जनित होता है।

रोगचक्र तथा अनुकूल वातावरणः यह फफूँद रोगी फसल के अवशेषों में जीवित रहती है। यदि बीज रोगी फलों से प्राप्त किये गये हैं तो वे भी इस रोग के प्रसार में सहायक हैं। यह रोग वर्षा ऋतु के समाप्त होने पर शुरू होता है, जब रात को ओस पड़नी शुरू हो जाये। ओस इस रोग के संक्रमण में सहायक है। इस रोग के लिए 28–30 डिग्री सेल्सियस तापमान तथा 100 प्रतिशत आर्द्रता उपयुक्त होती है।

प्रबंधन

- स्वस्थ बीज का चयन करें।
- बीज का उपचार कैप्टान 0.3 प्रतिशत बीज से करें।
- अगस्त मास में पौधें पर मैन्कोजेब + कार्बेन्डाजिम या कम्पैनियन 0.25 प्रतिशत का छिड़काव करें तथा 10–14 दिन के अन्तराल पर दुबारा करें।

5. जीवाणुज धब्बा

लक्षणः पत्तियों पर धब्बे छोटे, उठे हुए, भूरे तथा पहले चिकने बाद में खुरदरे हो जाते हैं। रोगग्रस्त पत्तियाँ पीली पड़ कर नीचे गिर जाती हैं। इस रोग के लक्षण हरे फलों पर फफोलों के रूप में प्रकट होते हैं।

रोगजनकः यह रोग *जैन्थोमोनास वेसीकेटोरिया* नामक जीवाणु द्वारा उत्पन्न होता है।

रोगचक्र तथा अनुकूल वातावरणः यह जीवाणु रोगी बीज की सतह पर जीवित रहता है तथा प्रारंभिक संक्रमण करता है। रोगी पौधे के अवशेषों में भी यह कुछ समय तक जीवित रह सकता है। 20–25 डिग्री सेल्सियस तापमान तथा अधिक नमी वाला मौसम इस रोग के लिए उपयुक्त है।

प्रबंधन

- रोगग्रस्त पौधे के अवशेषों को इकट्ठा करके नष्ट कर दें।
- फसल चक्र अपनायें तथा टमाटर को चक्र में न लगायें।
- बीज सदैव स्वस्थ फलों से ही लें तथा बीज का उपचार स्ट्रैप्टोसाइक्लिन 100 पी पी एम से 30 मिनट तक करें। बीज को छाँव में सुखायें।
- फसल पर स्ट्रैप्टोसाइक्लिन 100 पी पी एम का छिड़काव करें तथा 7–10 दिन के अंतराल पर कॉपर ऑक्सीक्लोराइड 0.3 प्रतिशत या बोर्डो मिश्रण 4:4:40 का छिड़काव करें।

विषाणु रोग

7. मिर्च का शिरा धब्बा रोग

लक्षणः रोगग्रस्त पौधे के पत्तों में गहरे हरे रंग के धब्बे बन जाते हैं और शिराओं के आसपास गहरे हरे रंग के बिंदू व पट्टियाँ बन जाती हैं। यह चित्तकबरे धब्बे कम उम्र के पौधों पर ज्यादा नजर आते हैं। रोगग्रस्त पत्ते आकार में छोटे तथा अलग–अलग तरह से विकसित हो जाते हैं। शुरू में ही रोगग्रस्त हुए पौधे बौने दिखते हैं और उनके तने तथा शाखाओं पर गहरे हरे रंग की धारियाँ नजर आती हैं। इनके अधिकतम फूल फल बनने से पहले ही झड़ जाते हैं।

रोगजनकः यह रोग *मिर्च वेनल मौटल* विषाणु द्वारा जनित होता है।

संचारणः यह विषाणु यांत्रिक टीके, कलमों तथा रोगवाहक कीटों *एपिस क्रैसीवोरा* तथा *माइजस पर्सिकी* द्वारा संचारित होता है।

प्रबंधन

- मक्के को अवरोधी फसल तथा अन्य फसलों के बीच में अंतर फसल के रूप में लगायें, जिससे रोगवाहक कीटों की संख्या में कमी आए।
- एल्यूमीनियम या चांदीदार चमकदार पॉलीथीन चादरों का प्रयोग करें, जिससे माहू संख्या घट जाये।
- रोगग्रस्त पौधे से छुए हुए यंत्रों को रोगरहित पौधे के साथ न लगायें।

8. मिर्च का मोजेक रोग

यह रोग *तम्बाकू मोजेक वायरस* और *मिर्च मोजेक वायरस* द्वारा होता है। मोजेक वर्ग के कुछ अन्य विषाणु भी यह रोग पैदा करते हैं।

लक्षणः पत्तों पर गहरे हरे और पीले रंग के धब्बे प्रकट हो जाते हैं और हल्के गड्ढे तथा फफोले भी दिखाई देते हैं। कभी–कभी पत्ती का आकार अति सूक्ष्म और सूत्राकार हो जाता है। रोगी पौधे में फूल और फल कम लगते हैं तथा फल भी खुरदरे व विकसित हो जाते हैं।

संचारणः यह विषाणु माहू *एफिस गोसीपाई* व *माइजस पर्सिकी* नामक रोगवाहक कीटों के द्वारा संचारित होता है। इसके अलावा रोगग्रस्त पौधे को छूने से भी यह रोग संचारित हो सकता है, यदि रोग तम्बाकू मोजेक विषाणु द्वारा फैला हो।

प्रबंधन

- यदि रोगग्रस्त पौधे की संख्या कम हो तो उन्हें उखाड़ कर कहीं दूर जला देना चाहिए।
- माहू की रोकथाम के लिए मैटासिस्टॉक्स नामक कीटनाशक का 10 दिन के अंतराल पर छिड़काव करना चाहिए।

- फसल के चारों ओर व बीच–बीच में मक्के जैसी अवरोधी फसलें लगायें।
- माहू संख्या को घटाने के लिए चमकदार सतह वाली पॉलीथीन की चादर को जमीन पर बिछाना चाहिए।

बैंगन के रोग

1. फोमॉप्सिस अंगमारी तथा फल सड़न

लक्षणः पौधशाला में इस रोग के संक्रमण से पौध पर कमरतोड़ के लक्षण दिखाई देते हैं। खेत में रोपाई के बाद भूमि के सम्पर्क में आने वाली पत्तियों पर नियमित गोल, भूरे धब्बे बनते हैं, जिनके केन्द्रीय भाग हल्के रंग के होते हैं। पुराने धब्बों पर काले रंग के अनेक फफूँद पिक्निडियम देखे जा सकते हैं। रोगी पत्तियाँ पीली पड़ कर गिर जाती हैं। इस रोग के लक्षण तनों पर लम्बे भूरे धब्बों के रूप में दिखाई देते हैं जो तेज हवा के झोकों से टूट कर गिर सकते हैं। फलों पर पनीले धब्बे बनते हैं जो धंसे हुए होते हैं। इन धब्बों पर पिक्निडियम भी बनते हैं तथा फल के अंदर का भाग सड़ जाता है।

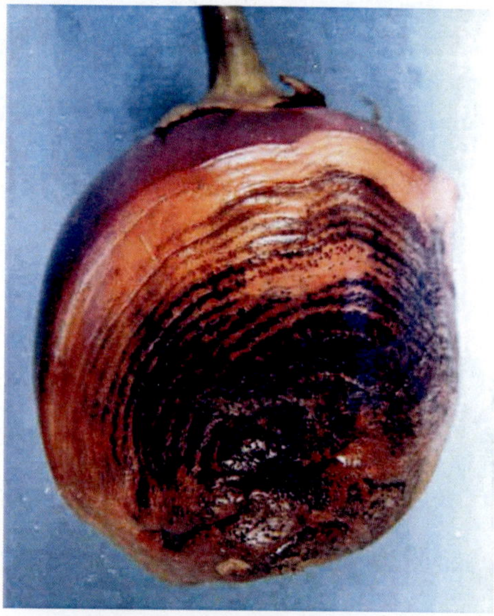
फोमॉप्सिस अंगमारी तथा फल सड़न रोग

रोगजनकः यह रोग *फोमॉप्सिस वैक्सैन्स* नामक फफूँद द्वारा जनित होता है।

रोगचक्र तथा अनुकूल वातावरणः यह रोग रोगी बीज तथा रोगग्रस्त पौधे के अवशेषों में कवकजाल तथा बीजाणु के रूप में जीवित रहता है। लगभग 26 डिग्री सेल्सियस तापमान तथा आर्द्र मौसम इस रोग के लिए उपयुक्त है।

प्रबंधन

- रोगग्रस्त पौधे के अवशेषों को इकट्ठा करके नष्ट कर दें।
- दो वर्षीय फसल चक्र अपनायें।
- स्वस्थ बीज का प्रयोग करें तथा बीज का उपचार कैप्टान 0.3 प्रतिशत से करें।
- पौधे पर मैन्कोजेब 0.25 प्रतिशत या कार्बेण्डाजिम 0.1 प्रतिशत या मैन्कोजेब 0.2 प्रतिशत + कार्बेण्डाजिम 0.05 प्रतिशत का छिड़काव 10–12 दिन के अंतराल पर करें।

2. फाइटोप्थोरा फल सड़न

लक्षणः यह रोग वर्षा ऋतु में आमतौर पर देखने को मिलता है। इस रोग से ग्रस्त फलों का अग्र भाग

सड़ने लगता है तथा पूरा फल कवकजाल से ढक जाता है। रोगग्रस्त फल बाद में भूमि पर गिर जाते हैं।

रोगजनकः यह रोग *फाइटाफ्थोरा पैरासिटिका* फफूँद द्वारा जनित होता है।

रोगचक्र तथा अनुकूल वातावरणः यह फफूँद मिट्टी में एक वर्ष से दूसरे वर्ष तक जीवित रहती है। लगभग 22.5–25 डिग्री सेल्सियस तापमान तथा बारिश वाला मौसम इस रोग के पनपने तथा प्रसार के लिए सहायक है।

प्रबंधन

- फसल चक्र अपनाएं।
- मानसून की वर्षा के आरम्भ होते ही फसल पर मैटालैक्सिल + मैन्कोजेब 0.25 प्रतिशत का छिड़काव करें। सात से दस दिन के अंतराल पर कॉपर ऑक्सीक्लोराइड 0.3 प्रतिशत या बोर्डो मिश्रण 4:4:50 का छिड़काव करें।

फ्रासबीन के रोग

1. राईजोक्टोनिया जड़ सड़न तथा अंगमारी

लक्षणः इस रोग के लक्षण सर्वप्रथम पौधे के तनों पर भूमि के साथ एक विशेष किस्म के लाल भूरे रंग के धंसे हुए धब्बे के रूप में दिखाई देते हैं, जिससे ग्रस्त पौधे कमजोर हो जाते हैं। बाद में इस रोग का कवकजाल वर्षा की बौछारों के साथ पत्तियों तथा फलियों पर मिट्टी के साथ चिपक जाता है। यदि नमी पर्याप्त हो तो पत्तियों तथा फलियों पर झुलसे के लक्षण दिखाई देते हैं और यदि नमी कम हो तो उन भागों पर भूरे रंग के छोटे–छोटे धब्बे बन जाते हैं। नमी वाले मौसम में रोगग्रस्त भागों पर भूरे रंग का कवकजाल दिखाई देता है तथा इसमें फफूँद के छोटे–छोटे भूरे रंग के स्क्लेरोशिया भी बन जाते हैं। रोगग्रस्त फलियों में पनपने वाले बीज भी इस रोग से प्रभावित हो कर छोटे तथा सिकुड़ जाते हैं और इन पर भी भूरे धब्बे दिखाई देते हैं।

रोगजनकः यह रोग *राइजोक्टोनिया सोलेनाई* नामक फफूँद द्वारा जनित होता है।

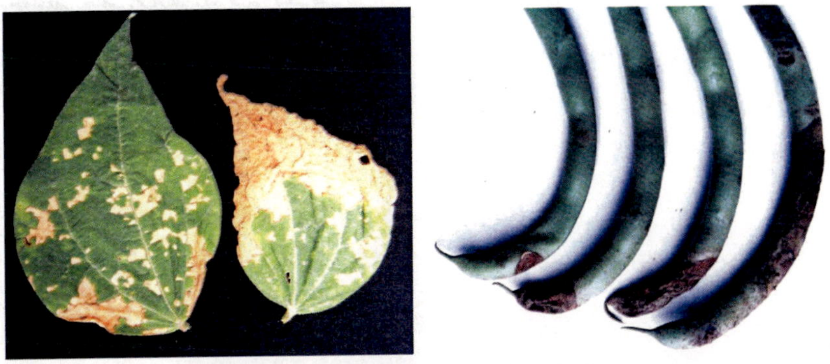

राईजोक्टोनिया जड़ सड़न तथा अंगमारी रोग

रोगचक्र तथा अनुकूल वातावरणः यह फफूँद रोगी बीज तथा मिट्टी में रोगग्रस्त पौधे के अवशेषों में स्क्लेरोशिया के रूप में एक वर्ष से दूसरे वर्ष तक जीवित रहता है। बारिश का मौसम तथा लगभग 25 डिग्री सेल्सियस तापमान इस रोग की वृद्धि के लिए उपयुक्त है।

प्रबंधन

- बहुवर्षीय फसल चक्र अपनायें।
- रोगमुक्त बीज का प्रयोग करें।
- बीज का कार्बेण्डाजिम 0.2 प्रतिशत से उपचार करें।
- फसल पर मैन्कोजेब 0.2 प्रतिशत तथा कार्बेण्डाजिम 0.05 प्रतिशत के मिश्रण या टिबूकोनाजोल 0.06 प्रतिशत का 10–14 दिन के अंतराल पर छिड़काव करें।

2. श्यामव्रण

लक्षणः इस रोग से फलियों पर विशेष प्रकार के गोल गड्ढे विकसित होते हैं, जिनके बीच का भाग हल्के भूरे रंग का तथा किनारे लाल से भूरे रंग के होते हैं। नमी वाले मौसम में ये धब्बे हल्के गुलाबी रंग के फफूँद के कोनिडियम से ढक जाते हैं। इस रोग का पत्तों की सतह की शिराओं पर भी संक्रमण होता है, जिसके कारण शिराएं गहरे भूरे रंग की हो जाती हैं। बीजों पर इस रोग के लक्षण स्पष्ट नहीं होते हैं, परन्तु इनके आवरण पर पीले से भूरे रंग के धंसे हुए धब्बे दिखाई देते हैं।

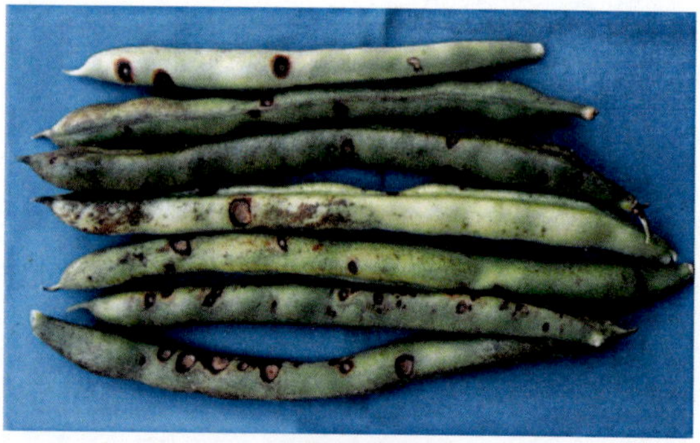

श्यामव्रण रोग

रोगजनकः यह रोग *कोलेटोट्राईकम लिन्डीमुथीएनम* नामक फफूँद द्वारा जनित होता है।

रोगचक्र तथा अनुकूल वातावरणः यह फफूँद रोगी बीज तथा रोगग्रस्त पौधे के अवशेषों में एक वर्ष से दूसरे वर्ष तक जीवित रहती है। रोगी बीज एक क्षेत्र से दूसरे क्षेत्र में रोग फैलाने का मुख्य स्रोत है। बारिश व नमी वाला मौसम तथा 17 से 25 डिग्री सेल्सियस तापमान इस रोग के संक्रमण तथा वृद्धि के लिए उपयुक्त है।

प्रबंधन

- दो से तीन साल का फसल चक्र अपनायें।
- स्वस्थ बीज का चयन करें तथा बीज का उपचार कार्बेण्डाजिम 0.2 प्रतिशत से करें।
- रोग प्रतिरोधी किस्म 'बस्पा' का प्रयोग करें।

- रोग की शुरूआत से ही फसल पर कार्बेण्डाजिम 0.1 प्रतिशत या मैन्कोजेब 0.25 प्रतिशत या मैन्कोजेब 0.2 प्रतिशत तथा कार्बेण्डाजिम मैन्कोजेब 0.05 प्रतिशत के मिश्रण या ट्राईसाइकलाजोल मैन्कोजेब 0.03 प्रतिशत का छिड़काव 10 दिन के अंतराल पर करें।

3. पत्तों का कोणदार धब्बा

लक्षणः इस रोग से पत्तियों पर 3 से 5 कोण वाले भूरे से लाल रंग के धब्बे बनते हैं। अनुकूल वातावरण में ये धब्बे आपस में मिल जाते हैं तथा रोगग्रस्त पत्तियाँ समय से पहले पीली पड़ कर जमीन पर गिर जाती हैं। इस रोग से फलियों की सतह पर भी गहरे भूरे रंग के गोलाकार धब्बे बनते हैं जो बाद में फली का आकार बढ़ने पर लम्बाई तथा चौड़ाई में बढ़ जाते हैं। इन धब्बों पर मखमली रंग के फफूँद की पर्त बन जाती है। ये धब्बे फलियों की सतह पर ही होते हैं तथा कोई विशेष प्रकार के गड्ढे नहीं बनते। रोगग्रस्त फलियों में बन रहे बीजों पर भी पीले रंग के धब्बे दिखाई देते हैं।

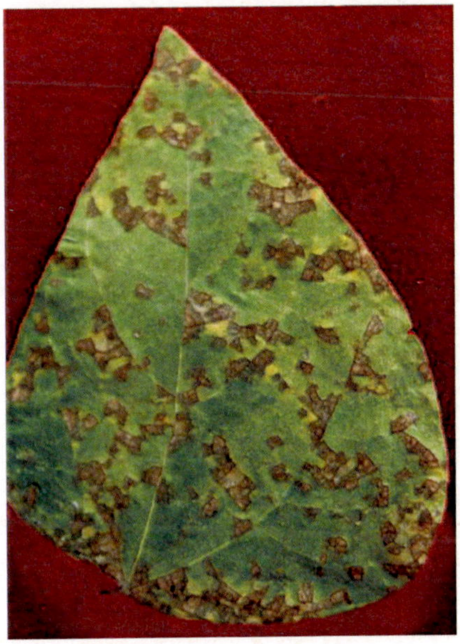

कोणदार ध्ब्बा रोग

रोगजनकः यह रोग *फेइयोइजैरीओपसीस ग्रीजीओला* नामक फफूँद द्वारा जनित होता है।

रोगचक्र तथा अनुकूल वातावरणः यह फफूँद रोगी बीज तथा मिट्टी में पौधे के अवशेषों में एक वर्ष से दूसरे वर्ष तक जीवित रहता है। लगभग 25 डिग्री सेल्सियस तापमान तथा 80 प्रतिशत आर्द्रता वाला मौसम इस रोग के पनपने तथा प्रसार के लिए उपयुक्त होता है।

प्रबंधन

- रोगग्रस्त पौधे के अवशेषों को एकत्र करके नष्ट कर दें।
- दो से तीन वर्ष का फसल चक्र अपनायें।
- स्वस्थ बीज का चयन करें तथा बीज का उपचार कार्बेण्डाजिम 0.2 प्रतिशत से करें।
- वर्षा ऋतु के शुरू होते ही पौधे पर हैक्साकोनाजोल 0.05 प्रतिशत या कार्बेण्डाजिम/बिनोमिल/थायोफेनेट मिथाईल 0.1 प्रतिशत या मैन्कोजेब 0.2 प्रतिशत तथा कार्बेण्डाजिम 0.05 प्रतिशत का छिड़काव करें तथा 10–14 दिन के अंतराल पर दुहराएं।

4. किट्ट

लक्षणः इस रोग के लक्षण पहले पत्तियों की निचली सतह पर छोटे–छोटे सफेद रंग के थोड़े उठे हुए धब्बों के रूप में दिखाई देते हैं। बाद में ये धब्बे पत्तियों की दोनों सतह तथा कभी–कभी फलियों पर

दिखाई देते हैं। ये धब्बे रोगजनक कवक के बीजाणुधनी पुंज होते हैं, जिन्हें यूरीडिनियम भी कहते हैं। फसल की परिपक्वता के पास होने पर यूरीडिनिया बीजाणुओं की जगह टेलयूटो बीजाणु ले लेते हैं, ये गहरे भूरे से काले रंग के होते हैं।

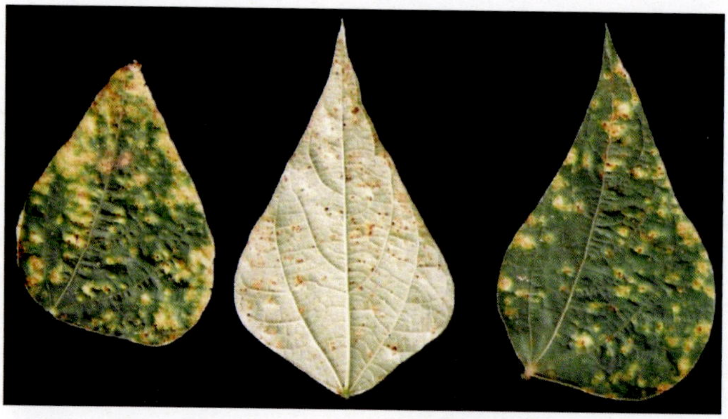

किट्ट रोग

रोगजनकः यह रोग *युरोमाइसीज ऐपेन्डीकुलेटस* नामक फफूँद द्वारा जनित होता है।

रोगचक्र तथा अनुकूल वातावरणः यह फफूंद यूरीडिनिया बीजाणुओं के रूप में सेमवर्गीय फसलों तथा खरपतवारों पर जीवित रहता है। इसके साथ ही जहाँ टेल्यूटो बीजाणु बनते हैं, वहां ये प्रसुप्तावस्था में जीवित रहते हैं। लगभग 20–25 डिग्री सेल्सियस तापमान तथा नमी वाला मौसम इस रोग की वृद्धि के लिए उपयुक्त है।

प्रबंधन

- रोगी पौधे के अवशेषों को इकट्ठा करके नष्ट कर दें।
- पौधे पर मैन्कोजेब 0.25 प्रतिशत या हैक्साकोनाजोल 0.1 प्रतिशत या डाइफेनकोनाजोल 0.05 प्रतिशत का छिड़काव रोग आने के सम्भावित समय पर करें। बाद में अन्य छिड़काव 7–10 दिनों के अंतराल पर करना आवश्यक है।

खीरा वर्गीय फसलों के रोग

1. मृदुरोमिल आसिता

लक्षणः इस रोग के लक्षण सर्वप्रथम बेल की बीच वाली पत्तियों पर दिखाई पड़ते हैं। रोगी पत्तियों की ऊपरी सतह पर पीले रंग के कोणीय धब्बे बनते हैं। यदि वातावरण में आर्द्रता पर्याप्त मात्राा में उपलब्ध है तो इन धब्बों के ठीक नीचे नील–लोहित रंग की रोगजनक फफूँद की वृद्धि देखी जा सकती है। रोगी पत्तियाँ प्रायः मर जाती हैं। ग्रस्त पौधे बौने रह जाते हैं।

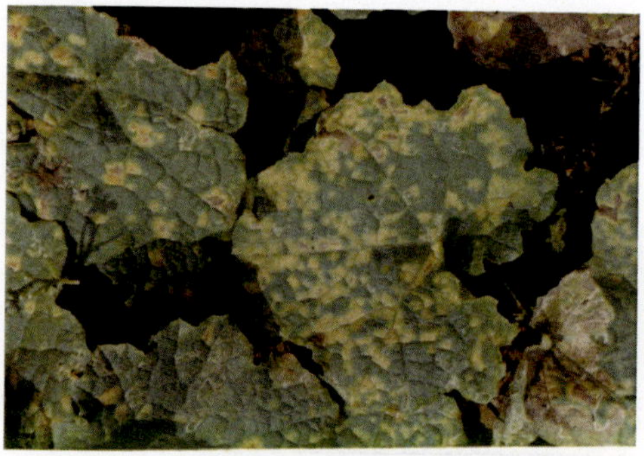

मृदुरोमिल आसिता रोग

रोगजनकः यह रोग *स्यूडोपेरोनोस्पोरा क्यूबेन्सिस* नामक फफूँद द्वारा जनित होता है।

रोगचक्र तथा अनुकूल वातावरणः यह फफूँद खीरा कुल के पौधों में कवकजाल के रूप में जीवित रहता है। वातावरण भिन्न होने के कारण ये फसल अलग–अलग क्षेत्रों में समय–समय पर उगाई जाती है, जिसकी वजह से हवा के साथ भी इस फफूँद के बीजाणु एक स्थान से दूसरे स्थान पर संक्रमण कर सकते हैं। लगभग 20 डिग्री सेल्सियस तापमान तथा शत–प्रतिशत आपेक्षिक आर्द्रता इस रोग के पनपने व प्रसार में सहायक होती है।

प्रबंधन

- रोगग्रस्त पौधे के अवशेषों को इकट्ठा करके नष्ट कर दें।
- खेत में तथा चारों तरफ से खीरा वर्गीय खरपतवारों को भी नष्ट कर दें।
- पौधें के बीच में उपयुक्त दूरी रखें, जिससे हवा का आवागमन ठीक हो सके तथा पौधे को सहारा देकर सीधे खड़ा रखें।
- पौधे पर रोग के लक्षण दिखाई देते ही एक छिड़काव मैन्कोजेब 0.25 प्रतिशत का करें। इसके 10 दिन बाद एक छिड़काव मैटालैक्सिल + मैन्कोजेब 0.3 प्रतिशत का करें तथा बाद में 10 दिन के अंतराल पर दो छिड़काव मैन्कोजेब से दुबारा करें।

2. पाउडरी मिल्ड्यू (चूर्णिल आसिता)

लक्षणः इस रोग के लक्षण पौधें के सभी हरे भागों पर सफेद चूर्णी धब्बों के रूप में दिखाई देते हैं। चूर्णी धब्बे रोगजनक फफूँद के कवकजाल तथा बीजाणुओं के बने होते हैं तथा दूर से ऐसा लगता है जैसे फसल पर आटे का छिड़काव किया गया हो। *स्फेरोथीका फ़्यूलिजेना* के आक्रमण से चूर्णी धब्बे हल्के भूरे रंग के होते हैं। अनुकूल वातावरण में रोगी पत्तियाँ समय से पहले गिर जाती हैं, जिससे पौधे की बढ़ोतरी रूक जाती है।

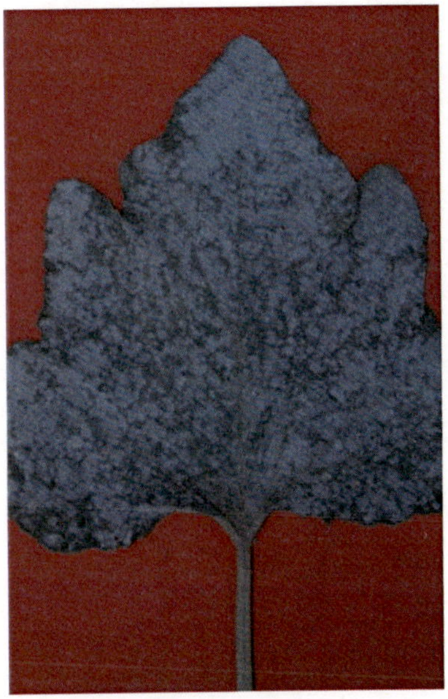
पाऊडरी मिल्ड्य रोग

रोगजनकः यह रोग दो फफूँदियों *स्फेरोथीका फ़्यूलिजेना* तथा *ऐरीसाइफी सिखोरेसिएरम* द्वारा जनित होता है।

रोगचक्र तथा अनुकूल वातावरणः रोगजनक फफूँद या तो क्लाइस्टोथिसियम या खीरा कुल के खरपतवारों और हरित गृहों में उगाई जाने वाली फसलों पर कोनिडियम के रूप में जीवित रहती है। अनुकूल वातावरण में कोनिडियम का प्रसारण एक स्थान से दूसरे स्थान तक हवा के द्वारा होता है। संक्रमण के लिये वातावरण में 46 प्रतिशत से अधिक आपेक्षिक आर्द्रता तथा 25 डिग्री सेल्सियस तापमान का होना उपयुक्त है।

प्रबंधन

- खेत से तथा उसके चारों तरफ से खीरा कुल के सभी खरपतवारों को जड़ से निकाल कर नष्ट कर दें।
- फफूँदनाशक जैसे डीनोकैप 0.06 प्रतिशत, कार्बेण्डाजिम 0.05 प्रतिशत या हैक्साकोनाजोल 0.05 प्रतिशत या डाईफैनकोनाजोल 0.03 प्रतिशत का 10–14 दिन के अंतराल पर छिड़काव करें।

सावधानीः खीरा कुल के पौधों पर वैटेबल सल्फर का छिड़काव न करें, क्योंकि यह इन पत्तों के किनारों को जला देती है।

३. श्यामव्रण

लक्षणः इस रोग के लक्षण पत्तियों पर छोटे, गोल, हल्के भूरे से गहरे भूरे रंग के धब्बे होते हैं। अनुकूल वातावरण में ये धब्बे आपस में मिल जाते हैं तथा रोगग्रस्त पत्तियाँ सूख जाती हैं। फलों पर ये धब्बे गोलाकर, अंदर को धंसे हुए तथा भूरे किनारे ऊपर को उठे हुए होते हैं। आर्द्र मौसम में इन धब्बों के केन्द्रीय भाग पर गुलाबी रंग के बीजाणु दिखाई देते हैं।

रोगजनकः यह रोग *कोलेटोट्राइकम ओर्बीकुलर* नामक फफूँद द्वारा जनित होता है।

रोगचक्र तथा अनुकूल वातावरणः यह फफूँद मुख्य रूप से मिट्टी में रोगग्रस्त पौधे के अवशेषों में या रोगी बीज में जीवित रहती है। इस रोग के प्रसार के लिए 22–27 डिग्री सेल्सियस तापमान तथा वर्षा वाला मौसम या शत प्रतिशत आर्द्रता अनुकूल होती है।

प्रबंधन

- रोगग्रस्त पौधे के अवशेषों को इकट्ठा करके नष्ट कर दें।
- फसल चक्र अपनायें।
- स्वस्थ बीज का चयन करें।
- बीज का उपचार कैप्टान 0.3 प्रतिशत या कार्बेण्डाजिम 0.2 प्रतिशत से करें।
- फसल पर कार्बेण्डाजिम 0.1 प्रतिशत या मैन्कोजेब 0.25 प्रतिशत का छिड़काव 10–14 दिन के अंतराल पर करें।

4. मोजेक

लक्षणः इस रोग के लक्षण पत्तियों पर हरे एवं पीले धब्बों के रूप में दिखाई देते हैं। ये धब्बे विभिन्न प्रकार के एवं अनियमित होते हैं जो समयानुसार बढ़ते हैं और पूरी पत्ती पर मोजेक लक्षण उत्पन्न करते हैं। रोगग्रस्त पत्तियाँ विकृत, झुर्रीदार एवं छोटी तथा कभी–कभी नीचे को मुड़ी हुई होती हैं। रोगग्रस्त फलों का आकार स्वस्थ फलों से छोटा रह जाता है तथा वे टेढ़े–मेढ़े होते हैं। रोगी बेलों में फल भी कम लगते हैं।

परपोषी आधारः इस विषाणु का विस्तृत परपोषी आधार जैसे खीरा, शिमला मिर्च, टमाटर अन्य खीरा वर्गीय फसलें, भिण्डी, सैलरी, चुकन्दर, सरसों, शलगम, गाजर, लैट्यूस, मूली, बैंगन, आलू तथा फ्रासबीन है।

रोगजनकः यह रोग *कुकम्बर मोजेक* विषाणु द्वारा जनित होता है।

संचारणः इस विषाणु को माहू जैसे *माईजस परसिकी* तथा *ऐफिस गोसीपाई* संचारित करते हैं। रोगी पौधे के स्वस्थ पौधे के सम्पर्क में आने से या कृषि–यंत्रों द्वारा भी रोग संचारित होता है। माहू रोगी पत्तियों का रस–शोषण करते समय विषाणु ग्रहण कर लेते हैं तथा जब वे स्वस्थ पत्ती का रस चुसते हैं तब विषाणु को संचारित कर देते हैं।

प्रबंधन

- रोगी पौधों को उखाड़ कर नष्ट कर दें।
- खेत के समीप पाये जाने वाले खरपतवारों को भी नष्ट कर दें।
- स्वस्थ बीज का चयन करें।
- मक्के को खेत के चारों तरफ रोपाई से 15–20 दिन पहले अवरोधी फसल के रूप में लगायें।
- एल्यूमीनियम या चांदीदार चमकीले पॉलीथीन चादरों के प्रयोग से भी खेत में माहू (एफिड) कीट की संख्या कम की जा सकती है।
- माहू की रोकथाम हेतु मैटासिस्टॉक्स 0.1 प्रतिशत या कोन्फीडोर 0.05 प्रतिशत का छिड़काव करें।

गोभीवर्गीय सब्जियों के रोग

1. कमर तोड़ रोगः यह रोग *पिथियम, फाइटोप्थोरा, फ्युजेरियम* प्रजातियाँ, *राइजोक्टोनिया सोलेनाई* नामक कवकों के द्वारा उत्पन्न होता है।

इस रोग के लक्षण, रोगचक्र, अनुकूल वातावरण तथा रोकथाम टमाटर की तरह ही है। कुछ क्षेत्रों में काला विगलन रोग जो जीवाणुजनित होता है, लक्षण भी पौधशाला में दिखाई देते हैं। इसकी रोकथाम हेतु बीज का उपचार गर्म पानी –स्ट्रैप्टोसाइक्लिन से अवश्य करें। बीज को स्ट्रैप्टोसाइक्लिन (100 पी पी एम) के घोल में 30 मिनट तक उपचारित करें।

2. तना विगलन

लक्षणः यह रोग प्रायः दिसम्बर माह में पौधे पर मिट्‌टी चढ़ाने के साथ ही शुरू हो जाता है। इस रोग से प्रभावित पौधे के पत्तों की चमक खत्म हो जाती है, पीले पड़ जाते हैं और गिर जाते हैं। पौधे के तनों पर गहरे भूरे रंग की सड़न शुरू हो जाती है। तने अंदर से भी खोखले हो जाते हैं तथा काले कोयले जैसे लगभग आधा इंच लम्बाई व एक–तिहाई इंच चौड़ाई की सैंकड़ों टिक्कियाँ भरी होती हैं। फूल गूंथे न रह कर सड़ने शुरू हो जाते हैं। फूल वाले कल्लों पर पनीले धब्बे पड़ जाते हैं जो चाँदीनुमा हो जाते हैं और मुरझा जाते हैं, जिससे फलियाँ नहीं बनती।

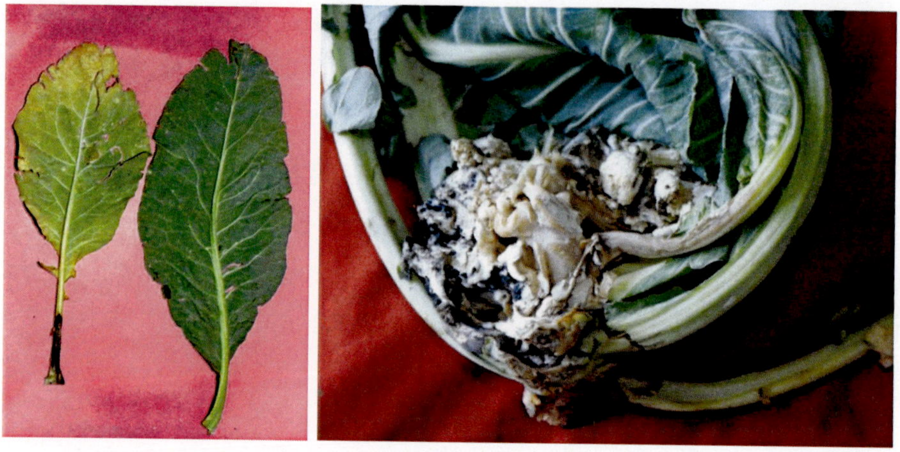

तना विगलन रोग

रोगजनकः यह रोग *स्केलेरोटिना स्केलेरोशिरम* नामक फफूँद द्वारा जनित होता है।

रोगचक्र तथा अनुकूल वातावरणः यह फफूँद मृदा में काली टिक्कियों या स्केलेरोशिया के रूप में एक वर्ष से दूसरे वर्ष तक जीवित रहती है। लगभग 15.0 से 21 डिग्री सेल्सियस तापमान तथा 90–95 प्रतिशत आर्द्रता इस रोग के पनपने व वृद्धि के लिए उचित है।

प्रबंधन

- रोगग्रस्त क्षेत्रों में गोभी–धान या गोभी–मक्के का फसल चक्र अपनायें।
- रोगग्रस्त पत्तियों को हर सप्ताह निकाल कर नष्ट करें।
- खेत में दिसम्बर माह के शुरू में चीड़ की पत्तियों/घास का पलवार करें।
- फसल पर 10–15 दिन के अंतराल पर मिट्टी चढ़ाने के साथ ही कार्बेण्डाजिम/बिनोमिल/थायोफिनेट मिथाईल 0.1 प्रतिशत के घोल का छिड़काव करें।

३. डाऊनी मिल्डयू (मृदुरोमिल आसिता)

लक्षणः पत्तियों की निचली सतह तथा तनों पर छोटे–छोटे लोहित रंग के धब्बे दिखाई पड़ते हैं। इस रोग का सबसे प्रमुख लक्षण इन धब्बों पर फफूँदी की सफेद मृदुरोमिल वृद्धि का पाया जाना है। इस रोग के लक्षण फूल पर भी दिखाई देते हैं। फूल सड़ने लगते हैं तथा गले सड़े भाग का रंग भूरा तथा किनारे काले हो जाते हैं। बंदगोभी की संक्रमित गांठें परिवहन के दौरान सड़ जाती हैं।

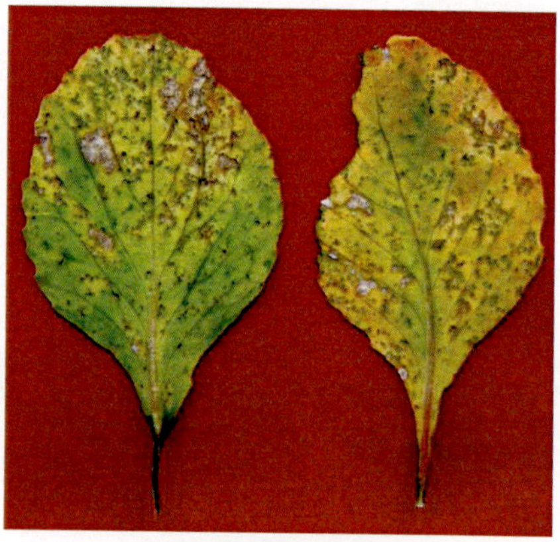

डाऊनी मिल्ड्यू रोग

रोगजनकः यह रोग *पैरानोस्पोरा पैरासिटिका* नामक फफूँद द्वारा जनित होता है।

रोगचक्र तथा अनुकूल वातावरणः यह फफूँद रोगी पौधे के अवशेषों में जीवित रहती है। बीज में यह फफूँद सुषुप्त कवकजाल के रूप में भी जीवित रहती है। इस रोग का प्रकोप तभी होता है, जब तापमान में एकदम गिरावट आ जाती है। ठण्डा तथा नमी वाला मौसम इस रोग की वृद्धि के लिए उपयुक्त है।

प्रबंधन

- रोगग्रस्त पौधे के अवशेषों तथा गोभीवर्गीय खरपतवारों को नष्ट कर दें।
- रोगमुक्त बीज का चयन करें तथा बीज का उपचार मैटालैक्सिल + मैन्कोजेब 0.25 प्रतिशत से करें।
- रोग के लक्षण देखते ही पौधे पर मैटालैक्सिल + मैन्कोजेब 0.25 प्रतिशत या मैन्कोजेब 0.25 प्रतिशत या कॉपर ऑक्सीक्लोराइड 0.3 प्रतिशत का 10 दिन के अंतराल पर छिड़काव करें।

4. अल्टरनेरिया पर्ण धब्बा

लक्षणः *अल्टरनेरिया ब्रासिसीकोला* द्वारा जनित धब्बे छोटे–छोटे गहरे रंग के होते हैं जो शीघ्र ही आपस में मिल कर गोलाकार रूप धारण कर लेते हैं। इन धब्बों के केन्द्रीय स्थान पर नीलापन लिये हुये कवक की वृद्धि पाई जाती है। पत्तियों पर धब्बे चक्र बनाते हुये दिखाई देते हैं।

दूसरे कवक *आल्टरनेरिया ब्रासिकी* के द्वारा उत्पन्न धब्बे भी पहले बताये गये धब्बों की तरह ही होते हैं, परन्तु वे अपेक्षाकृत छोटे तथा हल्के रंग के होते हैं।

नमी वाले मौसम में फफूँद के बीजाणु धब्बों के केन्द्र में गहरे भूरे रंग से काले रंग की वृद्धि के रूप में उभर आते हैं। गोभी के फूल भी भूरे रंग के हो जाते हैं। बंदगोभी की गाँठ के ऊपर भी ऐसे ही चक्र बनाते हुए धब्बे बन जाते हैं।

रोगजनकः यह रोग *अल्टरनेरिया ब्रासिकी* तथा *अ. ब्रासिसीकोला* नामक फफूँदियों द्वारा जनित होता है।

रोगचक्र तथा अनुकूल वातावरणः इस रोग के जनक रोगी पौधे के अवशेषों में एक वर्ष से दूसरे वर्ष तक जीवित रहते हैं। लगभग 21–27 डिग्री सेल्सियस तापमान तथा अधिक नमी वाला मौसम इस रोग के पनपने तथा वृद्धि के लिए सहायक है।

प्रबंधन

- रोगग्रस्त पौधे के अवशेषों को इकट्ठा करके जला दें।
- रोगमुक्त बीज का चयन करें।
- बीज का उपचार कैप्टान 0.3 प्रतिशत से करें।
- रोग के लक्षण दिखाई देते ही पौधे पर मैन्कोजेब 0.25 प्रतिशत या कॉपर ऑक्सीक्लोराइड 0.3 प्रतिशत का 10–14 दिन के अंतराल पर छिड़काव करें।

5. काला विगलन

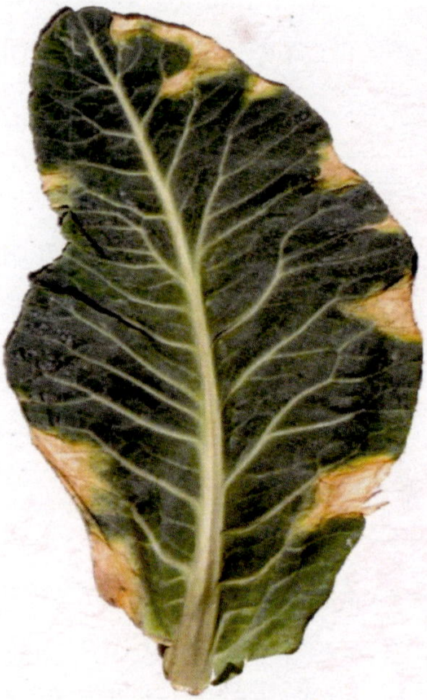

काला विगलन रोग

लक्षणः रोगग्रस्त पौधे के पत्तों के किनारों पर तिखुटे (V) आकार के पीले रंग के धब्बे पड़ जाते हैं जो बढ़ कर पत्ते के अधिकत्तर भाग को घेर लेते हैं। इन धब्बों की मुख्य तथा अन्य शिरायें गहरे भूरे अथवा काले रंग की हो जाती है। प्रभावित फूल भी बीच से सड़ने लगते हैं तथा भूरे से काले पड़ जाते हैं। मार्च या अप्रैल के महीनों में जब तापमान में वृद्धि शुरू हो जाती है तो रोग से प्रभावित फसल एकदम सूख जाती है।

रोगजनकः यह रोग *जैन्थोमोनास कैम्पेस्ट्रिस* पैथोवार *कैम्पेस्ट्रिस* नामक जीवाणु द्वारा जनित होता है।

रोगचक्र तथा अनुकूल वातावरणः इस रोग के जीवाणु प्रायः रोगी बीज में जीवित रहते है तथा रोग बीज द्वारा ही एक क्षेत्र से दूसरे क्षेत्र में फैलता है। गोभीवर्गीय खरपतवारों पर भी यह जीवित रहता है। लगभग 26.0 से 30 डिग्री सेल्सियस तापमान इस रोग के पनपने के लिए उचित है। अधिक वर्षा इस जीवाणु तथा रोग को फैलाने में सहायक होती है।

प्रबंधन

- रोगग्रस्त क्षेत्रों में कम से कम दो वर्ष का फसल चक्र अपनायें।
- स्वस्थ बीज का चयन करें।
- बीज का गर्म पानी 52 डिग्री सेल्सियस तथा स्ट्रैप्टोसाइक्लिन 100 पी पी एम से 30 मिनट के लिए उपचार करें। उपचारित बीज को छाँव में सुखायें तथा कैप्टान 0.3 प्रतिशत से उपचार करें।
- फसल पर रोग लक्षण दिखाई देते ही मेन्कोजेब 0.25 प्रतिशत तथा स्ट्रेप्टोसाइक्लिन 100 पी पी एम के घोल का 7–10 दिन के अन्तराल पर छिड़काव करें।

मटर के रोग

1. पाऊडरी मिल्डयू (चूर्णील आसिता)

लक्षणः रोग के लक्षण सबसे पहले पत्तियों पर तथा बाद में पौधे के अन्य हरे भागों जैसे तने एवं फलियों पर सफेद चूर्ण वाले धब्बों के रूप में दिखाई देते हैं। बाद में ये धब्बे आपस में मिल जाते हैं तथा सभी हरे भाग सफेद चूर्ण से ढक जाते हैं। दूर से फसल ऐसे दिखाई देती है जैसे आटे का छिड़काव किया हो। रोगग्रस्त फलियाँ आकार में छोटी तथा सिकुड़ी हुई हो जाती है। बाद में फलियों के धब्बों का रंग भूरा हो जाता है।

रोगजनकः यह रोग *ऐरीसाईफी पिसी* नामक फफूँद द्वारा जनित होता है।

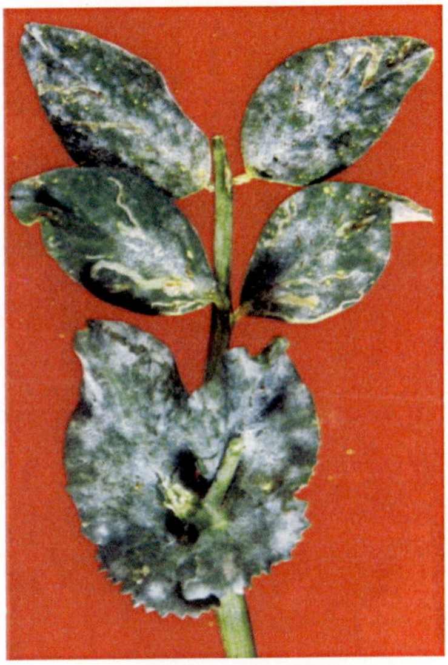

पाऊडरी मिल्डयू रोग

रोगचक्र तथा अनुकूल वातावरणः यह रोग एक वर्ष से दूसरे वर्ष तक मृदा में रोगग्रस्त पौधे के अवशेषों में कवक के क्लाइस्टोथिसियम के रूप में जीवित रहता है या विभिन्न क्षेत्रों में अलग–अलग समय पर उगाई जाने वाली मटर की फसल में कवक के कोनिडियमों के रूप में जीवित रहता है। शुष्क वातावरण इस रोग के लिए अनुकूल है। लगभग 20–24 डिग्री सेल्सियस तापमान इस रोग की वृद्धि के लिए सहायक है।

प्रबंधन

- रोगग्रस्त पौधे के अवशेषों को इकट्ठा करके जला दें।
- रोग प्रतिरोधी किस्में लगायें।
- फसल पर रोग के लक्षण दिखाई देने से पहले लहसुन की गट्ठियों के द्रव्य 0.2 प्रतिशत का छिड़काव 7 दिन के अंतराल पर करें।
- फसल पर रोग लक्षण देखते ही हैक्साकोनाजोल 0.05 प्रतिशत या डाईफैनकोनाजोल 0.05 प्रतिशत या डिनोकैप 0.06 प्रतिशत या वैटेबल सल्फर 0.2 प्रतिशत का छिड़काव करें तथा 15 दिन के अंतराल पर दुबारा करें।

2. फ्युजेरियम विल्ट (उकठा)

लक्षणः इस रोग से ग्रस्त पौधे की निचली पत्तियाँ पीली पड़ जाती हैं तथा पौधे बौने रह जाते हैं। पत्तियों के किनारे अंदर की ओर मुड़ जाते हैं। पौधे के ऊपर का हिस्सा मुरझा जाता है। संवहन–ऊत्तक भूरे से काले रंग के हो जाते हैं। रोगग्रस्त पौधे मुरझा जाते हैं तथा मर जाते हैं।

रोगजनकः यह रोग *फ्युजेरियम ऑक्सीस्पोरम* उपजाति *पिसी* फफूँद द्वारा जनित होता है।

रोगचक्र तथा अनुकूल वातावरणः यह फफूँद मिट्टी में पहले पौधों के अवशेषों पर तथा बाद में क्लैमाइडो बीजाणु के रूप में अनिश्चित काल तक जीवित रह सकती है। रोगी बीज में भी यह फफूँद जीवित रहता है। लगभग 21 से 24 डिग्री सेल्सियस मृदा का तापमान तथा मृदा नमी 13.0 से 14.4 प्रतिशत इस रोग के लिये उपयुक्त है।

प्रबंधन

- रोगग्रस्त क्षेत्रों में कम से कम तीन वर्षीय फसल चक्र अपनायें।
- रोगग्रस्त क्षेत्रों में फसल की बिजाई जल्दी न करें।
- खादें संतुलित मात्रा में ही प्रयोग करें।

- खेती की भूमि का गर्मियों में 45 दिन के लिये सौर ऊर्जा से उपचार करें।
- स्वस्थ बीज का चयन करें तथा बीज का उपचार कार्बेण्डाज़िम 0.2 प्रतिशत से करें।

3. सफेद विगलन

लक्षणः इस रोग के लक्षण पौधे के किसी भी ऊपरी भाग पर सूखे बदरंग धब्बे के रूप में दिखाई दे सकते हैं। परन्तु ये ज्यादातर तने तथा शाखाओं पर अधिक दिखाई देते हैं। फलियाँ भी इस रोग से संक्रमित हो जाती है तथा उनका गूदा सड़ने लगता है। संक्रमित भाग नमी वाले मौसम में फफूँद के सफेद कवक जाल से ढक जाता है तथा उसमें विभिन्न माप व आकार की काली टिक्कियाँ बन जाती हैं।

रोगजनकः यह रोग *स्कलेरोटिनिया स्कलेरोशियोरम* नामक फफूँद द्वारा जनित होता है।

रोगचक्र तथा अनुकूल वातावरणः यह फफूँद मृदा में काली टिक्कियों के रूप में जीवित रहती है। ठण्डे तथा नमी वाले मौसम में ये फफूँद फूल आने के बाद की अवस्था में पौधें को संक्रमित करती है।

प्रबंधन

- रोगग्रस्त पौधे के अवशेषों को इकट्ठा करके नष्ट कर दें।
- फसल चक्र मटर–धान या मटर–मक्का अपनायें।
- पंक्तियों का फासला 50–60 सें मी. रखें।
- खेत तैयार करते समय *ट्राइकोडरमा हरजियानम* फफूँद 120 कि.ग्रा./हैक्टर के हिसाब से मृदा में मिलायें।
- फसल पर फूल आने के साथ ही पौधे पर कार्बेण्डाज़िम 0.1 प्रतिशत का छिड़काव 10–14 दिन के अंतराल पर करें।

4. किट्ट

लक्षणः इस रोग के लक्षण सर्वप्रथम पत्तियों, तनों तथा कभी–कभी फलियों पर पीले, गोल या लम्बे धब्बे समूहों के रूप में दिखाई देते हैं। इस को इशियमी अवस्था कहते हैं। इसके बाद यूरीडोस्फोट पौधे के सभी भागों एवं पत्तियों के दोनों सतहों पर बनते हैं। वे चूर्णी तथा हल्के भूरे रंग के होते हैं। बाद में इन्हीं स्फोटों का रंग गहरा भूरा या काला हो जाता है, जिसे टिलियल अवस्था कहते हैं।

रोगजनकः यह रोग *यूरोमाईसिस पाइसी* और *यूरोमाईसिस फेबी* नामक फफूँदियों द्वारा जनित होता है।

रोगचक्र तथा अनुकूल वातावरणः यह रोगकारक फसल के रोगग्रस्त अवशेषों में टीलियोस्पोर के रूप में रहता है। कम तापमान (17–22^0 सेल्सियस), अधिक नमी तथा ओस व बार–बार हल्की बारिश अथवा ओस होने से इस रोग का प्रकोप बहुत अधिक बढ़ जाता है।

प्रबंधन

- रोगग्रस्त अवशेषों को नष्ट कर दें।

- लम्बा फसल चक्र अपनाएं, जिसमें ब्राडबीन या लैथाइरस जैसी परपोषी फसलें न लगायें।
- जिन क्षेत्रों में इस रोग का अधिक प्रकोप होता है, उनमें फसल की जल्दी रोपाई करें।
- रोगरोधी प्रजातियों को ही लगायें।
- फसल पर रोग के लक्षण दिखाई देते ही मैन्कोजेब 0.25 प्रतिशत अथवा हैक्साकोनाजोल 0.1 प्रतिशत अथवा ट्राइएडेमीफोन 0.05 प्रतिशत का छिड़काव 10–14 दिन के अंतराल पर करें।

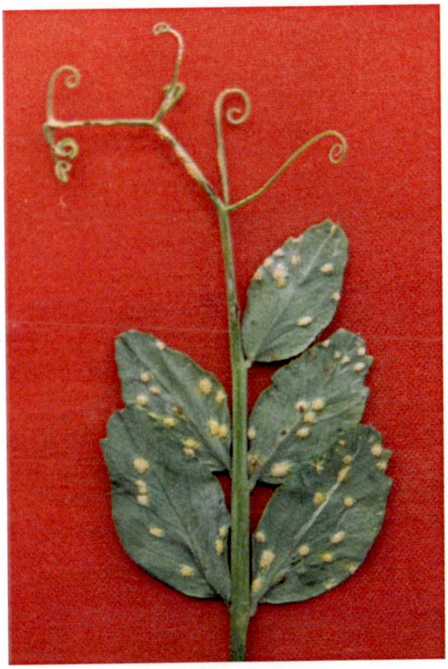

मटर का किट्ट रोग

5. जीवाणुज अंगमारी

लक्षणः इस रोग के लक्षण पत्तियों, तने एवं फलियों पर पनीले धब्बों के रूप में विकसित होते हैं। पत्तियों पर इनका रंग भूरा हो जाता है तथा रोशनी के सामने ये चमकदार व पारभासक दिखाई देते हैं। तनों पर भी ये धब्बे पनीले होते हैं तथा आयु के बढ़ने के साथ–साथ भूरे रंग के हो जाते हैं। फलियों पर भी ये धब्बे जलसिक्त होते हैं तथा ग्रीज जैसे चिकने लगते हैं व इनका रंग भी बहुत कम बदलता है।

रोगजनकः यह रोग *स्यूडोमोनास पाइसाइ* तथा *स्यूडोमोनास सिरिंगी* पैथोवार *सिरिंगी* नामक जीवाणु द्वारा जनित होता है।

रोगचक्र तथा अनुकूल वातावरणः ये जीवाणु रोगग्रस्त बीज तथा पौधों के अवशेषों में जीवित रहता है। ठण्डा तथा नमी वाला मौसम इस रोग के पनपने में सहायक है। वर्षा के पानी द्वारा इस जीवाणु का प्रसार पड़ोसी पौधे के घावों तथा प्राकृतिक छिद्रों द्वारा होता है। पाला पड़ने से भी इस रोग की वृद्धि अधिक होती है।

प्रबंधन

- रोगग्रस्त पौधें के अवशेषों को इकट्ठा करके नष्ट कर दें।
- तीन वर्षीय फसल चक्र अपनायें।
- स्वस्थ बीज का चयन करें।
- बीज बीजाई से पूर्व स्ट्रैप्टोसाइक्लिन 150 पी पी एम के घोल में 90 मिनट के लिये उपचारित करें।
- रोग के लक्षण दिखाई देते ही स्ट्रैप्टोसाइक्लिन 100 पी.पी.एम. छिड़काव 7 से 10 दिन के अंतराल पर करें।

आलू के प्रमुख रोगों का प्रबंधन

बीर पाल सिंह, संजीव शर्मा एवं रविन्द्र कुमार

भा.कृ.अनु.प.-केन्द्रीय आलू अनुसंधान संस्थान, शिमला-171 001, हिमाचल प्रदेश

विकसित एवं विकासशील देशों में आलू एक महत्त्वपूर्ण खाद्य फसल मानी जाती है। पिछले कुछ वर्षों में भारत में आलू के कुल उत्पादन एवं उत्पादकता में प्रभावकारी वृद्धि हुई है, जो तेजी से बढ़ती हुई जनसंख्या के लिए खाद्य, ग्रामीण रोजगार और आय के स्रोत के रूप में महत्त्वपूर्ण योगदान देती है। आलू कम अवधि में उच्च पैदावार देने वाली फसल होने के साथ ही अन्य फसलों की तुलना में प्रति इकाई क्षेत्र अधिक खाद्य ऊर्जा, प्रोटीन और शुष्क पदार्थ देता है।

भारत में आलू की फसल लगभग सभी राज्यों और विविध परिस्थितियों में उगायी जाती है, परंतु इसकी औसत पैदावार काफी कम है। इसके प्रमुख कारण स्थान विशेष के लिए वैज्ञानिक ज्ञान का किसानों तक समय पर नहीं पहुँचना, भूमि का टुकड़ों में बंटा होना, अधिक उपज वाले बीजों का अपेक्षाकृत कम उपयोग, प्राकृतिक आपदाएं तथा आलू में लगने वाले रोग इत्यादि हैं। आलू में लगने वाले रोग फफूँद, जीवाणु और विषाणुओं द्वारा जनित होते हैं, जो इसकी उत्पादकता एवं गुणवत्ता पर विपरीत प्रभाव डालते हैं। विषाणुओं एवं पिछेता झुलसा रोगों की वजह से आलू की फसल को बहुत अधिक आर्थिक नुकसान पहुँचता है। जिन क्षेत्रों में बीजों को बिना उपचार के इस्तेमाल करते हैं तथा उचित फसल चक्र नहीं अपनाया जाता, वहाँ पर काली रूसी, साधारण खुरण्ड और काला गलन जैसे कन्द जनित रोगों की गम्भीर समस्याएं हैं। जीवाणु रोगों में शाकाणु मुरझान या भूरा गलन रोग कुछ क्षेत्रों की मुख्य समस्या है। आलू की पैदावार में वृद्धि करने के लिए, इसमें लगने वाले रोगों का प्रबंधन अति आवश्यक है। आलू की फसल को नुकसान पहुँचाने वाले मुख्य रोगों की पहचान तथा प्रबंधन की जानकारी प्रस्तुत लेख में दी जा रही है, जिनको अपना कर आलू उत्पादक किसान रोगों से होने वाली हानि से बच सकते हैं।

1. पिछेता झुलसा

लक्षणः यह रोग पत्तियों, तनों एवं कन्दों को नुकसान पहुँचाता है। प्रारम्भ में पौधे की निचली पत्तियों पर हल्के या फीके हरे रंग के अनियमित धब्बे दिखाई देते हैं। ये पानी से भीगे असमान धब्बे जैसे लगते हैं तथा बाद में भूरे से काले रंग मे परिवर्तित हो जाते हैं। अनुकूल वातावरण में पत्तियों की निचली सतह पर धब्बों के चारों तरफ सफेद रंग की फफूँद विकसित हो जाती है। शुष्क मौसम मे पत्तियों का गला हुआ भाग सूख कर भूरे रंग का हो जाता हैं। आरंभ मे डंठलों पर भी हल्के भूरे रंग के धब्बे बनते हैं जो बाद में लंबाई में बढ़ कर डंठल के चारों ओर फैल जाते हैं। ऐसी परिस्थितियों में पूरी फसल इस रोग की चपेट में आकर एक सप्ताह के भीतर नष्ट हो जाती है। इस रोग के कारण कन्दों पर छिछला, लाल

भूरे रंग का शुष्क गलन पाया जाता है। ग्रसित कन्द का गूदा बदरंग व जली हुई शर्करा की महक लिए होता है। इसके तुरन्त बाद ग्रसित ऊत्तकों के किनारों पर जंगनुमा भूरापन आता है। संक्रमित कंद आम तौर पर कड़े एवं सूखे दिखाई देते हैं, लेकिन कभी–कभी द्वितीय संक्रमण के कारण खेत एवं भंडारण, दोनों में बैक्टीरिया द्वारा सड़न पैदा हो जाती है।

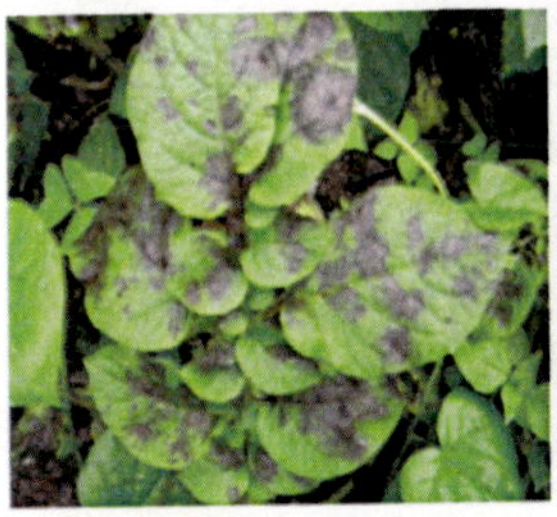

पत्तियों की ऊपरी सतह पर पिछेता झुलसा रोग

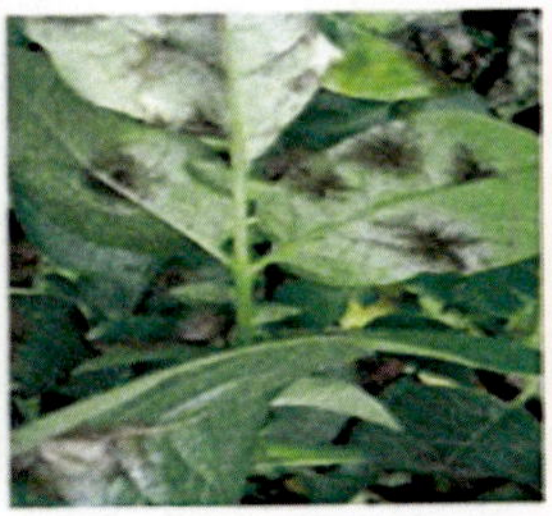

पिछेता झुलसा रोग से प्रभावित पत्तियों की निचली सतह पर विकसित सफेद रंग की फफूँद

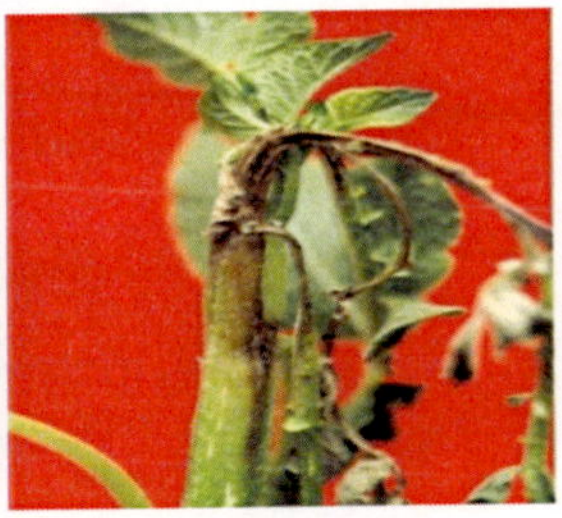

डंठल पर पिछेता झुलसा रोग

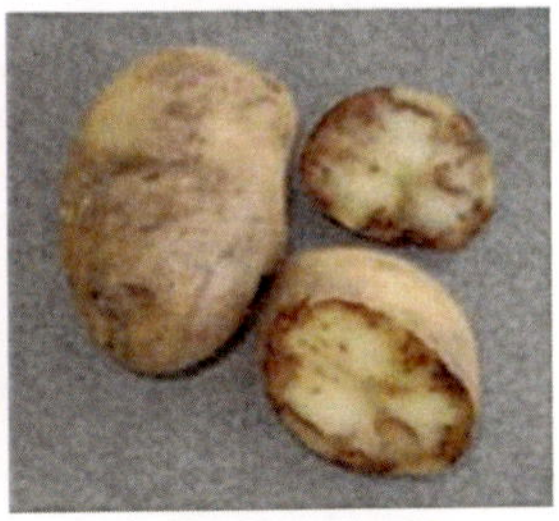

कन्दों पर पिछेता झुलसा रोग

रोगजनकः पिछेती झुलसा रोग *फाइटोफ्थोरा इन्फेस्टांस* नामक कवक के द्वारा उत्पन्न होता है।

रोगचक्र एवं अनुकूल वातावरण

मैदानी क्षेत्रों में शीत भंडार में तथा पहाड़ी क्षेत्रों में देशी भंडारों में रखे संक्रमित बीज कंद के माध्यम से रोगजनक पूरे साल जीवित रहता है। संक्रमित बीज कन्द, प्राथमिक स्रोत के रूप में एक मौसम से अगले मौसम तक रोग का संचारण करते हैं। पहाड़ियों और शीतोष्ण दशाओं में रोगजनक ग्रसित तनों और कंद में जीवित रह सकते हैं। स्वयंसेवी पौधे संप्रेषण के प्राथमिक स्रोत हो सकते हैं। रोगजनक ए1 एवं ए2 मेटिंग टाइप के मिलाप से विकसित ऊस्पोर के रूप में भी जीवित रह सकते हैं। आलू और टमाटर इस रोगजनक के मुख्य परपोशी फसलों के रूप में जाने जाते हैं।

प्राथमिक संचारण के बाद यह रोग वायु या जल के माध्यम से बीजाणु द्वारा फैलता है। कंद बनने के दौरान कम मिट्टी से ढके या कन्द बढ़वार के समय मिट्टी फटने से कन्दों पर बरसात या सिंचाई के पानी से संक्रमित पत्तियों से रोग का संचारण हो जाता है। इस रोग को फैलने के लिए लगातार दो–तीन दिनों तक तापमान 10–22 डिग्री सेल्सियस के बीच, आपेक्षिक आर्द्रता 80 प्रतिशत से अधिक और मौसम धुंधला या बादलों से गहराया हुआ तथा रूक–रूक कर बरसात होना अनुकूल माना जाता है। कवक की वृद्धि के लिए 16–20 डिग्री से., बीजाणुओं के उत्पादन के लिए 18–22 डिग्री से. एवं रोग को उत्पन्न करने एवं फैलने के लिए 7.2–26.6 डिग्री से. तापमान उपयुक्त होता है। आपेक्षित आर्द्रता (100 प्रतिशत) बीजाणुओं के बनने, अंकुरण एवं रोग को उत्पन्न करने के लिए, जबकि 80 प्रतिशत से अधिक आपेक्षिक आर्द्रता धब्बे को फैलने के लिए अनुकूल होती है। रोग का पूर्वानुमान आलू किसानों को बहुत मदद करता है जिससे अनावश्यक कवकनाशी के प्रयोग को रोकने में सहायता मिलती है।

प्रबंधन

- कम अवधि में शीघ्र कन्द बनाने में सक्षम पिछेता झुलसा प्रतिरोधी/सहनशील किस्मों जैसे कुफरी गिरधारी, कुफरी हिमालिनी एवं कुफरी शैलजा (पहाड़ी क्षेत्रों के लिए), कुफरी आनंद, कुफरी अरुण, कुफरी बादशाह, कुफरी चिपसोना–1, कुफरी चिपसोना–2, कुफरी चिपसोना–3, कुफरी हिमसोना कुफरी ललित, कुफरी पुखराज (मैदानी क्षेत्रों के लिए) आदि के स्वस्थ बीज का इस्तेमाल करें।
- हमेशा रोग रहित बीज की बीजाई एवं उचित सिंचाई करें।
- ऊंची मेड़ें बनाएं तथा बिजाई और खुदाई के दिनों में तालमेल बनाये रखें।
- पिछेता झुलसा रोग प्रकट होने के संकेत मिलने पर या वितान बन्द होने के ठीक पहले प्रति हैक्टर 2.5 कि.ग्रा. की दर से मैंकोजैब या प्रोपिनेब का पहला छिड़काव करें। जैसे ही बीमारी खेत में दिखाई देने लगे तभी दूसरा छिड़काव 8 प्रतिशत साईमोक्सानिल एवं 64 प्रतिशत मैंकोजैब या डाईमेथोमोर्फ एवं मैंकोजैब या नेमीडॉन एवं मैंकोजैब का मिश्रण बना कर प्रति हैक्टर 3.0 कि.ग्रा. की दर से 10 दिन के अन्तराल पर करें। आवश्यकता हो तो तीसरा छिड़काव 2.5 कि.ग्रा. मैंकोजैब या प्रोपिनेब प्रति हैक्टर की दर से 10 दिन के अन्तराल पर करें।
- यदि मौसम बादलों से घिरा दिखाई दे तो सिंचाई को तुरंत रोक दें। जब 75 प्रतिशत तक फसल पिछेता झुलसा रोग से नष्ट हो जाए तो उस स्थिति मे डंठलों को काट दें तथा किसी गड्ढे में दबा दें।
- संक्रमित पत्तियों और कन्दों को खुदाई से पहले नष्ट कर दें तथा खुदाई डंठल काटने के 12–15 दिन बाद ही करें।

2. अगेती झुलसा और पर्ण धब्बा

लक्षणः आलू में अगेती झुलसा रोग से आमतौर पर पत्तियाँ और कन्द ग्रसित होते हैं। यह रोग आलू की फसल को कंद विकसित होने की अवस्था से पूर्व संक्रमित करता है। सबसे पहले निचली पत्तियों पर संक्रमण दिखाई देता है। इन पत्तियों पर भूरे रंग के कोणीय या गोल धब्बे दिखाई देते हैं। बड़े धब्बे

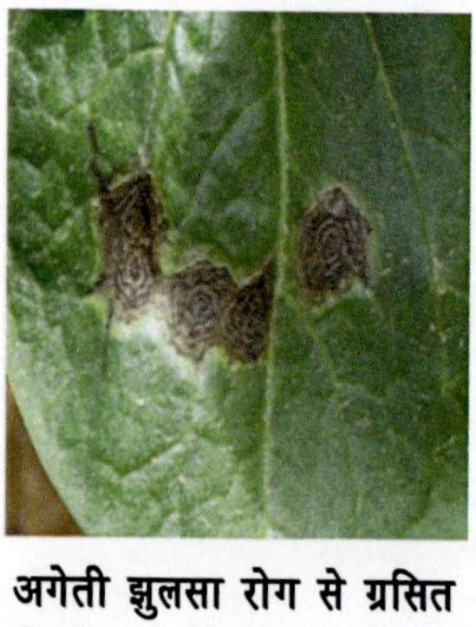

अगेती झुलसा रोग से ग्रसित पत्तियों पर भूरे रंग के कोणीय धब्बे

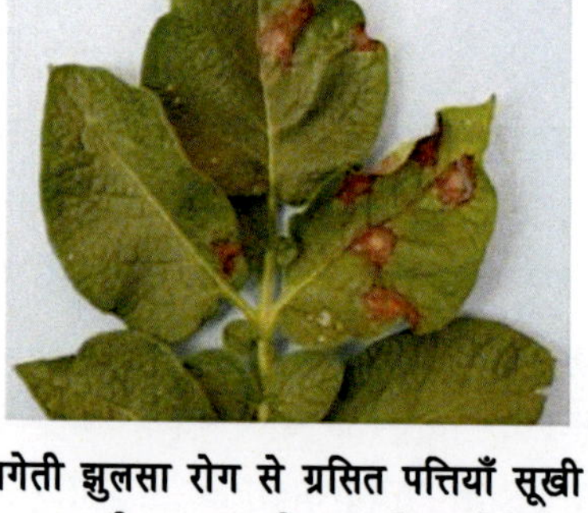

अगेती झुलसा रोग से ग्रसित पत्तियाँ सूखी हुई तथा भूरी कागज की तरह दिखाई देती हुई

छल्ले का आकार ले लेते हैं। झुलसा से पत्तियाँ सूखी हुई तथा भूरी कागज की तरह दिखाई देती हैं। ग्रसित पत्तियों पर प्रायः गोल–गोल छल्ले पड़ जाते हैं। जबकि कन्दों पर गोलाकार से टेढ़े–मेढ़े और दबे हुए निशान दिखाई देते हैं। ग्रसित कन्दों का गूदा सूख कर भूरा और कार्क जैसा हो जाता है।

फोमा एक्सीगुआ, फोमा सोरधिना, आल्टरनेरिया आल्टरनेटा और *सरकोस्पोरा सोलानी–ट्यूबरोसी* द्वारा पर्ण धब्बा रोग मैदानी इलाकों में विस्तृत रूप से फैलता है तथा रोग की प्रचण्डता या तीव्रता के अनुसार पैदावार में काफी नुकसान होता है। *फोमा एक्सीगुआ* फफूँद से फैलने वाले पर्ण धब्बा रोग में एकान्तर प्रकाश और गूदे संकेन्द्री जोन सहित 1–1.2 सेंटी मीटर व्यास के होते हैं। *फोमा सोरधिना* फफूँद द्वारा पिन के सिरे के आकार के लगभग 4 मिली मीटर ब्यास के धब्बे अण्डाकार, गोलाकार या टेढ़े–मेढ़े हो सकते हैं।

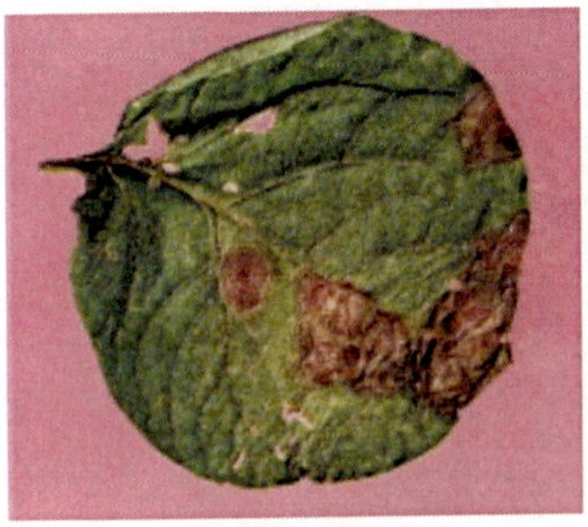

फोमा एक्सीगुआ के कारण होने वाले पर्ण धब्बे

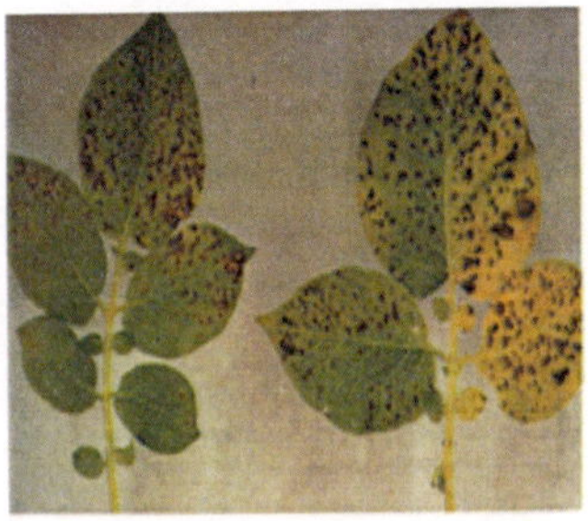

फोमा सोरधिना के कारण पत्तियों पर पिन की नोक जैसे धब्बे

रोगजनक : अगेती झुलसा रोग *अल्टरनेरिया सोलेनाई* एवं पर्ण धब्बा रोग *फोमा* जातियों, *अल्टरनेरिया अल्टरनेटा* एवं *सर्कोस्पोरा सोलेनी ट्यूबरोसी* नामक कवकों से होता है।

रोगचक्र एवं अनुकूल वातावरण

अगेती झुलसा और पर्ण धब्बा रोग, खेत में उर्वरकों की असंतुलित मात्रा, विशेष कर नाइट्रोजन की कम मात्रा डालने से होती है। इन रोगों के कारक फसल अवशेषों के ढेरों, मिट्टी, संक्रमित कन्दों एवं अन्य सोलेनीसियस परपोशियों में रहते हैं। रोगजनक कारक कंद को संक्रमित कर भंडारण के दौरान जीवित रहने की क्षमता रखता है। रोगजनक विशेष रूप से समशीतोष्ण जलवायु में मिट्टी और पौधों के अवशेष में जीवित रहता है। इसके बाद अलैंगिक कोनिडिया के माध्यम से नई फसल में संक्रमण आरंभ करता है और यही बीमारी का प्राथमिक स्रोत है। धब्बों पर विकसित बीजाणु हवा के माध्यम से फैल कर कई इलाकों में संक्रमण पैदा करते हैं। इसके मुख्य पोषक पौधे आलू, टमाटर, बैंगन, मिर्च और ब्रेसिका प्रजातियाँ हैं। यह बीमारी अधिक तापमान और उच्च सापेक्ष आर्द्रता, भारी ओस, हल्की बारिश वाले क्षेत्रों में अधिक पनपती है। रोग फैलने के लिए 25–30 डिग्री सेल्सियस तापमान और 75 प्रतिशत सापेक्षिक आर्द्रता अनुकूल मानी जाती है।

प्रबंधन

- स्वस्थ बीज हमेशा किसी विश्वस्त स्रोत से प्राप्त कर ही इस्तेमाल करें। उर्वरकों की संस्तुत मात्रा का इस्तेमाल करने से इस रोग की रोकथाम आसानी से की जा सकती है, विशेष कर नाइट्रोजन की मात्रा का।
- बीजाई के 40 दिनों के बाद पत्तियों पर 1.0 प्रतिशत यूरिया का छिड़काव करना लाभदायक रहता है। दस दिनों के बाद फिर छिड़काव करना चाहिए।
- रोग के लक्षण दिखाई देने पर प्रति हैक्टर 2.5 कि.ग्रा. की दर से 10 दिनों के अंतराल पर मैंकोजैब या प्रोपिनेब का छिड़काव करें।
- आवश्यकता पड़ने पर ही सिंचाई करें तथा संक्रमित पत्तियों, तनों और कन्दों को उखाड़ कर नष्ट कर दें।

3. काली रूसी

लक्षण : यह रोग कन्दों, अंकुरों, तने एवं भूस्तारी को प्रभावित करता हैं। इस रोग से कन्दों पर कहीं–कहीं गहरे भूरे रंग से काले रंग के पिण्ड स्कलेरोशिया के रूप में जम जाते हैं जिससे कन्द भद्दे दिखाई देने के कारण उनका बाजार मूल्य कम हो जाता है। बीजाणुओं के अलावा रोगकारक फफूँद द्वारा कंदों के छिलकों पर गेरू रंग की पतली पपड़ी पड़ जाती है। रोगकारक खुदाई के उपरांत खेतों में तथा भंडार गृहों मे रखे कंदों के अंकुरों को नुकसान पहुँचाते हैं। बुरी तरह ग्रसित कंदों के अंकुर नष्ट हो जाते हैं। ऐसे कंदों को लगाने पर उनमें अंखुए नहीं निकल पाते हैं। इससे पौधों की संख्या कम होती है और पौधे दूर–दूर छितरे हुए दिखाई देते हैं। अंकुर के ग्रस्त होने से तने के निचले हिस्से पर घेरे बन जाते हैं। परिणामस्वरूप पत्तियाँ किनारों से गुलाबी या बैंगनी रंगत सहित अन्दर की तरफ मुड़ जाती हैं और अक्षीय पत्तियों में हरे या लाल रंग के वायवीय कन्द बन जाते हैं।

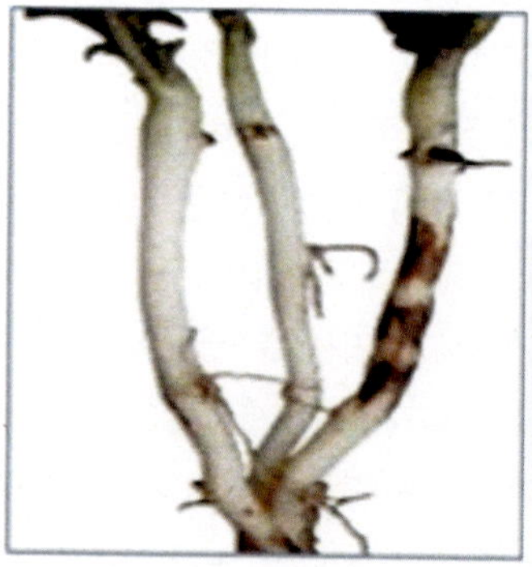

काली रूसी रोग से प्रभावित तना

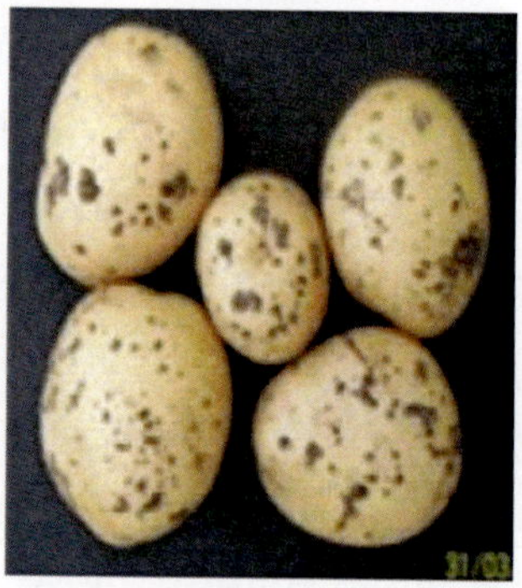

काली रूसी से प्रभावित कन्द

रोगजनकः यह रोग *राइजोक्टोनिया सोलेनाई* नामक कवक के द्वारा उत्पन्न होता है।

रोगचक्र एवं अनुकूल वातावरणः रोगकारक मिट्टी, कन्द या मिट्टी में दबाए पौधों के अवशेषों में दृढ़पटली या कवक जाल के रूप में जीवित रहते हैं। दृढ़पटली प्रतिकूल अवस्था में भी काफी लम्बी अवधि तक जीवित रहते हैं। फसल काल के दौरान ये दृढ़पटलियाँ बढ़ने वाले अंकुरों और तनों को संक्रमित कर देती हैं। बीज आलुओं में कन्द जनित ये दृढ़पटलियाँ आगामी फसल में रोग संचारण के लिए प्राथमिक स्रोत की भूमिका निभाते हैं। इस रोगजनक की परपोशी की एक लंबी शृंखला है तथा कई व्यावसायिक फसलों और खरपतवारों को प्रभावित करता है। हालांकि इसके मुख्य परपोषी आलू, टमाटर, बैंगन, मिर्च, गोभी, गाजर, फूलगोभी, सेम और शकरकंद हैं। स्क्लेरोशिया के द्वारा उत्पन्न हुई कवकजाल उभरते हुए अंकुरों या आलू के तनों पर आक्रमण करती है। इस रोगजनक की स्कलेरोशिया के अंकुरण के लिए सही तापमान 23 डिग्री सेल्सियस है। रोगजनक मिट्टी में पलता है और स्कलेरोशिया कंद पर विकसित होती है। रोग के विकास के लिए मृदा तापमान 18–20 डिग्री सेल्सियस और अधिक नमी नये उत्पन्न कन्दों पर दृढ़पटलियाँ विकसित होने के अनुकूल होती है।

प्रबंधन

- रोगजनक के स्क्लेरोशिया से मुक्त स्वस्थ बीज का प्रयोग रोग प्रबंधन में सहायक होता है।
- स्वस्थ बीज किसी विश्वस्त स्रोत से प्राप्त कर ही इस्तेमाल करें।
- भारतीय उपोष्णकटिबंधीय मैदानी इलाकों में गर्मी के महीनों के दौरान पारदर्शी पॉलीथीन पलवार के साथ मिट्टी का सौरीकरण मृदा से होने वाले प्रभाव के नियंत्रण के लिए प्रभावी पाया गया है।
- आलू की बुआई अपेक्षाकृत शुष्क और गर्म मिट्टी में की जानी चाहिए, जिससे तेजी से फसल की वृद्धि हो सके।
- आलू के बाद मक्का या ढैंचा का फसल चक्र अपनाने से काफी हद तक रोग का नियंत्रण हो जाता है।
- प्रभावित खेतों में गर्मियों में ग्रीष्मकालीन गहरी जुताई करें।
- खुदाई के पश्चात् बीज आलुओं को शीत भण्डार में भण्डारण करने से पूर्व 3 प्रतिशत बोरिक एसिड (30 ग्राम प्रति लीटर पानी) से 20–30 मिनट तक घोल में डूबो कर या घोल का छिड़काव करके उपचारित करें।

4. शुष्क गलन

लक्षण : रोग से संक्रमित कन्दों के छिलके सबसे पहले चोट के पास भूरे हो जाते हैं जो बाद में गहरे भूरे रंग के हो जाते हैं। झुर्रियाँ विकसित हो कर कन्दों में गाढ़े छल्ले बन जाते हैं, जिनमें से सूखे मृत ऊत्तक बाहर दिखाई देते हैं। पुराने मृत ऊत्तक विभिन्न रंगों के दिखाई देते हैं, इनके संकेन्द्रक छल्लों के बीच में मोरिया विकसित हो जाती हैं जिनके ऊपर माइसीलियम फफूँद और बीजाणुओं की सफेद या गुलाबी रेखाएं विकसित हो जाती हैं। भण्डारों में संक्रमित आलू में पानी कम हो जाता है और वे शुष्क, मुरझाए हुए सख्त हो जाते हैं। शुष्क गलन का विकास भण्डारण अवस्था, कन्द आयु, कन्द आकार, क्षत और छिलके की पकाई पर निर्भर करता है।

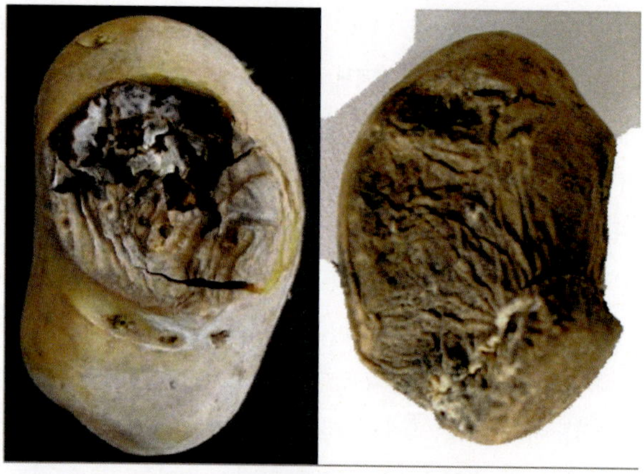

शुष्क गलन रोग से संक्रमित कन्द

रोगजनक : यह रोग *फ्युजेरियम* जातियों के द्वारा उत्पन्न होता है।

रोगचक्र एवं अनुकूल वातावरण : संक्रमित कंद और मिट्टी इस रोग के प्रसार का मुख्य स्रोत हैं। भण्डारगृह में 18–28 डिग्री सेल्सियस तापमान शुष्क गलन रोग के विकास के लिए अनुकूल होता है। भंडारण की अवधि बढ़ने के साथ–साथ कंदों में शुष्क गलन रोग होने की संभावना बढ़ जाती है। फ्यूजेरियम बीजाणु एक वर्ष तक मिट्टी में जीवित रह सकते हैं। कटे बीज आलू जैसे ही बीजाणुओं के संपर्क में आते है, क्षतिग्रस्त सतहों के माध्यम से संक्रमण हो जाता हैं। रोगजनक हवा, सिंचाई के पानी, कृषि औजार आदि के द्वारा नए स्थानों में संक्रमण कर सकता है। विभिन्न फसलें इस रोगजनक के परपोषी रूप में जानी जाती हैं। रोगजनक उपज की कटाई, ग्रेडिंग और हैंडलिंग के दौरान घाव के माध्यम से कंद में प्रवेश करता है। कंद का घाव 3 से 4 दिनों में भरने के लिए 21 डिग्री सें. तापमान, पर्याप्त वायु संचार के साथ ठीक रहता है। रोग का विकास नमी और तापमान से प्रभावित होता है। यह कवक 15–28 डिग्री सेल्सियस के बीच अच्छी तरह से बढ़ता है। हालांकि, इस रोग का विकास ठंड के समय भंडारण में कम तापमान पर भी जारी रहता है। रोगग्रस्त कंद और दूषित मिट्टी इस कवक के प्राथमिक स्रोत के रूप में जाने जाते हैं।

प्रबंधन

- स्वस्थ बीज, विश्वस्त स्रोत से प्राप्त कर ही इस्तेमाल करें।
- प्रभावित खेतों में गर्मियों में ग्रीष्मकालीन गहरी जुताई करें।
- बीज कन्दों को बेनोमाइल के 1200 पीपीएम (एक लीटर पानी में 1.2 ग्राम बेनोमाइल को घोल कर) घोल से उपचारित करें और बीजाई से पहले कन्दों को 24–48 घंटों के लिए छाया में सुखाएं।
- खुदाई के 10–15 दिन पहले सिंचाई बन्द कर दें और तनों की कटाई करें।
- कन्दों को खुदाई, रखरखाव व भण्डारण के दौरान चोट व क्षति से बचाएं।
- खुदाई के पश्चात् बीज आलुओं को शीत भण्डार में रखने से पूर्व 3 प्रतिशत बोरिक एसिड (30 ग्राम प्रति लीटर पानी 20–30 मिनट तक घोल में डुबो कर या घोल का छिड़काव करके) से उपचारित करें।

5. स्कलेरोशियम मुरझान

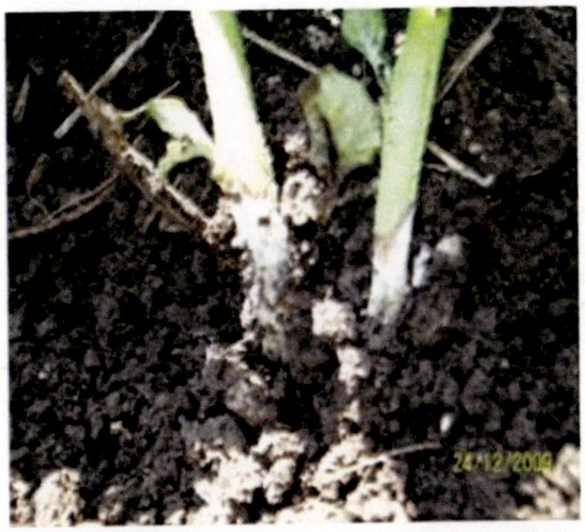

स्कलेरोसियम मुरझान रोग से प्रभावित पौधा

लक्षण : शुरुआत में इस रोग से प्रभावित पौधे के तने के निचले हिस्से या मिट्टी की सतह के बिल्कुल नीचे एक नम सड़न दिखाई देती है। यह बाद मे तने के निचले और ऊपर के हिस्से में बढ कर पूरे पौधे पर दिखाई देती है। इसके अधिक संक्रमण से पूरा पौधा पीला होकर सूख जाता है। पौधों के तने मिट्टी की सतह के निचले हिस्सों पर फफूँद द्वारा संक्रमित होकर मुरझा जाते हैं और पत्तियाँ पीली हो जाती हैं। क्षत या चोट जैसे निशान डण्ठलों के ऊपरी या निचले हिस्सों पर पैदा होते हैं और जीवित ऊतकों को मार देते हैं। रोगी पौधों की भूस्तारियों या वातरन्ध्रों द्वारा कन्द संक्रमित हो जाते हैं। लम्बे समय तक संक्रमित पौधों के निचली हिस्सों पर भूरे–सफेद रंग की दृढ़पटलियों की मालाएं आसानी से देखी जा सकती है।

रोगजनक : यह रोग *स्क्लेरोशियम रोल्फसाई* नामक कवक के द्वारा होता है।

रोगचक्र एवं अनुकूल वातावरण: *स्क्लेरोशियम रोल्फसाई* मिट्टी में सर्दियों के समय पौधों के अवशेष, खरपतवार एवं वैकल्पिक परपोषी के ऊपर स्क्लेरोशिया के रूप में जीवित रहता है। स्क्लेरोशिया, कवकों को लम्बी अवधि तक जीवित रखती हैं। खेतों में रोग का फैलाव कवकीय बढ़वार या कवकजाल के टुकड़ों और दृढ़पटलियों द्वारा होता है। स्क्लेरोशिया के फूटने या उगने एवं कवकजालों की वृद्धि के लिये 28–30 डिग्री सेल्सियस तापमान और उच्च सापेक्षिक आर्द्रता अनुकूल होती है। इस कवक के 500 पौधे परपोषी के रूप में जाने जाते हैं और यह पौधों के भूमिगत भागों पर पाया जाता है। मिट्टी और संक्रमित कंद, दोनों इनोकुलम के प्राथमिक स्रोत के रूप में काम करते हैं। यह कवक पोधों के सूखे एवं मृत ऊत्तकों पर विपरीत परिस्थितियो में जीवित रह सकता है। रोगजनक संक्रमित बीज कंद के माध्यम से और रोगजनक ग्रस्त मिट्टी से आगे फैलता रहता है। लगभग 28–32 डिग्री सेल्सियस तापमान कवक के विकास और संक्रमण के लिए उचित रहता है।

प्रबंधन

- स्वस्थ बीज, विश्वस्त स्रोत से प्राप्त कर ही इस्तेमाल करें।
- प्रभावित खेतों में गर्मियों में ग्रीष्मकालीन गहरी जुताई करें।
- आलू फसल के पश्चात् मक्का एवं चरी का फसल चक्र अपनाएं।
- रोगग्रसित खेत में गोबर की खाद 10 टन प्रति हैक्टर और नीम की खली 300 कि.ग्रा. प्रति हैक्टर की दर से बीजाई से 15 दिन पहले डालें। इसके अलावा क्षेत्र विशेष के लिए संस्तुत अन्य उर्वरक/खादों की मात्रा डालें।

6. काली गलन

काली गलन उष्णकटिबंधीय एवं उपोष्णकटिबंधीय देशों में आलू उगाने वाले सभी क्षेत्रों में पाया जाता है। यह रोग आलू के अलावा अन्य कई महत्वपूर्ण सब्जियों को भी नुकसान पहुँचाता है।

लक्षण: रोगजनक खड़ी फसल और भंडारण के दौरान आलू के पौधों एवं कंद को प्रभावित करता है। गर्म अवस्थाओं में डण्ठल पीले होकर मुरझा जाते हैं। चोटों, अंखुओं, बड़े वातरन्ध्रों और भूस्तारियों द्वारा कन्द संक्रमित होते हैं। प्रारम्भिक संक्रमण के दौरान छिलकों पर संक्रमण के निशान या लक्षण दिखाई नहीं देते, लेकिन निचले ऊत्तक पानी से भीगे हल्के स्लेटी रंग के हो जाते हैं। गुहिकाएं या मोरियां काले कवक जाल से भर जाती हैं जो बाद में दृढ़पटलियों का रूप या आकार धारण कर लेती हैं।

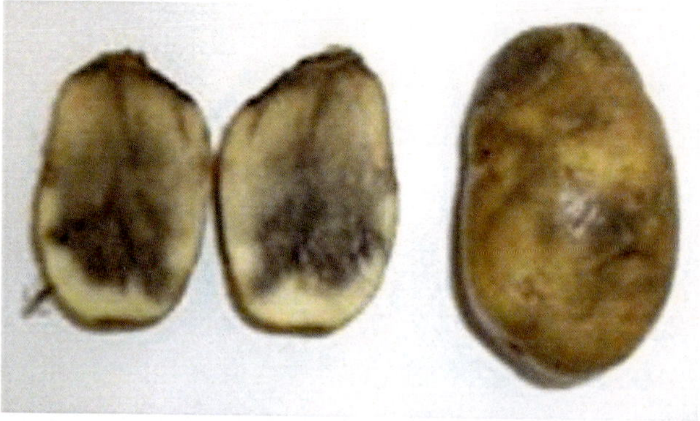

काली गलन रोग से संक्रमित कन्द

रोगजनक : काली गलन रोग *मैक्रोफोमिना फासेओलीना* फफूँद द्वारा उत्पन्न होता है।

रोगचक्र एवं अनुकूल वातावरण: *मैक्रोफोमिना फासेओलीना* मिट्टी में सर्दियों के समय पौधों के अवशेष, खरपतवार एवं वैकल्पिक परपोषी के ऊपर स्क्लेरोशिया के रूप में जीवित रहता है। मिट्टी और संक्रमित कंद दोनों ही इनोकुलम के प्राथमिक स्रोत के रूप में काम करते हैं। कन्दों के संक्रमण के लिये 28–32 डिग्री सेल्सियस या इससे अधिक तापमान अनुकूल होता है। कम तापमान पर कन्दों में सड़न रूक जाती है। कवक का विकास शीत भंडार में रखे कंद में बंद हो जाता है, लेकिन जैसे ही ये कंद शीत भंडार से बाहर लाते हैं, वैसे ही दोबारा शुरू हो जाता है। इस कवक के 284 पौधे परपोषी के रूप में जाने जाते हैं, जिनमें जूट, सनई, मक्का और कई खरपतवार शामिल हैं तथा ये पोधों के भूमिगत भागों पर पाये जाते हैं।

मिट्टी और संक्रमित कंद दोनों इनोकुलम के प्राथमिक स्रोत के रूप में काम करते हैं। यह कवक पौधों के सूखे एवं मृत ऊत्तकों पर विपरीत परिस्थितियों में जीवित रह सकता है। रोगजनक संक्रमित बीज कंद के माध्यम से और रोगजनक ग्रस्त मिट्टी से आगे फैलता रहता है। लगभग 28–32 डिग्री सेल्सियस तापमान कवक के विकास और संक्रमण के लिए उचित रहता है। पौधों का खराब पोषण और घाव काला सड़न रोग को बढ़ावा देते हैं।

प्रबंधन

- स्वस्थ बीज, विश्वस्त स्रोत से प्राप्त कर ही इस्तेमाल करें।
- शीघ्र/मध्यावधि में तैयार होने वाली किस्में उगाएं और फसल की खुदाई मिट्टी के तापमान को 28 डिग्री से. तक पहुँचने से पहले अर्थात फरवरी माह के अन्त में करें।
- खुदाई के पश्चात् बीज आलुओं को भण्डारण करने से पहले बोरिक एसिड के 3 प्रतिशत घोल (30 ग्राम प्रति लीटर पानी) में 20–30 मिनट तक डुबो कर या छिड़काव कर उपचारित करें।
- काली गलन से संक्रमित और खराब कन्दों की छँटाई करें और स्वस्थ कन्दों को शीत भण्डार में भण्डारित करें।

7. मस्सा रोग

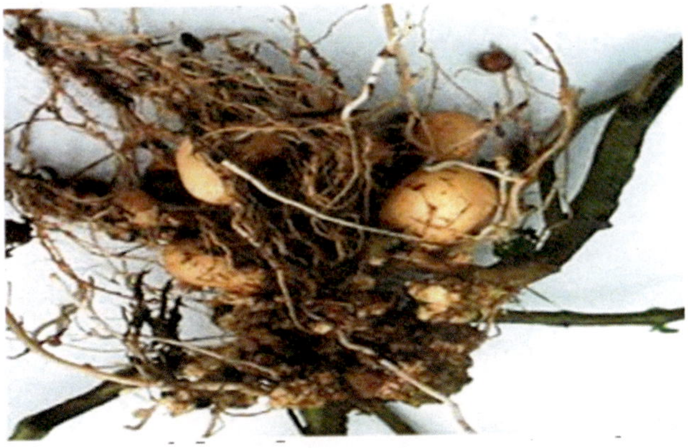

मस्सा रोग से संक्रमित भूस्तारियाँ और तना

लक्षणः रोग कारक कन्दों, भूस्तारियों और तनों के निचले हिस्सों पर गोभी के फूल जैसे मस्से बना देते हैं, लेकिन जड़ों पर मस्से नहीं बनते। मस्से गोलाकार अतिवृद्धि आकार वाले होते हैं, जो कंद की कलियों एवं आंखों पर तनों, भूमिगत तनों, तने के आधार, कंद, स्टोलन, पत्ती या फूलों पर दिखाई देते हैं। ज्यादातर गाल्स भूमिगत सफेद से हल्के गुलाबी रंग की होती हैं, जो समय के साथ–साथ जमीन के ऊपर काला रंग या भूरे हरे रंग की हो जाती हैं। मस्सा रोग से प्रभावित ऊत्तक मुलायम और स्पंजी हो जाते हैं। रोग से प्रभावित कंद सूख कर खराब हो जाते हैं तथा फसल को काफी आर्थिक नुकसान हो जाता है।

रोगजनकः यह रोग *सिनकाइट्रियम इन्डोबोयोटिकम* नामक कवक के द्वारा उत्पन्न होता है।

रोगचक्र एवं अनुकूल वातावरणः रोगजनक आलू कंद पर मस्सा के रूप में रहता है। यह मस्से वाली वृद्धि मिट्टी में प्रचुर मात्रा में बीजाणुधानियाँ छोड़ती है। ये बीजाणुधानियाँ उपयुक्त परपोशी के अभाव में भी दो से तीन दशकों तक मिट्टी में जीवित रह सकती हैं। गीली मिट्टी की दशा में एवं 10–27 डिग्री सेल्सियस तापमान जूस्पोर के निकलने के लिए उपयुक्त होता है। सर्दियों के दौरान बीजाणुधानियाँ मिट्टी में आराम की दशा मे पड़ी रहते हैं तथा फसल के दौरान प्राथमिक संप्रेशण का कार्य करते हैं। आलू इस रोगजनक का एक मुख्य परपोषी है।

संक्रमित बीज कंद, रोगग्रस्त मिट्टी, मशीनरी एवं दूषित मिट्टी को एक स्थान से दूसरे स्थान पर ले जाने वाले साधनों के द्वारा इस रोगजनक का प्रसार होता रहता है। इसकी बीजाणुधानियाँ जानवरों को

संक्रमित आलू के साथ खिलाया गया चारा एवं पाचन के पश्चात पशु के खाद माध्यम से जीवित रह कर रोग को फैलाते रहते हैं। केंचुआ भी इसके प्रसार फैलने के लिए उत्तरदायी पाया गया है। इसकी बीजाणुधानियाँ हवा के द्वारा उड़ी मिट्टी या सतह से पानी के बहने द्वारा रोग को फैलाती है। मस्सा रोग जल निकासी एवं हवादार क्षेत्रों की तुलना में बाढ़ वाले क्षेत्रों में अधिक पाया जाता है। बीजाणुधानियों के अंकुरण एवं जूस्पोर के प्रसार के लिए पानी की आवश्यकता होती है। बीजाणुधानियों एवं जूस्पोर के अंकुरण के लिए अनुकूल तापमान 14 से 24 डिग्री सें. के बीच होता है। रोग के विकास के लिए लगभग 70 सेंमी वार्षिक वर्षा एवं 18 डिग्री सेल्सियस तापमान उपयुक्त पाया गया है।

प्रबंधन

- रोगजनक के गाल्स से मुक्त बीज का प्रयोग रोग प्रबंधन में मदद करता है। स्वस्थ बीज, विश्वस्त स्रोत से प्राप्त कर ही इस्तेमाल करें।
- मक्का या हरी खाद जैसे ढैंचा, मूंग, सनई एवं लोबिया का फसल चक्र अपनाएं।
- प्रभावित खेतों में गर्मियों में ग्रीष्मकालीन एवं शीतकालीन गहरी जुताई करें। रोगग्राही किस्मों के पौधों को खेत से निकाल दें।
- रोगग्रसित कंदों या पौधों को खाद के गड्ढों मे कभी न डालें बल्कि उन्हें जला कर नष्ट कर दें।
- मस्सा प्रतिरोधी किस्मों की खेती जैसे कुफरी आनन्द, कुफरी चिप्सोना–2, कुफरी गिरिराज, कुफरी कंचन, कुफरी ज्योति, कुफरी पुखराज, कुफरी पुष्कर, कुफरी शेरपा, कुफरी सूर्या, कुफरी सतलुज और कुफरी स्वर्णा आदि रोग प्रबंधन में एक महत्वपूर्ण भूमिका निभाती हैं।
- लंबे फसल चक्र (5 वर्ष या अधिक) अपनाएं।

चूर्णीय खुरण्ड (पाउडरी स्कैब रोग)

लक्षण : यह रोग आलू कंद पर थोड़ा बैंगनी भूरे धंसे हुए घावों के रूप में दिखाई देता है जो बाद में स्कैब जैसी पपड़ी बनाता है। पाउडरी स्कैब की पपड़ी गोल, उभरी हुई होती है, जिसमें बहुत से बीजाणुओं का गुच्छा भरा रहता है जो इपीडर्मल परतों से घिरी हुई रहती है। भंडारण में संक्रमित कंद पर सिकुड़ कर सूखे हुए जैसे लक्षण दिखाई देते हैं।

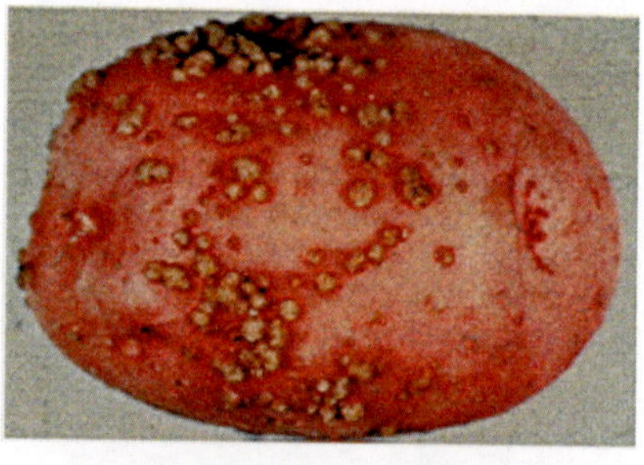

पाउडरी स्कैब रोग से संक्रमित कंद

रोगजनकः *स्पंजोस्पोरा सबटेटेनिया* उपजाति *सबटेरेनिया* नामक कवक से होता है।

रोगचक्र एवं अनुकूल वातावरणः रोगजनक संक्रमित आलू कंद में गठित बीजाणुधानियों के रूप में सर्दियों के समय जीवित रहता है। यह छह साल तक मिट्टी में जीवित रह सकते हैं। रोगजनक के जूस्पोरे जड़, स्टोलन, कंद के द्वारा प्रवेश कर जाते हैं और ऊत्तक के अंदर जूस्पोर की कई पीढ़ियाँ अनुकूल वातावरण के तहत एक ही मौसम में उत्पन्न करते हैं। आलू की फसल के अलावा रोगजनक के कई अन्य परपोशी भी हैं, जैसे तिलहन, चुकंदर, पालक, अफीम एवं बिछुआ।

रोगजनक के ज़ूस्पोरस पौधों को संक्रमित करके ऊत्तक के अंदर की कई पीढ़ियों में अनुकूल वातावरण के तहत एक ही मौसम में उत्पन्न करते हैं और कई वर्षों के लिए जीवित रहते हैं। सर्दियों में लंबी अवधि तक ये प्रकिया चलती रहती है एवं ये बीजाणु कंद एवं मिट्टी में लंबे समय तक जीवित रहते हैं।

प्रबंधन

- इस बीमारी के पिछले इतिहास वाले क्षेत्रों में आलू की बुआई से बचें।
- रोग मुक्त तथा स्वस्थ बीज प्राप्त कर प्रयोग करना चाहिए।
- गैर सोलनेसी कुल की फसलों के साथ फसल चक्र अपनाएं।
- उचित जल निकासी की व्यवस्था रखें।
- आलू की फसल लगाने से पहले धतूरा की फसल लगाकर इस रोग पर कुछ नियंत्रण किया जा सकता है।

7. जीवाणु मुरझान और भूरा गलन

लक्षण: रोग के प्रारम्भिक लक्षणों में दोपहर में पौधों की ऊपरी पत्तियाँ थोड़ी झुकी या मुरझाई हुई दिखाई देती हैं और बाद में पूरा का पूरा पौधा मुरझा कर मर जाता है। कन्दों पर संवहनी गलन या दबे हुए गड्ढेदार क्षत के निशान पड़ते हैं। संवहनी गलन से संक्रमित कन्दों में वलयी ऊतक पानी से भीगे चक्रों या छल्लों की तरह दिखाई देते हैं जो धीरे–धीरे भूरे रंग के हो जाते हैं। ऐसे कन्दों को काट कर 3–5 मिनट तक छोड़ दिया जाए तो छल्लों पर बैक्टीरिया के पुंज गंदे व सफेद रंग के श्लेष्माओं के रूप में दिखाई देते हैं। कन्द संक्रमण की प्रारंभिक अवस्था में बैक्टीरिया के पुंज कन्दों की अंखुओं से मृदु पंक की तरह निकलता हुआ दिखाई देता है।

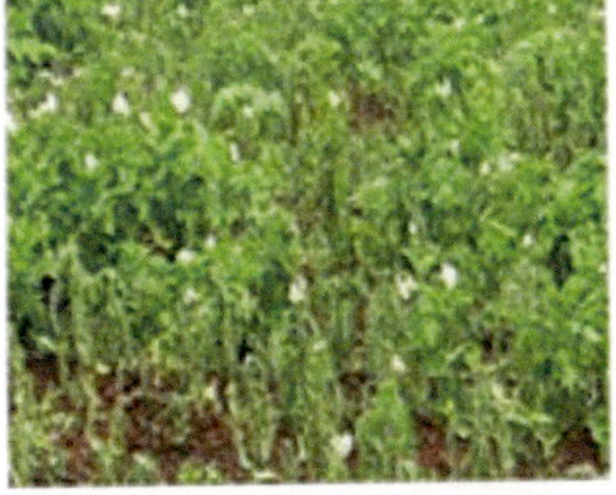

जीवाणु मुरझान के कारण खेत में पौधे की मुरझाई हुई पत्तियाँ

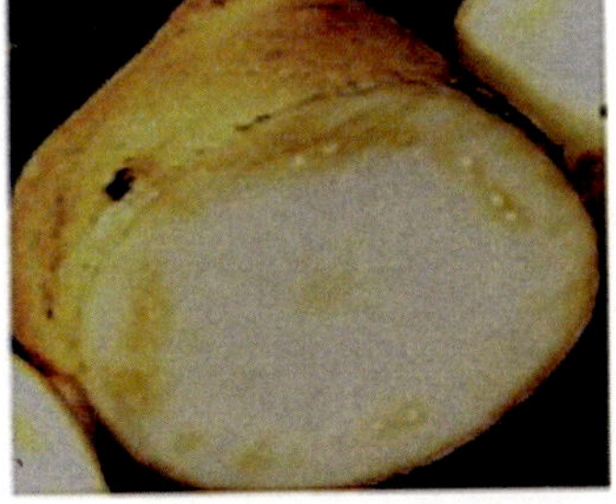

जीवाणु मुरझान से संक्रमित कन्दों में बैक्टीरिया के पुंज

रोगजनक : यह रोग *राल्स्टोनिया सोलेनेसिएरम* नामक जीवाणु से होता है।

रोगचक्र एवं अनुकूल वातावरण: संक्रमित कंद, पौधों के अवशेष एवं रोगग्रस्त मिट्टी रोग को फैलाने के प्रमुख स्रोत हैं। इसके अतिरिक्त मध्यम ऊंचाई वाले पहाड़ी इलाकों के जलवायु में खुदाई के दौरान

खेत में बचे हुए ग्रसित कंद सड़ते नहीं और आगामी फसल काल में यह आलू स्वयं ही उग कर नई फसल को रोग ग्रस्त कर देते हैं। जीवाणु मुरझान के रोगाणु आलू या अन्य परपोषी फसलों के न होने पर खरपतवार या रोगी पौधों की जड़ों एवं ठूंठो पर लंबे समय तक पनपते रहते हैं।

रोग संचारण के दो स्रोत हैं– मिट्टी और सक्रंमित कन्द। इस रोगजनक के जीवाणु संक्रमित बीज कंद के माध्यम से और मिट्टी में बचे फसल अवशेषों में जीवित रहते हैं। लक्षण–रहित पौधों में भी इसके जीवाणु रह सकते हैं एवं उनके कंदो के माध्यम से रोग संचारण हो सकता है। मिट्टी की उच्च नमी, तापमान, ऑक्सीजन की कमी और मिट्टी के प्रकार रोगजनक के अस्तित्व को प्रभावित करते हैं। धीरे–धीरे परपोषी पौधों एवं उनके अवशेषों से रहित मिट्टी में रोगजनक की तादाद में गिरावट आ जाती है। एक से दूसरे क्षेत्र में रोगजनक का संचारण संक्रमित बीज कंद, सिंचाई के लिए पानी और कृषि औजार के माध्यम से होता है। वैकल्पिक परपोषी, विशेष रूप से संक्रमित खरपतवार प्रजातियाँ एक प्रमुख भूमिका निभाने के लिए जाने जाते हैं। रोगजनक घाव के माध्यम से स्वस्थ पौधों की जड़ों को संक्रमित करते हैं। आलू की जड़ें और कंद को प्रभावित करने वाले सूत्रकृमि इस रोग की संभावनाओं में वृद्धि करते हैं। लगभग 15 डिग्री सें. से नीचे और 35 डिग्री सें. से ऊपर मिट्टी का तापमान रोग के विकास के अनुकूल नहीं होता है। मुरझान रोग के विकास के लिए 28–30 डिग्री से. तापमान अधिक अनुकूल होता है।

प्रबंधन

- जीवाणु मुरझान संभावित क्षेत्रों से बीज प्राप्त न करें।
- रोगमुक्त रोपण सामग्री का प्रयोग बीमारी को नियंत्रित करने के लिए सबसे कारगर साधन है।
- उत्तर–पश्चिमी मैदानी तथा समुद्र तल से 2200 मीटर ऊंचे उत्तर भारत के पहाड़ी इलाकों से बीज आलू लेकर प्रयोग करना उचित व सुरक्षित होता है।
- गैरपोषी फसलों जैसे रागी, मक्की, चरी, गेहूं, बन्दगोभी, फूलगोभी, प्याज, लहसुन और बाजरा इत्यादि के साथ 2–3 वर्षीय फसल चक्र अपनाएं।
- जहाँ तक संभव हो साबुत कंद बीज का प्रयोग करें, क्योंकि कंद काट कर लगाने से स्वस्थ बीज कंदों से भी रोगकारक फैल सकते हैं।
- प्रभावित खेतों में ग्रीष्मकालीन/शीतकालीन गहरी जुताई करें।
- बीजाई के समय 12 कि.ग्रा./प्रति हैक्टर की दर से ब्लीचिंग पाउडर उर्वरकों के साथ मिला कर कूंडों में डाल दें।
- मिट्टी चढ़ाने का कार्य बीजाई के समय कर दें। फसल बढ़वार के समय मिट्टी चढ़ाने का कार्य न करें। ऐसा करने से जड़ों को चोट लग सकती है। खेत को सोलेनेसी परिवार के खरपतवारों से मुक्त रखें।
- खुदाई से पहले जिन पौधों पर मुरझान के लक्षण दिखाई दें, उन्हें जड़ सहित उखाड़ कर नष्ट कर दें। खुदाई के बाद भण्डारण से पहले उत्पाद में से संक्रमित कन्दों को छाँट कर अलग कर नष्ट कर दें।

10. साधारण खुरण्ड

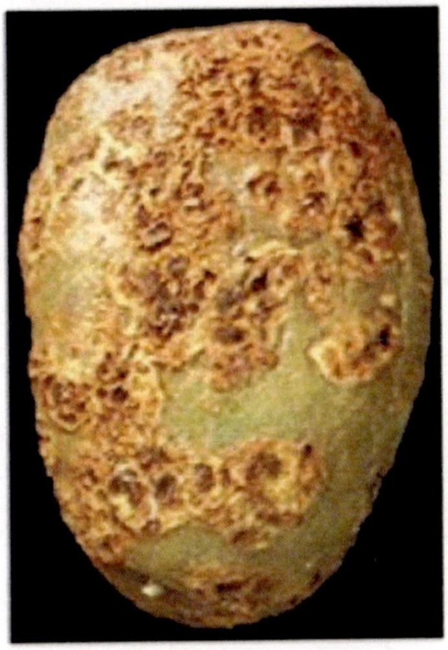

कंद पर साधारण खुरण्ड

लक्षण : इस रोग से पैदावार में कमी नहीं होती लेकिन कन्दों का आकार विकृत हो जाता है जिससे उत्पाद का बाजार मूल्य कम हो जाता है। इस रोग के लक्षणों में कन्दों के छिलकों पर छीलन या खुरचने के (गेरूआ रंग के) निशान दिखाई देते हैं, वातरन्ध्रों के आसपास तारों की तरह या टेढ़े–मेढ़े आकार के कार्क जैसी क्षत होती है। वातरन्ध्रों के आसपास संकेन्द्रित कार्क जैसे छल्ले बने होते हैं। सख्त या कठोर कार्की उत्तको के आसपास 3–4 मिली मीटर गहरे गड्ढे बने होते हैं या खुरदरी कार्की स्फोट बने होते हैं। रोग का संक्रमण अधिक होने से जड़ों एवं भूस्तारियों पर गहरे रंग के क्षत के निशान विकसित हो जाते हैं।

रोगजनकः यह रोग *स्ट्रेप्टोमाइसिन* नामक जीवाणु के जातियों द्वारा उत्पन्न होता है।

रोगचक्र एवं अनुकूल वातावरणः *स्ट्रैप्टोमाइसिन* जातियों के लिए रोग उत्पन्न करने के लिए कंद बनने की अवस्था सबसे अधिक सुग्राही होती है। रोग कारक कन्दों की चोट या क्षत अथवा मिट्टी में जीवित रहते हैं। खेत अवस्था में रोग कारक छोटे कन्दों को वातरन्ध्रों द्वारा संक्रमित करते हैं। सूखी मिट्टी में संक्रमण अधिक होता है, जबकि अधिक नमी युक्त मिट्टियाँ संक्रमण रोकती हैं। रोग संक्रमित कन्द बीज के लिए इस्तेमाल करने के लिए उपयुक्त नहीं होते। रोग का प्रवेश अपरिपक्व लेंटीसेल्स के माध्यम से नये कंद को संक्रमित करके होता है।

स्ट्रैप्टोमाइसिन का प्रसार बीज और मिट्टी दोनों से होता है। रोगजनक आलू के अवशेषों एवं मिट्टी में कई वर्षों तक जीवित रह सकते हैं। मिट्टी की दशा रोगजनक को अधिक प्रभावित करती है। पी–एच मान 5.2–8.0 के बीच या अधिक 20–30 डिग्री सेल्सियस तापमान और मिट्टी में कम नमी रोग को फैलाने मे सहायता करते हैं। मिट्टी का पीएच साधारण खुरण्ड रोग के पूर्वानुमान के लिए सबसे विश्वसनीय पैरामीटर है।

प्रबंधन

- सदैव रोग मुक्त स्वस्थ बीज का ही प्रयोग करें।
- गैर–पोशी फसलों जैसे रागी, मक्की, चरी, गेंहू, बन्दगोभी, फूलगोभी, प्याज, लहसुन और बाजरा इत्यादि के साथ 2–3 वर्षीय फसल चक्र अपनाएं।
- प्रभावित खेतों में ग्रीष्मकालीन गहरी जुताई करें।
- मौसम की शुरूआत में पलवार एवं लगातार सिंचाई की साधारण खुरण्ड के नियंत्रण के लिए सिफारिश की जाती है।

- कन्दीकरण की प्रारम्भिक और बढ़वार अवस्था के दौरान बारम्बार सिंचाई करके नमी बनाए रखें।
- खुदाई के बाद जिन कन्दों को आगामी फसल उगाने हेतु बीजाई के लिए इस्तेमाल करना है, उन्हें भण्डारण से पहले 3 प्रतिशत बोरिक एसिड (30 ग्राम प्रति लीटर पानी) के घोल में 20–30 मिनट तक उपचारित करें। कंदों को उपचारित करने के बाद छाया में अवश्य सुखाएं।

11. मृदु गलन रोग

लक्षण: रोग की शुरुआत में कंदों के वातरंध्रों के आसपास या भूस्तारी को कंद से जोड़ने वाले ऊत्तक जल से तर होकर नरम पड़ जाते हैं। कम आर्द्रता की स्थिति में कंद का गला हुआ भाग सूखकर धंस जाता है, जबकि उच्च आर्द्रता में क्षत भाग भीगे हुए धब्बे की तरह फैल जाते हैं। मृदु गलन रोग की विकसित अवस्था में कंदों पर अन्य रोगाणु भी हमला करते हैं। क्षत उत्तकों से बदबूदार भूरा चिपचिपा पदार्थ निकलता है। प्रभावित कंदों का छिलका ऊपर से अक्षत दिखता हैं और कई बार रोगी कंद में गैस बनने से फूल जाते हैं।

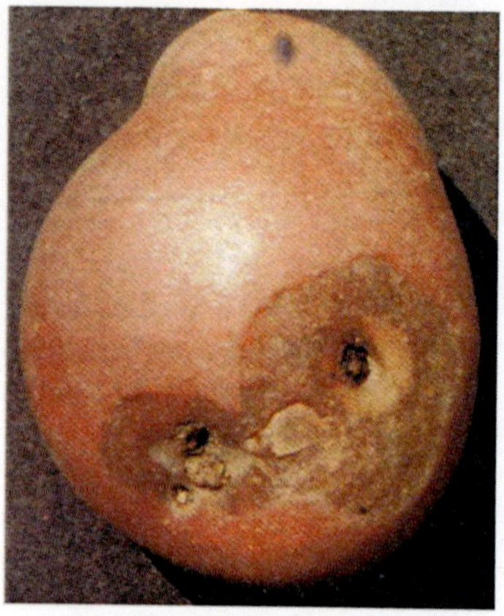
मृदु गलन से प्रभावित आलू

रोगजनक: यह रोग *पेक्टोबैक्टरियम कैटोटोवोरम* उपजाति *एट्रोसेप्टिकम* नामक जीवाणु द्वारा उत्पन्न होता है।

रोगचक्र एवं अनुकूल वातावरण: मृदु गलन रोग पैदा करने वाले बैक्टीरिया लेंटीसेल्स, घाव एवं आलू कंद की सतह में मौजूद रहते हैं। बीज, काटने के दौरान और भंडारणों में रखने के समय स्वस्थ कंद में रोग को फैलाते हैं। ये बैक्टीरिया कंद में बिना किसी लक्षण के जीवित रह सकते हैं। संक्रमित बीज का कंद बीज के रूप में उपयोग करने से ये बैक्टीरिया संवहनी ऊत्तकों में प्रवेश करके अनुकूल परिस्थितियों में रोग का विकास करते हैं।

मिट्टी में इस बैक्टीरिया का जीवन निर्वाह एक सप्ताह से लेकर छह महीने तक के लिए हो सकता है और यह मिट्टी की नमी, तापमान और पीएच जैसी पर्यावरण की स्थिति पर निर्भर करता है। रोगकारक सिंचाई के पानी, कीड़े, बारिश या कृषि यंत्र के माध्यम से आलू के खेतों में फैलते हैं। भंडारण के दौरान और ग्रेडिंग के समय स्वस्थ कंद को बैक्टीरिया आसानी से रोगग्रस्त कर देता है। अधिक नमी से अ–वायुजीवी अवस्था, उच्च तापमान, आवश्यकता से अधिक नाइट्रोजन का प्रयोग, क्षत/चोटिल कंदों तथा भंडारों में हवा का उचित प्रबंध न होने से भी मृदु गलन रोग फैलता है। बैक्टीरिया से सड़न के कारण आमतौर पर अमोनिया की तरह, ट्राईमेथिलअमीन और सल्फाइड के रूप में कुछ अस्थिर यौगिकों का उत्पादन होता है। ऐसे अस्थिर यौगिकों का प्रयोग प्रारंभिक चरण में बीमारी का पता लगाने के लिए किया जा सकता है।

प्रबंधन

- गैर–पोषी फसलों जैसे रागी, मक्की, चरी, गेहूं, बन्दगोभी, फूलगोभी, प्याज, लहसुन और बाजरा आदि के साथ 2–3 वर्षीय फसल चक्र अपनाएं।

- प्रभावित खेतों में ग्रीष्मकालीन गहरी जुताई करें।
- आवश्यकता पड़ने पर ही फसल की सिंचाई करें। सिंचाई आवश्यकता से कम या ज्यादा न करें।
- पानी निकासी की उचित व्यवस्था करें ताकि पानी खेत में खड़ा न हो।
- कन्दों का छिलका पूरी तरह पकने या कड़ा होने के पश्चात् ही फसल की खुदाई करें तथा खुदाई करते समय कन्दों को चोट से बचाएं।
- खुदाई के पश्चात् बीजाई के लिए रखे जाने वाले कन्दों को शीत भण्डारों में भण्डारण से पूर्व 3 प्रतिशत बोरिक एसिड (30 ग्राम प्रति लीटर पानी) के घोल का छिड़काव करके या घोल में डुबो कर 20–30 मिनट तक उपचारित करें।
- खुदाई के पश्चात् भण्डारण से पहले उत्पाद में से संक्रमित कन्दों को छाँट कर अलग कर लें और उन्हें या तो जला दें या गहराई में दबा दें।
- खेत में छूट गए कन्दों को एकत्रित करें और संक्रमित कन्दों को नष्ट कर दें।

12. पत्ती मुड़न

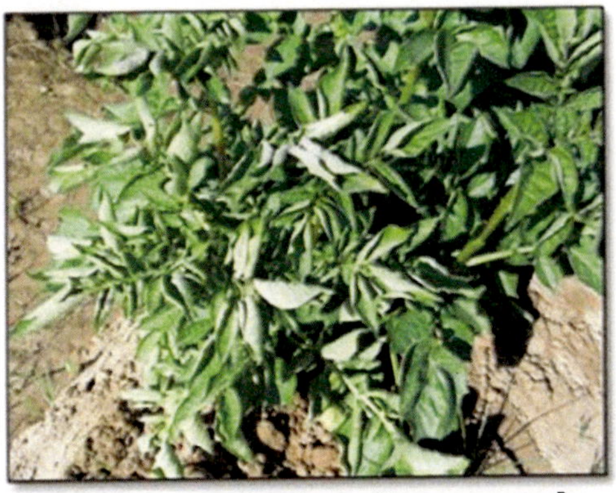

पत्ती मुड़न वाइरस रोग से प्रभावित आलू का पौधा

लक्षण : आलू के पत्ती मुड़न विषाणु (वायरस) रोग के लक्षण पौधों में ग्रसन की प्राथमिक या द्वितीय अवस्था तथा आलू की किस्म पर निर्भर करते हैं। प्राथमिक ग्रसन के लक्षण फसल के दौरान विकसित हो जाते हैं जिससे आलू की कुछ किस्मों के पौधों की ऊपरी पत्तियाँ धीरे–धीरे मुड़नी शुरू हो जाती हैं, जो बाद में हल्की पीली पड़ जाती हैं। जबकि आलू की कुछ किस्मों की ऊपरी पत्तियों के किनारे भी लाल या बैंगनी हो जाते है। द्वितीयक संक्रमण के लक्षण केवल पिछले फसल काल में विषाणु ग्रसित पौधों के कंदों से उगाई गई फसल में दिखाई पड़ते हैं और पुरानी पत्तियों पर अधिक स्पष्ट होते हैं। इनके लक्षण ऊपरी नई पतियों पर या तो होते ही नहीं और यदि होते हैं तो अस्पष्ट होते हैं। ग्रसित पौधों की पत्तियाँ चमड़े की तरह कड़ी हो जाती हैं और पौधे बौने रह जाते हैं।

रोगजनक : यह रोग पत्ती मुड़न विषाणु के द्वारा उत्पन्न होता है।

रोगचक्र एवं अनुकूल वातावरणः पत्ती मुड़न वायरस रोग कंदों तथा माहू द्वारा फैलता है। इनका प्राथमिक संक्रमण प्रायः वायरस वाहक माहू द्वारा आसपास के खेतों से या खेत में ही ग्रसित आलू कंदों से स्वयं पैदा हुए रोगी पौधों से पनपता है। इसलिए संक्रमित बीज कन्दों से संक्रमित पौधे पैदा होंगे, जिससे पैदावार कम होगी। यदि संक्रमित बीज कन्दों से बार–बार फसल उगाई जाए तो किस्म का बीज विकारी हो जाता है।

13. पोटैटो वायरस एक्स

लक्षण: इस रोग में सामान्यतः लक्षण दिखाई नहीं देते। इससे पत्तियों में हरिमाहीनता, मोजाइक के साथ आकार छोटा रह जाता है। पी वी एक्स विषाणु पीवीवाई और पीवीए के साथ मिला कर क्रिया करके तीव्र मोजाइक के लक्षण उत्पन्न करता है। इससे पैदावार में 10–20 प्रतिशत कमी होती है।

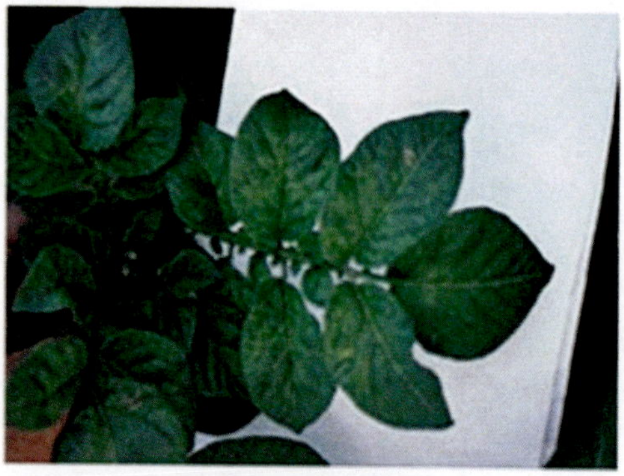

पोटैटो विषाणु एक्स

रोगचक्र: संचरण मुख्यतः मशीनों द्वारा होता है। यत्रों या मशीनों द्वारा कृषि क्रियाएं करते समय मशीनों को खेतों में ले जाते समय मशीनों द्वारा चिपके विषाणु पौधों में चिपक जाते हैं।

14. पोटैटो वाइरस वाई

लक्षण : पी वी वाई से सामान्य मोजाइक होता है। पी वी वाई$^{सी}$ से बिन्दु धारियाँ बनती हैं। पी वी वाई^{एन} से पत्तियों का क्षय होता है। सामान्य और ऊतकक्षयी प्रभेदों द्वारा पी वी वाई^{एन} और पी वी वाई$^{एनटीएन}$ नामक संकर प्रभेद पैदा होते हैं। पी वी वाई$^{एनटीएन}$ प्रभेद से कन्द क्षय सहित तीव्र लक्षण होते हैं। प्राथमिक संक्रमण की अपेक्षा द्वितीय संक्रमण अधिक तीव्र होते हैं। पी वी वाई प्रभेद पी वी वाई और पी वी ए के साथ पारस्परिक क्रिया करके पैदावार में बहुत अधिक नुकसान पहुँचाते हैं। इससे पैदावार में 10–80 प्रतिशत तक नुकसान हो सकता है।

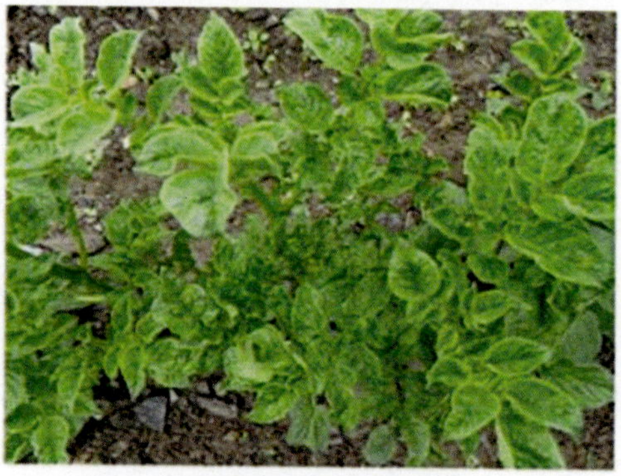

पोटैटो विषाणु वाई

रोगचक्र: रोग कंदों तथा माहू (*माइजस परसीकी*) द्वारा फैलता है। इनका प्राथमिक संक्रमण प्रायः वाइरस वाहक माहू द्वारा आसपास के खेतों से या खेत में ही ग्रसित आलू कंदों से स्वयं पैदा हुए रोगी पौधों से पनपता है। माहू अल्पावधि के लिए विशाक्त रहता है।

15. पोटैटो वाइरस ए

लक्षण: यह मोजाइक हल्का और क्षयभंगुर होता है, जो शिरा रहित धब्बों के रूप में प्रकट होता है। द्वितीयक संक्रमण में इसके लक्षण अधिक स्पष्ट होते हैं। यदि पी वी वाई के साथ या पी वी एक्स के साथ मिश्रित संक्रमण हो तो लक्षण तीव्र होते हैं। पैदावार में 15 प्रतिशत तक नुकसान होता है।

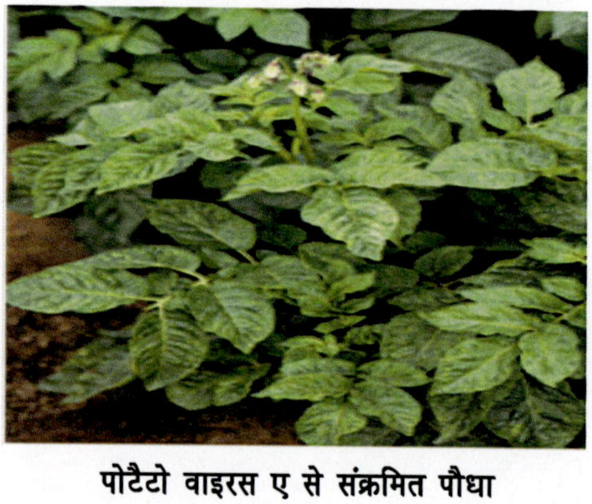

पोटैटो वाइरस ए से संक्रमित पौधा

रोगचक्र: रोग कंदों तथा माहू द्वारा फैलता है। इनका प्राथमिक संक्रमण प्रायः वाइरस वाहक माहू द्वारा आसपास के खेतों से या खेत में ही ग्रसित आलू कंदों से स्वयं पैदा हुए रोगी पौधों से पनपता है। माहू अल्पावधि के लिए विषाक्त रहता है।

16. पोटैटो वाइरस एस

लक्षण: इससे पर्णक हल्के या कम होते हैं, पत्तियों की ऊपरी तरफ शिराएं गहरी हो जाती हैं, पत्ती के आकार में कमी या पत्तियों का आकार छोटा रह जाता है एवं पत्तियों पर भूरे और ऊतकक्षयी धब्बे पड़ जाते हैं। इससे पैदावार में 10–40 प्रतिशत तक कमी होती है।

रोगचक्र: रोग कंदों तथा माहू द्वारा फैलता है। इनका प्राथमिक संक्रमण प्रायः वाइरस वाहक माहू द्वारा आसपास के खेतों से या खेत में ही ग्रसित आलू कंदों से स्वंय पैदा हुए रोगी पौधों से पनपता है। माहू अल्पावधि के लिए विषाक्त रहता है।

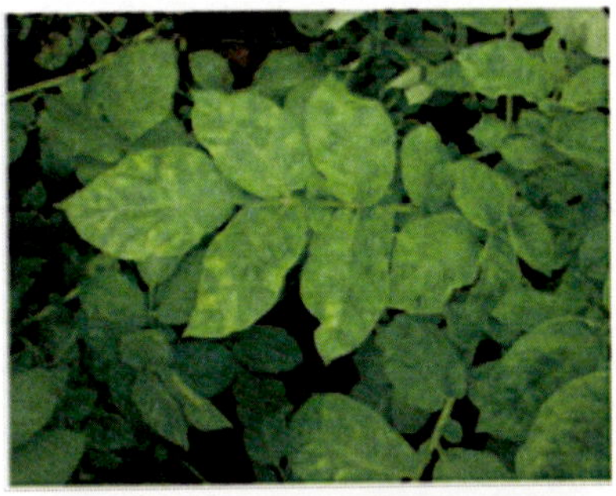

पोटैटो वाइरस एस से प्रभावित पत्तियाँ

17. पोटैटो वाइरस एम

लक्षण : कुछ किस्मों में पी वी एम के लक्षण दिखाई नहीं देते या अप्रकट होते हैं। लहरदार पर्णकों के किनारे सहित पत्तियों में मुड़न, हरिमाहीनता, क्रिकंल और विकार आ जाता है। इससे पैदावार में 10–20 प्रतिशत तक कमी होती है।

रोगचक्र : रोग कंदों तथा माहू द्वारा फैलता है। इनका प्राथमिक संक्रमण प्रायः वाइरस वाहक माहू द्वारा आसपास के खेतों से या खेत में ही ग्रसित आलू कंदों से स्वयं पैदा हुए रोगी पौधों से पनपता है। माहू अल्पावधि के लिए विषाक्त रहता है।

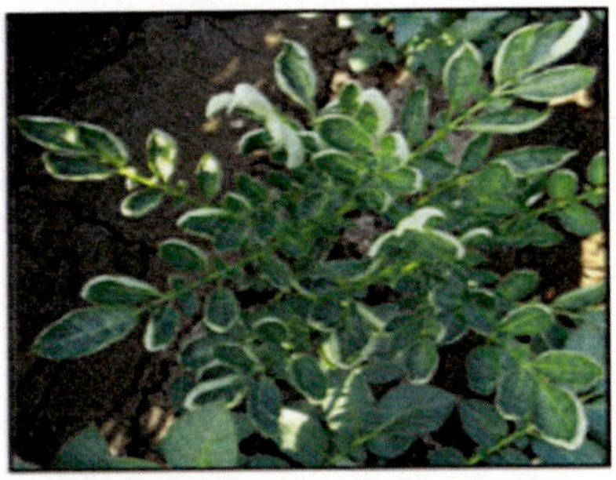

पोटैटो वाइरस एम से संक्रमित पौधा

18. मोजाइक (संयुक्त वाइरल संक्रमण)

विश्व में वायरसों का संयुक्त संक्रमण सामान्य रूप से होता रहता है। भारत में महत्वपूर्ण विषाणु संक्रमणों में वायरस एक्स, एस,वाई और एम हैं। यद्यपि पी वी एस का संक्रमण विश्व भर में होता है, लेकिन इसका मोजाइक फैलाने की भूमिका में कोई विशेष योगदान नहीं होता। अन्य विषाणुओं के साथ मिल कर पीवीए द्वारा अन्तःशिराएं और अन्तः हरिमाहीनता, चितकबमयन और कई किस्मों की पत्तियों में हल्की सिलवटें पैदा कर देते हैं। पी वी एक्स और पी वी ए के संयुक्त संक्रमण से पत्तियों के लहरदार किनारों पर सिलवटों सहित धब्बे दिखाई देते हैं, पौधों की बढ़वार रूक जाती है, पत्तियों पर चितकबरे धब्बे पड़ जाते हैं और पर्णकों पर धारियाँ पड़ जाती हैं।

पीवीएक्स और पीवीवाई के संयुक्त प्रभाव से झुर्रीदार लक्षण दिखाई देते हैं। वैसे तो झुर्रीदार लक्षणों के प्राथमिक स्रोत पीवीवाई है, लेकिन जब पीवीवाई के साथ पीवीएक्स का प्रभाव भी पड़ता है तो असर अधिक हो जाता है जिसकी वजह से पौधों की बढ़वार रूक जाती है या अवरूद्ध हो जाती है और पत्तियाँ झुक जाती हैं या निचली पत्तियों की शिराओं में क्षय और ऊपरी पत्तियों में तीव्र मोजाइक हो जाता है।

पीवीएक्स, एस+एम या पीवीएक्स, ए+वाई+एम जैसे वायरसों के संयुक्त रूप से गुलाबवत या गुच्छा रोग (जिसे रोज़ेट कहा जाता है) होता है। इनके संक्रमण द्वारा पौधों की बढ़वार रूकने से पौधे कम विकसित होते हैं। पर्णक ऊपर की तरफ मुड़ते हुए खुरदरे हो जाते हैं और अन्ततः पौधों से छोटे आकार के कन्द पैदा होते हैं और वह भी कम मात्रा में होते हैं।

19. आलू का डण्ठल क्षय

लक्षण : रोग के लक्षणों में पत्तियों और डण्ठलों पर ऊतक क्षयी और हरिमाहीनता धब्बों सहित शिराओं का क्षय, पत्तियों का मुरझाना या लटकना, प्रभावित डण्ठलों में वलयी छल्ले और डण्ठलों में दरारें बनती हैं। टोस्पोवायरस के बारे यह माना जाता है कि यह थ्रिप्स या काष्ठकीट द्वारा स्थायी रूप से संचरित होता है।

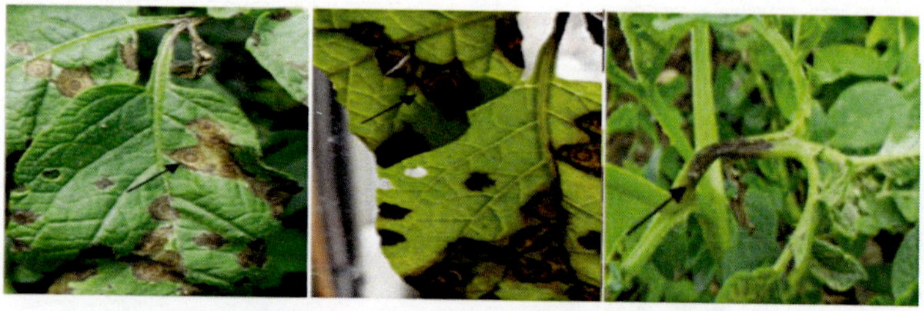

डण्ठल क्षय रोग से संक्रमित पत्तियाँ और डण्ठल

रोगचक्रः काष्ठकीट वायरस को शिशु कीट के रूप में प्राप्त करता है और पूरे जीवन काल में इसे संचरित करता है। थ्रिप्स पालमी प्रमुख प्रजाति है और शायद टोस्पोवायरस की सबसे अधिक कुशल वाहक है और रोग फैलाने एवं तीव्रता लाने वाले थ्रिप्स सक्रियता के लिए सितम्बर व अक्टूबर के दौरान उच्च 30–35 डिग्री सेल्सियस तापमान और शुष्क मौसम बहुत ही अनुकूल होता है। कुफरी सतलुज, कुफरी आनन्द, कुफरी बादशाह और कुफरी जवाहर नामक आलू की किस्मों पर डण्ठल रोग का प्रभाव कम पड़ता है।

20. आलू की शीर्ष पत्ती मुड़न विषाणु

लक्षणः प्रभावित पौधों की ऊपरी पत्तियां टेढी–मेढ़ी, कर्लिंग तथा एक साफ मोजाइक लक्षण लिए हुए दिखाई देती हैं। बाद मे धीरे–धीरे पूरा पौधा कुरूप एवं छोटा दिखाई देता है तथा यह लक्षण आसानी से पहचाना जा सकता है। कभी–कभी इस तरह के लक्षण इतने गंभीर होते हैं कि पत्ते ऐसे दिखाई देते है कि जैसे आलू वायरस एम की वजह से रोलिंग होती है।

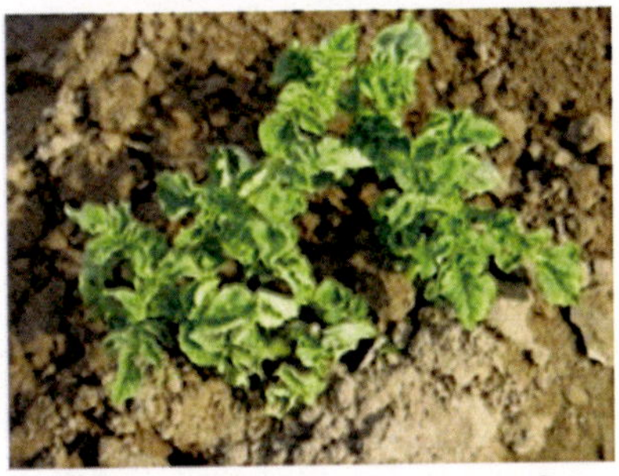

शीर्ष पत्ती मुड़न वायरस से संक्रमित पौधा

रोग चक्र : आलू की फसल में शीर्ष पत्ती मुड़न रोग बहुत चक्रीय रोग है। यह सफेद मक्खी से तीव्रता से फैलता है। सफेद मक्खी बड़ी तेजी से उड़ती है और जहाँ से भोजन प्राप्त करती है, वहाँ पर प्राथमिक और द्वितीयक संक्रमण तीव्रता से एक ही फसल मौसम में कर देती है। कन्द जनित रोग होने के कारण इसका प्रभाव कई अन्य राज्यों में भी देखा गया है। इस रोग से सुग्राही किस्मों की अगेती फसल की पैदावार में 30–40 प्रतिशत तक नुकसान हो जाता है। इस रोग का प्रभाव वर्ष दर वर्ष उगाई गई किस्म, जलवायु, रोग वाहकों की संख्या एवं क्षेत्र विशेष में फसल उगाने की विधियों के अनुसार अलग–अलग पड़ता है। सफेद मक्खी बहुभक्षी है और भारत में यह पौधों की 500 से अधिक प्रजातियों को खाकर जीवित रहती है। कुफरी बहार किस्म आलू के शीर्ष पत्ती मुड़न विषाणु के लिये सहनशील है।

प्रबंधन

आलू के सभी विषाणुओं की रोकथाम के लिए हमेशा रोग मुक्त बीज किसी विश्वसनीय स्रोत से प्राप्त कर ही बीजाई करें। आलू की बीजाई हमेशा सफेद मक्खी एवं माहू मुक्त अवधि के दौरान ही करनी चाहिए तथा खेत को खरपतवारों से मुक्त रखें। बीजाई से पहले बीज कन्दों को एमिडाक्लोप्रिड 4 मि. ली. प्रति 10 लीटर के घोल में उपचारित करें। मिट्टी चढ़ाते समय पौधों की सतह के पास 15 किलोग्राम प्रति हेक्टेयर की दर से फोरेट 10 जी डालें तथा पौधों के निकलने के समय एवं 30 दिन की खड़ी फसल में 3 मि. ली. एमिडाक्लोप्रिड प्रति 10 लीटर के हिसाब से छिड़काव करें। पचास दिन की खड़ी फसल में दूसरे एकान्तर कीटनाशक जैसे थाईमेथॉक्साम 25 डब्लू. जी. 0.05 प्रतिशत के हिसाब से छिड़काव करें। कम से कम 30, 50 एवं 70 दिनों की फसल में रोगी एवं बेमेल पौधों को कन्द जड़ सहित उखाड़ें और नष्ट कर दें। सत्तर दिन की खड़ी फसल में डाईमेथोएट 30 ई. सी. 1ली. प्रति हैक्टर के हिसाब से छिड़काव करें। माहू संख्या प्रति 100 संयुक्त पत्तियों पर 20 तक पहुंचने से पूर्व बीज फसल के तने काट दें।

आलू की फसल को रोगों से बचाने के लिये ध्यान रखने योग्य बातें

हमेशा रोग प्रतिरोधी किस्में ही उगाएं तथा बीज प्रमाणित एवं किसी विश्वस्त सूत्र से प्राप्त करके ही इस्तेमाल करें। ग्रीष्म एवं शीतकालीन गहरी जुताई करें। अनाज, हरी खाद एवं अन्य गैर–सोलेनेसी परिवार की फसलों का फसल चक्र अपनाएं। हमेशा भंडारण से पहले बीज कन्दों को 3 प्रतिशत बोरिक एसिड (30 ग्राम प्रति लीटर पानी) से उपचारित करें। बीजाई एवं खुदाई के समय में हमेशा समायोजन रखें। नीम से तैयार कीटनाशकों एवं जैव–नियंत्रकों जैसे वानस्पतिक उपायों को अपनायें। रसायनिक कीटनाशकों का आवश्यकतानुसार ही इस्तेमाल करें। खुदाई से 8–10 दिन पहले छिलकों को मजबूत होने दें। खुदाई एवं लदाई के दौरान कन्दों को चोट या क्षत लगने से बचाएं। आलुओं का भण्डारण सही समय एवं सही तरह से करें।

टमाटर में समेकित रोग प्रबन्धन

ए.पी. सूर्यवंशी, सुनीता जे. मगर एवं एस.डी. सोमवंशी

पादप रोग विज्ञान संभाग, वसंतराव नाईक मराठवाडा कृषि विश्वविद्यालय, परभणी-431 402 (महाराष्ट्र)

टमाटर की खेती पूरे विश्व में की जाती है तथा इसका उपयोग दैनिक जीवन में सब्जी के रुप में या प्रसंस्करण के उपरान्त डिब्बाबन्द, सूप या मसाले के रुप में किया जाता है। भारत में मुख्यतया टमाटर का उपयोग प्रतिदिन सब्जी या कच्चे सलाद के रुप में ही होता है, परन्तु प्रसंस्कृत टमाटर का उपयोग बढ़ता जा रहा है। टमाटर के पौधे की जड़, तना, पत्तियाँ एवं फल सभी भाग रोगों एवं कीटों द्वारा प्रभावित होते है, जिससे इसकी गुणवत्ता तथा उत्पादकता पर प्रतिकूल प्रभाव पड़ता है। समेकित रोग प्रबंधन द्वारा टमाटर की फसल को रोगों से बचाया जा सकता हैं।

1. श्यामव्रण

लक्षण: रोग के लक्षण अधिकतर फलों पर दिखाई देते हैं। वे फल जो भूमि की सतह को छूते हैं, उन फलों पर रोग का प्रकोप अधिक होता है। यह रोग पके फलों पर सिकुडे हुए, खुरदरे, गोल, वलयदार धब्बों के रुप में दिखाई देता है। इन धब्बों के केन्द्र पर छोट–छोटे काले रंग के कवक बिन्दु भी बन जाते हैं। ये धब्बे आपस में मिल कर बड़ा धब्बा बनाते हैं। पॉली हाउस की फसल में रोग की उग्र अवस्था में ये धब्बे पत्तियों व तनों पर भी पाये जाते हैं तथा कभी–कभी रोग के कारण जड़ें भी सड़ने लगती हैं।

रोगजनक: यह रोग *कोलेटोट्राइकम* जातियों के द्वारा उत्पन्न होता है।

प्रबंधन

- पौधशाला को बीज बुआई से पूर्व 0.25 ग्राम प्रति किलोग्राम बीज की दर से कार्बेन्डाजिम से उपचारित करना चाहिए।
- फसल पर 0.1 प्रतिशत कार्बेन्डाजिम के घोल से छिड़काव करना चाहिए।
- एक ही खेत या पॉलीहाउस में वर्ष दर वर्ष टमाटर की फसल नहीं लेनी चाहिए।
- रोगी खेत में अधिक सिंचाई नहीं करनी चाहिए।
- कम से कम 2–3 वर्ष का फसल चक्र (टमाटर कुल की फसलों को छोड़ कर) अपनाना चाहिए।
- बीज हमेशा स्वस्थ फलों से एकत्र किया जाय।

2. पछेती झुलसा

लक्षणः यह रोग आलू की फसल के साथ–साथ टमाटर की भी फसल पर दिखाई देता है। रोग कारक कवक जड़ों को छोड कर टमाटर के पौधों के सभी भागों को प्रभावित करता है। रोग के प्रारम्भिक लक्षण के रूप पत्तियों के किनारे पर हल्के हरे रंग के पतीले धब्बे दिखाई देते हैं। ये धब्बे आर्द्र वातावरण में तेजी से बढ़ते हैं तथा पूरी पत्ती भूरे रंग की हो कर मर जाती है। प्रातः काल पत्तियों को पलट कर देखने पर सफेद रंग की कवक वृद्धि आसानी से देखी जा सकती है। हरे फलों पर काले ग्रीस की तरह धब्बे उभरते है, ये धब्बे आपस में मिल कर पूरा फल सड़ा देते हैं, जिससे सड़े अण्डे की तरह दुर्गन्ध आती है।

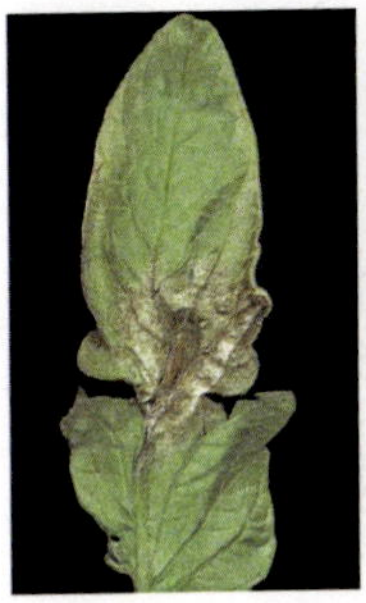
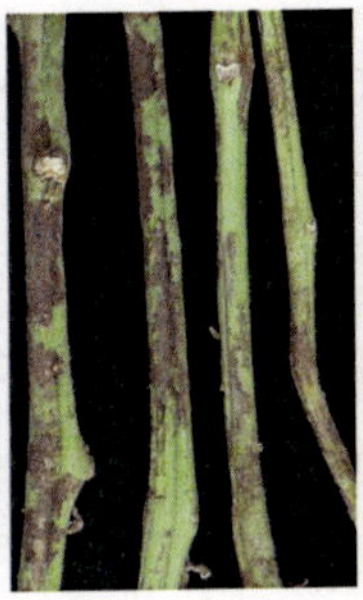
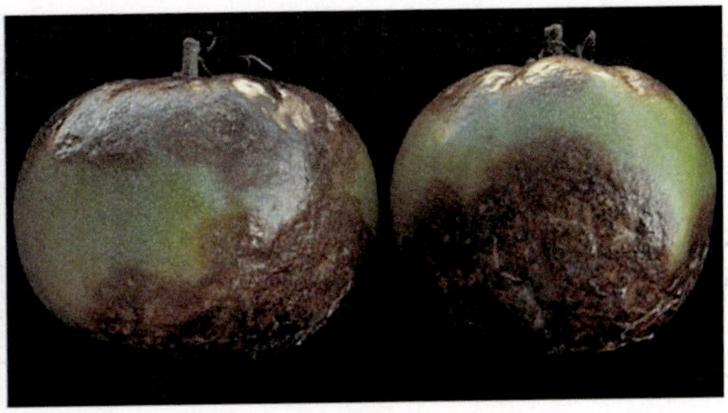

पर्ण, तनें तथा फलों पर पछेती झुलसा रोग

रोगजनकः यह रोग *फाइटोफ्थोरा इन्फेस्टन्स* नामक कवक से उत्पन्न होता है।

प्रबंधन

- ठण्डे एवं धुन्ध वाले मौसम में फसल पर 0.25 प्रतिशत डायथेन एम–45 (मैंकोजेब) के घोल का छिड़काव करना चाहिए।
- संक्रमित फसल अवशेष को एकत्र कर जला देना चाहिए।
- बुआई हेतु रोग मुक्त व प्रमाणित बीज का ही प्रयोग करना चाहिए।
- रिडोमिल का 0.2 प्रतिशत घोल का छिड़काव काफी अच्छा नियन्त्रण करता है, परन्तु इसका बार–बार छिड़काव नहीं करना चाहिए।

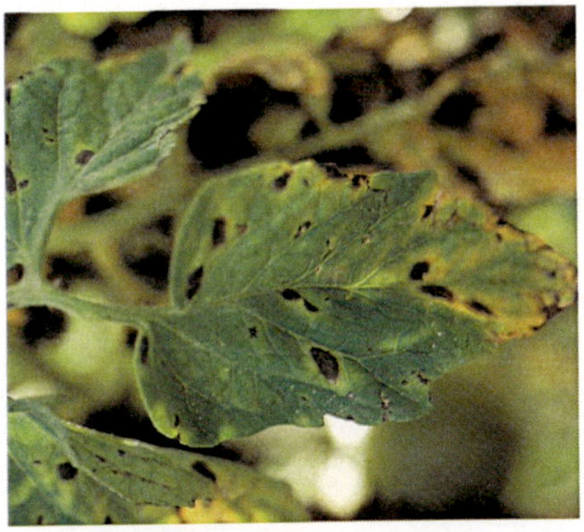

पत्तियों पर अगेती झुलसा रोग

3. अगेती झुलसा

लक्षणः रोग के लक्षण पत्तियों, तनों तथा फलों पर देखे जा सकते हैं। रोग हमेशा पौधों की पुरानी पत्तियों से प्रारम्भ होता है। पुरानी पत्तियों पर छोटे–छोटे गोलाकार भूरे रंग के धब्बे पड़ जाते हैं तथा ये धब्बे पीले रंग के वलय से घिरे हुए होते हैं। पत्तियों पर ज्यादा संख्या में धब्बे पड़ जाने पर पूरी पत्ती

पीली पड़ कर गिर जाती है। पौधों के तने पर ये धब्बे गहरे भूरे रंग के छोटे–छोटे सिकुड़े हुये आकार के होते हैं। जैसे–जैसे ये धब्बे बढ़ते हैं, धब्बे गोलाकार हो जाते हैं तथा धब्बों पर कवक वृद्धि की वलय आसानी से देखी जा सकती है। यह रोग हरे एवं पके फलों पर भी आक्रमण करता है। फलों पर अपेक्षाकृत बड़े धब्बे दिखायी देते हैं, जिन पर काली धूल के रुप में कवक के बीजाणु भी देखे जा सकते हैं। ऐसे संक्रमित फल अन्त में गिर जाते हैं।

रोगजनकः यह रोग *अल्टरनेरिया सोलेनी* नामक कवक के द्वारा उत्पन्न होता है।

प्रबंधन

- सदैव प्रमाणित बीज का प्रयोग करें।
- रोग के प्रभावी नियन्त्रण हेतु सोलेनेसी (टमाटर) कुल की फसलों को छोड़ कर अन्य फसलों के साथ 2–3 वर्ष का फसल चक्र अपनाना चाहिए।
- फसल में संतुलित मात्रा में उर्वरकों का प्रयोग करना चाहिए।
- संक्रमित फसल अवशेषों को एकत्र कर जला देना चाहिए।
- रोग का प्रकोप हो जाने की दशा में फसल पर मैंकोजेब (2 ग्राम प्रति ली. पानी) का घोल बना कर छिड़काव करना चाहिए।

4. स्क्लेरोशियम तना गलन

लक्षणः रोग के लक्षण पौधे के मुख्य तने के भूमि से लगे हुए भाग पर भूरे से काले सड़न के रुप में प्रकट होते हैं। इससे संक्रमित पौधा पीला पड़ कर सूख जाता है। यदि भूमि नम है तो पौधे का सड़न वाला भाग सफेद कवक जाल से ढक जाता है। इस कवक जाल पर राई के दाने के आकार के भूरे रंग के स्क्लेरोशिया बन जाते हैं। रोगी पौधों के फल यदि भूमि से छूते हैं, तो यह रोग फलों को भी हानि पहुँचाता हैं। फलों पर सितारे की भाँति धसे हुए धब्बे बनते हैं इन धब्बों में सफेद रंग की कवक व स्क्लेरोशिया भर जाते हैं। अन्ततः संक्रमित फल 3–4 दिनों में सड़ जाते हैं।

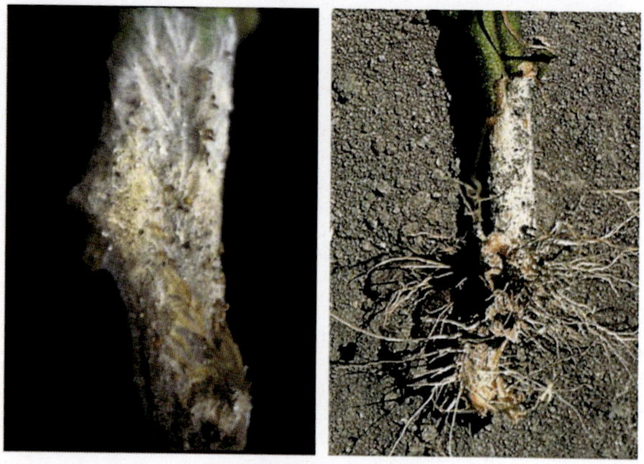

स्क्लेरोशियम तना रोग

रोगजनकः यह रोग *स्क्लेरोशियम रोल्फसाई* नामक कवक से उत्पन्न होता है।

प्रबंधन

- संक्रमित मृदा का सौर्यीकरण करने से लाभ होता है।

- मोटे अनाजों जैसे मक्का तथा बाजरे की फसलों के साथ फसल चक्र अपनाना चाहिए।
- गर्मी में स्क्लेरोशिया के अंकुरण को नष्ट करने के लिये खेत में सिंचाई करके हल चलाना चाहिए।
- पौध रोपण से पूर्व टमाटर की पौध को ट्राइकोडर्मा नामक जैव नियंत्रक को 10 ग्राम एक ली. पानी की दर से घोल बना कर 30 मिनट के लिए उपचारित करें।
- पौधे के संक्रमित भाग को 0.3 प्रतिशत कॉपर ऑक्सीक्लोराइड तथा 0.1 प्रतिशत कार्बेन्डाजिम के घोल से तर करना चाहिए।
- खेत में हरी खाद की पलटाई के 8–10 दिन बाद ट्राइकोडर्मा नामक जैव नियंत्रक की 5–8 किग्रा. मात्रा प्रति है. के हिसाब से भूमि में मिलायें।

5. फ्युजेरियम क्राऊन व जड़ सड़न तथा उकठा

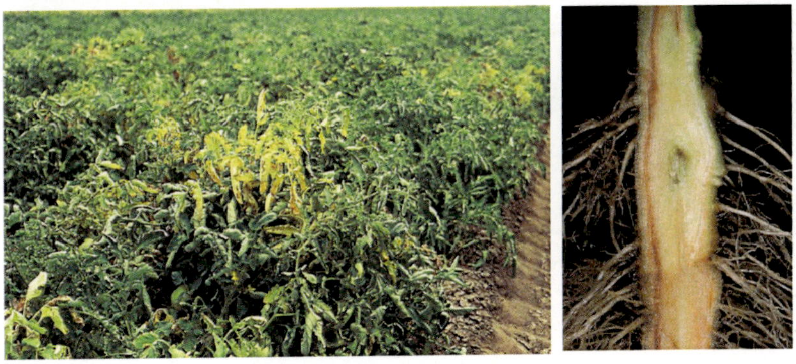

फ्युजेरियम क्राऊन व जड़ सड़न रोग

लक्षणः यह रोग खेत की अपेक्षा पॉली हाउस में अधिक देखा गया है। रोग के लक्षण पौधे की किसी भी अवस्था में जड़, तना, पत्तियों तथा फलों पर देखे जा सकते हैं। पत्तियों पर रोग के लक्षण फल लगने की अवस्था में प्रारम्भ होते हैं। संक्रमित पौधे की पुरानी पत्तियों के किनारे पीले हो जाते हैं। इन पत्तियों का पीलापन भूरे रंग में बदल जाता है तथा पर्णवृन्त मर जाते हैं। इसके बाद पौधे की नयी पत्तियों पर भी रोग के लक्षण प्रकट होते हैं। अन्त में पूरे पौधे पर उकठा के लक्षण स्पष्ट देखे जा सकते हैं। संक्रमित पौधे के तने पर सिकुड़े हुए भूरे रंग के धब्बे मृदा स्तर पर दिखाई पड़ते हैं। यदि रोगी पौधे को जड़ समेत फाड़ कर देखा जाये तो कवक के प्रभाव के कारण जड़ तथा तने का अन्दर का भाग भूरा दिखाई देता है।

रोगजनकः यह रोग *फ्युजेरियम ऑक्सीस्पोरम* उपजाति *लाइकोपर्सिकी* नामक कवक के द्वारा उत्पन्न होता है।

प्रबंधन

- यह रोग भूमि जनित होता है, इसलिए कम से कम 3–4 वर्ष का फसल चक्र सोलेनेसी (टमाटर) कुल फसलों के अलावा अन्य फसलों के साथ अपनाना चाहिए।
- भूमि का मृदा सौर्यीकरण करना चाहिए।
- संक्रमित फसल अवशेषों को एकत्रित कर जलाना लाभकारी पाया गया है।

- टमाटर की पौध को रोपाई से पूर्व 10 ग्राम ट्राइकोडर्मा नामक जैव नियंत्रक को एक लीटर पानी में घोल कर 30 मिनट तक उपचारित करना लाभकारी पाया गया है।
- खेत में हरी खाद पलटने के 10 दिन बाद ट्राइकोडर्मा नामक जैव नियंत्रक की 5–8 किग्रा. मात्रा प्रति हैक्टीयर की दर से खेत में मिलायें।

6. बक आई विगलन

लक्षण: लम्बे समय तक गर्म एवं आर्द्र वातावरण तथा खेत में उचित जल निकास का प्रबन्ध न होना, रोग फैलाने में सहायक हैं। कवक केवल फलों एवं पत्तियों पर आक्रमण करता है। जो फल भूमि को छूते हैं, उन पर भूरे रंग की चित्ती पड़ती है, जो बाद में बढ़ कर बड़ा धब्बा बन जाता है। फलों पर ये धब्बे वलय बनाते हुए बढ़ते हैं।

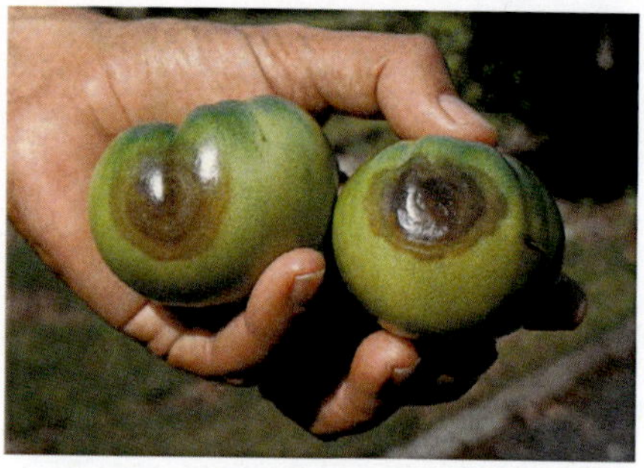

बक आई विगलन रोग

रोगजनक: यह रोग *फाइटोफ्थोरा पैरासिटिका* नामक कवक से उत्पन्न होता है।

प्रबंधन

- संक्रमित फलों को एकत्र कर जला देना चाहिए।
- खेत में जल निकास का उचित प्रबन्ध करना चाहिए।
- भूमि की गर्मी की जुताई करनी चाहिए।
- रोग के लक्षण दिखाई देने पर फसल पर मेटालैक्सिल और डायथेन एम–45 (मैंकोजेब) का 0.2 प्रतिशत घोल का छिड़काव करना चाहिए।
- फलों को भूमि को छूने से बचाने के लिए पौधों को सीधी लकड़ी के सहारे खड़ा करना चाहिए।
- मृदा सौर्यीकरण करना, रोग संक्रमण कम करने में सहायता करता है।

7. जीवाणु धब्बा/झुलसा

लक्षण: यह जीवाणु भूमि की सतह के ऊपर पौधे के सभी भागों पर आक्रमण करता है। रोगकारक द्वारा उत्पन्न किये गये धब्बे भूरा रंग लिये हुए गोलाकार उभरे हुए बिना घेरे के होते हैं। पत्तियों पर अत्यधिक

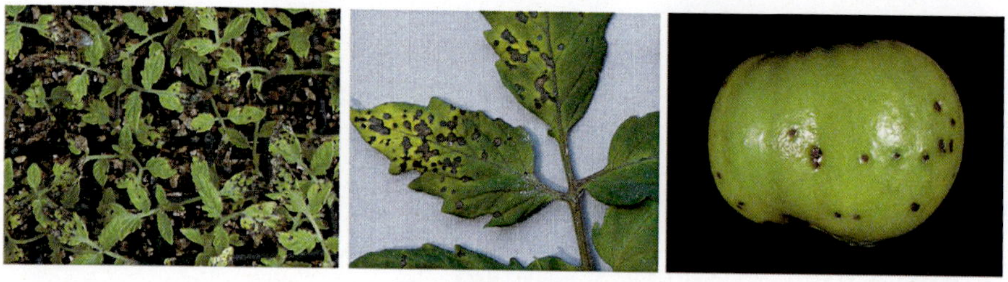

जीवाणु धब्बा/झुलसा रोग

संख्या में धब्बे पैदा हो जाने की दशा में ये धब्बे आपस में मिल जाते हैं जिससे पत्तियाँ झुलस जाती हैं। रोग फैलने के लिये उपयुकत वातावरण रिमझिम वर्षा तथा गर्मी भरे दिन हैं।

रोगजनक : यह रोग *जैन्थोमोनास वेसिकेटोरिया* नामक जीवाणु से होता है।

प्रबंधन

- स्वस्थ एव प्रमाणित बीज को बुआई हेतु प्रयोग करें।
- दो से तीन वर्ष का फसल चक्र अपनाना चाहिए।
- पौधशाला की भूमि का सौर्यीकरण करना चाहिए।
- बीजों को 200 पी.पी.एम. स्ट्रैप्टोसाइक्लिन के घोल से उपचारित करके बोयें।
- रोगी फसल पर 200 पी.पी.एम. स्ट्रैप्टोसाइक्लिन के घोल का छिड़काव करें इसके 15 दिन बाद 0.3 प्रतिशत कापर ऑक्सीक्लोराइड के घोल का छिड़काव करें।

8. जीवाणु कैंकर

लक्षण : प्रारम्भ में रोगी पौधों की पत्तियाँ सिकुड़ती हुई नीचे की ओर मुड़ जाती हैं, जिससे पूरा पौधा मुरझा जाता है। यदि संक्रमित पौधे को उर्ध्वाधर दिशा में चीरा जाये तो अन्दर के ऊत्तक लम्बाई में भूरे लाल रंग में परिवर्तित हो जाते हैं। यदि ऊत्तकों को हाथ से दबाया जाये तो इनसे पीले रंग का श्राव निकलता है। फलों पर प्रकोप होने की दशा में फलों पर कैंकर्स (खुरंड) धब्बे पड़ते हैं, जो धब्बे सफेद रंग की वलय से घिरे होते हैं।

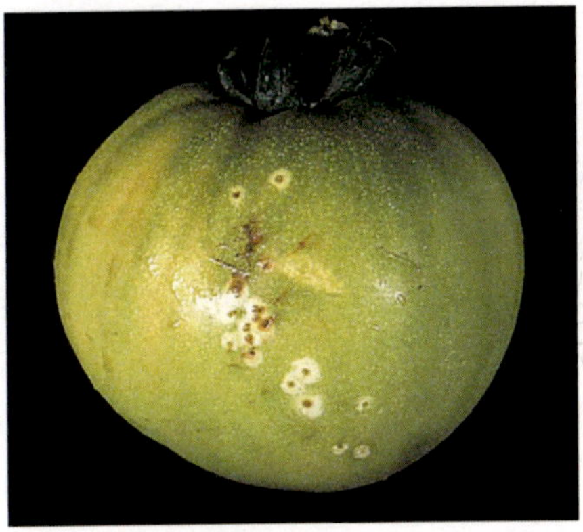

जीवाणु कैंकर रोग

रोगजनक : यह रोग *क्लेवीबेक्टर मिचीगाइनेन्सिस* उपजाति *मिचीगाईनेन्सिस* जीवाणु से उत्पन्न होता हैं।

प्रबंधन

- संक्रमित फसल अवशेष को एकत्र कर जला देना चाहिए।
- जीवाणु धब्बा/झुलसा में बताये गये उपायों को अपनायें।

9. जीवाणु स्पेक

लक्षण : रोगकारक जीवाणु पौधे की जड़ों को छोड़ कर अन्य सभी भागों को संक्रमित करता है। पत्तियों पर धब्बे गहरे भूरे से काले रंग के पड़ते हैं। प्रारम्भ में ये धब्बे पत्तियों के किनारे पर बाद में शिराओं के आस–पास भी बन जाते हैं। कई धब्बे आपस में मिल कर पत्ती का बड़ा हिस्सा मार देते हैं। यह जीवाणु

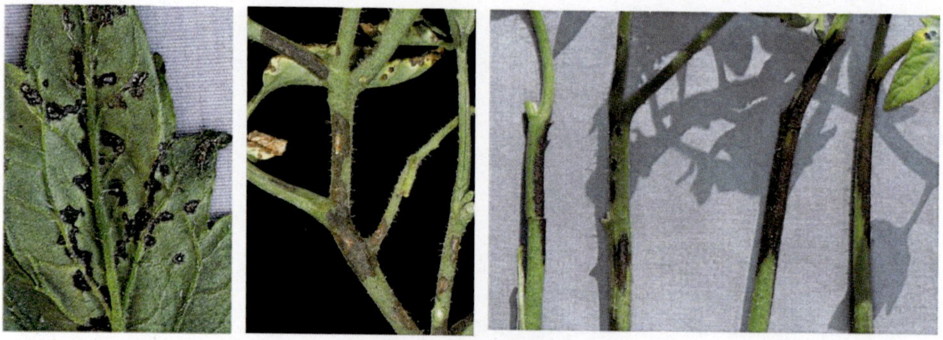

तनों पर जीवाणु स्पेक रोग

तने पर अण्डाकार धब्बे उत्पन्न करता है। पके फलों पर ये धब्बे चारों ओर से हरे रंग के होते हैं जो फल पकने के उपरान्त काफी समय तक हरे ही रहते हैं।

रोगजनक : यह रोग *स्यूडोमोनास सिरिन्जी* पैथोवार *सिरिन्जी* नामक जीवाणु से उत्पन्न होता है।

प्रबंधन

- जीवाणु धब्बा/झुलसा में दिये गये उपायों को अपनायें।

जीवाणु तना सड़न

लक्षण : इस रोग का रोगकारक जीवाणु पौधे में घाव के द्वारा प्रवेश करता है। प्रथम फल तुड़ाई की अवस्था या इसके बाद की अवस्था में अचानक पौधे उकठा से ग्रसित प्रतीत होते हैं। ग्रसित तने को चीर कर देखने पर अन्दर से कीचड़ युक्त सड़न के कारण तना खोखला दिखाई देता है।

रोगजनक : यह रोग *इरविनिया कॅरोटोवोरा* उपजाति *कॅरोटोवोरा* नामक जीवाणु से उत्पन्न होता है।

प्रबंधन

- चूँकि रोगकारक जीवाणु वातावरण में हमेशा रहता है, इसलिये खेत की साफ–सफाई आवश्यक है।
- जीवाणु धब्बा/झुलसा में दिये गये उपायों को अपनायें।

10. जीवाणु उकठा

लक्षणः जीवाणु झुलसा से ग्रसित पौधे की कुछ नयी पत्तियाँ सर्वप्रथम मुरझाना प्रारम्भ करती हैं। पूरा पौधा पानी की कमी के कारण मुरझाता सा प्रतीत है और अन्त में पूरा पौधा मुरझा जाता है। यदि रोग का संक्रमण धीमा होता है तो पौधे में अपस्थानिक जड़ें निकल आती हैं। यदि ग्रसित पौधा सपाट काट कर दबाया जाये तो तने से पीले रंग का चिपचिपा जीवाणु श्राव निकलता है।

रोगजनकः यह रोग *रालस्टोनिया सोलॅनेशियेरम* नामक जीवाणु के द्वारा उत्पन्न होता है।

प्रबंधन

- स्वस्थ एवं प्रमाणित बीज को बुआई हेतु प्रयोग करें।
- दो से तीन वर्ष का फसल चक्र अपनाना चाहिए।
- पौधशाला की भूमि का सौर्यीकरण करना चाहिए।
- बीजों को 200 पी.पी.एम. स्ट्रैप्टोसाइक्लिन के घोल से उपचारित करके बोयें।
- रोगी फसल पर 200 पी.पी.एम. स्ट्रैप्टोसाइक्लिन के घोल का छिड़काव करें, इसके 15 दिन बाद 0.3 प्रतिशत कॉपर ऑक्सीक्लोराइड के घोल का छिड़काव करें।

11. कुकुम्बर मोजेक

लक्षण : कुकुम्बर मोजेक विषाणु का एक विशेष प्रभेद है, जो टमाटर के पौधे पर रोग उत्पन्न करता है। यदि रोग पौधे की प्रारम्भिक अवस्था में आता है तो पौधा पीला रंग लिये बौना तथा झाड़ीनुमा हो जाता है। रोग ग्रसित पौधे की पत्तियाँ पतली हो जाती हैं तथा लीफ ब्लेड जूते के फीते के समान हो जाते हैं। ऐसे पौधों पर कम फल लगते हैं।

रोगजनकः यह रोग *कुकुम्बर मोजेक* विषाणु के द्वारा उत्पन्न होता है।

प्रबंधन

- इस कीट की रोकथाम हेतु फसल पर 0.05 प्रतिशत मैलाथियान या 0.03 प्रतिशत डाईक्लोरोवास का छिड़काव उपयोगी है।
- रोग कारक विषाणु एफिड (माहू) द्वारा फैलाया जाता है, इस विषाणुवाहक एफिड की रोकथाम हेतु टमाटर के खेत के चारों ओर मोटे अनाज वाली फसलें बाड़ के रुप में बोयी जानी चाहिए।
- चार प्रतिशत नीम की गिरी के चूर्ण के घोल का छिड़काव करना चाहिए।
- टमाटर की फसल के चारों तरफ खरपतवारों की साफ–सफाई करते रहना चाहिए।
- रोग सहनशील प्रजातियों की बुआई करें।

12. शीर्ष कुंचन

लक्षण : इस रोग के विषाणु का वाहक लीफ हॉपर है। यदि पौधे पर विषाणु का संक्रमण प्रारम्भिक अवस्था में होता है तो पूरा पौधा मर सकता है। अगर विषाणु का आक्रमण देरी से होता है तो पौधा पीलापन लिये हुए बौना रह जाता है तथा पत्तियाँ मोटी एवं ऊपर की ओर बेलनाकार तथा कोपलें नीचे की ओर मुड़ जाती हैं। प्रभावित पौधे की शिरायें हल्के बैंगनी रंग की हो जाती हैं, ऐसे पौधों के फल समय से पहले पकते हैं तथा विकृत आकार के होते हैं।

रोगजनकः *कर्ली टॉप* विषाणु के द्वारा उत्पन्न होता है।

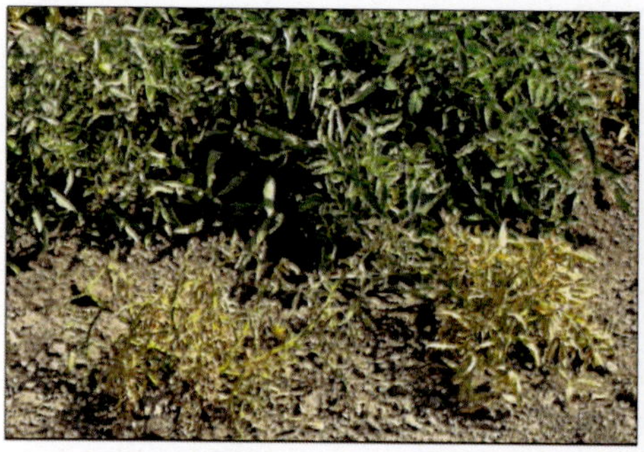
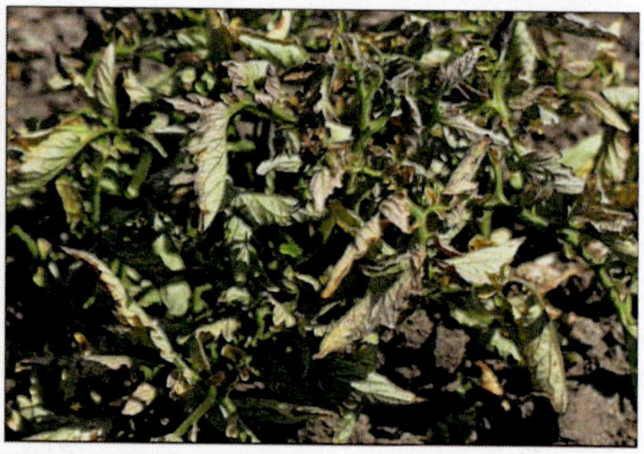

शीर्ष कुंचन रोग

प्रबंधन

- इस कीट की रोकथाम हेतु फसल पर 0.05 प्रतिशत मैलाथियान या 0.03 प्रतिशत डाईक्लोरोवास का छिड़काव उपयोगी है।
- रोग कारक विषाणु एफिड द्वारा फैलाया जाता है। इस विषाणुवाहक एफिड की रोकथाम हेतु टमाटर के खेत के चारों ओर मोटे अनाज वाली फसलें बाड़ के रुप में बोयी जानी चाहिए।
- चार प्रतिशत नीम की गिरी के चूर्ण के घोल का छिड़काव करना चाहिए।
- टमाटर की फसल के चारों तरफ खरपतवारों की साफ–सफाई करते रहना चाहिए।
- रोग सहनशील प्रजातियों की बुआई करें।

13. टमाटर में आलू वाई विषाणु

लक्षण: रोगकारक विषाणु टमाटर के अतिरिक्त आलू, मिर्च, तथा कुछ खरपतवारों पर भी रोग पैदा करता है। विषाणु से ग्रसित पौधे की पत्तियाँ धब्बेदार, कमजोर एवं विकृत हो जाती हैं। रोग की प्रचण्ड अवस्था में पौधों की कोपलें बुरी तरह झुलस जाती हैं तथा पत्तियों में ऊतक क्षय जैसे लक्षण दिखाई देते हैं। जैसे–जैसे रोग बढ़ता हैं, रोग से प्रभावित पौधा मुरझा कर झुक जाता है। रोगकारक विषाणु रोगी पौधे से स्वस्थ पौधों में एफिड (माहू) द्वारा पहुँचता है।

रोगजनक : यह रोग आलू के वाई नामक विषाणु से उत्पन्न होता है।

प्रबंधन

- इस कीट की रोकथाम हेतु फसल पर 0.05 प्रतिशत मैलाथियान या 0.03 प्रतिशत डाईक्लोरोवास का छिड़काव उपयोगी है।
- रोग कारक विषाणु एफिड द्वारा फैलाया जाता है। इस विषाणुवाहक एफिड की रोकथाम हेतु टमाटर के खेत के चारों ओर मोटे अनाज वाली फसलें बाड़ के रूप में बोयी जानी चाहिए।
- चार प्रतिशत नीम की गिरी के चूर्ण के घोल का छिड़काव करना चाहिए।

- टमाटर की फसल के चारों तरफ खरपतवारों की साफ–सफाई करते रहना चाहिए।
- रोग सहनशील प्रजातियों की बुआई करें।

14. टमाटर का मोजेक

लक्षण : इस रोग को उत्पन्न करने वाले विषाणु के अनेक प्रभेद हैं। टमाटर का पौधा यदि प्रारम्भिक अवस्था में विषाणुयुक्त हो जाता है तो रोगी पौधों की पत्तियाँ धब्बेदार व हरिमाहीन हो जाती हैं एवं पौधा बौना रह जाता है। रोगी पौधे की पत्तियों में ऊपर की ओर कुन्चन या निचला भाग बेलनाकार हो जाना भी पाया जाता है। कभी–कभी रोग के लक्षण उच्च तापमान पर छिप भी जाते है।

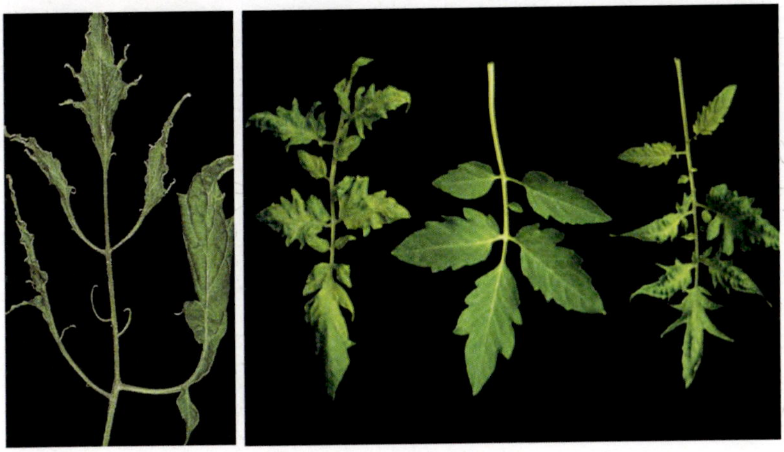

टमाटर के मोजेक रोग

रोगजनक : यह रोग *टमाटर मोजेक विषाणु* से उत्पन्न होता है।

प्रबंधन

- पौधशाला में बीज बुआई से पूर्व बीज को ट्राइसोडियम फॉस्फेट से उपचारित कर लेना चाहिए।
- इस कीट की रोकथाम हेतु फसल पर 0.05 प्रतिशत मैलाथियान या 0.03 प्रतिशत डाईक्लोरोवास का छिड़काव उपयोगी है।
- रोग कारक विषाणु एफिड द्वारा फैलाया जाता है। इस विषाणुवाहक एफिड की रोकथाम हेतु टमाटर के खेत के चारों ओर मोटे अनाज वाली फसलें बाड़ के रूप में बोयी जानी चाहिए।
- चार प्रतिशत नीम की गिरी के चूर्ण के घोल का छिड़काव करना चाहिए।
- टमाटर की फसल के चारों तरफ खरपतवारों की साफ–सफाई करते रहना चाहिए।
- रोग सहनशील प्रजातियों की बुआई करें।

15. टमाटर का धब्बेदार उकठा

लक्षण : रोगकारक विषाणु थ्रिप्स द्वारा फैलाया जाता है। पौधे की प्रारम्भिक अवस्था में विषाणु का संक्रमण होने की दशा में पौधों की नयी पत्तियाँ कांसे के तरह की धब्बेदार हो जाती हैं। बढ़वार वाली कलिकाओं में ऊतक क्षय जैसे लक्षण उत्पन्न हो जाते हैं। ऐसे पौधों में एक भी फल नहीं लगते हैं। यदि फल लगने के बाद पौधों में विषाणु का संक्रमण होता है, तो फलों पर क्लोरिटिक (हरिमाहीन) वलय वाले धब्बे बनते हैं।

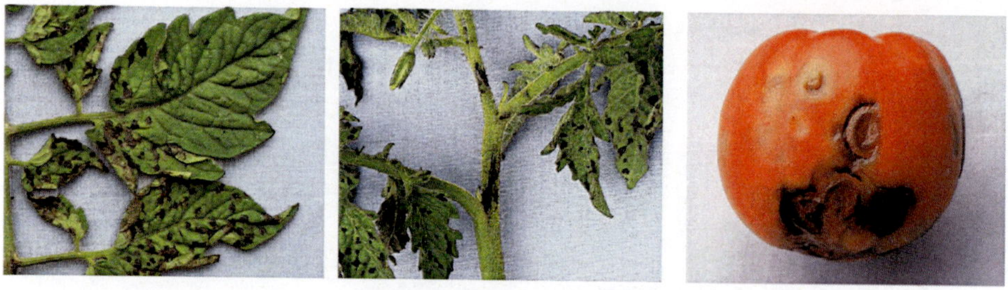

टमाटर का धब्बेदार उकठा रोग

रोगजनक : यह रोग *टोमैटो स्पॉटेड विल्ट वायरस* नामक विषाणु के द्वारा उत्पन्न होता है।

प्रबंधन

- इस कीट की रोकथाम हेतु फसल पर 0.05 प्रतिशत मैलाथियान या 0.03 प्रतिशत डाईक्लोरोवास का छिड़काव उपयोगी है।
- रोग कारक विषाणु एफिड द्वारा फैलाया जाता है इस विषाणुवाहक एफिड की रोकथाम हेतु टमाटर के खेत के चारों ओर मोटे अनाज वाली फसलें बाड़ के रूप में बोयी जानी चाहिए।
- चार प्रतिशत नीम की गिरी के चूर्ण के घोल का छिड़काव करना चाहिए।
- टमाटर की फसल के चारों तरफ खरपतवारों की साफ–सफाई करते रहना चाहिए।
- रोग सहनशील प्रजातियों की बुआई करें।

16. टमाटर का पीला पर्ण कुंचन

लक्षण: इस रोग का विषाणु रोगी पौधे से स्वस्थ पौधों तक सफेद मक्खी *(बेमिसिया टबॅकी)* द्वारा पहुँचाया जाता है। टमाटर का पौधा यदि शुरू में विषाणु से ग्रसित हो जाता है तो रोगी पौधा हरिमाहीन तथा बौना रह जाता है। संक्रमित पौधे की पत्तियों के किनारे या तो ऊपर की ओर कुंचित हो जाते हैं या नीचे की ओर बेलनाकार हो जाते हैं। ऐसे पौधों के फूल सामान्यतः गिर जाते हैं।

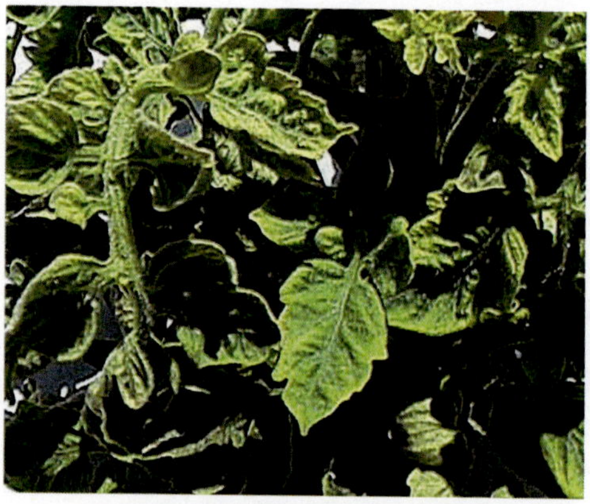

टमाटर का पीला पर्ण कुंचन रोग

रोगजनकः *टोमेटो यलो लीफ कर्ल वायरस* नामक विषाणु से उत्पन्न होता है।

प्रबंधन

- विषाणु वाहक सफेद मक्खी के नियंन्त्रण हेतु एमिडायक्लोरोप्रिड 2.5 ग्रा. दवा प्रति ली. पानी के साथ घोल कर 10–15 दिन के अन्तर पर दो छिड़काव करें।
- इस कीट की रोकथाम हेतु फसल पर 0.05 प्रतिशत मैलाथियान या 0.03 प्रतिशत डाईक्लोरोवास का छिड़काव उपयोगी है।
- रोग कारक विषाणु एफिड द्वारा फैलाया जाता है। इस विषाणुवाहक एफिड की रोकथाम हेतु टमाटर के खेत के चारों ओर मोटे अनाज वाली फसलें बाड़ के रूप में बोयी जानी चाहिए।
- चार प्रतिशत नीम की गिरी के चूर्ण के घोल का छिड़काव करना चाहिए।
- टमाटर की फसल के चारों तरफ खरपतवारों की साफ–सफाई करते रहना चाहिए।
- रोग सहनशील प्रजातियों की बुवाई करें।

17. मूलग्रन्थि सूत्रकृमि

लक्षण : टमाटर की फसल में यह रोग सूत्रकृमि द्वारा उत्पन्न किया जाता है। सूत्रकृमि की संख्या मृदा में अत्यधिक हो जाती है तो रोगी पौधों के जड़ों का विकास कम होता है। पौधा अपनी आयु से पहले सूख जाता है। ऐसे रोगी पौधों की वृद्धि कम होना, फल कम व छोटे आकार का होना, पौधों में कुपोषण आदि जैसे लक्षण उत्पन्न होते हैं। यदि संक्रमित पौधे को जड़ से उखाड़ कर निरीक्षण किया जाये तो जड़ों पर गाठें पायी जाती है।

रोगजनक : *मिलेडोगाइन इनकागनीटा, मिलेडोगाईन जवानिका, मिलेडोगाइन हापला* नामक सूत्रकृमियों के द्वारा उत्पन्न होता है।

प्रबंधन

- 20–25 किग्रा प्रति है. की दर से कार्बोफ्यूरान दानेदार दवा को भूमि में मिलायें।
- मोटे अनाज वाली फसलों के साथ 2–3 वर्ष का फसल चक्र अपनाना चाहिए।
- खेतों में हरी खाद को पलटना चाहिए।
- रोगी मृदा का सौर्यीकरण करना लाभदायक पाया गया है।

टमाटर में रोगों की एकीकृत रोकथाम

सस्य क्रिया

1. टमाटर की खेती हेतु रोगरोधी प्रजातियों का चयन करें।

2. किसी निश्चित क्षेत्र हेतु संस्तुत की गयी प्रजातियों, समय पर बुआई, उचित दूरी, स्वस्थ एवं प्रमाणित बीज, खरपतवार निकालना तथा सस्य क्रियाओं को समय–समय पर सम्पन्न करते रहें।
3. रसायनिक उर्वरकों का प्रयोग संतुलित मात्रा में करना चाहिए। कभी भी नाइट्रोजन उर्वरक / वृद्धिकारक रसायनों का अधिक मात्रा में प्रयोग नहीं करना चाहिए अन्यथा पौधों की वानस्पतिक वृद्धि अधिक हो जाती है, फल कम लगते हैं, तथा फसल में कीट एवं रोगों का प्रकोप होने की सम्भावना अधिक होती है।
4. यदि गत वर्ष खेत में टमाटर में कीटों व रोगों का प्रकोप रहा तो गत वर्ष के फसल अवशेष एकत्र कर जला कर नष्ट कर दें एवं दूसरे वर्ष उस खेत में टमाटर की फसल नहीं लेनी चाहिए।
5. टमाटर के खेत को सदैव खरपतवार मुक्त रखना चाहिए।
6. फसल में सूत्रकृमि का प्रकोप होने की दशा में 200 किग्रा. नीम की खली प्रति है. की दर से पीस कर भूमि में मिलानी चाहिए।
7. टमाटर की फसल हेतु उचित जल निकास वाली मृदा का चुनाव करें।
8. खेत के चारों ओर 4–6 कतार मक्का की बुआई बाड़ फसल के रुप में करें, जिससे कीटों का आक्रमण कम हो।
9. टमाटर के बीज को बुआई से पूर्व राइजोबियम जैव उर्वरक से भी 20 ग्रा. प्रति किग्रा. बीज की दर से उपचारित कर लेना चाहिए।
10. टमाटर की पौधशाला में भूमि का सौर्यीकरण गर्मी के मौसम में सफेद पालीथीन से ढक कर अवश्य करें, जिससे भूमि जनित रोगों तथा कीटों और खरपतवारों द्वारा किया जाने वाला नुकसान कम किया जा सके।
11. खेत की गर्मी की जुताई करें, जिससे भूमि जनित कवकों एवं कीटों की विभिन्न अवस्थाएं नष्ट हो जायें।
12. गर्मी के मौसम में खेत में हरी खाद उगा कर (सनई अथवा ढैंचा) 45–60 दिन की हरी खाद की पलटाई करें तथा 10–15 दिन बाद 5 किग्रा. प्रति है. की दर से पन्त जैव नियन्त्रक–1 को मिलायें।
13. कम से कम 2–3 वर्ष का फसल चक्र (टमाटर कुल की फसलों को छोड़कर) अपनाना चाहिए।

यांत्रिक विधियाँ

1. टमाटर की फल छेदक सूड़ियों को एकत्र कर नष्ट कर देना चाहिए।
2. टमाटर के खेत में जगह–जगह पक्षियों के बैठने के लिए खूंटी लगानी चाहिए, जिससे पक्षी आराम से बैठकर कीटों की सूडियों को खाकर नष्ट कर सकें।
3. टमाटर के पौधों को लकड़ी का सहारा देकर सीधा खड़ा करें, जिससे पौधों को पूर्ण रुप से प्रकाश मिले एवं फल भूमि को न छुयें।

4. विषाणु जनित रोगों से ग्रसित पौधों को खेत से उखाड़ कर जला कर नष्ट कर दें।
5. टमाटर की पौधशाला 40 मेश की नेट हाउस में तैयार करें।
6. नर कीटों के आकर्षण हेतु खेत में 20 × 20 मी. की दूरी पर फेरोमोन ट्रैप लगाये तथा इनका ल्योर प्रति सप्ताह बदलें।

जैव नियन्त्रक

रोगों का जैव नियन्त्रण करने के लिए भूमि में बहुत से ऐसे लाभकारी सूक्ष्म जीव पाये जाते हैं, जो किसी न किसी प्रकार से रोग पैदा करने वाले रोगजनकों की संख्या, घनत्व एवं क्रियाशीलता को प्रभावित करते हैं। इससे मृदा जनित रोगों के प्रबन्धन मे सहायता मिलती है। इन लाभकारी सूक्ष्म जीवों की संख्या को कृत्रिम विधि द्वारा भूमि में बढ़ाना एवं रोगजनक सूक्ष्म जीवों की संख्या, घनत्व एवं क्रियाशीलता को कम करना, जैव नियन्त्रण कहलाता है।

प्रमुख जैव नियन्त्रक

1) *ट्राइकोडर्मा हर्जियानम*
2) *स्यूडोमोनास फ्ल्युरोसेन्स*

प्रयोग विधि

1 बीज उपचार – 10 ग्राम जैव नियन्त्रक को प्रति कि.ग्राम बीज की दर से प्रयोग करना चाहिए।

2 पौधे उपचार – 10 ग्राम जैव नियन्त्रक को प्रति ली. पानी के साथ घोल लें। इस घोल में टमाटर की पौध की जड़ को 30 मिनट तक उपचारित करें।

3 मृदा उपचार – 2.5 कि.ग्राम. जैव नियन्त्रक को 2.5 कि.ग्रा. गोबर की खाद में मिला कर प्रति है. की दर से खेत में मिलायें।

4 छिड़काव – 5 ग्राम जैव नियन्त्रक को प्रति ली. पानी में घोल बना कर फसल पर छिड़काव करें।

5 कम्पोस्ट के द्वारा – एक कि. ग्राम जैव नियन्त्रक को 20 किलो गोबर की खाद या वर्मी कम्पोस्ट में मिला कर छाया वाले स्थान पर ढेर बना लें। 3–4 दिन के बाद मिश्रित गोबर की खाद को प्रति एकड़ की दर से जमीन पर फैलाएं।

बटन मशरूम का रोग प्रबधंन

आर.के. शर्मा एवं दिनेश सिंह

पादप रोगविज्ञान संभाग, भा.कृ.अ.प.-भारतीय कृषि अनुसंधान संस्थान, नई दिल्ली- 110 012

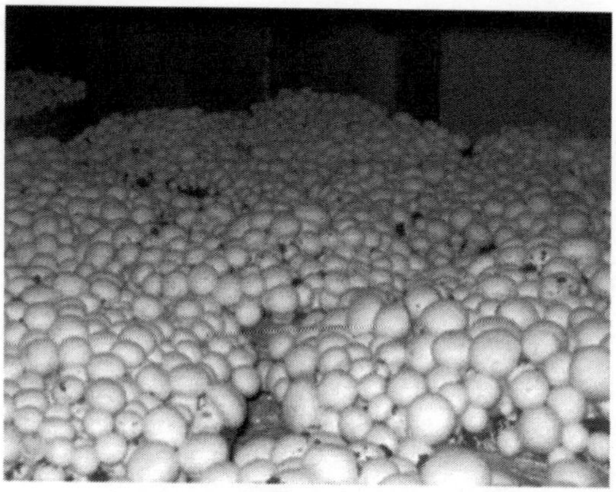

सफेद बटन मशरूम की स्वस्थ्य फसल

मशरूम एक प्रकार के गूदेदार कवक हैं, जो स्वादिष्ट एवं पौष्टिक शुद्ध शाकाहारी भोजन है। प्रकृति में पाये जाने वाले सभी खुम्ब खाने योग्य नहीं होते उनमें से कुछ विषैले भी होते हैं। अब तक विश्व में 1600 से अधिक खुम्ब की किस्में मिल चुकी हैं, जिनमें से 100 प्रकार के मशरूम हमारे भोजन योग्य हैं। विश्व में इस समय 40 प्रकार के मशरूम व्यावसायिक रूप से उगाए जा रहे हैं, जिनमें तीन प्रकार के मशरूम – सफेद बटन मशरूम, ऑयस्टर मशरूम और धान पुआल मशरूम भारत में अधिक लोकप्रिय हैं। विगत कुछ वर्षों से हमारे देश के कुछ हिस्सों में कनचपड़ा (ऑरीकुलेरिया) और दूधिया मशरूम (*कैलोसायबी इण्डिका*) भी उगाए जाने लगे हैं। भारत में खुम्ब का व्यावसायिक उत्पादन वर्ष 1971 में आरम्भ हुआ और तब वार्षिक उत्पादन 100 टन था, जो अब बढ़ कर लगभग 160,000 टन (वर्ष 2014) से भी अधिक हो गया है।

अधिकांश मशरूम प्रजातियों में विभिन्न प्रकार के कार्बनिक पदार्थों एवं कृषि–अवशेषों से सेल्यूलोज, हेमीसेल्यूलोज और लिग्निन का सरलीकरण कर इन्हें उच्चस्तरीय खाद्य पदार्थों (प्रोटीन) में परिवर्तित करने की अद्भुत क्षमता है। इसके साथ ही मशरूम में औषधीय गुण भी होते हैं। इसलिए मशरूम की खेती आर्थिक रूप से तो महत्वपूर्ण होने के साथ ही समेकित ग्रामीण विकास कार्यक्रम में आमदनी बढ़ाने में महत्वपूर्ण भूमिका निभा सकती है। मशरूम एक कम कैलोरी ऊर्जा का भोजन है, जिसमें प्रोटीन, विटामिन और लवणों की मात्रा काफी अधिक होती है। सामान्यतया मशरूम में शुष्क भार के अनुसार 55 प्रतिशत कार्बोहाइड्रेट, 32 प्रतिशत प्रोटीन, 2 प्रतिशत वसा तथा शेष लवण और विटामिन होते हैं। ये मशरूम, थायेमिन (विटामिन बी1), राइबोफ्लेविन (बी2), नायसिन, पेन्टोथेनिक एसिड (विटामिन बी–कॉम्पलेक्स), बायोटिन, फोलिक एसिड, विटामिन सी, डी, ए और के का अच्छा स्रोत हैं। इनमें से अधिकतर विटामिन मशरूम को पकाने के बाद भी बचे रहते हैं। लवणों में फॉस्फोरस, पोटेशियम, कॉपर और आयरन, पर्याप्त मात्रा में होते हैं। इनके अलावा सूक्ष्म तत्वों के रूप में सोडियम, कैल्शियम और मैग्नीशियम भी होते हैं। मशरूम, प्रोटीन का अच्छा स्रोत है जिसमें हमारी समुचित वृद्धि के लिए आवश्यक सभी नौ अमीनो अम्ल पाए जाते हैं। मशरूम में निहित प्रोटीन का 71 से 90 प्रतिशत हमारे

पाचन में आ जाता है। एक रिपोर्ट के अनुसार मशरूम से मिलने वाला 200 ग्राम प्रोटीन, मांस के 100 ग्राम प्रोटीन के बराबर है। इस प्रकार हम कह सकते हैं कि विकासशील देशों के निर्धन लोगों के लिए मशरूम प्रोटीन का सबसे सस्ता और उत्तम स्रोत है।

भारत में खुम्ब के कुल उत्पादन का 90 प्रतिशत हिस्सा सफेद बटन खुम्ब का है। सफेद बटन खुम्ब की खेती अत्यधिक नमी वाले वातावरण में की जाती है। इसमें जरा–सी असावधानी खुम्ब की फसल को बहुत नुकसान पहुँचा देती है और कभी–कभी तो पूरी की पूरी फसल बर्बाद हो जाती है। इन सबसे बचने के लिए सर्वोत्तम उपाय है कि शुरू से ही पूर्ण सावधानी रखी जाए और फसल को नुकसान होने से बचाया जाए। अधिक नमी वाले वातावरण में तापमान जब 21–22 डिग्री सें. के ऊपर पहुंचने लगता है तो खुम्ब घर में विभिन्न प्रकार के कीटों तथा सूक्ष्म जीवों का तथा उनके द्वारा फैलाई गई बीमारियों का प्रकोप भी बढ़ जाता है। ऐसे वातावरण में उनकी रोकथाम करना भी एक जटिल कार्य है। इसलिए पहले से ही ऐसे उपाय कर लिए जाएं, जिससे खुम्ब में कीड़े–मकोड़े तथा अन्य बीमारियाँ लगने ही न पाएं। खुम्ब में बहुत–सी बीमारियाँ लगती हैं, जिससे उपज में कमी आ जाती है।

कम्पोस्ट में लगने वाले कवकीय रोग

खुम्ब एक विशेष प्रकार से तैयार कम्पोस्ट पर उगाया जाता है। कम्पोस्ट ठीक ढंग से तैयार नहीं किया जाता है, तो उसी कम्पोस्ट पर मशरूम के अतिरिक्त दूसरे फफूँद भी उग आते हैं और खुम्ब के साथ उगने लगते हैं। वे फसल को कमजोर बना देते हैं। इनसे एक विशेष प्रकार का विषैला तत्व भी निकलता है जो खुम्ब के कवकजाल की वृद्धि के लिए घातक होता है। इन दोनों ही स्थितियों में खुम्ब के उत्पादन में कमी आती है। इन कवकों के लक्षण तथा प्रबंधन का वर्णन नीचे किया गया है।

1. पीली फफूँद

यह *माइसीलिपथौरा लूटिआ, क्राइजोस्पोरियम मरडेरियम, सैपेडोनियम क्राइजोस्परमम* नामक फफूँद के द्वारा होता है। पीले भूरे फफूँद की परत किनारों पर सफेद होती है। यह कम्पोस्ट के ऊपरी हिस्से में धब्बे के रूप में दिखाई पड़ती है तथा जिस कम्पोस्ट में नाइट्रोजन की मात्रा आवश्यकता से ज्यादा होती है उसी में ये दिखाई पड़ते हैं। इसका प्रकोप होने पर 0.15 प्रतिशत कैल्शियम नाइपो सोल्यूशन का छिड़काव करें।

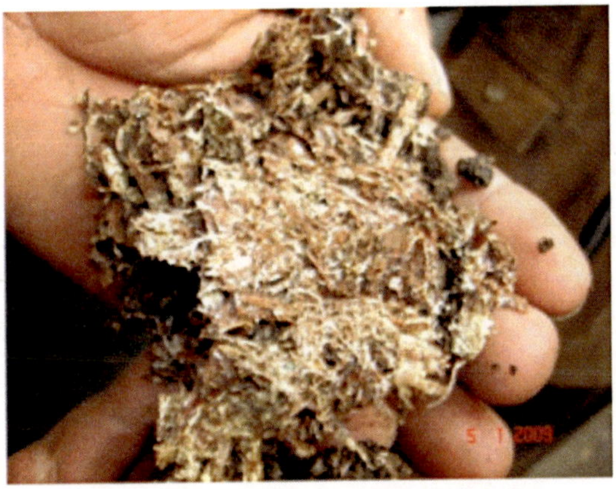

बटन मशरूम कम्पोस्ट का पीला फफूँद रोग

2. हरी फफूँद

कम्पोस्ट, केसिंग, खुम्ब के बीज के दानों और खुम्ब के डंठलों पर छोटे नीले–हरे धब्बे के रूप में इस कवक की बढ़वार दिखाई देती है। बाद में खुम्ब के डण्ठल और टोपी पर भी सूखे और भूरे धब्बे नजर आते हैं।

3. जैतून जैसी हरी फफूँद

आरम्भ में इस कवक की कम्पोस्ट पर सफेद छोटी गेंद जैसी संरचनाएं उभरती हैं, जो बाद में जैतून जैसी हरी हो जाती हैं। *कीटोमियम ओलिवेसियम* नामक कवक कम्पोस्ट बनाते समय आक्सीजन की कमी होने से वृद्धि करता है। पुराने कम्पोस्ट तथा पुराने केसिंग लेयर के कारण मुख्य रूप से संक्रमण होता है।

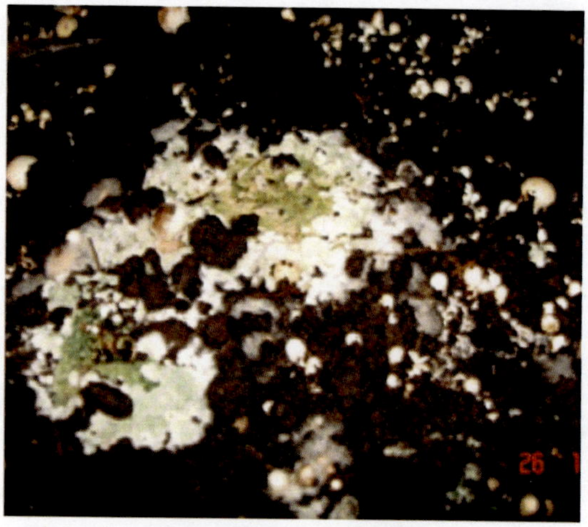

बटन मशरूम की हरी फफूँद

4. भूरी परत फफूँद

कम्पोस्ट या केसिंग की मिट्टी की सतह पर इस कवक के सफेद गोल धब्बे उभर आते हैं जो बाद में हल्के या जंग जैसे भूरे हो जाते हैं। इन स्थानों पर खुम्ब या तो देर से निकलते हैं या बिल्कुल नहीं निकलते। बीज बीजते समय और फल लगने के समय उच्च तापमान और कम्पोस्ट में ज्यादा नमी से इस कवक की बढ़वार स्थिति और बिगड़ जाती है।

5. लिपिस्टक कवक

स्पोरेन्डोनेमा परपुरेसेन्स नामक कवक कम्पोस्ट एवं केसिंग मृदा पर छोटे–छोटे हरे धब्बे के रूप में दिखाई देता है। कभी–कभी यह कवक खुम्ब पर भी उत्पन्न होते हैं, जिससे खुम्ब भूरा हो जाता है तथा उस पर हरी कवक उगने लगती है।

6. सफेद कवक

स्कोपुलेरियाप्सिस फीमीकोला नामक कवक केसिंग मृदा एवं कम्पोस्ट पर सफेद कवकजाल के रूप में उगने लगता है, जो बाद में गुलाबी रंग का हो जाता है।

7. आभासी ट्रफल

डिहलीयोमाइसीज माइक्रोस्पोरस नामक कवक कम्पोस्ट या केसिंग मृदा पर सफेद दानेदार गुच्छे के रूप में दिखाई देता है। प्रारम्भिक अवस्था में ये खुम्ब कलिकाओं (छोटे खुम्ब) के समान दिखता है। परन्तु बाद में ये हल्के भूरे हो जाते हैं।

रोग प्रबंधन

- लम्बी विधि द्वारा कम्पोस्ट बनाते समय मुर्गी की खाद का प्रयोग कम्पोस्ट बनाने के लिए कभी ना करें। छोटी विधि द्वारा पास्चुरीकृत कम्पोस्ट बनाते समय मुर्गी की खाद को अच्छी तरह से मिला लें।

- कम्पोस्ट एवं केसिंग मिश्रण ठीक से तैयार करें, जिसमें हवा का पर्याप्त आदान–प्रदान हो।
- कम्पोस्ट मिश्रण तैयार करते समय अधिक न दबायें तथा उसमें नमी 68–70 प्रतिशत से अधिक ना हो।
- कम्पोस्ट का पी.एच. मान 7.5 से कम रखें तथा अमोनिया का कोई अंश न छोड़ें।
- इस रोगों से संक्रमित कम्पोस्ट को क्यारी (बेड) से हटा दें तथा बेविस्टीन (0.05 प्रतिशत), टाप्सिन (0.1 प्रतिशत), डायथेन एम–45 (0.2 प्रतिशत) या सेडियम हाइपोक्लोराइड (0.15 प्रतिशत) का रोग के लक्षण दिखाई देने पर या उससे पहले आवश्यकतानुसार 10 दिन के अंतराल पर छिड़काव करें।

खुम्ब के रोग

1. जालीवाला

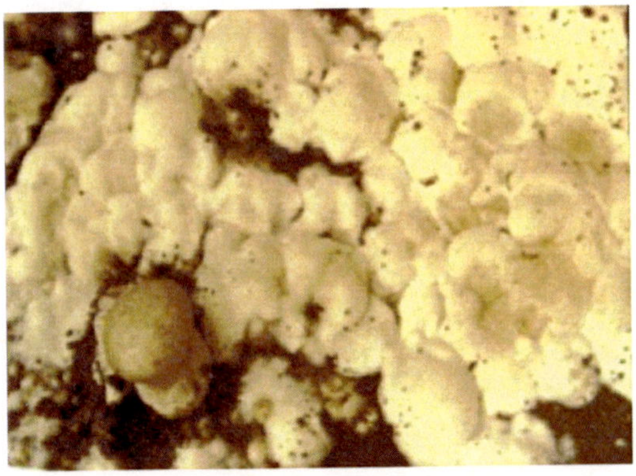

बटन मशरूम का जालीवाला रोग

जाली वाला रोग पहले केसिंग मृदा पर छोटे, सफेद चकत्ते के रूप में दिखाई देता है, जो बाद में पास में उगे खुम्ब पर धूसर सफेद कवकजाल के रूप में फैल जाता है। यह कवक शुरू में सफेद सलेटी रंग का होता है जो बाद में लाल रंग का हो जाता है। यह केसिंग की सतह पर रहता है और बटन खुम्ब के ऊपर उग कर उसे चारों ओर से ढक लेता है। इस बीमारी के लगने से खुम्ब मुलायम भुरभुरे हो जाते हैं और इनसे दुर्गन्ध आने लगती है। खुम्ब में यह रोग *क्लेडोबोट्रियम डेन्ड्रोयड्स* नामक कवक से होता है। यह रोग कारक प्रायः मृदा में रहता है। सवंमित केसिंग, संक्रमित खुम्ब अवशेष तथा मृदा में उपचारित बीजाणु तथा कवकजाल काम करने वाले श्रमिकों द्वारा पहुँचते हैं। इसके बीजाणु हवा, औजारों, कपड़े तथा जल के छींटों से पहुँचते हैं। इस रोग का विकास अधिक आपेक्षिक आर्द्रता एवं 25–30 डिग्री सेल्सियस तापमान पर अधिक होता है।

प्रबंधन

- फसल उगने के दौरान अत्यधिक नमी को कम करें।
- संक्रमित खुम्ब को निकाल कर नष्ट कर दें।
- केसिंग लेयर का निर्माण समुचित ढंग से करें तथा केसिंग मिश्रण को 50 डिग्री सेल्सियस पर चार घण्टे तक उपचारित करें।
- दस दिनों के अंतराल पर 0.05 प्रतिशत बेवस्टिन या 0.2 प्रतिशत डाइथेन एम–45 का छिड़काव करें।

- खुम्ब घर की सफाई का विशेष ध्यान दें तथा साल में कम से कम एक बार 5 प्रतिशत फार्मेलीन का घोल 0.5–1.0 लीटर/मीटर वर्ग क्षेत्र में छिड़क कर रोगाणु रहित करें।

2. सूखा बुलबुला

खुम्ब की टोपी पर हल्के भूरे धब्बे नजर आते हैं। खुम्ब आकारहीन शुष्क और चीमड़ हो जाते हैं। इसका आकार छोटा हो जाता है और एक ओर झुक जाता है। तना बीच से फटने लगता है। ज्यादा नमी, तापमान 28 डिग्री सेल्सियस से ज्यादा और कक्ष के हवादार न होने से यह बीमारी तेजी से बढ़ती है। यह रोग *वर्टिसिलियम फांगिकोला* नामक कवक से होता है। यह कवक संक्रमित केसिंग मृदा से खुम्ब प्रक्षेत्र में पहुँचता है। इसके अलावा यह रोग एक शैया से दूसरी शैया पर संक्रमित औजारों, श्रमिकों के हाथों तथा कपड़ों, मक्खियों, माइट्स के द्वारा फैलता है। इस कवक के बीजाणु कवकजाल मृदा तथा प्रयोग किए गए कम्पोस्ट में एक साल से अधिक समय तक जीवित बने रहते हैं। इस रोग के लिए विकास के लिए 20 डिग्री सेल्सियस तापमान उत्तम होता है। यह रोग कारक की वृद्धि 24–27 डिग्री सेल्सियस तापमान पर अधिक होती है। अधिक आपेक्षिक आर्द्रता, हवा का आवागमन ठीक न होना, तुड़ाई में देरी और 16 डिग्री सेल्सियस से अधिक तापमान रोग के विकास तथा फैलाव में मदद करते हैं।

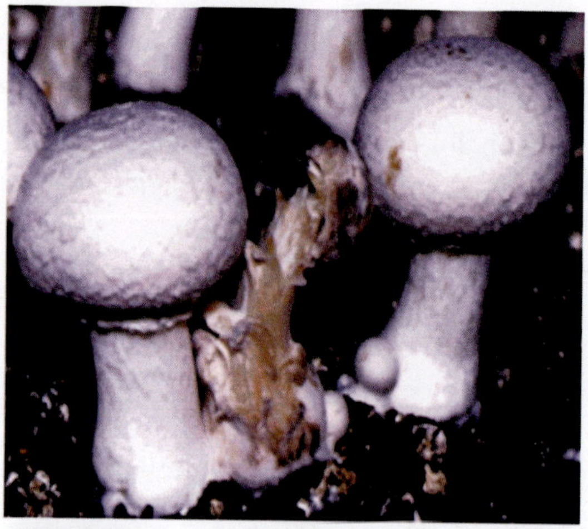

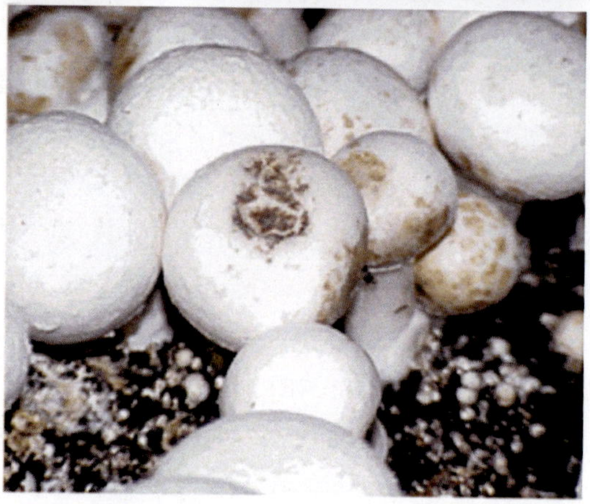

बटन मशरूम का सूखा बुलबुला रोग (फटा हुआ तना)

प्रबंधन

- फसल कक्ष को साफ–सुथरा रखें।
- दस दिनों के अंतराल पर 0.5 प्रतिशत बेवस्टिन और 0.2 प्रतिशत डायथेन एम 45 घोल का छिड़काव करें।

3. गीला बुलबुला

इस रोग के लक्षणों में खुम्ब विकसित नजर आते हैं और तना सूखा हुआ लगता है। बीमारी से प्रभावित भागों पर उजले रंग का कवक उगने लगता है। खुम्ब सड़ जाता है और उसमें से बदबू आने लगती है।

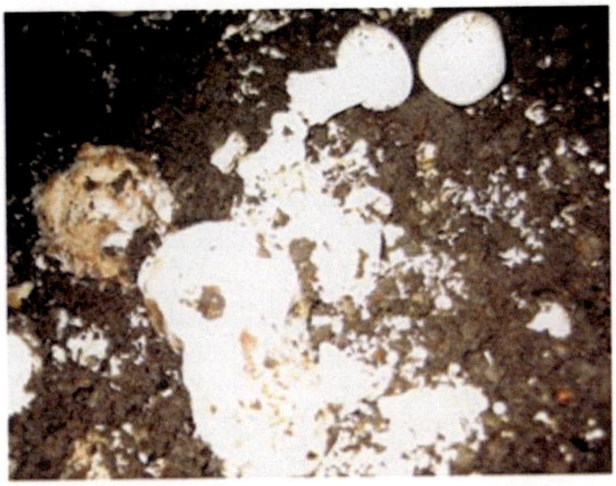

गीला बुलबुला रोग

यह रोग *मीकोगोने पर्नीसीयोसा* नामक कवक से होता है। यह रोग कारक *एगेरीकस बाइस्पोरस* (बटन खुम्ब) के अलावा *ए. कम्प्रेस्ट्रिस, प्लेयूरोटस इरंगी, प्ले नेब्रोडेन्सिस, ए. वीर्टोकिस* को भी संक्रमित कर सकता है। इस रोग कारक का फैलाव केसिंग मृदा, प्रयोग ली गई कम्पोस्ट, संक्रमित भूसा, हवा, जल, माइट तथा मक्खी के द्वारा होता है। यह कवक क्लेमाइडोस्पोर्स के रूप में तीन साल से अधिक समय तक केसिंग मृदा में जीवित रह सकता है तथा रोग संक्रमण का प्राथमिक स्रोत है। इस कवक की वृद्धि के लिए 24–32 डिग्री सेल्सियस तापमान अच्छा माना गया है तथा पीएच 6.0 होना चाहिए।

प्रबंधन

- फसल कक्ष में और उसके आसपास साफ–सफाई का ध्यान रखें।
- केसिंग लेयर समुचित रूप से तैयार करें।
- 7–10 दिनों के अंतराल पर डायथेन एम–45 के 0.2 प्रतिशत घोल का छिड़काव करें।

4. भूरा दाग

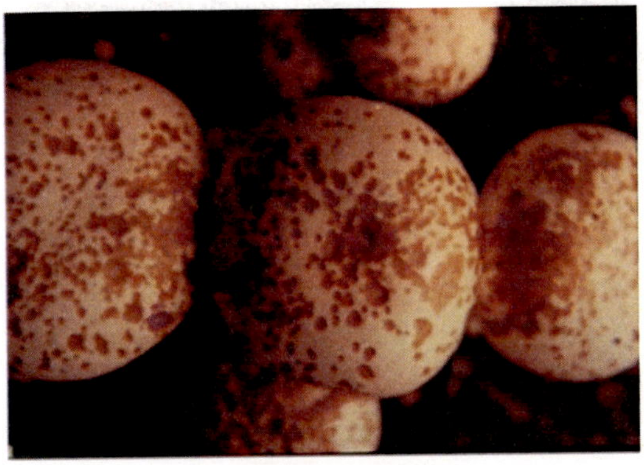

भूरा दाग रोग

यह रोग सफेद बटन खुम्ब का एक सर्वव्यापी एवं भयानक रोग है। इस रोग से खुम्बों की टोपियों की सतह पर गहरे भूरे एवं अनियंत्रित दाग दिखाई देते हैं। ये दाग सतह से थोड़े धंसे होते हैं तथा उनके किनारे रेशमी दिखते हैं। रोग ग्रस्त खुम्बों की टोपियाँ फट जाती हैं, जिससे उनका आकार नष्ट हो जाता है। रोग के लक्षणों का प्रकट होना इस बात पर निर्भर करता है कि पानी छिड़काव के समय टोपियाँ कितनी गीली हो जाती हैं। सघन संक्रमण होने पर धब्बे पूरे खुम्ब पर फैल जाते हैं और खुम्ब कुरूप हो जाता है। टोपियाँ जीवाणुविक संक्रमण के कारण सड़ने लगती हैं, जिससे बदबू आने लगती है। यह रोग *स्यूडोमोनास टोलेसी* नामक जीवाणु से होता है। यह जीवाणु खुम्ब की खेती में प्रयुक्त विभिन्न सामग्रियों की सतहों पर, कचरों में तथा औजारों पर जीवित रहता है। यह जीवाणु मक्खियों तथा उत्पादन कक्षों में चलने वाली मशीनों आदि से प्रमुख रूप से फैलता है। इसके अलावा जीवाणु के बीजाणु कचरे, खुम्ब के बीजाणुओं, पानी की बूंदों तथा खुम्ब तोड़ने वाले श्रमिकों के हाथों द्वारा भी फैलते

हैं। इस रोग का विकास 20 डिग्री सेल्सियस तापमान तथा टोपियों पर पानी उपलब्ध होने पर अधिक होता है। उच्च तापमान एवं अधिक आर्द्रता तथा खुम्ब की टोपियों के बार–बार गीला होने पर यह रोग महामारी का रूप ले सकता है।

प्रबंधन

- खुम्ब उगाने के लिए तापमान 20 डिग्री सेल्सियस से नीचे तथा आपेक्षिक आर्द्रता 85 प्रतिशत से कम और जल की बूंदें टोपियों पर से 2–3 घण्टे से अधिक न रूकने पाए।
- संक्रमित खुम्ब को निकाल कर नष्ट कर दें।
- खुम्ब खेती वाले स्थान की साफ–सफाई पर विशेष ध्यान दें।
- रोकथाम के रूप में 125 मि.ली. 10 प्रतिशत क्लोरीन घोल को 100 लीटर पानी मिला कर 100 वर्ग मीटर में छिड़काव करें।
- यदि रोग अधिक मात्रा में हो तो स्ट्रेप्टोमाइसीन (200 मि.ग्रा./लीटर पानी), ऑक्सीटेट्रासाइक्लिन (300 मिग्रा./प्रति एक लीटर) का घोल बना कर खुम्बों पर छिड़काव करें।
- संक्रमण की संभावना होने पर 0.5 प्रतिशत फार्मेलीन से केसिंग सतह को उपचारित करें।

5. पीला दाग रोग

इस रोग में टोपियों पर विभिन्न आकार के पीले दाग दिखाई देते हैं। कभी–कभी धंसे हुए, पीले, हल्के पीले–भूरे, नारंगी रंग के धब्बे दिखाई देते हैं। जब यह रोग अग्रज अवस्था (पिन हेड अवस्था) में दिखाई देता है तो यह सम्पूर्ण फलनकाय या कुछ भाग को प्रभावित करता है। संक्रमित फलनकाय (फ्रूटिंग बाडी) छोटा पीले रंग का हो जाता है। सापेक्षिक आर्द्रता अधिक (90 प्रतिशत से अधिक) होने पर संक्रमित फलनकाय का आलेप दिखाई देता है जो इस रोग का प्रमुख लक्षण है। यदि सापेक्षिक आर्द्रता 75 प्रतिशत से कम है तो दाग दार फलन जले हुए वर्ण की तरह दिखाई देते हैं।

यह रोग *स्यूडोमोनास एमेरेसी* नामक जीवाणु से होता है। इस रोग का प्रकोप गर्म तथा आर्द्र परिस्थिति में अधिक होता है। रोग के जीवाणु खुम्ब प्रक्षेत्र में जल की बूंदों, श्रमिक, औजार, खुम्ब मक्खी के द्वारा फैलते हैं। अधिक आपेक्षिक आर्द्रता की अवस्था में फलनकाय आलेप की तरह दिखाई देते हैं तथा अन्य में फलनकाय सड़ने लगते हैं जिससे 24 घण्टे के अंदर सड़ने की गंध आने लगती है। फलनकाय पर जल की सतह बनी रहती है तो इस रोग के जल्दी संक्रमण होने की संभावना बढ़ जाती है।

प्रबंधन

- खुम्ब प्रक्षेत्र को साफ–सुथरा रखें।
- फलनकाय पर जल जमाव नहीं होना चाहिए।

- खुम्ब उगाने वाले कमरे में समुचित हवा आने–जाने की व्यवस्था हो।
- सावधानी से जल का छिड़काव करें।
- अधिक जल के प्रयोग से बचें।
- 100–150 पीपीएम सांद्रता वाले क्लोरीन युक्त जल का 3–5 दिन के अंतराल पर छिड़काव करें।
- आक्सीटेट्रासाइक्लिन या स्ट्रेप्टोसाइक्लिन का 150–200 मिग्रा. प्रति लीटर पानी में घोल का छिड़काव करें।

6. खुम्ब का सड़न रोग

इस रोग के प्रमुख लक्षण के रूप में चिपचिपे पीले धब्बे खुम्ब की टोपियों पर दिखाई देते हैं। यह रोग कटाई उपरांत भी फैलता है। ठीक प्रकार से शीत श्रृंखला का प्रबंध ना होने पर जब सापेक्षिक आर्द्रता 90 प्रतिशत से ज्यादा होती है तो खुम्ब अपने स्थान पर ही 24–48 घण्टे में गलने लगते हैं।

यह रोग *बरखोल्डेरिया ग्लेडियोलाई* पैथोवार *एगेरीकोला* नामक जीवाणु द्वारा फैलता है। इसके जीवाणु केसिंग मृदा तथा संक्रमित खुम्ब के अवशेषों में जीवित रहते हैं। यह रोग सफेद बटन खुम्बी एवं धींगरी खुम्ब में अधिक फैलता है। तापमान 25–28 डिग्री सेल्सियस तथा आपेक्षिक आर्द्रता अधिक होने पर रोग का विकास अधिक होता है, जिससे फसल को काफी नुकसान होता है।

प्रबंधन

चूँकि यह रोग कटाई उपरांत भी फैलता है, इसलिए इस रोग की रोकथाम के लिए खुम्ब प्रक्षेत्र के साथ–साथ खुम्ब के परिवहन एवं भण्डारण के समय भी ध्यान देना चाहिए।

- खुम्ब प्रक्षेत्र में वायु के आवागमन का उचित प्रबंध करें। खुम्ब में सावधानी के साथ जल उचित मात्रा में दें। अधिक जल का प्रयोग न करें।
- रोग का संक्रमण होने पर क्लोरीन युक्त जल (100–150 पीपीएम) से सिंचाई करें।
- खुम्ब प्रक्षेत्र एवं डिब्बाबन्दी क्षेत्र को साफ–सुथरा रखें।

7. डाई बैक

इस रोग के संक्रमण से खुम्ब के कवकजाल खासतौर पर केसिंग सतह पर ठीक से नहीं फैलते, पिनहेड देर से निकलते हैं और कई बार पिनहेड केसिंग मिट्टी के अंदर ही निकल जाते हैं। खुम्ब घने गुच्छों में निकलते हैं। खुम्ब का रंग मटमैला हो जाता है तथा इसका गलफड़े जल्दी खुल जाते हैं।

रोग प्रबंधन

- कमरे, उपकरण आदि के उपयोग से पहले 4.5 प्रतिशत फार्मेलीन से संक्रमण कर लें।
- साफ–सफाई का ध्यान रखें।
- प्रमाणित स्रोतों से ही खुम्ब का बीज प्राप्त करें।

समेकित रोग प्रबंधन

इसके लिए उपाय निम्नलिखित है।

- कम्पोस्ट बनाने के लिए सूखे और ताजे भूसे का उपयोग करें।
- छत के नीचे सीमेंट के फर्श पर कम्पोस्ट तैयार करें।
- उपयोग करने से पहले फर्श को 2 प्रतिशत फार्मेलीन के घोल से धो लें।
- अन्तिम पलटाई के दौरान कम्पोस्ट में बीएचसी या लिंडेन मिलाएं।
- केसिंग बनाने के लिए दो साल पुराने कम्पोस्ट और गोबर के खाद का प्रयेाग करें।
- केसिंग की मिट्टी में मैलाथियान मिला दें।
- केसिंग मिश्रण को 4 प्रतिशत फार्मेलीन तथा 0.1 प्रतिशत बेवस्टिन के घोल से संक्रमण मुक्त कर लें।
- मिश्रण बनाने से पहले खुम्ब के बीज (स्पॉन) को ध्यानपूर्वक देखें तथा संक्रमित बीज को हटा दें।
- साफ–सुथरे स्थान को कीटाणुरहित करने के बाद कम्पोस्ट में बीज मिलाएं।
- सिंचाई के लिए ताजे एवं साफ पानी का उपयोग करें।
- खुम्ब फसल में सिंचाई आवश्यकतानुसार करें तथा बीज शैया पर पानी को ना रूकने दें।
- तुड़ाई में उपयोग किए जाने वाले उपकरणों तथा टोकरियों आदि को 4 प्रतिशत फार्मेलीन के घोल से संक्रमण मुक्त कर लें।
- तुड़ाई के बाद खुम्ब के डंठलों को हटा लें और खाली स्थान पर केसिंग की मिट्टी भर दें।
- संक्रमित खुम्ब को बैग या बीज शैया से तुरन्त हटा दें और उन्हें जमीन में गाड़ दें।
- फसल कक्ष में बार–बार न जाएं। जाना आवश्यक हो तो पहले जूतों को 2 प्रतिशत फार्मेलीन के घोल से धो लें तथा अन्दर जाने से पहले किसी डिसइंफेक्टेंट के घोल से हाथ भी साफ कर लें।
- खुम्ब फसल कक्ष के नजदीक उपयोग किए गए कम्पोस्ट का ढेर न लगाएं।

प्रमुख शोभाकारी पौधों के रोग एवं प्रबंधन

प्रतिभा शर्मा एवं दिनेश सिंह

पादप रोग विज्ञान संभाग, भा.कृ.अ.सं-भारतीय कृषि अनुसंधान संस्थान, नई दिल्ली-110 012

गुलाब के रोग

1. गुलाब कैंकर

लक्षण: प्रारम्भ में इस रोग के लक्षण तने पर प्रायः पीले या लाल रंग के धब्बे के रूप में दिखाई देते हैं, जो बाद में भूरे या काले रंग के हो जाते हैं। काले, फटे हुए धब्बे बदरंग ऊतकों पर पाए जाते हैं तथा उन पर कवक की फलनकायी संरचना पायी जाती है, जिसमें बीजाणु होते हैं।

रोगजनक: यह रोग *कोनियोथिरीयम* जाति नामक कवक के द्वारा उत्पन्न होता है।

रोगचक्र तथा अनुकूल वातावरण: यह कवक साल के ठण्डे समय में अधिक सक्रिय होते हैं, जब गुलाब के पौधे सक्रिय रूप से वृद्धि नहीं करते हैं। कवक के बीजाणु अंकुरित होकर तनों की काट–छाँट के स्थान पर या घाव वाले स्थान पर प्रवेश करते हैं। यह कवक अधिक सक्रिय रोगकारक नहीं है और जब गुलाब के पौधे में सक्रिय वृद्धि होती है तो यह रोगकारक संक्रमण नहीं करता है। कवक पौधे की सुषुप्तावस्था में बीजाणु पैदा करता है। इसके बीजाणु दूसरे काट–छाँट के स्थान पर हवा द्वारा पहुँचता है तथा विकास के लिए अनुकूल वातावरण होने पर रोगकारक अधिक सघन हो जाता है।

प्रबंधन

- संक्रमित पौधों के अवशेषों की कटाई करके निकाल दें। पौधे की काट–छाँट ठण्ड शुरू होने से पहले करें।
- काट–छाँट के बाद पौधों पर कॉपर ऑक्सीक्लोराइड (0.25 प्रतिशत) या कार्बेन्डाजिम (0.1 प्रतिशत) का घोल बना कर छिड़काव करें।
- पौधों को नई वृद्धि आने तक बचाएं रखें।

2. एन्थ्रेक्नोज

लक्षण: रोग के लक्षण शुरू में पत्तियों पर लगभग 0.5 सेंमी. व्यास के काले धब्बे के रूप में दिखाई देते हैं। वृद्धि होने पर धब्बे बैंगनी या भूरे रंग के हो जाते हैं तथा अन्त में हल्के भूरे हो जाते हैं। इनका किनारे का रंग लाल–बैंगनी हो जाता है। तने तथा डण्ठल भी इस रोग से ग्रसित होते हैं। पक्की विक्षतियों पर

छोटे, काले कवक के फलनकाय एसरबुलई के बिन्दु, कागजनुमा, भूरे धब्बे के केन्द्र में दिखाई देते हैं। नमीयुक्त मौसम में पत्तियों पर धब्बों का बनना, पीलापन, अत्यधिक पत्तियों का गिरना तथा धब्बे के स्थान पर छेद होना प्रायः अधिक होता है।

रोगजनकः यह रोग *स्फेसीलोमा रोसेरम* नामक कवक से उत्पन्न होता है।

रोगचक्र तथा अनुकूल वातावरणः यह कवक संक्रमित पत्तियों तथा टहनियों की पुरानी विक्षतियों पर जीवित रहता है। गर्म बसन्त मौसम में कवक का विकास अधिक होता है। पुरानी विक्षतियों पर पाए जाने वाले एसरबुलई से बहुत से कोनिडिया निकलते हैं। ये कोनिडिया जल या हवा द्वारा नई पत्तियों तथा टहनियों पर पहुँचते हैं। इस रोग के विकास के लिए नमीयुक्त मौसम मददगार होता है।

प्रबंधन

- संक्रमित पौधे के भाग की काट–छाँट करें।
- संक्रमित पौधों के अवशेषों जैसे पत्तियों तथा तनों को खेत से निकाल कर नष्ट कर दें।
- पौधों पर कवकनाशियों का छिड़काव करें जो काला धब्बा रोग की रोकथाम के लिए सुझाए गए हैं।

३. रतुआ रोग

लक्षणः गुलाब का रतुआ एक महत्वपूर्ण तथा सामान्यतः पाया जाने वाला रोग है। इस रोग के लक्षण बसंत मौसम में सबसे पहले पत्तियों की निचली सतह पर हल्के नारंगी तथा पीले रंग के बीजाणु के स्फोट के रूप में दिखाई देते हैं तथा बाद में इस प्रकार के बीजाणु (एसियोस्पोर्स) के स्फोट पत्तियों की ऊपरी सतह पर और अधिक स्पष्ट रूप से दिखाई देते हैं। जैसे ही गर्मी बढ़ने लगती है, कवक की यूरेडीयल अवस्था में ये बीजाणु लाल–भूरे से नारंगी के हो जाते हैं। कवक की यह अवस्था 10–14 दिन के अंतराल पर एक फसल मौसम में कई बार होती है। पत्तियों के अलावा मुलायम शाखाओं तथा फूलों पर भी इस रोग के लक्षण देखे जा सकते हैं। रोग के लक्षण देखने पर आसानी से पहचाना जा सकता है।

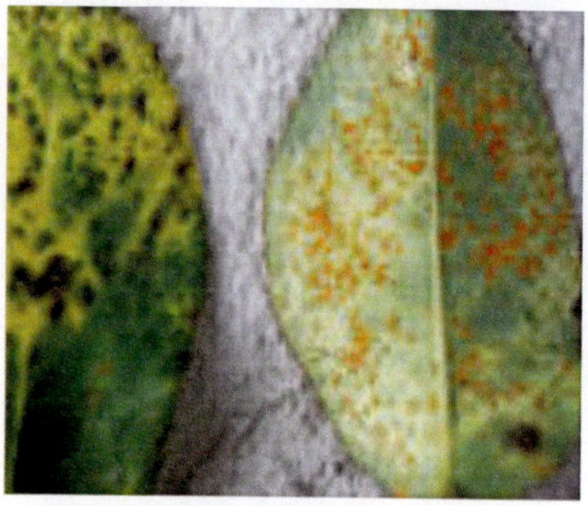

गुलाब का रतुआ रोग

रोगजनकः गुलाब में रतुआ *फ्रेगमिडियम* जाति नामक कवक से उत्पन्न होता है।

रोगचक्र तथा अनुकूल वातावरणः यह अविकल्पी परजीवी है तथा इसका संवर्धन नहीं किया जा सकता है। इस रोगकारक की नौ जातियाँ पाई गई हैं। यह रोगकारक टेलियोस्पोर्स के रूप में भूमि पर गिरी हुई पत्तियों या संक्रमित केन या शाखाओं पर जीवित रहता है। इसके बीजाणु हवा द्वारा एक स्थान से दूसरे स्थान पर तथा पत्तियों पर पहुँचते हैं और अंकुरित होकर रन्ध्र द्वारा पौधे के अन्दर प्रवेश करके संक्रमण करते हैं। इस रोगकारक का कोई वैकल्पिक पोषक पौधा नहीं होता है और इसकी सभी अवस्थाएं गुलाब के पौधे पर पूरी होती हैं। रोगकारक के बीजाणु एसियोस्पोर्स तथा यूरेडियोस्पोर्स के रूप

में हवा द्वारा फैलते हैं और पौधे में द्वितीय संक्रमण करते हैं। बीजाणु के अंकुरण के लिए ठण्डा तापमान और कम से कम 2 घण्टे लगातार नमी की आवश्यकता होती है, जिससे जनन नलिका रन्ध्र द्वारा पत्तियों के अन्दर प्रवेश करती है। रोग की तीव्रता ठण्डे तापमान तथा अधिक नमी होने पर अधिक होती है।

प्रबंधन

- संक्रमित पौधों के अवशेषों जैसे पत्तियों एवं शाखाओं को खेत से इकट्ठा करके नष्ट कर दें।
- संक्रमित शाखाओं को काट–छाँट कर पौधे से अलग कर दें।
- पौधों को अधिक सघन न रखें, जिससे पौधों के पास अधिक नमी न रहे।
- रोग के लक्षण दिखाई देने पर फसलों पर मैंकोजेब (0.25 प्रतिशत) का 10–15 दिन के अंतराल पर छिड़काव करते रहें।

4. काला धब्बा

लक्षणः इस रोग के लक्षण पत्तियों पर छोटे व गोल लगभग 2 मि.मी. व्यास के गहरे भूरे रंग के धब्बों के रूप में दिखाई देते हैं। इन धब्बों के किनारे झालर की तरह होते हैं, जिनके चारों ओर का क्षेत्र पीला पड़ जाता है, जो इस रोग का विशेष लक्षण है। अधिक संक्रमण बढ़ने पर, ये छोटे धब्बे जुड़ कर बड़ा आकार ले लेते हैं जिससे पत्तियों का अधिकतर क्षेत्र इन धब्बों से ढक जाता है। परिणामस्वरूप, रोगग्रस्त पत्तियाँ झड़ने लगती हैं। लकडियों पर बैंगनी लाल रंग के अनियमित आकार के उठे हुए धब्बे दिखाई देते हैं।

रोगजनकः यह रोग *डिप्लोकार्न रोजी* नामक कवक द्वारा उत्पन्न होता है।

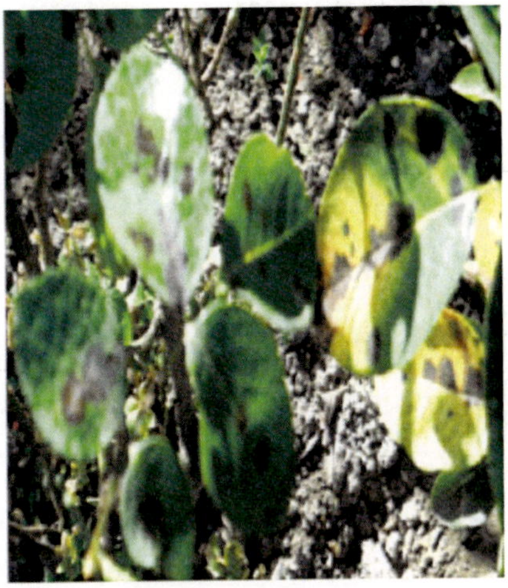

गुलाब का काला धब्बा रोग

रोगचक्र तथा अनुकूल वातावरणः यह कवक प्रायः संक्रमित पत्तियों तथा टहनियों पर जीवित रहता है। रोगकारक कवकजाल पूर्ण या लैगिंग अवस्था के रूप में जीवित रहता है। जैसे ही तापमान बढ़ता है, यह कवक कोनिडिया पैदा करता है, जो हवा या वर्षा की बूंदों द्वारा नई एवं विकसित पत्तियों पर पहुँचते हैं। ये कोनिडिया स्वतंत्र जल एवं नमी की उपस्थिति में अंकुरित होते हैं और पत्तियों में संक्रमण करते हैं। यह कवक अविकल्पी परजीवी होने के कारण, पोषक पौधों की कोशिकाओं में हौस्टोरिया पैदा करते हैं। रोग का संक्रमण बढ़ने पर पत्तियों पर काले धब्बे स्पष्ट रूप से दिखाई देते है, जिस पर कोनिडिया बनते हैं, जो द्वितीय संक्रमण के स्रोत होते हैं। रोग का संक्रमण प्रायः निचली तथा पौधे की अन्दर की पत्तियों पर अधिक होता है, क्योंकि उस जगह पर स्वतंत्र नमी एवं जल लम्बे समय तक रहता है जो कोनिडिया के अंकुरण तथा जनन नलिका का पौधों में प्रवेश करने में सहायक होता है।

प्रबंधन

- रोगग्रसित पौधों के अवशेषों तथा पत्तियों को खेत से इकट्‌ठा करके जला दें।
- रोगी पौधों की टहनियों की छँटाई करते रहना चाहिए।
- पौधों पर रोग के लक्षण दिखाई देने पर, कार्बेन्डाजिम (0.05 प्रतिशत), मैंकोजेब (0.25 प्रतिशत) का 10–15 दिनों के अंतराल पर छिड़काव करें।

5. चूर्णीय आसिता

लक्षण: गुलाब में चूर्णीय आसिता एक गंभीर रोग है। इस रोग के लक्षण पत्तियों व टहनियों पर छोटे, सफेद रंग के धब्बे के रूप में दिखाई देते हैं। पत्तियाँ पीली होकर ऊपर की ओर मुड़ने लगती हैं। कवक के जाल तथा बीजाणु, सफेद चूर्ण की तरह पुरानी व संक्रमित पत्तियों पर फैले होते हैं। प्रभावित कलियाँ खुलने में असमर्थ होती हैं और फूलों की पंखुडियाँ अपना रंग खोने लगती हैं और अंत में झड़ जाती हैं।

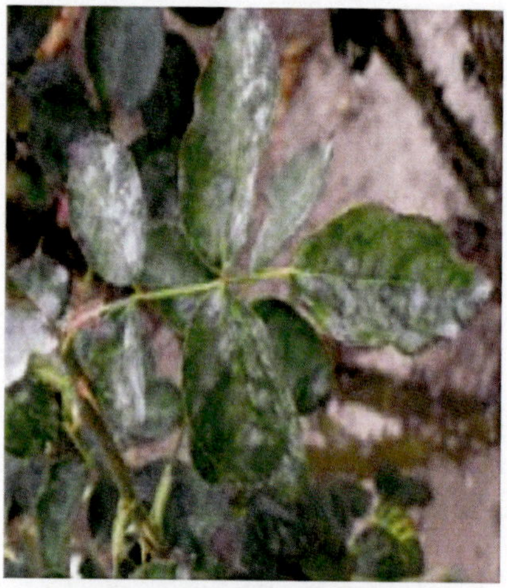

गुलाब का चूर्णील आसिता रोग

रोगजनक: यह रोग *स्फैरोथेका पैनेजा* उप प्रजाति *रोजी* नामक कवक से उत्पन्न होता है।

रोगचक्र तथा अनुकूल वातावरण: यह कवक सुषुप्त कवक जाल या क्लिस्टोथिसिया के रूप में संक्रमित टहनियों एवं पत्तियों पर जीवित रहता है। बसंत ॠतु में वातावरण गर्म होने पर सुषुप्त कवक जाल सक्रिय हो जाता है और अलैंगिक बीजाणु या कोनिडिया पैदा करता है, जबकि क्लिस्टोथिसिया अंकुरित होकर एस्कोस्पोर्स बनाता है। कोनिडिया तथा एस्कोस्पोर्स हवा द्वारा रोगग्राही नये पौधों पर पहुँचते हैं। बीजाणु के अंकुरण के लिए 21.6 डिग्री सेल्सियस तापमान तथा 98 प्रतिशत सापेक्षिक आर्द्रता अनुकूलतम दशाएं होती हैं। लगभग 32 डिग्री सेल्सियस तापमान तथा स्वतंत्र नमी की उपस्थिति में बीजाणु अंकुरित नहीं हो पाते हैं। बीजाणु अंकुरित होकर जनन नलिका बनाते हैं और सीधे ऊपर की कोशिकाओं को भेदते हैं तथा कोशिकाओं में हौस्टोरिया बनाते है, जिसकी सहायता से कवक पौधों से पोषण ग्रहण करते हैं। संक्रमण सफल होने पर कवक जाल विकसित करते हैं और बहुत से द्वितीयक कोनिडिया बनते हैं जो हवा द्वारा फैल कर दूसरे पौधों या पौधे के भाग को संक्रमित करते हैं।

प्रबंधन

- संक्रमित शाखाओं की मौसम के अंत में छँटाई कर उन्हें जला दें।
- संक्रमित पौधों के अवशेषों तथा खरपतवारों को खेत से निकाल कर नष्ट कर दें।
- रोग के लक्षण दिखाई देने पर पौधों पर कार्बेन्डाजिम (0.1 प्रतिशत) या कैराथेन (0.2 प्रतिशत) या घुलनशील सल्फर (0.2 प्रतिशत) या थायोफेनेट मिथाइल (0.1 प्रतिशत) का 10–15 दिनों के अंतराल पर छिड़काव करें।

6. पश्चमारी रोग

लक्षणः इस रोग के संक्रमण से पौधा सिरे से नीचे की ओर सूखने लगता है। यह रोग टहनियों के कटे हुए भागों से शुरू होता है जिसमें शाखाएं, तना व जड़ें, सिरे से नीचे की ओर सूख जाते हैं। पौधे का प्रभावित भाग काला पड़ जाता है। रोगग्रस्त तने या जड़ को फाड़ कर देखने पर भीतर से ऊतक भूरे नजर आते हैं।

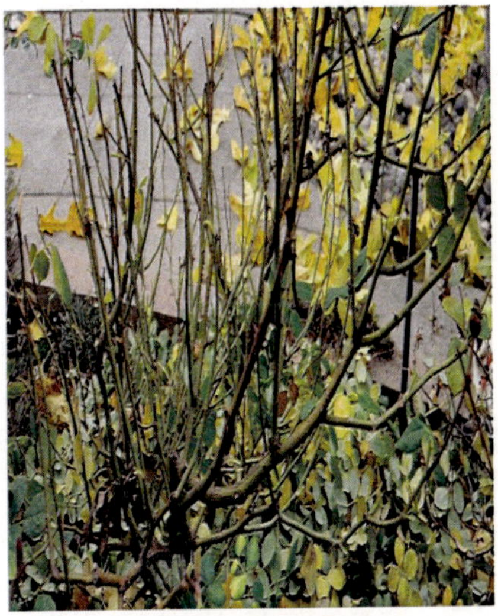

गुलाब का पश्चमारी रोग

रोगजनकः यह रोग गुलाब में विभिन्न प्रकार के कवकों जैसे *लेप्टोस्फीरिया कोनीथिरियम, बौट्रियोडिप्लोडिया थियोब्रोमी* या *डिप्लोडिया* जाति आदि कवकों के द्वारा उत्पन्न होता है।

रोगचक्र तथा अनुकूल वातावरणः ये सभी रोगकारक संक्रमित पौधों की टहनियों तथा शाखाओं पर जीवित रहते हैं। पौधों में संक्रमण, कलियों के हटाने या काँटों से पौधों में बने घावों के स्थान से होता है। इस रोग का संक्रमण ऐसे कमजोर पौधों में अधिक होता है जिनकी पत्तियाँ काले धब्बे रोग के कारण झड़ गई होती हैं या पौधे पाले या धूप से प्रभावित होते हैं। नम वातावरण में रोग अधिक होता है। इसके अलावा खेत में जल निकास की व्यवस्था ठीक न होने या पोषक तत्वों की कमी के कारण पौधे इस रोग के प्रति अधिक रोगग्राही हो जाते हैं।

प्रबंधन

- पत्तियों, टहनियों तथा संक्रमित पौधों को इकट्ठा करके जला दें।
- प्रभावित टहनियों के रोगग्रस्त भाग को सूखी हुई जगह से 10 सें.मी. नीचे तक काट दें और काट–छाँट की दिशा तिरछी होनी चाहिए, ताकि कटे हुए भाग पर पानी इकट्ठा न रहे।
- कटे हुए भाग पर बोर्डो पेस्ट (नीला थोथा 100 ग्राम + बुझा हुआ चूना 100 ग्राम प्रति एक लीटर पानी) का लेप लगाएं।

7. बोट्राइटिस झुलसा रोग

लक्षणः इस रोग के लक्षण मुख्य रूप से फूलों व कलियों पर दिखाई देते हैं। प्रारम्भ में फूलों की पंखुड़ियों पर छोटे गोलाकार धब्बे बनते हैं जो सफेद रंग के फूल पर शुरू में, लाल रंग के बाद में और अंत में भूरे हो जाते हैं। गहरे रंग की किस्मों पर ये धब्बे हल्के रंग के तथा पनीले होते हैं। बाद में फूल व कलियाँ भूरे रंग की हो जाती हैं। फूलों पर गहरे भूरे रंग की कवक की वृद्धि दिखने लगती है तथा फूल व कलियाँ सड़ने लगती हैं। बाद में फूलों व पंखुड़ियों पर काले भूरे रंग के अण्डाकार धब्बे दिखते हैं। संक्रमित फूल गिरने लगते हैं तथा पौधा शीर्षारम्भी क्षय रोग की तरह मरने लगता है।

रोगजनकः यह रोग *बोट्राइटिस साइनेरिया* नामक कवक से उत्पन्न होता है।

रोगचक्र तथा अनुकूल वातावरणः यह कवक गुलाब के अलावा दूसरे अनेक पौधों के अवशेषों पर जीवित शेष रहता है। ठण्डी–नम दशा में रोगकारक अत्यधिक बीजाणु बनाते हैं, जिसके परिणामस्वरूप ये बीजाणु हवा तथा पानी के झोंके से एक स्थान से दूसरे स्थान पर पहुँचते हैं। कलियों एवं फूलों पर छोटे घाव या काट–छाँट करने वाली जगह से शुरू में यह पौधे के अन्दर प्रवेश करता है। संक्रमण बढ़ने पर कवक के बीजाणु अधिक बनते हैं तथा दूसरे स्थानों पर संक्रमण करते हैं। यह कवक परजीवी के रूप में कम रहता है और चोट लगे स्थान तथा मृत पौधों के अवशेषों पर नई कॉलोनी बनाता है।

प्रबंधन

- खेत से पिछली फसल के बचे हुए अवशेषों को निकाल कर नष्ट कर दें।
- रोग के लक्षण दिखाई देने पर बेनोमिल (0.1 प्रतिशत) या कार्बेन्डाजिम (0.1 प्रतिशत) या मैन्कोजेब (0.25 प्रतिशत) का 10–15 दिनों के अंतराल पर 2–3 बार आवश्यकतानुसार छिड़काव करें।

8. शिखर पिटिका

लक्षणः इस रोग के लक्षण पौधों के तने पर भूमि से लगने वाले भाग पर, कलियों के जुड़ाव स्थान या जड़ों पर गोलाकार गांठों के रूप में दिखते हैं। इसके अलावा तने पर जहाँ काट–छाँट के समय घाव हो जाते हैं, वहाँ भी ये गाँठें देखी जा सकती हैं। प्रभावित पौधों की वृद्धि रूक जाती है। जीवाणु के ट्यूमर इण्ड्यूसिंग प्लाज्मिड को पौधे के अन्दर प्रवेश कराने के बाद वाहक जीवाणु की अनुपस्थिति में पौधों में यह रोग हो जाता है।

रोगजनकः यह रोग *राइजोबियम रेडियोबेक्टर* नामक जीवाणु से उत्पन्न होता है।

रोगचक्र तथा अनुकूल वातावरणः यह जीवाणु मृदा में कई सालों तक जीवित रहता है। जब गुलाब के पौधों की कलम को इस जीवाणु ग्रसित मृदा में लगाते हैं तो चोट लगी जड़ों या भूमि के पास तनों से जीवित पौधे के अन्दर प्रवेश करते हैं। जब ट्यूमर इन्ड्यूसिंग प्लाज्मिड (Ti-plasmid) पौधों की कोशिकाओं के अन्दर प्रवेश कर जाता है तो पौधे के संक्रमित स्थान पर कोशिकाओं की अत्यधिक वृद्धि शुरू हो जाती है। इसके अलावा कुछ पौधों में यह जीवाणु सर्वांगी होने के कारण पौधे के किसी भी स्थान पर गाँठे बनाना शुरू कर देता है। गाँठें विकसित होकर कैलस ऊतक बनने पर पौधा उस स्थान से टूट जाता है। पौधा धीरे–धीरे सड़ने लगता है या छिलका छोड़ने लगता है, जिससे पौधों के चारों तरफ की मृदा इस जीवाणु से ग्रसित हो जाती है। यह जीवाणु एक स्थान से दूसरे स्थान तक पानी या संक्रमित पौधों से पहुंचता है।

प्रबंधन

- रोपण हेतु पौधशाला से स्वस्थ पौधों का चुनाव करें।
- पौधों में घाव न होने दें।

- संक्रमित पौधों को खेत से निकाल कर नष्ट कर दें।
- पौधों की जड़ों को *एग्रोबैक्टीरियम रडियोवेक्टर* (के–84) के घोल से उपचारित करें।

9. रोज़ मौजेक

लक्षण: इस रोग के लक्षणों में पत्तों पर चित्तीनुमा धब्बे दिखाई देते हैं। पत्तियों का आकार विकृत हो जाता है, पत्तियाँ लहरदार हो जाती हैं और पीलापन लिए होती हैं या पत्तियों की शिराएं पीली हो जाती हैं। विषाणु से संक्रमित पौधों का विकास कम हो जाता है। गर्मियों में इस रोग के लक्षण दिखाई नहीं देते हैं लेकिन ठण्ड शुरू होने पर लक्षण पुनः दिखाई देने लगते हैं। पौधा छोटा रह जाता है एवं फूलों की पैदावार व गुणवत्ता में कभी आ जाती है। संक्रमित पौधे भूमि में अच्छी तरह स्थापित नहीं हो पाते हैं।

प्रबंधन

- रोपण हेतु स्वस्थ व विषाणुरहित पौधों का ही उपयोग करें।
- संक्रमित पौधों को बाग से निकाल कर नष्ट कर दें।
- संवर्धन के लिए स्वस्थ पौधों का चुनाव करें।

ग्लैडियोलस के रोग

1. म्लानि रोग

लक्षण: इस रोग के मुख्य लक्षण में पत्ती की नोक का अन्तर्धारीय क्षेत्र पीला दिखाई देने लगता है जो नीचे की ओर बढ़ता हुआ पूरे पत्ते पर फैल जाता है। बाद में संक्रमित पत्तियाँ भूरी होकर सूख जाती हैं। इसके अलावा पौधों की वृद्धि का रूकना, पत्तों का मुड़ जाना व झुकना आदि अन्य लक्षण हैं। अन्त में पौधा मुरझाकर पीला पड़ जाता है तथा मर जाता है। इस रोग से प्रभावित पौधे बड़ी आसानी से भूमि से निकाले जा सकते हैं। घनकंद से निकलने वाली जड़ों पर भी भूरे रंग के धब्बे दिखाई देते हैं। भण्डारण के समय सड़न, घनकंद के निचले भाग तक सीमित रहती है जिससे वह सूख जाता है, जबकि खेत में विद्यमान संक्रमित घनकंद में विगलन हो जाता है। अधिक तीव्र संक्रमण होने पर पूरा घनकंद काला पड़ कर सड़ने लगता है। घनकंद पर लाल भूरे रंग के, दबे हुए, गोल या अण्डाकार धब्बे भी दिखाई देते हैं, जिसके परिणामस्वरूप घनकंद सिकुड़ कर सख्त हो जाता है।

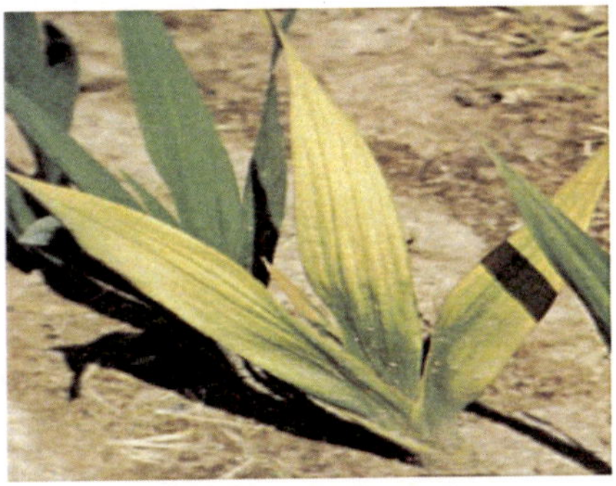

ग्लेडियोलस का म्लानि रोग

रोगजनक: यह रोग *फ्युजेरियम ऑक्सीस्पोरम* उपजाति *ग्लेडियोलाई* नामक कवक से उत्पन्न होता है।

रोगचक्र तथा अनुकूल वातावरण: घनकंदों का प्राथमिक संक्रमण भूमि से या पिछले वर्ष के घनकंद के मौजूद संक्रमण से होता है, जो नए घनकंदों में बुआई के बाद फैल जाता है। यह रोग संक्रमित मिट्टी

व दूषित जल से भी फैल सकता है। पौधों या घनकंदों की भूमि जनित सूत्रकृमि या विषाणुओं से पूर्ववृत्ति के कारण भी इस रोग का प्रकोप बढ़ता है।

प्रबंधन

- संक्रमित पौधों के अवशेषों को खेत से निकाल कर नष्ट कर दें।
- रोग प्रतिरोधी किस्में जैसे अल्वाना, एप्रीकोट ग्लो, सोबेनिर, हॉपमैन्ज ग्लोरी, सिल्विया, धीरज, व्हाइट, फ्रेंडशिप, व्हाइट प्रॉस्पैरिटी व सहनशील किस्में जैसे ऑस्ट्रेलियन फेयर व मंसूर आदि की बुआई करें।
- घनकंदों को भूमि से फसल समाप्त होने पर जल्दी निकालें।
- रोगग्रस्त घनकंदों की छँटाई करके उन्हें नष्ट कर दें।
- खेत में जल निकास की उचित व्यवस्था करें, जिससे खेत में पानी न रूकने पाए।
- कार्बनिक व जैविक पलवारों का उपयोग भी घनकंद सड़न रोग रोकने के लिए किया जा सकता है।
- गर्मियों के महीनों में (अप्रैल–जून) संक्रमित भूमि को अच्छी तरह जोत कर उसमें गोबर की खाद मिला लें। फिर उसमें हल्की सिंचाई कर लें और उसे सफेद पारदर्शी पॉलीथीन (100 गेज मोटी) से ढक दें। इस तकनीक का प्रभाव संक्रमित भूमि में बंदगोभी के सूखे हुए पत्ते (10 टन प्रति हैक्टर) पॉलीथीन बिछाने से पहले मिलाने से और भी बढ़ जाता है।
- घनकंदों को गर्म पानी में 53–55 डिग्री सेल्सियस तापमान पर आधे घण्टे के लिए उपचारित करने से घनकंद सड़न रोग का संक्रमण रूक जाता है। गर्म पानी से उपचार करते समय यदि हम फफूँदनाशकों जैसे कार्बेण्डाजिम (1.0 ग्राम प्रति लीटर पानी) या कैप्टान या थीरम या जिनेब (1.0 ग्राम प्रति लीटर पानी) को भी साथ मिला लें तो इसका प्रभाव और भी अधिक होगा।
- घनकंदों को खेत से निकालने के बाद और लगाने से पहले, कबींटल (2.5 ग्राम) या नीमाजल (1.0 मिली.) या कार्बेण्डाजिम (1.0 ग्राम) प्रति लीटर पानी में घोल बना कर आधे घण्टे तक डुबो कर रखें और अच्छी तरह छाया में सुखा लें।
- पौधों पर रोग के लक्षण दिखाई देने पर कार्बेण्डाजिम (1.0 ग्राम) या कबींटल (2.5 ग्राम) या साफ (2.0 ग्राम) प्रति लीटर पानी में घोल बना कर प्रभावित पौधों की जड़ों व उसके आसपास डालें या छिड़के।

2. ग्रे या सलेटी रोग

लक्षण: घनकंदों को भूमि से निकालने पर उन पर छोटे–छोटे गोलाकार, लाल कत्थई धब्बे दिखाई देते हैं, जिनके बीच में गड्ढा बन जाता है। भण्डारण के समय ये घनकंद मुलायम व स्पंजी भी हो जाते हैं। अतः इस रोग को स्पंजी रॉट (गलन) भी कहते हैं। बाद में घनकंदों पर काले रंग के स्क्लैरोशिया भी

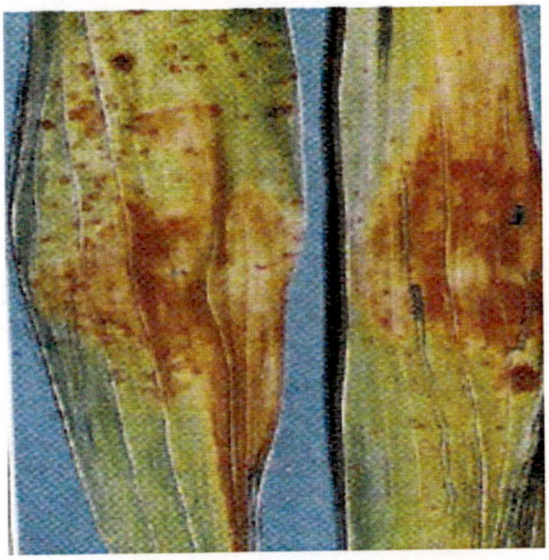
ग्लेडियोलस का ग्रे या स्लेटी रोग

बनते लगते हैं। पत्तियों पर विभिन्न आकार के गोल या अण्डाकार पीले, भूरे धब्बे दिखाई देते हैं जिनके किनारे लाल कत्थई होते हैं। गर्म सूखे वातावरण में इन धब्बों का आकार सीमित रहता है, परन्तु नए पत्तों पर अधिकतर ठण्डे वातावरण में धब्बों का आकार बढ़ता है। फूलों पर भी इसी तरह के धब्बे नजर आते हैं जो शुरू में पीले कत्थई और बाद में गहरे रंग के हो जाते हैं। वर्षा के पश्चात् फूल मुलायम होकर सड़ जाते हैं। पंखुड़ियों पर इस रोग के कवक भारी मात्रा में बीजाणु बनाते हैं, जिससे उन पर बहुत ही छोटे पारभासी, पानीले धब्बे बनते हैं जो बाद में हल्के भूरे रंग के हो जाते हैं। अंत में पूरा फूल चिपचिपा व मुलायम होकर, ठण्डे व नमीदार वातावरण में पूरी तरह सड़ जाता है। पौधों के तने, भूमि की सतह से लगने वाले भाग पूरी तरह से भूरे–काले रंग के हो जाते हैं, जिससे तने के चारों ओर से पौधा सड़ जाता है, जिसके परिणामस्वरूप यह गिर जाता है।

रोगजनकः यह रोग *बोट्राइटिस ग्लेडियोलैरम* नामक कवक से उत्पन्न होता है।

रोग चक्र तथा अनुकूल वातावरणः यह रोगकारक भूमि में संक्रमित पौधों के अवशेषों या उसके कचरे पर जीवित रहता है। ठण्डा व नमीदार वातावरण, इस रोग के फैलने के लिए उपयुक्त है। पत्तियों एवं नए निकाले हुए घनकंदों पर इस रोग के संक्रमण के लिए 12.8 डिग्री से 18.3 डिग्री सेल्सियस तापमान उपयुक्त पाया गया है।

प्रबंधन

- भण्डारण से पूर्व घनकंदों को कुछ समय के लिए धूप में सुखाने से भी रोगकारक कवक नष्ट हो जाते हैं।
- बुआई के लिए स्वस्थ घनकंदों का प्रयोग करें।
- बुआई से पहले या भण्डारण से पहले घनकंदों को कबींटल (2.5 ग्राम) या नीमाजल (10 मि.ली.) प्रति एक लीटर पानी में घोल बना कर कर उपचारित करें।
- संक्रमित पौधों एवं फूलदार टहनियों को निकाल कर नष्ट कर दें।
- भूमि का सौर ऊर्जा विधि से सौर्यीकरण उपचारित करें।
- घनकंदों को 52 डिग्री सेल्सियस तापमान पर गर्म पानी में, जिसमें 1.0 ग्राम प्रति एक लीटर पानी की दर से कार्बेण्डाजिम मिली हो, आधे घण्टे तक डुबो कर रखें तथा बाद में उन्हें छाया में सुखा लें।
- पौधों पर रोग के लक्षण दिखाई देने पर, कबींटल (2.5 ग्राम) या नीमाजल (10 मि.ली.) या कार्बेण्डाजिम (1.0 ग्राम) या टॉपसिन–एम (1.0 ग्राम) प्रति एक लीटर पानी के घोल से 10–15 दिनों

के अंतराल पर आवश्यकतानुसार 2 से 3 छिड़काव करें। रोग के लक्षण प्रकट होने से पहले मैन्कोजेब, कैप्टान, जिनेब, डाइक्लोरान या डैकोनिल (2.5 ग्राम प्रति 1 लीटर पानी) आदि का छिड़काव भी इस रोग के नियंत्रण के लिए किया जा सकता है।

3. कर्बुलेरिया झुलसा

लक्षण: इस रोग के लक्षण में पत्तियाँ पीली हो जाती हैं और उनकी नोक पर भूरापन दिखाई देता है। पत्तियों पर गोल या अण्डाकार धब्बे भी दिखाई देते हैं जो उचित परिस्थितियों में अनियमित आकार के हो जाते हैं। ये धब्बे पत्तियों की लम्बाई के साथ बढ़ते हुए पूरे पत्तों पर फैल जाते हैं। धब्बे शुरू में हल्के पीले रंग के होते हैं जो बाद में गहरे भूरे रंग में परिवर्तित हो जाते हैं। धब्बों के किनारे लाल कत्थई रंग के होते हैं। पत्ती के अन्दर के भाग कवक के काले रंग के बीजाणुओं से भरे होते हैं। पूरी पत्ती संक्रमित होकर टूट जाती है। फूलों की पंखुड़ियों पर भूरे अण्डाकार धब्बे दिखाई देते हैं। ये जलीय धब्बे प्रारम्भ में रंगहीन होते हैं, जो बीजाणुओं के बनने के बाद भूरे या काले रंग के हो जाते हैं। इस रोग के लक्षण घनकंदों पर भी दिखाई देते हैं। घनकंदों पर दबे हुए काले रंग के धब्बे बनते हैं, जो सख्त होकर कॉक्र की तरह दिखते हैं।

रोगजनक: यह रोग *कर्बुलेरिया ट्राइफोलाई* उपजाति *ग्लैडियालाई* नामक कवक से उत्पन्न होता है।

रोगचक्र तथा अनुकूल वातावरण: इस रोग के बीजाणु पौधों के अवशेषों या मृदा में जीवित रहते हैं। यह एक भूमिजनित रोग है, जिसके रोगकारक भूमि में तीन वर्ष या उससे अधिक समय तक जीवित रहते हैं। यह रोग छोटे घनकंदों से उगाए गए पौधों के लिए हानिकारक होता है और इसके रोगाणु पौधों व घनकंदों को भूमि की सतह पर या उसके नीचे ही संक्रमित कर देते हैं। घनकंद की बुआई करने पर पौधे भूमि के नीचे ही मर जाते हैं या संक्रमित पौधे पत्तों पर बिना कोई लक्षण दिखायी दिए ही मर जाते हैं। यह रोग गर्म व नमीदार वातावरण में गम्भीर रूप लेता है। संक्रमित पौधों के अवशेष व रोगाणुओं से संक्रमित मिट्टी अगली फसल के लिए संक्रमण का स्रोत बन जाते हैं।

प्रबंधन

- संक्रमित पौधों के अवशेषों को खेत से निकाल कर नष्ट कर दें।
- बुआई के लिए स्वस्थ घनकंदों का प्रयोग करें।
- घनकंदों का संक्रमण रोकने के लिए उन्हें तभी निकालें जब भूमि सूखी हो। निकालने के तुरन्त बाद उन्हें कवकनाशी से उपचारित कर लें। पौधों पर मैन्कोजेब (0.25 प्रतिशत) का घोल बना कर 15 दिनों के अंतराल पर छिड़काव करें।

4. घनकंद सड़न

लक्षण: यह रोग भण्डारण के समय घनकंदों पर दिखाई देता हैं। घनकंदों पर बड़े, लाल–कत्थई रंग के दबे हुए धब्बे दिखते हैं जिनके मध्य में गुलाबी रंग के कवक के बीजाणु बनते हैं जो कम तापमान पर हरी कवक से भर जाते हैं। फफूँद घनकंदों की संवहनी ऊतकों तक फैल जाता है। भण्डारण में यह

रोग अधिक होता है जब घनकंद भूमि से निकालने के उपरांत, बिना उपचारित किए हुए ही भण्डार में अधिक नमी वाली जगह पर इकट्ठे बंद करके रख दिए जाते हैं। जबकि खेत में यह रोग घनकंदों में मौजूद संक्रमण से फैलता है।

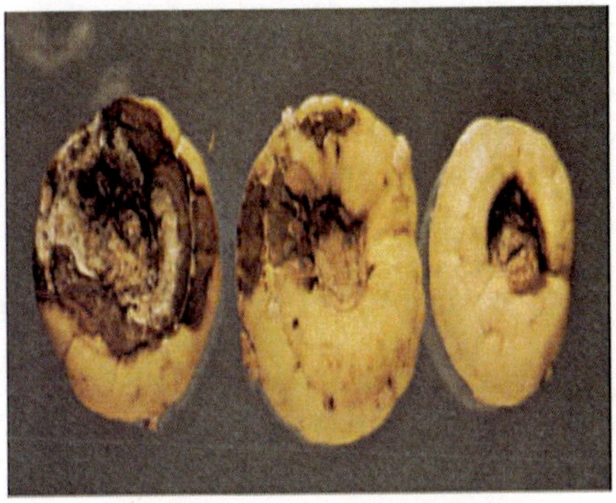

ग्लेडियोलस का घनकंद सड़न रोग

रोगजनकः यह रोग *पेनिसिलियम ग्लेडियोलाई* तथा *पेनिसिलियम* की अन्य जातियों के द्वारा उत्पन्न होता है।

रोगचक्र तथा अनुकूल वातावरणः इस कवक के बीजाणु घनकंदों एवं उनके अवशेषों पर जीवित रहते हैं। इसके बीजाणु हवा में भण्डारण स्थान पर भी पाए जाते हैं। घनकंदों की सड़न भण्डारणगृह में अधिक आर्द्रता होने पर बढ़ जाती है।

प्रबंधन

- बुआई के लिए स्वस्थ घनकंदों का प्रयोग करें। घनकंदों को भूमि में लगाने से पहले सौर ऊर्जा से या कबींटल (0.25 ग्राम) या नीमाजल (1.0 मिली.) का प्रति लीटर पानी में घोल बना कर उपचारित करें।
- खेत से निकालने के बाद घनकंदों को छाया में सुखा लें।
- भण्डारण से पहले घनकंदों को मैन्कोजेब या थीरम (2.5–3.0 ग्राम प्रति लीटर पानी) या बेनोमिल (1.0 ग्राम प्रति लीटर पानी) में 30 मिनट तक भिगो कर छाया में सुखा लें।

कारनेशन

1. म्लानि रोग

लक्षणः इस रोग के लक्षणों में पौधे की निचली पत्तियाँ पीली पड़ने लगती हैं, तने पर भूमि की सतह के पास गलन व सड़न होने लगती है तथा संक्रमण धीरे–धीरे ऊपर की ओर बढ़ने लगता है और कुछ समय बाद पूरा पौधा मुरझा जाता है। भूमि के पास तना गल कर नर्म पड़ जाता है, जिससे पौधा भूमि से आसानी से निकल जाता है। प्रभावित पौधों के तने पर बीच से दरारें पड़ जाती है तथा तने का छिलका हटा कर देखने पर ऊतक हल्के भूरे रंग के दिखाई देते हैं। यह भूरापन ऊपर की ओर बढ़ने लगता है और पौधे के सूखने पर सफेद हो जाता है। म्लानि के लक्षण कई बार पौधे के एक तरफ ही होते हैं। इस रोग के प्रभाव से जड़ें काली पड़ कर सड़ जाती हैं और पौधा धीरे–धीरे मर जाता है।

रोगजनकः यह रोग *फ्यूजेरियम ऑक्सीस्पोरम* उपजाति *डाऐन्थाई* नामक कवक से उत्पन्न होता है।

प्रबंधन

- रोपण हेतु रोगरहित पौधों का ही उपयोग करें।
- पौध की कलमें रोगाणुरहित मृदा में ही तैयार करें।

- कारनेशन की कलमों को मृदा में लगाने से पहले मृदा को फार्मेलीन (1 भाग फार्मेलीन 7 भाग पानी मिलाकर) से उपचारित करने के बाद या मृदा का 4–5 सप्ताह तक सौर ऊर्जा द्वारा सौर्यीकरण करें।
- लम्बे फसल चक्र (3 साल) को अपनाएं।
- रोगग्रस्त पौधों के अवशेषों को इकट्ठा करके नष्ट कर दें।
- पौधों में रोग के लक्षण दिखाई देने पर तने के आसपास की भूमि पर कार्बेन्डाजिम (0.1 प्रतिशत) का घोल बना कर छिड़काव करें।

2. जड़ सड़न रोग

लक्षण: इस रोग से पौधों की पत्तियाँ पीली पड़ कर मुरझा जाती हैं। संक्रमित पौधे जड़ सहित भूमि से आसानी से उखाड़े जा सकते हैं। जड़ के आसपास कवक का सफेद कवकजाल लिपटा रहता है, जिस पर छोटे–छोटे सरसों के बीज जैसे कवक के स्क्लैरोशिया दिखाई देते हैं जो प्रारम्भ में सफेद या हल्के पीले तथा बाद में गहरे भूरे रंग में परिवर्तित हो जाते हैं। पौधे की मूसला जड़ें सड़ जाती हैं। अधिक तापमान होने पर पौधे अन्त में पूर्णरूप से मुरझा कर मर जाते हैं।

रोगजनक: यह रोग *स्क्लेरोशिया* के रूप में जीवित रहता है। इसके 200 से अधिक पोषक पौधे हैं। इस रोग का विकास अधिक नमीयुक्त मृदा एवं अधिक तापमान (30–35 डिग्री सेल्सियस) होता है। यह कवक सिंचाई जल तथा कृषि यंत्रों द्वारा फैलता है।

प्रबंधन

- संक्रमित पौधों के अवशेषों को खेत से इकट्ठा करके नष्ट कर दें।
- गर्मियों में खेत की गहरी जुताई करके कुछ दिनों के लिए खुला छोड़ दें।
- रोपाई के लिए स्वस्थ कलमों का प्रयोग करें।
- 3–4 वर्ष फसल चक्र का अपनाएं जिनमें गेहूं, जौ तथा मक्के को सम्मिलित करें।
- पौध को फार्मलीन (एक भाग फार्मेलीन में 7 भाग पानी मिला कर) द्वारा उपचारित मृदा में ही लगाएं या मृदा को सौर ऊर्जा से 4 से 5 सप्ताह तक उपचारित करना भी लाभप्रद है।
- संतुलित उर्वरकों का प्रयोग करें।
- रोग के लक्षण दिखाई देने पर रोगग्रस्त पौधों के तने के आसपास हैग्जाकोनाजोल (1 मिली.) या टैब्यूकोनाजोल (1 मिली.) या डाइफेनोकोनाजोल (1 मिली) या प्रॉपीनेब (3 ग्राम) को एक लीटर पानी में घोल बनाकर सिंचाई करें।

3. तना सड़न रोग

लक्षण: इस रोग के लक्षणों में प्रारम्भ में पौधे के तने पर पनीले धब्बे बनते हैं जो बाद में गहरे भूरे रंग में परिवर्तित हो जाते हैं तथा तने का प्रभावित भाग सूख जाता है, जिससे तना भूमि की सतह वाले भाग

से टूट जाता है। अधिक संक्रमण से जड़ें भी पूरी तरह सड़ कर नष्ट हो जाती हैं। प्रभावित पौधा सूख जाता है और रोग आसपास के पौधों में भी फैल जाता है।

रोगजनकः यह रोग *राइजोक्टोनिया सोलेनी* नामक कवक से उत्पन्न होता है।

रोगचक्र तथा अनुकूल वातावरणः यह रोगकारक मृदा तथा संक्रमित पौधों के अवशेषों पर कई महीनों तक जीवित रहता है। इस रोग के विकास के लिए गर्म एवं नमीयुक्त वातावरण आवश्यक होता है।

प्रबंधन

- संक्रमित पौधों के अवशेषों को खेत से निकाल कर नष्ट कर दें।
- रोपाई के लिए स्वस्थ कलमों का चुनाव करें।
- 2–3 साल का फसल चक्र अपनाएं।
- गर्मियों में खेत की गहरी जुताई करें तथा कुछ समय के लिए खुला छोड़ दें।
- पौधों की जड़ों के पास आइप्रोडियोन का घोल बना कर सिंचाई करने पर लाभ होता है।

4. पर्ण चित्ती एवं अंगमारी रोग

लक्षणः इस रोग के लक्षणों में पत्तियों पर छोटे–छोटे बैंगनी रंग के गोलाकार या लम्बवत तथा सूखे धब्बे दिखाई देते हैं, जो नम वातावरण में आकार में बढ़ने लगते हैं। इन धब्बों के किनारे बैंगनी रंग के तथा केन्द्रीय भाग सलेटी रंग के होते हैं। छोटे–छोटे धब्बे आपस में मिल कर पत्ते का बहुत सा भाग घेर लेते हैं, जिससे पत्ता झुलस जाता है। यह रोग तने को भी संक्रमित करता है तथा पौधे के आधार में सड़न पैदा करता है। इस रोग से प्रभावित फूलों की गुणवत्ता पर भी प्रतिकूल असर डालता है।

रोगजनकः यह रोग *एल्टरनेरिया डाएन्थाई* नामक कवक से उत्पन्न होता है।

रोगचक्र तथा अनुकूल वातावरणः यह हवा द्वारा फैलने वाला गंभीर रोग है। यह रोगकारक संक्रमित पौधों के अवशेषों, जीवित पौधों तथा मृदा में जीवित रहते हैं और इसके कोनिडिया हवा द्वारा एक स्थान से दूसरे स्थान तक पहुँचते हैं। इस रोग के संक्रमण में पानी का छिड़काव, छिड़काव विधि से सिंचाई, पौधशाला में अतिरिक्त नमी का होना, स्थिर हवा आदि सहायक होते हैं। पौधे की सघन रोपाई तथा अधिक पर्णीय वृद्धि इस रोग के बढ़ने में सहायक होती है। इस रोग का फैलाव कलम द्वारा भी होता है। रोग के विकास के लिए अधिक तापमान तथा आपेक्षिक आर्द्रता आवश्यक है।

प्रबंधन

- संक्रमित पत्तियों को तोड़ कर जला दें।
- संक्रमित पौधों के अवशेषों को खेत से निकाल कर नष्ट कर दें।
- रोग के लक्षण दिखाई देने पर पौधों पर ब्लाइटाक्स–50 (0.3 प्रतिशत) या मैन्कोजेब (0.25 प्रतिशत)

या काबेन्डाजिम (0.1 प्रतिशत) का घोल बना कर 10–15 दिनों के अंतराल पर 2 से 3 बार छिड़काव करें।

5. विषाणु जनित रोग

कारनेशन पर कारनेशन मोटल विषाणु, कारनेशन वेन मोटल विषाणु, कारनेशन लेटैंअ विषाणु व कारनेशन रिंग स्पॉट विषाणु का संक्रमण भी रहता है। इसके लक्षण, पोषक पौधे तथा प्राकृतिक फैलाव का वर्णन नीचे दिया गया है–

(अ) मोटलः यह रोग, कारनेशन मोटल विषाणु द्वारा होता है। इस रोग से पत्तियाँ चितकबरी हो जाती हैं। यह विषाणु खेत में काम करने वाले लोगों तथा काटने वाले उपकरणों से फैलता है। इस विषाणु का प्रकोप जल निकास के पानी से भी हो सकता है।

(ब) वेन मोटलः यह रोग कारनेशन वेन मोटल विषाणु द्वारा होता है। इस रोग में नई पत्तियों की शिराएं हल्की पीली हो जाती हैं तथा स्पष्ट दिखाई देने लगती हैं। पत्तियों पर पीले धब्बे दिखाई देते हैं। पुरानी पत्तियों पर कोई भी लक्षण दिखाई नहीं देता है। यह विषाणु मांहू द्वारा स्थानान्तरित होता है या कभी–कभी कलम काटने वाले चाकू से भी फैलता है।

(स) छल्ला धब्बाः यह रोग कारनेशन रिंग स्पॉट वायरस द्वारा होता है। इस रोग में पत्तियों पर छोटे 1–2 सें.मी. के छल्ले बनते हैं, परन्तु कभी–कभी संकेन्द्रीय छल्ले भी दिखाई देते हैं। पत्तियों का छोटा होना, पीला होना तथा चितकबरापन के लक्षण भी दिखाई देते हैं। संक्रमित पौधे बौने रह जाते हैं। यह विषाणु कलम काटने वाले चाकू से फैलता है।

प्रबंधन

- स्वस्थ पौधों से कलम तैयार करें।
- प्रयोग में आने वाले चाकू को इथाइल अल्कोहल से उपचारित करें।
- माहू के नियंत्रण के लिए कीटनाशी दवाओं का पौधों पर छिड़काव करें।
- संक्रमित पौधों को खेत से निकाल कर नष्ट कर दें।

गेंदा के रोग

1. फ्यूजेरियम म्लानि

लक्षणः इस रोग के लक्षण नर्सरी के पौधों तथा बड़े पौधों में दिखाई देते हैं। नर्सरी के पौधों में संक्रमण होने पर पौधे मुरझा कर मर जाते हैं। बड़े पौधे भी मुरझा जाते हैं तथा कभी–कभी पीले होकर सूख जाते हैं। पुराने पौधों में संवहनी ऊतक में काली धारी बन जाती है। पौधों की जड़ें संख्या में कम हो जाती हैं तथा सड़ने लगती हैं। नम मौसम में कवक के बीजाणु संक्रमित तने पर बनते हैं।

रोगजनकः यह रोग *फ्यूजेरियम ऑक्सीस्पोरम* नामक कवक से उत्पन्न होता है।

रोगचक्र तथा अनुकूल वातावरणः यह रोगकारक पौधों के अवशेषों तथा मृदा में कई वर्षों तक क्लैमाइडोस्पोरिडिया के रूप में जीवित रहता है, जो इस रोग के संक्रमण के प्रमुख स्रोत हैं। अनुकूल वातावरण मिलने पर कवक के बीजाणु अंकुरित होते हैं और पौधों की जड़ों को संक्रमित करते हैं।

प्रबंधन

- गर्मियों में खेत की गहरी जुताई करें।
- संक्रमित पौधों को खेत से निकाल कर नष्ट कर दें।
- रोग के लक्षण आने पर पौधों की जड़ों के पास मैन्कोजेब (0.2 प्रतिशत) या कॉपर ऑक्सीक्लोराइड (0.25 प्रतिशत) या कार्बेन्डाजिम (0.1 प्रतिशत) का घोल बना कर 10 दिनों के अंतराल पर सिंचाई करें।
- गेंदे की खेती के लिए 2–3 साल तक का फसल–चक्र अपनाएं।

2. चूर्णील आसिता

लक्षणः इस रोग में प्रारम्भ में पत्तियों पर छोटे–छोटे सफेद धब्बे दिखाई देते हैं, जो बाद में ऐसे लगते हैं जैसे पत्तों पर सफेद पाउडर छिड़का गया हो। कुछ समय बाद पूरा पत्ता सफेद चूर्ण से ढक जाता है। सफेद चूर्ण के अन्दर कवक के कोनीडिया एवं कवकजाल होते हैं। अधिक संक्रमण होने पर पत्तियाँ सिकुड़ कर मुड़ जाती है तथा मुरझाने लगती हैं। कुछ समय पश्चात संक्रमित पत्तियाँ गिर जाती हैं।

रोगजनकः यह रोग *लैबीललूला टौरिका* नामक कवक के द्वारा उत्पन्न होता है।

रोगचक्र तथा अनुकूल वातावरणः यह रोगकारक संक्रमित पौधों के अवशेषों, जो मृदा में पड़े रहते है। यह आने वाले दूसरे साल के पौधों में संक्रमण के लिए प्राथमिक स्रोत का कार्य करता है। यह रोग अधिक गर्म एवं नम वातावरण में नहीं होता है। इस रोग के बीजाणु का फैलाव हवा द्वारा होता है।

प्रबंधन

- फसल के बचे हुए अवशेषों को खेत से निकाल कर जला कर नष्ट कर दें।
- पौधों पर जैसे ही रोग के लक्षण दिखाई दें, घुलनशील सल्फर (500 ग्राम) या सल्फेक्स (300 ग्राम) या कार्बेन्डाजिम (50 ग्राम) का प्रति 100 लीटर पानी में घोल बना कर छिड़काव करें।

3. बोट्राइटिस फूल अंगमारी

लक्षणः इस रोग के लक्षण फूलों की पंखुड़ियों एवं फूलों की डंठलों पर अनियमित आकार के भूरे रंग के धब्बों के रूप में दिखाई देते हैं। कलियाँ भूरी हो जाती हैं और जलीय धब्बे दिखाई देते हैं। संक्रमित कलियाँ खिल नहीं पाती हैं और बिना खिले ही नम वातावरण में गिर जाती हैं। संक्रमित भाग पर रोगकारक के कवक जाल एवं बीजाणु बहुत संख्या में धूसर रंग की बढ़वार के दिखाई देते हैं।

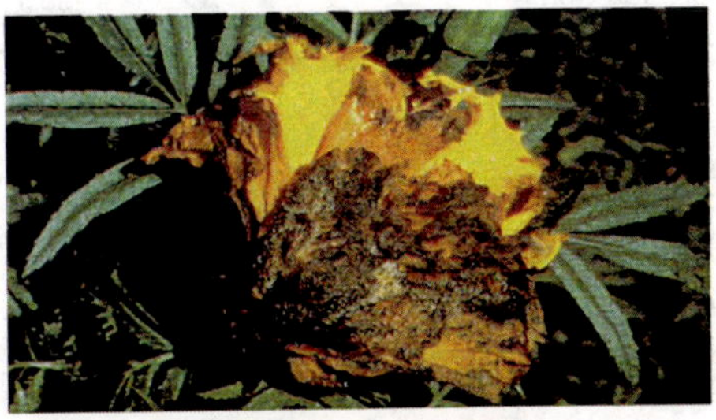

बोट्राइटिस फूल अंगमारी

रोगजनकः यह रोग *बोट्रोइटिस साइनेरिया* नामक कवक से उत्पन्न होता है।

रोगचक्र तथा अनुकूल वातावरणः यह रोगकारक बहुत से पौधों की जातियों विशेष कर फूल वाले पौधों जैसे कारनेशन, गुलदाऊदी, जिरनेरियम तथा पेटुनिया को संक्रमित करता है। रोगकारक कोनिडिया के रूप में जीवित तथा मृत ऊतकों पर जीवित रहते हैं। अनुकूल वातावरण मे जैसे 85 प्रतिशत से अधिक आपेक्षिक आर्द्रता तथा पौधों की सतह पर स्वतंत्र जल का होना तथा 22–25 डिग्री सेल्सियस तापमान पर कवक के बीजाणु अंकुरित होकर पौधे के अन्दर प्रवेश करते हैं और पौधों को संक्रमित कर देते हैं।

प्रबंधन

- गिरी हुई संक्रमित कलियों, फूलों तथा पौधों के अन्य भागों को खेत से निकाल कर नष्ट कर दें।
- गेंदा की फसलों को फुब्बारे विधि से सिंचाई न करें।
- पौधों पर कवकनाशी दवाओं जैसे थायोफेनेट मिथाइल (0.2 प्रतिशत), कोसाइड (0.1 प्रतिशत), मैंकोजेब (0.25 प्रतिशत), क्लोरोथैलोनिल (0.1 प्रतिशत), एजोक्सीस्ट्रोबीन, आइप्रोडियोन आदि का आवश्यकतानुसार छिड़काव करें।

गुलदाऊदी के रोग

1. तना एवं जड़ सड़न

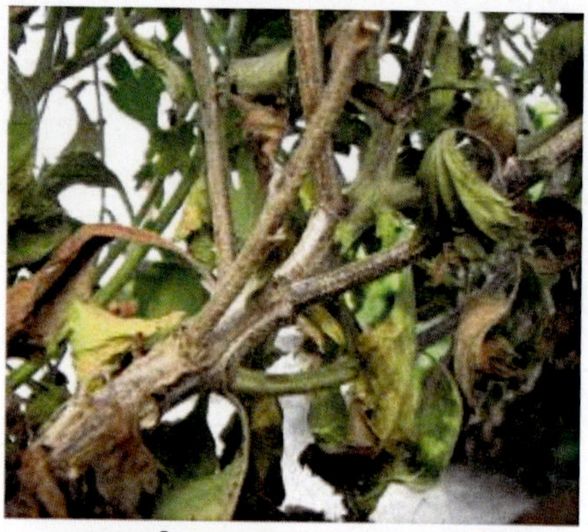

गुलदाउदी का तना एवं जड़ सड़न रोग

लक्षणः पौधशाला में पौधे तने के आधार से सड़ने लगते हैं एवं प्रभाावित पौधे छोटे रह जाते हैं। अगर तने पर घाव हों तो स्थापित पौधों पर भी फफूँद संक्रमण कर सकती है। प्रभावित पौधे अचानक मुरझाने लगते हैं। राइजोक्टोनिया कवक प्रमुख रूप से भूमि की सतह से पौधे पर आक्रमण करती है, जिससे तने के संक्रमित भाग में गहरे भूरे रंग के धंसे हुए क्षेत्र बन जाते हैं। अधिक नमी होने पर संक्रमित भाग पर हल्के भूरे रंग के कवक के कवकजाल भी दिखाई देता है, पीथियम के संक्रमण से जड़ें किनारों से सड़ने लगती हैं। जड़ें भूरे या काले रंग में परिवर्तित होने लगती हैं तथा संक्रमित पौधे का अधिकतर भाग काला पड़ने लगता है। अंत में जड़ें पूरी तरह से नष्ट हो जाती हैं और पौधा सूख जाता है।

रोगजनकः यह रोग *पीथियम* जातियों एवं *राइजोक्टोनिया* जातियों नामक कवकों के द्वारा उत्पन्न होता है।

रोगचक्र तथा अनुकूल वातावरणः ये दोनों प्रकार के कवक पौधों के अवशेषों तथा मृदा में जीवित रहते हैं। कवक के बीजाणु जल या मृदा द्वारा फैलते हैं। इस रोग का विकास अधिक नमी तथा गर्म तापमान पर अधिक होता है।

प्रबंधन

- पौध लगाने से पहले भूमि का उपचार करें।
- भूमि का उपचार सौर ऊर्जा से पारदर्शी पॉलीथीन की सहायता से या फार्मेलीन (5 प्रतिशत) या 1 भाग फार्मेलीन + 7 भाग पानी से किया जा सकता है।
- भूमि की थीरम या डायथेन एम–45 (0.25 प्रतिशत) का घोल बना कर समय–समय पर सिंचाई करें।
- प्रभावित पौधों के अवशेषों के खेत से निकाल कर नष्ट कर दें।

2. तना विगलन व म्लानि

लक्षण: इस रोग के लक्षण कलियों के फूलने के बाद दिखाई देते हैं। लेकिन पौधों में संक्रमण कलम की जड़ों को उगने के समय ही हो जाता है। इस रोग के संक्रमण के प्रभाव से पौधे छोटे रह जाते हैं तथा तने का भूमि के पास का भाग गहरे भूरे रंग का हो जाता है और सूखने लगता है। पौधे में संवहनी ऊतक गहरे भूरे रंग के हो जाते हैं तथा निचले हिस्से के पत्ते पीले पड़ने लगते हैं, जिसके उपरांत पौधा पूरी तरह से मुरझा जाता है।

रोगजनक: यह रोग *फ्यूजेरियम ऑक्सीस्पोरम* नामक कवक से उत्पन्न होता है।

रोगचक्र तथा अनुकूल वातावरण: यह कवक संक्रमित पौधों के अवशेषों तथा मृदा में क्लेमाइडोस्पोर्स तथा बीजाणु के रूप में काफी समय तक जीवित रहता है। इसके बीजाणु हवा, धूल एवं वर्षा द्वारा फैलते हैं। जड़ की उपस्थित में क्लेमाइडोस्पोर्स एवं बीजाण्ड अनुकूल परिस्थिति मिलने पर अंकुरित होते हैं और रोगग्राही पौधों की जड़ें संक्रमित कर देते हैं। कवक किनारे से प्रवेश करते हैं और ऊपर की तरफ फैलकर संवहनी ऊतकों की नलिका को बन्द कर देते हैं जिससे जल का बहाव जड़ से पौधे के अन्य भागों में नहीं पहुंच पाता है। यह कवक एक जहरीला रसायन पैदा करता है, जिससे पत्तियाँ पीली हो जाती है। इस रोग का विकास अधिक तापमान (लगभग 30 डिग्री सेल्सियस) अधिक होता है।

प्रबंधन

- संक्रमित पौधों को उखाड़ कर नष्ट कर दें।
- भूमि को अच्छी तरह से सौर ऊर्जा से सफेद पारदर्शी पॉलीथीन (100 गेज मोटी) द्वारा 4 से 5 सप्ताह तक या फार्मेलीन (1 भाग फार्मलीन + 7 भाग पानी) से उपचारित करें।
- प्रभावित पौधों के आसपास की भूमि को मैन्कोजेब (0.25 प्रतिशत) या कार्बेन्डाजिम (0.1 प्रतिशत) का घोल बना कर सिंचाई करें।
- पौधों को खेत में लगाने से पहले उनकी जड़ों को कार्बेन्डाजिम (0.1 प्रतिशत) के घोल में 30 मिनट तक डुबो कर उपचारित करें।

3. चूर्णील आसिता

लक्षणः प्रारम्भ में रोग के लक्षण पत्तियों की निकली सतह पर दिखाई देते हैं। बाद में पत्तियों की ऊपरी सतह व कोमल टहनियों पर कवक की सफेद या सलेटी रंग चूर्णील बढ़वार दिखाई देती है। इसके उपरांत संक्रमित पत्तियाँ भूरे रंग में परिवर्तित होकर विकृत हो जाती हैं और फिर सूख कर गिर जाती हैं। संक्रमित पौधे बौने रह जाते हैं और उसमें फूल भी नहीं लगते हैं।

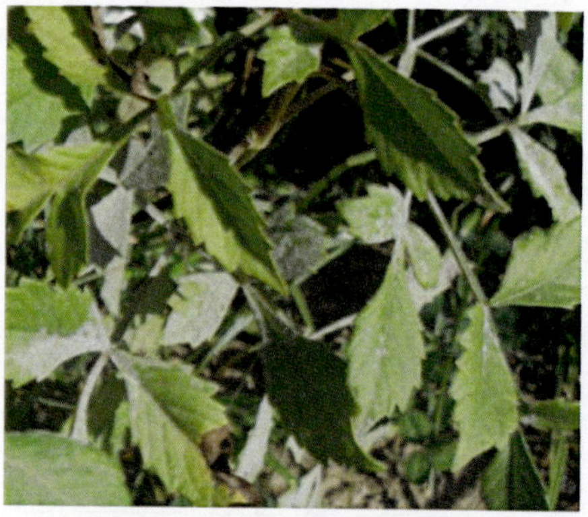

गुलदाऊदी का चूर्णील आसिता रोग

रोगजनकः यह रोग *ओडियम क्राइसेन्थेमाई* नामक कवक से उत्पन्न होता है।

रोगचक्र तथा अनुकूल वातावरणः यह रोगकारक जीवित पौधों पर पैदा होते हैं, लेकिन संक्रमित पौधों के अवशेषों पर क्लिस्टोथिसिया के रूप में जीवित हैं जो इस रोग के संक्रमण के लिए प्राथमिक स्रोत है। इसके बीजाणु हवा द्वारा एक स्थान से दूसरे स्थान तक पहुँचते हैं और पौधों में द्वितीयक संक्रमण उत्पन्न करते हैं। इस रोग के विकास के लिए गर्म दिन एवं ठण्डी रातें तथा मध्यम तापमान (25–30 डिग्री सेल्सियस) सहायक होता है। चूर्णील आसिता रोग के विकास एवं फैलाव के लिए लिए सूखी अवस्था, सघन पौधे, हवा का खराब आवागमन तथा कम प्रकाश जैसी अवस्थाएं आवश्यक होती हैं।

प्रबंधन

- पौधों को उचित दूरी पर लगाएं तथा उनमें हवा का आवागमन सुचारू रूप से हो।
- वातावरण को शुष्क रखें।
- पौधों पर डिनाकैप (मिली.) या थायोफैनट मिथाइल या कार्बेन्डाजिम या बैनलेट (1.0 ग्राम) या घुलनशील सल्फर (2.5 ग्राम) का प्रति लीटर पानी में घोल बना कर 7–10 दिनों के अंतराल पर छिड़काव करें। इसके अतिरिक्त माइक्लोब्युटेनील और पेनकोयजोल कवकनाशी का भी प्रयोग किया जा सकता है।

4. रतुआ

लक्षणः इस रोग में पत्तियों की निचली सतह पर स्फोट बनते हैं जो शुरू में हल्के पीले रंग के होते हैं और बाद में भूरे हो जाते हैं। इन स्फोटों के एकदम ऊपर पत्तों की ऊपरी सतह थोड़ी धंसी हुई होती है और आसपास के क्षेत्र की अपेक्षाकृत हल्के रंग के होते हैं। इस रोग की तीव्रता बढ़ने पर पत्तियों का अधिकांश भाग खराब हो जाता है तथा पत्तियाँ बाद में गिर जाती हैं एवं फलों का उत्पादन कम हो जाता है। *पक्सिनिया होरियाना* द्वारा पत्तियों की निचली सतह पर सफेद रंग के स्फोट दिखाई देते हैं तथा ऊपरी सतह पर हल्के हरे से पीले रंग के धब्बे बनते हैं। शुरू में गठे हुए मोम की तरह गुलाबी रंग के स्फोट बनते हैं जो बाद में कवक के बीजाणु पैदा होने पर वे सफेद रंग में बदल जाते हैं।

रोगजनकः यह रोग *पक्सिनिया क्राईसेन्थेमी* तथा *प. होरियाना* नामक कवकों से उत्पन्न होता है।

रोगचक्र तथा अनुकूल वातावरणः *प. होरियाना* टिलियोस्पोर्स के रूप में गुलदाउदी के पौधों पर जीवित रहते हैं। टिलियोस्पोर्स, जो पत्तियों के स्फोट में होते है, अंकुरित होकर बेसिडियोस्पोर्स पैदा करते हैं। ये बेसिडियोस्पोर्स हवा द्वारा फैलते हैं तथा अंकुरित होकर जनन नलिका से सीधे पौधों की पत्तियों में प्रवेश करके संक्रमित करते हैं। *प. क्राईसेन्थेमी* संभवतः यूरेडोस्पोर्स या कवकजाल के रूप में पुरानी पत्तियों पर जीवित रहता है। इस रोग के विकास के लिए ठण्डा नमीयुक्त मौसम सहायक होता है। सीधे सूर्य की रोशनी हवा द्वारा फैलने वाले बेसिडियोस्पोर्स को नष्ट कर देती है।

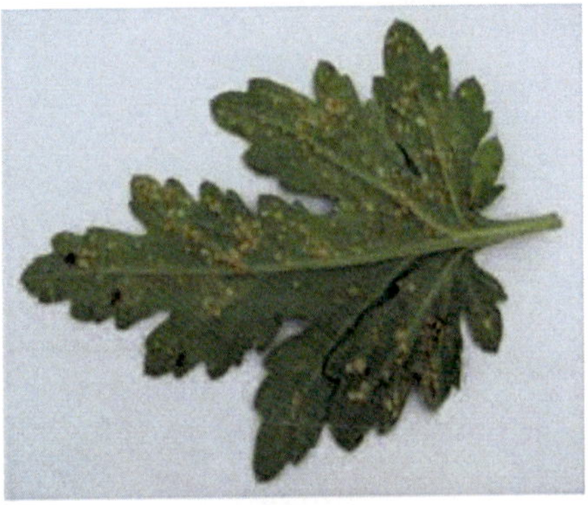

गुलदाऊदी का रतुआ रोग

प्रबंधन

- रोगग्रस्त भागों को काट कर जला दें।
- पौधों पर मैन्कोजेब (2.5 ग्राम प्रति लीटर पानी), क्लोरोथेलोनील (2.0 ग्राम) या कॉपर ऑक्सीक्लोराइड (3.0 ग्राम) कैरोथेन (0.025 प्रतिशत) 10 से 14 दिनों के अंतराल पर छिड़काव करें।

5. जीवाणुज झुलसा

लक्षणः इस रोग का सबसे पहला लक्षण धूप में कुछ एक टहनियों का मुरझाना होता है जो रात में पूर्वावस्था में आ जाती हैं। बाद में, तने की चोटी भूरी हो जाती है और सख्त होकर नष्ट हो जाती है। तनों की मज्जा जेली की तरह हो जाती है तथा बीच से खोखली हो जाती है जिसके ऊपर भूरे रंग की धारियाँ आधार की तरफ जाती हुई दिखाई देती हैं। संक्रमित मज्जा छोटी रह जाती है तथा कानी होकर मर जाती है।

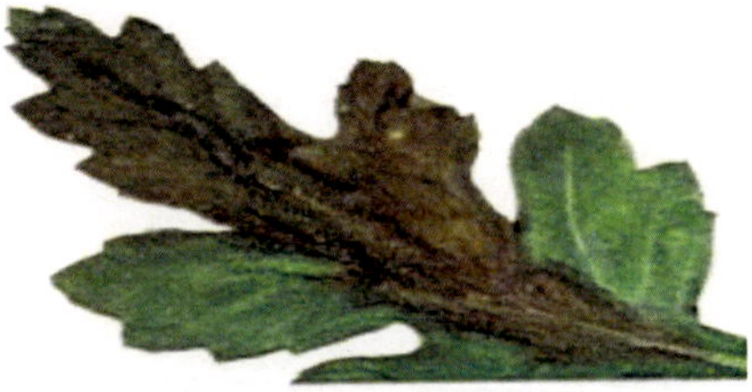

गुलदाउदी का जीवाणुज झुलसा रोग

रोगजनकः यह रोग *डिकिया क्राईसेन्थिमी* नामक जीवाणु से उत्पन्न होता है।

रोगचक्र तथा अनुकूल वातावरणः यह जीवाणु मृदा, संक्रमित पौधों के अवशेषों तथा खरपतवरों पर जीवित रहते हैं। इसके फैलाव के लिए अधिक तापमान (80–90^{0}फा.) एवं अधिक सापेक्षिक आर्द्रता, स्वतंत्र जल आदि सहायता करते हैं।

प्रबंधन

- भूमि का फार्मेलीन या सौर ऊर्जा से उपचार करें।

- रोगरहित कलमों का ही उपयोग करें।
- पिंचिंग के समय और कलमों की वृद्धि नियामकों से उपचार करते समय कलमों के संक्रमण से बचाएं। कलमों के कटे हुए भागों को स्ट्रेप्टोसाइक्लिन (100 मिग्रा. प्रति लीटर पानी में) का घोल बना कर उपचारित करें।

6. विषाणु रोग

गुलदाउदी में विषाणु एवं वायरायड जनित रोग भी लगते हैं, जिनमें दो विषाणु जनित एस्पर्मी और स्पॉटेड म्लानि रोग तथा क्लोरोटिक मोटेल एवं स्टंट रोग वायरायड द्वारा होता है। इनका वर्णन नीचे दिया गया है।

(अ) एस्पर्मी विषाणु रोगः यह रोग टोमैटो एस्पर्मी नामक विषाणु द्वारा उत्पन्न होता है। इस रोग से प्रभावित पौधे के फूलों में विकृति होती है तथा पौधे छोटे रह जाते हैं। गुलाबी, लाल तथा कांसे रंग के फूलों का रंग एक समान नहीं होता है। लेकिन पत्तियों पर रोग के स्पष्ट लक्षण दिखाई नहीं देते हैं, जबकि कुछ प्रजातियों में रोग लक्षण रहित होते हैं। इस रोग के विषाणु एफिड के अलावा खेत में काम करने के औजारों तथा वानस्पतिक संवर्धन द्वारा स्थानान्तरित होते हैं।

(ब) स्पोटेड म्लानि रोगः यह रोग टोमैटो स्पोटेड विल्ट वायरस तथा इम्पैटिएंस नेक्रोटिक स्पॉट वायरस नामक विषाणुओं के द्वारा उत्पन्न होता है। इस रोग के लक्षण प्रायः पौधे में एक तरफ दिखाई देते हैं। गुलदाउदी की कुछ प्रजातियों में पत्तियों पर छल्ले बन जाते हैं। पत्तियाँ विकृत हो जाती हैं तथा काले ऊतकक्षयी के लक्षण दिखाई देते हैं। तने पर गहरे ऊतकक्षयी की धारी दिखाई देती है। फल भी विकृति के साथ–साथ कुछ ऊतकक्षयी हो जाते हैं। यह विषाणु थ्रिप्स के अलावा प्रयोग में आने वाले चाकू से भी स्थानान्तरित होता है। यह विषाणु गुलदाउदी के अलावा डहेलिया तथा अन्य पौधों पर जीवित रहता है।

(स) क्राईसैंथिमम स्टेंटः यह रोग क्राईसैंथिमम स्टेंट वायरायड के द्वारा उत्पन्न होता है। इस वायरायड के संक्रमण से पौधे छोटे रह जाते हैं, पत्तियाँ पीली, सीधी तथा किनारे आकार में नहीं बढ़ते, जिससे पत्ते सख्त दिखाई देते हैं। फूल छोटे रह जाते हैं एवं उनके फूल लाल या कांसे रंग के हो जाते हैं और समय से 7–10 दिन पहले खिल जाते हैं। यह वायरायड घाव, चाकू तथा वानस्पतिक संवर्धन आदि से फैलता है।

(द) क्लोरोटिक मोटिलः यह रोग क्राईसेन्थिमम क्लोरोटिक मोटिल वायरायड द्वारा उत्पन्न होता है। इस रोग में पहले पत्तियाँ चितकबरी तथा बाद में पूर्ण रूप से पीली हो जाती हैं। अक्सर इस रोग को पोषक तत्वों की कमी के लक्षण से भ्रम पैदा हो जाता है। जब तापमान 20 डिग्री सेल्सियस के लगभग होता है तो रोग के लक्षण स्पष्ट दिखाई नहीं देते हैं। यह रोग खेत में काम करते समय प्रयोग में आने वाले औजारों तथा वानस्पतिक संवर्धन द्वारा फैलता है।

प्रबंधन

- प्रभावित पौधों की काट–छाँट करने के लिए जो औजार उपयोग किए जाते हैं, उन्हें स्वस्थ पौधों पर प्रयोग न करें या कीटाणुरहित करने के बाद ही प्रयोग करें।
- स्वस्थ पौधों का रोपण करें।
- गुलदाउदी पर स्पॉटेड विल्ट, टोमैटो एस्पर्मी और क्राईसैंथिमम मैटिल, क्राईसैंथिमम स्टेंट विषाणुओं के संक्रमण रोकथाम के लिए उपरोक्त प्रबंधन उपायों के अतिरिक्त संवाहक कीटों की रोकथाम भी लाभप्रद है। कीटों की रोकथाम के लिए कीटनाशक रसायनों का प्रयोग करें।

औषधीय एवं सगंधीय पौधों पर सूत्रकृमियों का प्रभाव एवं नियंत्रण

राकेश पाण्डेय, हरी शंकर, मुनीश कुमार, राम कुमार, रूपाली गुप्ता एवं आकांक्षा सिंह

सीएसआईआर-केन्द्रीय औषधीय एवं सगंध पौधा संस्थान (सीमैप), लखनऊ-226 016, उ.प्र.

औषधीय एवं सगंधीय पौधे विभिन्न प्रकार की बीमारियों से प्रभावित होते हैं। अधिकांशतः औषधीय एवं सगंधीय पौधे विभिन्न प्रकार के पादप सूत्रकमियों से प्रभावित होते हैं। कुछ पौधों को ये पादप सूत्रकृमि प्ररम्भिक अवस्था में ही ग्रसित करके नष्ट कर देते हैं। कुछ महत्वपूर्ण औषधीय एवं सगंधीय पौधों पर पादप सूत्रकृमियों द्वारा उत्पन्न रोग एवं उनके नियंत्रण के उपाय निम्नलिखित हैं:–

1. पोदीना या मेन्था

भारत में पोदीने की विभिन्न प्रजातियों जैसे मेन्थाल मिन्ट, पिपरमिन्ट, स्कॉच स्पियरमिन्ट, स्पियरमिन्ट एवं घरेलू पोदीना/चटनी पोदीना की खेती व्यावसायिक स्तर पर लगभग दो लाख हैक्टर से अधिक भूमि पर की जाती है। इसके फलस्वरूप, लगभग 1000 करोड़ रुपये से अधिक का व्यापार होता है। पोदीने पर लगने वाले विभिन्न प्रकार के रोगों की रोकथाम द्वारा इस कृषि व्यापार में और ज्यादा बढ़ोतरी हो सकती है। इसमें लगने वाला जड़गाँठ सूत्रकृमि काफी प्रभावी एवं विनाशकारी होता है। जड़गाँठ सूत्रकृमि की दो मुख्य जातियाँ जापानी पोदीने को हानि पहुँचाती हैं:

1. सदर्न जड़गाँठ सूत्रकृमि (*मेल्वाइडोगाइन इनकोग्नीटा*)
2. नार्दन जड़गाँठ सूत्रकृमि (*मेल्वाइडोगाइन जेवेनिका*)

लक्षणः जड़गाँठ सूत्रकृमि की इन जातियों का लार्वा जड़ों के कोमल भागों को नष्ट करते हुए जड़ के अन्दर प्रवेश कर जाता है एवं ऊतकों को नुकसान पहुँचता है। ऐसी स्थिति में इन सूत्रकृमियों के मुँह से एक विषेश प्रकार का पदार्थ निकलता है, जो ग्रसित कोशिकाओं में कोशिका केन्द्र की संख्या बढ़ा देता है। इससे बहुत सारी कोशिकाएं बन जाती हैं तथा कुछ कोशिकाएं आपस में मिल कर एक बड़ी कोशिका बन जाती हैं जिसे महाकोशिका कहते हैं। इस प्रकार हाईपरप्लासिया एवं हाईपरट्राफी के फलस्वरूप जड़ों के बाहर कोशिकाओं एवं पादप ऊतकों की एक मजबूत मोटी सी दीवार बन जाती हैं। इन ग्रसित कोशिकाओं के कारण, जड़ों से पत्तियों एवं तनों तक पानी एवं अन्य पोषक तत्व पहुँचाने वाली कोशिकाओं पर काफी दबाव पड़ता है तथा जड़ें मोटी होकर गाँठ का रूप ले लेती हैं। ये गाँठें 1–3 मि.मी. तक मोटी होती हैं, परन्तु कभी–कभी इनकी मोटाई 3 सें.मी. तक पहुँच जाती हैं।

इस तरह इन पादप सूत्रकृमियों से पोदीने का पूरा पौधा प्रभावित हो जाता है एवं पौधे को वांछित पानी एवं पोषक तत्व नहीं मिल पाते हैं। इसके फलस्वरूप पौधा पीला पड़ने लगता है, पत्तियाँ छोटी रह जाती हैं, पत्तियों की संख्या भी कम हो जाती हैं एवं पौधा छोटा रह जाता है। इस प्रकार तैलीय ग्रन्थियों की संख्या बुरी तरह प्रभावित होती है। इन सब क्रियाओं से पौधों में तेल बनाने की प्रक्रिया धीमी एवं कमजोर हो जाती है। एक सामान्य आकलन के अनुसार लगभग 20 प्रतिशत से ज्यादा तेल उत्पादन इन सूत्रकृमियों के दुष्प्रभाव से कम हो जाता है, जिससे किसानों को काफी आर्थिक हानि होती है।

जड़ों में घाव बनाने वाला सूत्रकृमि (*प्रेंटिलेकस* जातियाँ)

इस सूत्रकृमि को लीजन सूत्रकृमि जाति के नाम से जाना जाता है। इसकी *प्रेंटिलेकस थारनाई* जाति पिपरमिन्ट, स्पियरमिन्ट एवं लगभग सभी पोदीने की प्रजातियों को प्रभावित करती हैं।

यह सूत्रकृमि भारत के साथ पूरे विश्व में पाया जाता है। ये पादप सूत्रकृमि आन्तरिक परजीवी होते हैं एवं जड़ों तथा मिट्टी में पाये जाते हैं।

लक्षणः ये सूत्रकृमि मिट्टी में प्रवेश करके कोशिकाओं के तरल पदार्थ को चूस लेते हैं, जिससे जड़ों की कोशिकाएं मर जाती हैं। इसके फलस्वरूप, जड़ों पर छोटे–छोटे अनेक घाव मिल कर बड़े–बड़े घावों का रूप धारण कर लेते हैं। ये पोदीने की जड़ को पूर्णरूप से नष्ट कर देते हैं जिसके फलस्वरूप ग्रसित जड़ों पर लाल रंग की धारियाँ बन जाती हैं। पौधा उखाड़ने पर ये धारियाँ पौधों पर स्पष्ट दिखाई देती है। इन घावों पर प्रायः अन्य पादप सूक्ष्मजीवियों जैसे फफूँद जीवाणु आदि का आक्रमण हो जाता है तथा जड़ें सड़ने लगती हैं। इस तरह इस रोग से ग्रसित पौधे को आसानी से जमीन से उखाड़ा जा सकता है। इस तरह सूत्रकृमि के साथ फफूँद व जीवाणु संयुक्त रूप से पौधों में तेल बनाने की क्षमता को काफी प्रभावी तरीके से रोक देती हैं, जिससे फसल नष्ट हो जाती है। उपर्युक्त दो पादप सूत्रकृमियों के अतिरिक्त अन्य बहुत से पादप सूत्रकृमि जैसे *टाइलेन्कस* प्रजाति, *टाइलेन्कोरिन्किस बुलगेरिस, रोटाइलेन्कस रेनीफार्मिस लिनफोर्ड* व ओलीवीरा, *होप्लोलैमस इनडिकस सिद्दीकी, लन्गीडोरस पिसाई* एडवर्ड, मिश्रा व सिंह, *जिफिनिमा* जाति भी इन पौधों को हानि पहुँचाते हैं जो सभी पोदीने की जड़ों में पाये जाते हैं।

प्रबंधन

कार्बाफ्यूरान, एल्डीकार्ब, फॉस्फोमीडान, फीनामेफास आदि रासायनिक दवाओं द्वारा सूत्रकृमियों की रोकथाम की जा सकती है, परन्तु ये रसायन अधिक महंगे एवं पर्यावरण को दूषित करते हैं। इसके साथ ही ये रसायन पीने के पानी को भी दूषित करते हैं। इस प्रकार से वर्तमान में इन रासायनों के प्रयोग की सलाह नहीं दी जाती है।

- **फसल चक्र :** इसके अन्तर्गत पादप सूत्रकृमियों के प्रकोप वाले खेत में बार–बार एक ही फसल न बोने की सलाह दी जाती है। एक ही फसल जिस पर पादप सूत्रकृमियों की प्रजनन संख्या बढ़ जाती है उसे बोना या लगाना नहीं चाहिए। बीच में कुछ ऐसी फसल की रोपाई की जानी चाहिए जो सूत्रकृमि के प्रजनन, बढ़ाव एवं फैलाव के लिए उचित माध्यम न हो, जैसे गेंदा, सरसों, नींबू घास आदि।

- पादप सूत्रकृमियों के जीवन–चक्र पर तापमान का काफी प्रभाव पड़ता है। यदि पादप सूत्रकृमियों की संख्या खेत में अधिक हो तो हल चला कर खेत को घास से मुक्त रखना लाभदायक होता है क्योंकि पादप सूत्रकृमियों के खाने का स्रोत समाप्त हो जाता है। भोजन न मिलने पर इनकी संख्या तेजी से कम हो जाती है। तेज धूप एवं गर्म हवा के दिनों में 10 दिन के अन्तर पर तीन–चार बार गहरी जुताई करके इनकी संख्या को काफी हद तक कम किया जा सकता है।
- इसके बाद एक पॉलीथीन चादर से मिट्टी को दस दिन तक ढकना चाहिए, इससे मिट्टी का तापमान बढ़ जाता है जिससे सूत्रकृमियों की संख्या अपने–आप ही कम हो जायेगी।
- फसल की उपज लेने के पश्चात् खेत के अन्दर बिखरी पत्तियों एवं जड़ों को उखाड़ कर जला देना चाहिए जिससे जड़ों के अन्दर मौजूद सूत्रकृमि भी नष्ट हो जाएं।
- पोदीने के सकर लगाने के करीब 21 दिन पहले, 5 क्विंटल प्रति हैक्टर नीम की खली का प्रयोग करें।
- पोदीने के सकर लगाते समय मुख्य सावधानी रखनी चाहिए। सकर में पादपकृमि की अनुपस्थिति सुनिश्चित होने के बाद ही इनका प्रयोग नये खेत में करें, अन्यथा नये खेत में इन सूत्रकृमियों का प्रवेश हो जायेगा, जिससे अगली फसल भी प्रभावित होगी।

2. पचौली

पचौली एक महत्वपूर्ण सगंधीय पौधा है जिसका तेल अधिकतर उच्चकोटि के इत्र बनाने में प्रयोग होता है। इसकी उपज मुख्य रूप से दो प्रकार के पादप सूत्रकृमियों से प्रभावित होती है–

1. जड़गाँठ सूत्रकृमि
2. धारी बनाने वाला सूत्रकृमि

जड़गाँठ सूत्रकृमि की निम्न तीन प्रजातियाँ सदर्न जड़गाँठ सूत्रकृमि, नार्दन जड़गाँठ सूत्रकृमि, पहाड़ी जड़गाँठ सूत्रकृमि मुख्य रूप से पाई जाती हैं।

लक्षण: इन जड़गाँठ पादप सूत्रकृमियों का लार्वा प्रारम्भिक अवस्था में ही पचौली के पौधों को ग्रसित कर देता है जिससे कि पौधा पीला पड़ जाता है एवं पत्तियाँ छोटी रह जाती हैं तथा सूख कर गिरने लगती हैं जिससे पौधों में मात्र तने ही दिखायी देते हैं। जड़ों में बड़ी–बड़ी गाँठे बन जाती हैं एवं कई गाँठे मिल कर बड़ा आकार बना लेती हैं। शोधों द्वारा पता चला है कि जड़गाँठ सूत्रकृमि की 40 लार्वा प्रति ग्राम मिट्टी में होता है तो पौधों के तेल का उत्पादन लगभग 52.1 प्रतिशत कम हो जाता है। जड़गाँठ सूत्रकृमि से प्रभावित पौधों में तेल की उपज लगभग 50 प्रतिशत तक कम हो जाती है। इस सूत्रकृमि से प्रभावित पौधों की जड़ों में बहुत सारी गाँठें बन जाती हैं एवं पौधों के नीचे की पत्तियाँ सूख कर गिरने लगती हैं तथा पौधा पीला पड़ जाता है। जड़गाँठ सूत्रकृमि के अलावा कई अन्य पादप सूत्रकृमियों जैसे लीजन सूत्रकृमि, स्पाइरल सूत्रकृमि आदि भी पचौली के तैलीय उत्पादन को अधिक प्रभावित करते हैं।

प्रबंधन

इस पौधे पर कार्बोफ्यूरान, फोरेट आदि रसायनों का 2–3 कि.ग्रा. प्रति हैक्टर की दर से प्रयोग करके पादप सूत्रकृमियों के प्रभाव को खत्म किया जा सकता है इससे पौधों में तेल का उत्पादन बढ़ जाता है।

3. दवाना

यह एक महत्वपूर्ण सगंधीय पौधा है। इस पौधे की खेती अमेरिका, यूरोप एवं जापान में की जाती है। भारत में इस पौधे की खेती मुख्य रूप से तमिलनाडु, केरल एवं आंध्रप्रदेश में होती है। सन् 1980 के पहले इस पौधे पर सूत्रकृमि जैसे किसी भी रोगकारक की खोज नहीं हुई थी परन्तु 'सीमैप' के सूत्रकृमि शोधकर्ताओं ने सर्वप्रथम जड़गाँठ सूत्रकृमि दवाना, कांगो गणराज्य में खोजा एवं इस पर शोध कार्य शुरू किया।

लक्षण: ग्रसित पौधा मुख्य रूप से सदर्न जड़गाँठ सूतकृमि के प्रभाव से प्रभावित रहता है एवं इसकी तेल उत्पादन क्षमता को 25 प्रतिशत तक घटा देता है। पौधों पर जड़गाँठ सूत्रकृमि के आक्रमण से पौधा छोटा एवं पतला रह जाता है तथा पत्तियाँ छोटी रह जाती हैं। इस रोग से पौधों में लगने वाले फूलों एवं कलियों की संख्या कम हो जाती है।

प्रबंधन

एल्डीकार्ब, कार्बोफ्यूरान, बाविस्टिन एवं नीम की खली का प्रयोग करके इन पादप सूत्रकृमियों को नियन्त्रित किया गया है, कार्बोफ्यूरान 2–3 कि.ग्रा. सक्रिय अवयव प्रति हैक्टर के प्रयोग से इस पादप को सूत्रकृमि के प्रकोप से कुछ हद तक बचाया जा सकता है।

4. जिरेनियम

इस पौधे के तेल का प्रयोग साबुन, इत्र एवं सौन्दर्य प्रसाधन निर्माण में किया जाता है क्योंकि इसके तेल में गुलाब जैसी सुगन्ध होती है। इस फसल में मुख्य रूप से जड़गाँठ सूत्रकृमि ही आक्रमण करता है। रोग–ग्रसित पौधे पीले पड़ जाते हैं और इनकी वृद्धि रुक जाती है।

प्रबंधन

एल्डीकार्ब एवं सल्फॉन, एल्डीकार्व एवं सल्फोथियान, कार्बोफ्यूरान, फेनोमिफास, एल्डीकार्ब आदि रसायनों का प्रयोग 2–3 किग्रा/हैक्टर की दर से उपयोग करके सूत्रकृमियों के आक्रमण को कम या पूरी तरह खत्म किया जा सकता है।

नीम की खली का 500 किग्रा/हैक्टर की दर से खेत में प्रयोग से पादप सूत्रकृमियों की संख्या को कम किया जा सकता है। फसल–चक्र में परिवर्तन करके इस पादप सूत्रकृमियों के प्रकोप को नकारा जा सकता है। इन्हीं विधियों से जड़गाँठ सूत्रकृमि के अलावा घाव बनाने वाले सूत्रकृमि एवं स्पाइरल सूत्रकृमियों को भी नियंत्रित किया जा सकता है।

5. तुलसी

यह एक प्रमुख सगंधीय पौधा है, जिसके सुगन्धित तेल का उपयोग औषधि एवं इत्र व्यवसाय में होता है। मुख्य रूप से इसके सुगन्धित तेल का उपयोग विभिन्न रोगों जैसे मलेरिया, कैंसर, गुर्दे के रोग आदि के निवारण में भी किया जाता है। इसके साथ ही इसका उपयोग सौंदर्य प्रसाधनों एवं उच्चकोटि के परफ्यूम बनाने में भी किया जाता है।

तुलसी में प्रमुख रूप से दो प्रकार के पादप सूत्रकृमि प्रभाव डाल कर इसकी उपज को कम कर देते है। यह हैं:

(1) जड़गाँठ सूत्रकृमि

सदर्न जड़गाँठ सूत्रकृमि, नार्दन जड़गाँठ सूत्रकृमि

(2) पत्ती सूत्रकृमि एफीलेन्क्वाडिस रिटजेमबोसी

जड़गाँठ पादप सूत्रकृमि प्रायः सभी प्रकार के तुलसी पर प्रभाव डालते हैं परन्तु सदर्न जड़गाँठ सूत्रकृमि (*मे. इनकोग्निटा*) का प्रभाव ज्यादा होता है।

इन पादप सूत्रकृमियों के साथ–साथ कुछ और पादप सूत्रकृमियाँ जैसे *विलेनोलैमस लांगीकाडेटस, डोलिचोडोरसा हेटरोसेफैलस, होप्लोलैमस गेलियेटस, मेलोइडोगाइन इनकागनिटा, मेलाइडोगाइन जेवानिका, पैराट्राइकोडोरस क्रीस्टी, पेटाइलैन्कस स्क्रबनीरी* इन पौधों को संक्रमित करते है।

प्रबंधन

जड़गाँठ सूत्रकृमियों के नियंत्रण के लिए नीम की खली को 500 किग्रा/प्रति हैक्टर की दर से प्रयोग करें। कुछ फफूँद/कवक भी इन पादप सूत्रकृमियों को प्रकोप को कम करने में सार्थक हैं।

औषधीय व सुगन्धित पौधों में रोग प्रबंधन

प्रमोद कुमार गुप्ता[1], वृषभान अहिरवार[2] एवं रोबिन गोगोई[3]

[1]कृषि विज्ञान केन्द्र, कटनी (जवाहरलाल नेहरू कृषि विश्वविद्यालय) - 483 442, म.प्र.
[2]महात्मा गाँधी चित्रकूट ग्रामोदय विश्वविद्यालय, चित्रकूट, सतना - 485 334, म.प्र.
[3]पादप रोगविज्ञान संभाग, भारतीय कृषि अनुसंधान संस्थान, नई दिल्ली - 110 012

भारत में औषधीय और सुगन्धित फसलों का प्राचीन इतिहास रहा है। प्राचीन भारतीय चिकित्सा पद्धति औषधीय और सुगन्धित फसलों और जड़–बूटियों पर आधारित है। यह चिकित्सा पद्धति भारत से ही प्रारंभ हुई है जिसका प्रमाण कई ग्रंथ से है। औषधीय पौधों के चिकित्सीय गुणों की पहचान तथा अन्य फसलों की तरह औषधीय पौधों में लगने वाले रोगों की कठिन पहचान किसानों को नहीं होती है जिसके कारण इनकी खेती में बाधा पहुँचती है। प्रस्तुत आलेख में इन पौधों पर होने वाले रोग तथा उनके निदान सम्बन्धी उपायों पर प्रकाश डाला गया है।

अश्वगंधा

भारत में अश्वगंधा की खेती मुख्य रूप से मध्य प्रदेश, राजस्थान और गुजरात राज्यों में की जाती है, क्योंकि अश्वगंधा की खेती के लिए उपयुक्त जलवायु और मृदा इन्हीं राज्यों में पाई जाती है। व्यापारिक दृष्टि से अश्वगंधा की जड़ों की मांग देश और विदेशों में बढ़ती जा रही है। अश्वगंधा की जड़ों का उपयोग शक्तिवर्धक पेय के रूप में किया जाता है। अनिद्रा, रक्तचाप, चक्कर सिरदर्द, मूर्छा हृदय रोग कोलेस्ट्रॉल को कम करती है। अश्वगंधा की जड़ों में 13 प्रकार के एल्केलाईड पाय जाते हैं, जिसमें मुख्यतः विथोनिन और सोमानिफेरियन का उपयोग औषधि रूप में किया जाता है। अश्वगंधा की जड़ों के चूर्ण के सेवन से शरीर में ओज एवं स्फूर्ति–शक्ति आती है। यह सभी प्रकार के विकार को दूर कर बल वीर्य बढ़ाता है। इसके साथ ही धातुओं की पुष्टि, पाचनशक्ति वृद्धि, शारीरिक दुबलापन तथा मांस मज्जा की वृद्धि कर आयु बढ़ाता है।

1. जड़ तथा पदगलन

लक्षण: रोग के प्रारंभ में पत्तियाँ पीली पड़ने लगती हैं तथा बाद में पौधे पीले पड़ कर सूखने लगते है। ऐसा प्रतीत होता है कि यह लक्षण पानी की कमी के कारण दिखाई दे रहा है।

रोगजनक: यह रोग *फ्यूजेरियम,* एवं *राईजोक्टोनिया* जातियाँ और *स्क्लरोशियम रोल्फसाई* कवकों के कारण होता है।

रोगचक्र एवं अनुकूल वातावरण: वातावरण में आर्द्रता तथा अधिक तापमान होने पर इस रोग की तीव्रता बढ़ जाती है।

प्रबंधनः रोग नियंत्रण के लिए खेत में जल निकास की उचित व्यवस्था करनी चाहिए इसके साथ ही बुआई से पहले 1 ग्राम बाविस्टीन और 1 ग्राम थायरम अथवा मेटालैक्सिल या 5 ग्राम प्रति किलो बीज की दर से उपचारित करके बुआई करनी चाहिए।

2. अल्टरनेरिया लीफ स्पॉट

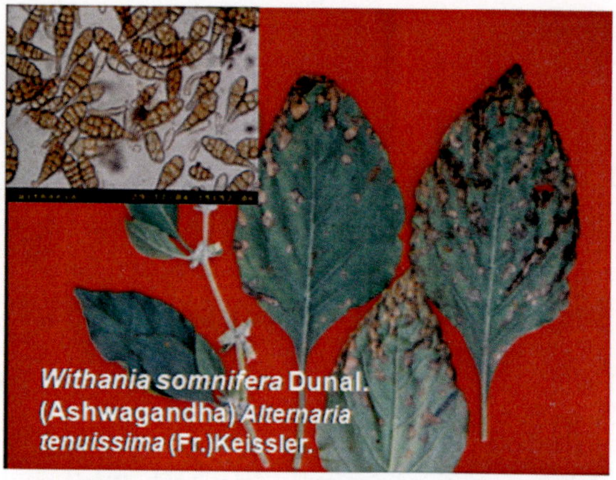

अल्टरनेरिया लीफ स्पॉट से संक्रमित अश्वगंधा की पत्तियाँ तथा *अल्टरनेरिया टेंयुसिमा* फफूँद

लक्षणः यह रोग तरुण बीजांकुर अवस्था वाले पौधों में कम से कम डेढ़ से दो माह के हो जाने के बाद ज्यादा मात्रा में हानि पहुँचाते हैं। यह रोग सितम्बर में प्रारंभ होता है, जिसमें पत्तियों की निचली सतह पर छोटे, अंडाकार रंगहीन धब्बे प्रकट होते हैं। ये धब्बे पत्तियों पर अनियमित रूप से बिखरे होते हैं। धब्बे बढ़ने के साथ ही इनका आकार टेढ़ा–मेढ़ा होने लगता है। धब्बे भूरे से धूसर रंग में होकर अंगमारी के लक्षण प्रकट करते हैं। रोग बढ़ने पर धब्बे आपस में मिल कर बड़ा रूप धारण कर लेते हैं जो मौसम नम होने पर कवक बीजाणुओं के काले चूर्ण धब्बे के ऊपर दिखाई देते हैं।

रोगजनकः यह रोग *अल्टरनेरिया टेंयुसिमा* फफूँद से उत्पन्न होता है।

रोगचक्र एवं अनुकूल वातावरणः यह मृदा और बीज जनित रोग है। इसका निवेश द्रव्य भूमि में गिरी हुई संक्रमित पत्तियों में होता है। बीजों पर इस कवक या कवक जाल एक वर्ष से अधिक समय तक जीवित रह सकता है।

प्रबन्धनः इस रोग की रोकथाम के लिए सदैव प्रमाणित बीजों का चुनाव करना चाहिए। फफूँदनाशक दवा बाविस्टीन के द्वारा 2 ग्रा. प्रति कि. ग्रा. बीज के हिसाब से बीजोपचार करना चाहिए तथा उर्वरकों की उचित मात्रा का उपयोग करना चाहिए। इसके साथ ही डाईथेन एम 45 दवा 2 ग्रा. प्रति लीटर पानी में धोकर 15 दिनों के अंतराल पर छिडकाव करना उचित होता है।

3. सर्कोस्पोरा लीफ स्पॉट

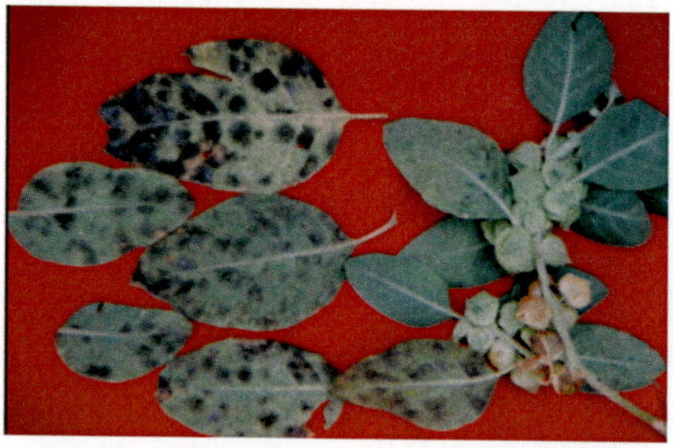

सर्कोस्पोरा लीफ स्पाट से संक्रमित अश्वगंधा की पत्तियाँ

लक्षणः पौधों पर सर्वप्रथम गहरे धूसर से लेकर धुआंकार काले रंग के अनियमित आकार के धब्बे शिराओं से लगे हुए होते हैं। ये काले चूर्णी पाउडर के सामान दीखते हैं। ये धब्बे कोनिडिया की उपस्थिति को भली भांति दर्शाते है। यह लक्षण पत्तियों की ऊपरी और निचली सतह पर तथा डंठलों पर दिखाई देता है।

रोगजनकः यह रोग *सर्कोस्पोरा विथानिया* के कारण उत्पन्न होता है जो डिमैटिएसी कुल का सदस्य है।

प्रबन्धनः रोग के नियंत्रण के लिए फसल चक्र कम से कम दो वर्ष तक का होना चाहिए, जिससे मृदोढ़ निवेश द्रव्य को समाप्त करने में सहायता मिलती है। बीजों को थायरम या कैप्टान 2 ग्रा. प्रति लीटर पानी में घोल कर उसमे बीजों को उपचारित करके बोना चाहिए। खेत में रोग का प्रसार और अधिक न हो, इसके लिए बोर्डो मिश्रण 4:4:50 या डायथेन एम् 75, डायथेन एम् 45, ब्लाइटाक्स 50 को 0.2 प्रतिशत का घोल बना कर जुलाई के अंत तक 15 दिनों के अंतराल पर 3–4 छिड़काव करना चाहिए।

4. झुलसा

लक्षणः इस रोग का प्रकोप बुआई के 30–50 दिनों के बाद पौधों में दिखाई देने लगता है। इसमें पौधों की निचली सतह पर भूरे या पीले रंग के अनियमित आकर के धब्बे दिखाई देते हैं जो बाद में पौधों के अन्य भागों में फैल जाते हैं। इसके फलस्वरूप पौधा मुरझा कर गिर जाता है तथा रोग का भयंकर प्रकोप वातावरण में अधिक नमी होने पर दिखाई देने लगता है।

रोगजनकः यह रोग *फाइटोप्थोरा इन्फेस्टान्स* नामक फफूँद के द्वारा उत्पन्न होता है।

प्रबंधनः रोग के नियंत्रण के लिए अच्छे संस्थानों से प्रमाणित और स्वस्थ बीजों का उपयोग बुआई के लिए करना चाहिए तथा मैनकोजेब 3 ग्रा. प्रति लीटर पानी के हिसाब से 10–15 दिनों के अंतराल पर छिड़काव करना चाहिए।

हल्दी

हल्दी की खेती तमिलनाडु, आन्ध्र प्रदेश, बिहार, बंगाल, महाराष्ट्र और केरल राज्यों में औषधीय व मसालों वाली फसल के रूप में की जाती है। इसका राइजोम तने का रूपांतरण है। हल्दी का उपयोग वात, पित्त और कफ दोषों को दूर करने के लिए किया जाता है। इसके आलावा चोट लगने जलोद, कृमि, प्रमेह रोग, प्रसव के बाद और स्तन विकारों में हल्दी का सेवन किया जाता है। राइजोम में 5–8 प्रतिशत उड़नशील तेल तथा कुरकुमीन नामक पीतरंजक द्रव्य पाया जाता है। एंटीइन्फ्लेमेटरी तथा रंजक गुण के कारण अंतर्राष्ट्रीय बाजार में इसका अच्छा मूल्य मिलता है।

1. टेफरीना लीफ स्पॉट

लक्षणः रोग के कारण पत्तियों में भूरे और पीले रंग के अनियमित आकर के धब्बे दिखाई देते हैं और अंततः पत्तियाँ सूख कर गिर जाती हैं।

रोगजनकः यह रोग *टैफराइना मेक्यूलेंस* द्वारा उत्पन्न होता है।

प्रबंधनः रोग नियंत्रण के लिए रोपाई के 25–30 दिन बाद ताम्रयुक्त कवकनाशी 3–4 ग्रा. प्रति लीटर पानी की दर से 12–15 दिन के अंतराल पर छिड़काव करना चाहिए।

2. राइजोम रॉट

लक्षण: इस रोग के कारण सर्वप्रथम पौधों का शीर्ष भाग पीला पड़ कर सूख जाता है। कुछ समय बाद सतह के समीप का भाग पीला पड़ने लगता है तथा पौधा आसानी से उखड़ जाता है। इसके अलावा कंद बहुत शीघ्र ही पिलपिला–सा होकर सड़ सा जाता है, जिसमें से सड़न की बदबू आती है।

रोगजनक: इस रोग को कंद विगलन के नाम से भी जाना जाता है। यह रोग प्रायः कई जातियों की फफूँद के द्वारा होता है। इनमें पिथियम, फाइटोप्थोरा, फ्युजेरियम और राइजोक्टोनिया प्रमुख हैं।

प्रबन्धन: रोग के नियंत्रण के लिए गर्मी में गहरी जुताई, उचित जल निकास व्यवस्था तथा जुताई करने से पहले या कन्द के भण्डारण करते समय राइजोम को 2–3 ग्रा. बाविस्टिन (कार्बेंडाजिम) या कॉपर ऑक्सीक्लोराइड प्रति लीटर पानी के हिसाब से घोल में आधे से एक घंटा तक के लिए डुबो कर रखना चाहिए।

ईसबगोल

ईसबगोल को अश्वकर्ण भी कहा जाता है। प्रारंभिक रोमिल पत्तियाँ गेहूं की पत्तियों के समान दिखाई देती हैं। इसके दाने अलसी के समान छोटे तथा सफेद झिल्ली से ढके रहते हैं, जिसे औषध के रूप में उपयोग किया जाता है। भारत में इसकी खेती प्रमुख रूप से गुजरात, मध्य प्रदेश, राजस्थान और हरियाणा में की जाती है। ईसबगोल की भूसी का उपयोग कब्ज, अतिसार, वीर्यपात, मूत्रोत्सर्जन, पेचिस और गुर्दे के रोगों में किया जाता है। ईसबगोल की भूसी में लिनोलिक, पामेटिक और ओलिए एसिड पाए जाते हैं जो वसीय अम्ल हैं। बीज में चिपचिपापन प्रमुख रूप से जाइलोल अरबिनोज अम्ल के कारण होता है।

1. डाउनी मिल्डूयू (मृदुरोमिल आसिता)

लक्षण: पत्तियों की ऊपरी सतह पर पीले और भूरे रंग के धब्बों का दिखाई देना रोग के प्रमुख लक्षण हैं। पत्तियों की निचली सतह पर रूई के जाले के सामान फफूँद की वृद्धि दिखाई देती है। रोग की उग्र अवस्था में पौधा झुलस कर गिर जाता है।

रोगजनक: यह रोग *परनोस्पोरा प्लांटजिनिया* नामक फफूँद के कारण होता है।

प्रबंधन: इस रोग के नियंत्रण के लिए बीज को थायरम से उपचारित करके बोना चाहिए या खड़ी फसल में जब रोग के लक्षण दिख रहे हों तब डायथेन–एम् 45 दवा 0.25 प्रतिशत का घोल बना कर 2–3 बार 12–15 दिन के अंतराल पर छिडकाव करना चाहिए अथवा मैनकोजेब दवा 2 ग्राम प्रति लीटर पानी में घोल कर छिडकाव करना चाहिए।

2. चूर्णिल आसिता

लक्षण: इसमें पत्तियों की ऊपरी सतह पर सफेद चूर्णी धब्बे दिखाई देते हैं।

रोगजनकः यह रोग भी फफूँद के कारण होता है, जो इरीसाइफी प्रजाति है जब तापमान 30 डि.से. से ऊपर होने पर इस रोग का प्रकोप दिखाई देता है।

प्रबन्धनः इस रोग के नियंत्रण के लिए मैनकोजेब 2 ग्रा. प्रति लीटर पानी की दर से छिडकाव 7 दिन के अंतराल पर करना चाहिए।

3. कॉलर रॉट

लक्षणः इसमें पौधों की निचली सतह पर रुई के आकर की वृद्धि दिखाई देती है, जिसमें राई के दाने के आकार के स्क्लेरोशिया दिखाई देते हैं।

रोगजनकः यह रोग *स्क्लरोशियम रोल्फसाइ* नामक फफूँद से होता है।

प्रबंधनः नियंत्रण के लिए बीज को बाविस्टिन दवा से उपचारित करके बुआई करनी चाहिए।

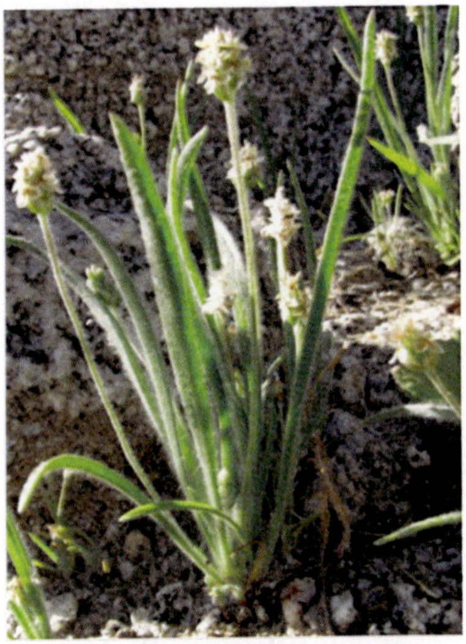

कॉलर रॉट *स्क्लरोशियम रोल्फसाइ* नामक फफूँद से संक्रमित ईसबगोल की पौध

4. झुलसा

लक्षणः इस रोग में सर्वप्रथम पत्तियों पर चारों तरफ भूरे रंग की छल्लेदार धरियाँ दिखाई देती हैं और बाद में ये छल्लेदार धब्बे बन जाते हैं।

रोगजनकः यह रोग भी फफूँद से होता है जो अल्टरनेरिया प्रजाति का है।

प्रबंधनः इसके नियंत्रण के लिए थायेरम, जिनेव या मैनकोजेब नामक कवकनाशक दवाई की 2–5 मि.ली. दवा प्रति लीटर पानी में घोल कर 12–15 दिनों के अंतराल पर छिड़काव करना चाहिए।

कस्तूरी भिन्डी या मुश्कदाना

मुश्कदाना के बीजों से कीमती तेल निकाला जाता है, जिसकी सुगंध कस्तूरी के सामान होती है। इसका उपयोग सुगंध उद्योग में किया जाता है। मुश्कदाना का बीज वलवर्धक, वात, विकार, भूखवर्धक, दर्द नाशक तथा हृदय रोग, कफ, शीत और आतों की व्याधि में उत्तम माना जाता है।

मुश्कदाना में भी वही रोग लगते हैं जो कि भिन्डी (ओकरा) में लगते हैं, क्योंकि दोनों एक ही कुल मालवेसी के पौधे हैं अतः भिण्डी के समान मुश्कदाना का भी विभिन्न रोगों से बचाव करना चाहिए।

1. येलोमोजक या पीतशिरा रोग

लक्षण: रोग के कारण पत्तियाँ चितकबरी या पीली पड़ जाती हैं। इससे हरिमाहीनता हो जाती है तथा पत्तियाँ प्यालेनुमा आकर की दिखाई देने लगती हैं।

रोगजनक: यह रोग एक प्रकार के विषाणु के द्वारा होता है। सफ़ेद मक्खी (*बेमेशिया टबाकी*) इस बीमारी को एक पौधे से दूसरे पौधे में स्थान्तरित करती है। सफ़ेद मक्खियाँ रोगी पौधों का रस चूस कर विषाणु को ग्रहण करती हैं और बाद में दूसरे स्वस्थ पौधों में पहुँचाती हैं।

प्रबंधन: रोग के नियंत्रण के लिए रोगी पौधों को जड़ से उखाड़ कर नष्ट कर देना चाहिए। खड़ी फसल में बीज बनने से पहले मिथाइल डाइमेटान 25 ई.सी. दवा का 1 मि.ली. पानी के घोल में मिला कर 7–10 दिन के अंतराल पर छिड़काव करना चाहिए।

2. गेरुआ रोग (रस्ट)

लक्षण: इस रोग के लक्षण प्रायः पौधे की पत्तियों और तनों पर तांबा या नारंगी रंगों वाले अनियमित आकर के फफोलेनुमा धब्बों के रूप में दिखाई देते हैं, जो धीरे–धीरे उग्र अवस्था धारण कर लेते हैं।

रोगजनक: यह रोग *युरोमाइसिस हेटरोजिनियस* प्रजाति की फफूँद के द्वारा उत्पन्न होता है।

प्रबंधन: रोग नियंत्रण के लिए ताम्रयुक्त कवकनाशी दवा 3 ग्रा. प्रति लीटर पानी के साथ मिला कर 10–15 दिनों के अन्तराल पर छिड़काव करना चाहिए।

3. चूर्णिल आसिता

लक्षण: रोग के कारण पौधों की पत्तियों की ऊपरी सतह पर सफेद चूर्णील धब्बे दिखाई देते हैं।

रोगजनक: इसको पाउडरी मिलड्यू के नाम से भी जाना जाता है। यह एक फफूँद *इरिसाइफी चिकोरोशिएरम* के कारण उत्पन्न होता है।

प्रबंधन: इस रोग के नियंत्रण के लिए घुलनशील गंधक तीन ग्रा. प्रति लीटर पानी की दर से या ट्राईडेफार्म 80 ई. सी. या डायनोकेप 48 ई. सी. की 1 मि. ली. दवा प्रति लीटर पानी में घोल बना कर 12–15 दिनों के अंतराल पर खड़ी फसल में शाम को जब हवा कम चल रही हो, हवा के विपरीत खड़े होकर छिडकाव करना चाहिए।

4. सर्कोस्पोरा लीफ स्पॉट

लक्षण: इस रोग के कारण पत्तियों पर भूरे रंग के अनियमित आकार के धब्बे दिखाई देते हैं जो बाद में काले पड़ जाते हैं। रोग की उग्र अवस्था में पौधों की पत्तियाँ गिर जाती हैं। इस रोग का प्रकोप वर्षा ऋतु में ज्यादा देखा गया है। वातावरण में अधिक आर्द्रता होने पर बीमारी ज्यादा देखने को मिलती है।

रोगजनक: इसे पट्टी रोग के नाम से भी जाना जाता है। यह *सर्कोस्पोरा* प्रजाति की फफूँद से उत्पन्न होता है। इस कवक की दो प्रजातियों *सर्कोस्पोरा एबेलमोसकाई* या *सर्कोस्पोरा मलायएन्सिस* के कारण उत्पन्न होता है।

प्रबंधनः रोग के नियंत्रण के लिए जीनेब अथवा मैनकोजेब दवा 2 ग्रा. प्रति लीटर पानी में घोल कर 15 दिनों के अन्तराल पर 2–3 बार छिड़काव करना चाहिए।

सफेद मूसली

सफेद मूसली का पौधा देश के विभिन्न प्रदेशों में पाया जाता है। इसका पौधा मध्य प्रदेश के साल और मिश्रित वनों में तथा बुदेलखण्ड क्षेत्र व नर्मदा सोन घाटी आदि क्षेत्रों में बहुतायत में पाया जाता है। यह प्रकन्दात्मक शाकीय तनारहित पौधा होता है, जिसके कन्दों को फिंगर भी कहा जाता है। देश में सफेद मूसली की 175 प्रजातियाँ पाई जाती हैं, जिसमें चार प्रकार की प्रजातियाँ प्रमुख हैं– *क्लोरोफाइटम बोरीविलिएनल, क्लोरोफाइटम लेक्सम, क्लोरोफाइटम ट्यूबरोसम, क्लोरोफाइटम अरूडीनेसियम*। सफेद मूसली के कंद से आयुर्वेदिक शक्तिवर्धक पेय बनाया जाता है। इसका प्रयोग प्रसवोपरांत माताओं का दूध बढ़ाने, गठियां वात, मधुमेह इत्यादि में उपयोग किया जाता है। इसकी सूखी जड़ों में 82 प्रतिशत कार्बोहाइड्रेट, 0.9 प्रतिशत प्रोटीन, 0.3 प्रतिशत रूट फाईबर, 0.5 प्रतिशत पानी और 5.15 प्रतिशत ग्लाईकोसाइडल सैपोनिन्स के साथ–साथ फॉस्फोरस, कैल्सियम, सोडियम और जिंक जैसे खनिज लवण प्रमुख रूप से पाए जाते हैं।

1. कॉलर रॉट

लक्षणः नये पौधे से लेकर पुराने पौधे तक की अवस्था तक इस फफूँद द्वारा प्रकोप किया जाता है। पौधों की सतह पर चारों ओर सफेद रूई के आकार की वृद्धि दिखाई देती है और उग्र अवस्था में राई के दाने के आकार के भूरे रंग के स्क्लेरोशिया दिखाई देते हैं जो प्रतिकूल अवस्था में भी जीवित रहते हैं। अनुकूल वातावरण में यह रोग तेजी से बढ़ता है तथा रोगी भाग कमजोर होकर सिकुड़ जाता है। पत्तियों का पीला पड़ना और मुरझा कर सूख जाना, इस रोग की प्रमुख पहचान हैं।

रोगजनकः यह रोग *स्क्लेरोशियम रोल्फसाइ* की कवक के द्वारा उत्पन्न है।

प्रबंधनः रोकथाम के लिए खेत में उचित जल निकास की व्यवस्था करनी चाहिए और मूसली के कंदों को 1 ग्रा. कार्बेन्डाजिम (बाविस्टिन) या मेटालेक्सिल 35 प्रतिशत एस.डी. को 5 ग्रा. दवा प्रति कि.ग्रा. बीज की दर से उपचारित कर बुआई करनी चाहिए।

2. पत्ती धब्बा

लक्षणः सर्वप्रथम पौधे की सतह पर छोटे–छोटे भूरे रंग के धब्बे पत्ती के किनारों पर दिखाई देते हैं। उग्र अवस्था में ये धब्बे बढ़ जाते हैं और उस पर काले रंग के फलनकाय दिखाई देते हैं जो कि एसरबुलाई होते हैं।

रोगजनकः यह रोग कोलैटोट्राइकम क्लोरोफाइटुमी नामक फफूँद के द्वारा उत्पन्न होता है।

3. फोमा झुलसा

लक्षणः सर्वप्रथम पत्ती के सिरे पर छोटे आकार के बैंगनी रंग के धब्बे दिखाई देते हैं और ये धब्बे

धीरे–धीरे भूरे रंग के दिखने लगते हैं। ये धब्बे क्षैतिज अवस्था में ऊपर की ओर गति करते हुए नजर आते हैं और प्रभावित भाग धीरे–धीरे सूख जाता है जिस पर काले रंग के छोटे आकार के पत्तियों की सतह पर फलनकाय उत्पन्न हो जाते हैं।

रोगजनकः यह रोग *फोमा लिलियाना* के द्वारा उत्पन्न होता है।

प्रबंधनः रोग के नियंत्रण के लिए मैनकोजेब या जीनेब 2 ग्रा. दवा को एक लीटर पानी में घोल कर 10–12 दिन के अन्तराल पर 3–4 छिड़काव करना चाहिए।

जापानी पुदीना

हमारे देश में लगभग 1.5 लाख हैक्टर भूमि में पुदीना की खेती की जाती है, जिसमें उत्तर प्रदेश, क्षेत्रफल और उत्पादन की दृष्टि से प्रथम स्थान पर है। भारत में व्यावसायिक रूप से इसकी चार प्रजातियों का उत्पादन किया जाता है जो जापानी पुदीना, स्पियर मिन्ट, बरगाटमिन्ट और पिपरमेन्ट हैं। इन प्रजातियों के आसवन से प्राप्त सुगन्धित तेल का विभिन्न उद्योगों जैसे पान मसाला, सुवास, फार्मास्युटिकल, कन्फैक्शनरी और खाँसी की दवाइयों आदि में बड़े पैमाने पर किया जा रहा है, जिनमें जापानी पुदीना सर्वाधिक लोकप्रिय है। पुदीना के तेल में मेंथाल और मेन्थोल पाया जाता है इसके अलावा पाइनीन, लाइमोनीन, सिकोल, मिथाइल, सीटेट और पेपरीटोन अवयव भी पाए जाते हैं। जापानी पुदीना में स्टोलन सड़न, पर्ण धब्बा, फ्यूजेरियम विल्ट, रूटनाट, रतुआ, चूर्णिल आसिता जैसी बीमारियाँ लगती हैं, जिनका वर्णन नीचे किया गया है।

1. स्टोलन सड़न या जड़ और तना गलन

लक्षणः रोगग्रसित पौधों की जड़ों के चारों तरफ भूरे या काले रंग के धब्बे दिखाई देते हैं, जिसके फलस्वरूप पौधों की सम्पूर्ण जड़ें काली और भूरी दिखाई पड़ने लगती है, फलतः पौधे की जड़ें सड़ने लगती हैं। उखाड़ने पर ये आसानी से उखड़ जाती हैं। उग्र अवस्था में रोग जड़ों से तनों की ओर बढ़ने लगता है, फलस्वरूप पौधा सूखने लगता है। रोग का प्रकोप स्टोलन बनने के समय अक्टूबर और नवम्बर में अधिक होता है।

रोगजनकः यह रोग *मिथेविया वैसीकोला* नामक फफूँद के कारण उत्पन्न होता है।

प्रबंधनः रोग के नियंत्रण के लिए स्टोलन की बुआई के पूर्व बाविस्टिन की 2 ग्रा. प्रति लीटर पानी के हिसाब से कम से कम 30 मिनट तक के लिए पानी के घोल में डुबाने के पश्चात् बुआई करना चाहिए। मैंकोजेब 3 कि.ग्रा. दवा प्रति हैक्टर के हिसाब से पानी में घोल बना कर छिड़काव करना चाहिए।

2. पत्ती धब्बा रोग

लक्षणः रोग के होने पर पत्तियों की ऊपरी सतह पर भूरे रंग के तथा उग्र अवस्था पर धब्बे फैल कर काले पड़ जाते हैं और पत्तियाँ पीली पड़ कर गिरने लगती हैं। पौधे की बढ़वार रूक जाती है, जिससे तेल उत्पादन में 30–35 प्रतिशत तक कमी आ जाती है।

रोगजनकः यह रोग फफूँद की दो प्रजाति से उत्पन्न होता है जो *कोरिनोस्पोरा कैशीकोला* और *सर्कोस्पोरा मेन्थीकोला* हैं।

प्रबंधनः रोग के नियंत्रण के लिए मैनकोजेब दवा का 2 ग्रा. प्रति लीटर के हिसाब से पानी में घोल तैयार कर 15 दिन के अन्तराल पर 2–3 बार छिड़काव करना चाहिए। इसके अलावा डाइफोलेटान 2 ग्रा. या कॉपर ऑक्सीक्लोराइड दवा का छिड़काव किया जा सकता है।

3. जड़ गाँठ सुत्रकृमि

लक्षणः रोग से ग्रसित पौधे की बढ़वार रूक जाती है और पौधों की पत्तियाँ पीली पड़ने लगती हैं। सूत्रकृमि से प्रभावित पौधों की जड़ों में गांठे दिखती हैं, जिनके ऊपर भूरे या लाल रंग का आवरण या धब्बे दिखाई देते हैं।

रोगजनकः यह रोग सूत्रकृमि के द्वारा होता है। इसे स्टन्ट निमैटोड भी कहते हैं।

प्रबंधनः नियंत्रण के लिए कार्बोफ्यूरान 3 जी दवा को 10 कि.ग्रा. प्रति हैक्टर के हिसाब से पौधे की रोपाई के पूर्व खेत में मिला देना चाहिए या नीम की खली लगभग 12–15 क्विन्टल के हिसाब से प्रति हैक्टर की दर से रोपाई के पूर्व अच्छे से मिला कर जुताई करनी चाहिए।

4. रतुआ

लक्षणः प्रारंभ में गर्मी शुरू होने के पहले हल्के पीले अथवा भूरे रंग के धब्बे तनों, पत्तियों और मुख्यतः पत्तियों की मध्य शिराओं पर दिखाई देते हैं। नजदीक से देखने पर पाउडर की भाँति रस्ट के पश्चूल दिखाई देते हैं। उग्र अवस्था में पत्तियाँ गिरने लगती हैं और पौधा मर जाता है।

रोगजनकः पुदीना में यह रोग *पक्सीनिया मेन्थाई* नामक फफूँद से उत्पन्न होता है।

प्रबंधनः रोग के नियंत्रण के लिए ताम्रयुक्त फफूँदनाशक दवा टिल्ट 3 ग्रा. प्रति लीटर पानी के हिसाब से घोल कर 10–12 दिन के अन्तराल पर 3–4 बार छिड़काव करना चाहिए।

5. चूर्णिल आसिता

लक्षणः सर्वप्रथम पाउडर समान सफेद धब्बे पत्तियों और तनों की ऊपरी सतह पर दिखाई देते हैं तथा पाउडर सफेद चूर्ण के सामान दिखाई देता है।

रोगजनकः इस रोग का प्रकोप *इरीसाइफी चिकोराशिएरम* नामक फफूँद से उत्पन्न होता है।

प्रबंधनः इस रोग के नियंत्रण के लिए घुलनशील गंधक को 3 ग्राम प्रति लीटर पानी में घोल कर 10–12 दिनों के अन्तराल पर 3–4 बार छिड़काव करना चाहिए।

तुलसी

तुलसी एक सर्वपरिचित वनस्पति है, जिसका वनस्पतियों में तथा भारतीय धर्म–संस्कृति में उच्च,

पवित्र और महिमापूर्ण स्थान है। तुलसी का पौधा औषधीय गुणों से परिपूर्ण होने के साथ–साथ सुगन्धित तेल के उत्पादन में भी महत्वपूर्ण स्थान रखता है।

तुलसी का उपयोग मुख से आने वाली दुर्गंधनाशक, पित्त, कफनाशक, विषहर, स्मृतिवर्धक और वीर्यवर्धक औषधियों के निर्माण में होता है। इसके अलावा यह अतिसार, चर्म रोगों, दाद, कील मुंहासे, मधुमेह, बेहोशी, एलर्जी आदि रोगों के उपचार में उपयोगी है। इसके अतिरिक्त तुलसी का उपयोग सौन्दर्य प्रसाधनों, टूथपेस्ट तथा माउथवाश के निर्माण में भी किया जाता है। तुलसी के तेल में फफूँद जीवाणुनाशक और कीटाणुनाशक गुण पाए जाते हैं।

1. सर्कोस्पोरा लीफ स्पॉट

लक्षणः सर्वप्रथम पत्तियों पर छोटे आकार के भूरे रंग के धब्बे पनपते हैं जो प्रारम्भ में छोटे और गोलाकार दिखाई देते हैं। बाद में यही अनियमित आकार धारण कर लेते हैं और मध्य में सफेद रंग का अपारगम्य धब्बा दिखाई देता है। उग्र अवस्था में पत्तियाँ झुलस कर गिर जाती हैं।

रोगजनकः यह एक फफूँद जनित रोग है, जो *सरकोस्पोरा ग्वाटेमालेन्सिस* नामक फफूँद के द्वारा उत्पन्न होता है।

2. कॉलर रॉट

लक्षणः इस रोग का प्रकोप नये पौधों से लेकर एक वर्ष की आयु तक के पौधों में ज्यादातर देखा गया है। प्रारम्भिक अवस्था में पौधे की सतह पर रूई के समान सफेद रंग का जाले–सा दिखाई देता है जो एक से दो दिन में बढ़ कर पौधों की सतह को चारों ओर से घेर लेता है। इस पर शुरूआत में सफेद और बाद में भूरे रंग के राई के दाने के आकार के स्केलेरोशिया दिखाई देते हैं, जो अनुकूल अवस्था में जीवित रहकर नये पौधों पर उद्‌भेदन करने में सहायक होते हैं। रोग से ग्रसित पौधे धीरे.धीरे सिकुड़ कर मुरझाने लगते हैं।

रोगजनकः तुलसी के पौधों पर इस रोग का प्रकोप *स्केलेरोशियम रोल्फसाई* प्रजाति की फफूँद से उत्पन्न होता है।

प्रबंधनः रोकथाम के लिए व्यापारिक दृष्टि से लगाए गए तुलसी के पौधे में जल निकास की पूर्ण व्यवस्था होनी चाहिए तथा फसल चक्र अपनाना चाहिए। एक ग्रा. बाविस्टिन दवा को एक लीटर पानी में घोल कर बीजोपचार के उपरांत ही बुआई करनी चाहिए।

3. पत्ती धब्बा

लक्षणः रोग के प्रथम लक्षण पत्तियों पर दिखाई देते हैं, जो भूरे और काले रंग के होते हैं और बाद में तनों में भी फैल कर अनियमित आकार के भूरे और काले धब्बे दिखाई देते हैं। इसके बाद पत्तियाँ सूख कर गिरने लगती हैं और अन्ततः पौधा सूख कर मर जाता है।

रोगजनकः यह रोग *कोरिनीस्पोरा कैसीकोला* नामक कवक के कारण उत्पन्न होता है।

4. अल्टरनेरिया पर्ण अंगमारी

लक्षणः पत्तियों पर सर्वप्रथम गोलाकार भूरे धब्बे दिखाई देते हैं और भूरे धब्बे के किनारे पीले रंग का छल्लेदार धब्बा दिखाई देता है जो चक्रीय होता है। उग्र अवस्था में पत्तियाँ सूख कर गिरने लगती हैं और पौधा मुरझा कर गिर जाता है।

रोगजनकः यह रोग *अल्टरनेरिया अल्टरनाटा* प्रजाति की फफूँद से उत्पन्न होता है।

रोगचक्र एवं अनुकूल वातावरणः

प्रबंधनः इन सभी रोगो के नियंत्रण के लिए जीनेब या मैंकोजेब 2 ग्रा. अथवा थायरम दवा 2 मि.ली. प्रति लीटर पानी में घोल तैयार कर 10–12 दिन के अन्तराल पर 3–4 बार छिड़काव करना चाहिए।

पामारोजा घास

पामारोजा का सगुन्धित तेल प्राकृतिक जिनेरियाल और जिरेनिपल, सीटेट का एक प्रमुख स्रोत है। इसका तेल आसवन विधि से प्राप्त किया जाता है। आसवन या हाइड्रोडिस्टिलेशन के बाद जिरेनियाल और जिरेलिन, सीटेट के तेल से अलग करने के पश्चात् प्रसाधन और स्वाद, गंध उद्योग में प्रयोग लाया जाता है। इसका तेल पीले रंग का दिखाई देता है, जिसमें 75.85 प्रतिशत जिरेनियाल तथा 5.15 प्रतिशत तक जिरनिल सिड होता है। अभी तक पामारोजा मध्य प्रदेश और महाराष्ट्र के जंगलों में प्राकृतिक रूप से पाया जाता था, लेकिन वनों के अंधाधुंध दोहन से इसकी कमी काफी से महसूस की जा रही है, जिससे लखनऊ के केन्द्रीय औषधीय और सगंध पौधा स्थान में उपरोक्त बातों को ध्यान में रखते हुए इसकी ज्यादा उपज देने वाली किस्मों को विकसित किया जा रहा है।

1. ग्रासी शूट या चुरड़ा-मुरड़ा रोग

लक्षणः रोग के कारण ग्रसित पौधों में अत्यधिक वानस्पतिक वृद्धि होती है तथा पुष्पक्रम छोटी–छोटी पत्तियों में बदल जाते हैं।

रोगजनकः पामारोजा में यह रोग *बेलानरिया स्कलेरोटिका* नामक प्रजाति की फफूँद के द्वारा फैलता है।

प्रबंधनः रोग के नियंत्रण के लिए 2.5 ग्रा. मैंकोजेब कवकनाशक दवा को 1 लीटर पानी में घोल कर 12–15 दिनों के अन्तराल पर 3–4 बार छिड़काव करना चाहिए।

2. पर्ण झुलसा

लक्षणः रोग का प्रकोप वर्षा ऋतु के समाप्त होते ही दिखाई देने लगता है। रोग के लक्षण सर्वप्रथम हल्के भूरे रंग के धब्बे के रूप में दिखाई देते हैं। इसके बाद छोटे–छोटे भूरे रंग के धब्बे दिखाई देते हैं, जो कि एसरबुलाई होते हैं।

रोगजनकः यह *कोलैटोट्राइकम काडेटम* और *कोलैटोट्राइकम ग्रामनीकोला* फफूँदियों के द्वारा उत्पन्न होता है।

प्रबंधनः रोग नियंत्रण के लिए मैंकोजेब दवा 2.2.5 ग्राम प्रति लीटर पानी में घोल कर 10–15 दिनों के अन्तराल पर छिड़काव करना चाहिए।

दलहनी फसलों के प्रमुख रोगों का प्रबन्धन

आर.के. मिश्रा, नईमउद्दीन, पी.आर. साबले एवं कृष्ण कुमार

फसल सुरक्षा विभाग, भा.कृ.अ.प.-भारतीय दलहन अनुसंधान संस्थान, कानपुर-208 024, उत्तर प्रदेश

दलहनी फसलों का भारतीय कृषि प्रणाली में महत्वपूर्ण स्थान है। देश की बहुसंख्यक शाकाहारी आबादी के लिए दाल प्रोटीन का सबसे महत्वपूर्ण स्रोत हैं। साथ ही साथ लाभदायक पोषक तत्वों की उपलब्धता के कारण पूरे विश्व में दलहनों का महत्व बढ़ता जा रहा है। हमारे भोजन, पशुओं के आहार तथा मृदा स्वास्थ्य में दलहनों का योगदान सर्वविदित है। वर्तमान में विश्व का दलहन उत्पादन लगभग 580 लाख टन है और इसके लगभग 25 प्रतिशत उत्पादन के साथ भारत विश्व में सर्वोच्च स्थान पर है। परन्तु निरन्तर बढ़ती जनसंख्या के कारण देश में प्रति व्यक्ति दलहन की उपलब्धता वर्तमान में घटकर 39 ग्राम/व्यक्ति/दिन हो गई है। जबकि भारतीय आर्युविज्ञान अनुसंधान परिषद् (आई.सी.एम. आर.) की संस्तुति के अनुसार दलहनों की आवश्यकता 52 ग्राम/व्यक्ति/दिन है। हमारे देश में दलहनी फसलें विभिन्न मौसम (रबी, खरीफ, जायद) में अनेक फसल पद्धतियों के अन्तर्गत उगायी जाती हैं। चना, मटर, राजमा एवं मसूर, रबी मौसम में उगायी जाने वाली महत्वपूर्ण दलहनी फसलें हैं तथा अरहर, उर्द व मूँग, खरीफ (बरसात) मौसम में उगायी जाने वाली फसलें हैं। देश के कुछ क्षेत्रों में मूँग एवं उर्द को ग्रीष्मकालीन फसल (जायद) के रूप में भी उगाया जाता है।

दलहनी फसलों की उत्पादन क्षमता को देखते हुए इन फसलों की औसत उत्पादकता कम है। इस कम उत्पादकता के पीछे अनेक प्रकार के जैविक एवं अजैविक कारक है; जिनसे प्रतिवर्ष लगभग 20–25 प्रतिशत हानि दर्ज की जाती है। अनेक जैविक कारकों में रोग सबसे प्रमुख चुनौती हैं, जो फसलों को विभिन्न अवस्थाओं पर प्रभावित करते हैं। फलस्वरूप, किसानों को नुकसान उठाना पड़ता है। कुछ रोग, जैसे अरहर का बांझ रोग तो फसल की उत्पादकता को पूर्ण रूप से शून्य करने में सक्षम है।

1. उकठा रोग

लक्षण: यह मसूर में लगने वाला महत्वपूर्ण रोग है। यह एक मृदा जनित रोग है, जिसका संक्रमण पौधों की जड़ों से प्रारम्भ होता हुआ तने में ऊपर की ओर बढ़ता है। इस रोग का अधिक प्रकोप फसल की फूल एवं फली लगने अवस्था में होता है। संक्रमित पौधा मुरझा जाता है और पौधे की पत्तियाँ धीरे–धीरे सूख कर गिरने लगती हैं। रोगग्रस्त पौधा दूर से ही खेतों में अलग दिखाई पड़ता है। चना एवं अरहर में रोग की उग्र अवस्था में पौधे के तने में नीचे से ऊपर की तरफ भूरी धारी–सी बन जाती है, जबकि मसूर में भूरी धारी नहीं दिखाई देती है। रोगकारक फफूँद मुख्यतः पौधे की जड़ों में प्रवेश कर दारू ऊतक (ज़ाइलम) को संक्रमित कर पौधे की द्वितीयक एवं तृतीयक जड़ों से होता हुआ तने में ऊपर की

सारणी 1: दलहनी फसलों के प्रमुख रोग, कारक एवं मुख्य क्षेत्र

फसल	रोग	कारक	समस्या ग्रस्त क्षेत्र
मूँग एवं उर्द	सर्कोस्पोरा पर्ण बुंदकी	*सर्कोस्पोरा कैनेसेंस एवं सर्कोस्पोरा क्रुएण्टा*	उत्तर–पूर्वी एवं उत्तर पश्चिमी मैदानी क्षेत्र (रबी)
	चूर्णिल आसिता	*इरिसिफी पॉलीगोनी*	उत्तर–पूर्वी मैदानी क्षेत्र
	पीला चितेरी रोग	*मूँगबीन पीली चितेरी विषाणु*	उत्तर–पूर्वी मैदानी क्षेत्र, मध्य क्षेत्र, दक्षिणी क्षेत्र
मसूर	रतुआ अथवा किट्ट	*यूरोमाइसिस विसी फेबी*	उत्तर–पूर्वी मैदानी क्षेत्र, तराई क्षेत्र
	उकठा	*फ्यूजेरियम ऑक्सीस्पोरम* एफ. स्प. *लेंटिस*	उत्तर–पूर्वी मैदानी क्षेत्र, मध्य क्षेत्र
	तना गलन	*स्केलरोटिनिया स्केलेरीशियोरम*	उत्तर पूर्वी मैदानी क्षेत्र
	मूल विगलन	*राइजोक्टोनिया, फ्यूजेरियम*	उत्तर–पूर्वी मैदानी क्षेत्र, मध्य क्षेत्र
मटर	चूर्णिल आसिता (पाउड्री मिल्ड्यू)	*इरिसिफी पीसी/इरिसिफी पोलीगोनी*	सभी क्षेत्र
	रतुआ अथवा किट्ट (रस्ट)	*यूरोमाइसिस विसी फेबी*	उत्तर–पूर्वी मैदानी क्षेत्र, तराई क्षेत्र
राजमा	जड़ विगलन	*फ्यूजेरियम सोलेनी*	उपर्युक्त
	तना विगलन	*स्कलरीटिनिया स्क्लेरोशियोरम*	उपर्युक्त
लोबिया	एन्थ्रोक्नोज	*कोलेटोट्राइकम लिन्डेमुथेयेनम*	उत्तर–पूर्वी मैदानी क्षेत्र, तराई क्षेत्र
	चूर्णिल आसिता	*इरीसाइफी पोलीगोनी*	उपर्युक्त

तरफ बढ़ता है। फफूँदी के तन्तु दारू ऊतक की वाहिनी को अवरूद्ध कर देते हैं। फलस्वरूप पौधों में पानी का संचारण नहीं हो पाता।

रोगजनक: यह रोग *फ्यूजेरियम ऑक्सीस्पोरम* उपजाति *लेन्टिस* के द्वारा उत्पन्न होता है।

रोगचक्र तथा अनुकूल वातावरण: रोग का संचारण बीज एवं मृदा द्वारा होता है। रोग उत्पन्न करने वाली कवक मृदा में उपस्थित रहती है। रोग से संक्रमित पौधों से प्राप्त बीज रोग उत्पन्न करने वाली कवक से संक्रमित हो सकता है और रोग के संचारण में मदद करता है। रोग उत्पन्न करने वाली कवक मृदा में 5–6 वर्ष तक जीवित रहती है। लगभग 25 से 27 डि.से. तापमान इस रोग के प्रयोग में सहायक है।

प्रबंधन

- रोगग्रस्त पौधों को खेत से निकाल कर नष्ट कर देना चाहिए।

- मई–जून के महीने में, जिस खेत में फसल की बुआई करनी हो, उसकी दो–तीन बार गहरी जुताई करें।
- अन्तः फसल मसूर के साथ अलसी फसल उगाने से उकठा रोग का प्रकोप कम होता है।
- उर्वरकों का संस्तुत मात्रा में प्रयोग करना चाहिए।
- बुआई से पहले बीज को कवकनाशी कार्बेन्डाजिम (2.0 ग्राम/कि. ग्रा. बीज) अथवा ट्राइकोडर्मा नामक जैव नियंत्रक (10 ग्राम/कि.ग्रा. बीज) से उपचारित करना चाहिए।
- क्षेत्र के लिए संस्तुत उकठा प्रतिरोधी प्रजातियों का प्रयोग इस रोग का सबसे सस्ता एवं सरल उपाय है। उकठा अवरोधी प्रजातियाँ सारणी 2 में दर्शाई गई है।

2. आर्द्र मूल विगलन

लक्षण: यह एक मृदा जनित रोग है। इस रोग का संक्रमण अधिकतर पौधावस्था में होता है। संक्रमित पौधे धीरे–धीरे पीले पड़ जाते हैं और पत्तियाँ झुक जाती हैं। संक्रमित पौधों के आधार भाग से कुण्ड के ऊपर तक गहरा भूरा धब्बा पड़ जाता है। तना तथा जड़ के निचले भाग सड़े हुए दिखाई देते हैं। संक्रगित जड़ों एवं आधार भाग पर गुलाबी या हल्के भूरे रंग के कवक जाल देखे जा सकते हैं। संक्रमित पौधे पौधावस्था में ही मर जाते हैं।

रोगजनक: दलहनी फसलों में यह रोग *राइजोक्टोनिया सोलेनाई* नामक कवक द्वारा उत्पन्न होता है।

रोगचक्र तथा अनुकूल वातावरण: इस रोग का प्रकोप चना एवं मटर में ज्यादा होता है, परन्तु अनुकूल वातावरण मिलने पर यह अन्य दलहनी फसलों में भी संक्रमण करने की क्षमता रखता है। उत्तर प्रदेश, मध्य प्रदेश, बिहार, बंगाल, पंजाब, गुजरात, महाराष्ट्र एवं हरियाणा में इस रोग का प्रकोप अधिक होता है। मृदा में अधिक नमी होना और वातावरण का तापमान 20–25 डि.से. के बीच हो तो रोग का संक्रमण तेजी से होता है। रोग का संचारण (फैलाव) केवल मृदा से ही होता है।

प्रबंधन

- इस रोग के प्रभावी समाधान के लिये मृदा में नमी की मात्रा अधिक न होने दें।
- मई–जून के महीनों में खेत की गहरी जुताई करके छोड़ देना चाहिए। ऐसा करने से मृदा में उपस्थित कवक के स्कलेरोशिया काफी कम हो जाते हैं या मर जाते हैं।
- चना एवं मटर के स्थान पर एक या दो वर्ष के अन्तराल पर गेहूँ और जौ की फसल लेने से इस रोग में काफी कमी आने की सम्भावना रहती है।
- बुआई से पहले, बीज का उपचार कवकनाशी जैसे थीरम 2 ग्रा./कि. ग्रा. बीज अथवा थीरम 2 ग्रा. + कार्बेन्डाजिम 1 ग्रा./कि. ग्रा. बीज दर से करना चाहिए अथवा 4 ग्रा. ट्राइकोडर्मा पाउडर + 1 ग्रा. वीटावेक्स प्रति किलो ग्राम बीज की दर से उपचारित करके बोने से रोग में कमी आ जाती है।

सरणी 2: दलहनी फसलों की रोग प्रतिरोधी/सहनशील प्रजातियाँ

फसल	रोग	रोगप्रतिरोधी प्रजातियाँ
मूँग एवं उर्द	पीला चितेरी रोग	**मूँग:** नरेन्द्र मूँग 1, एम.यू.एम. 2, आई.पी.एम. 2–03, एम.एच. 2–15 (सत्या), एम.एल. 267, पूसा विशाल (ग्रीष्मकालीन), नरेन्द्र मूँग 1, पंत मूँग 4, मेहा, सम्राट, एच.यू.एम. 12, एच.यू.एम. 16 (ग्रीष्मकालीन), एच.यू.एम. 1, पूसा 9531, (ग्रीष्मकालीन), पी.के.वी.ए.के.एम. 4, सी.ओ. 6, पंत मूँग 6, सी.ओ.जी. जी. 912, आई.पी.एम. 2–14 (बसंत/ग्रीष्मकालीन), पी.के.वी.ए.के.एम. 4, एच.यू.एम. 1, पंत मूँग 6, के.एम. 2241 (श्वेता), आई.पी.एम. 02–3, पूसा 105, ए.डी.टी. 3, आशा, एच.यू.एम. 12,
		उर्द: आई.पी.यू. 94–1 (उत्तरा), के.यू. 300 (बसन्तकालीन), के.यू.जी. 479, नरेन्द्र उर्द 1, डब्ल्यू.बी.यू. 108, नरेन्द्र उर्द 1, आई.पी.यू. 94–1 (उत्तरा), डब्ल्यू.बी.यू. 109, पंत.यू. 19, के.यू. 92–1 (बसन्तकालीन), के.यू. 96–3, एन.यू.एल. 7, पंत यू. 30, पंत यू 35, ए.डी.टी. 4, वि.बी.जी. 04–008, बम्बन 2, डब्ल्यू.बी.यू. 108 (रबी), टी.यू. 94–2 (रबी), के.यू. 301 (रबी), आई.पी.यू. 02–43, एल.यू. 391 (बसन्तकालीन), आई.पी.यू. 07–3, टी.यू. 40 (रबी), वी.बी.जी. 0–008, पंत यू. 30
	पाउड्री मिल्ड्यू	**मूँग:** पूसा 105, ए.डी.टी. 3, बी.एम. 4, टार्म 2, पूसा 9072, टार्म 1, टार्म 18, ओ.यू.एम. 11–5, **उर्द:** एल.बी.जी. 17, एल.बी.जी. 20, ए.डी.टी. 4, ए.के.यू. 4, डब्ल्यू बी.जी. 26, आई.पी.यू. 02–43, वि.बी.जी. 04–008, टी.यू. 40,
मटर	चूर्णिल आसिता	**लम्बी:** पंत पी 5, आई.पी.एफ. 5–19 (अमन), के.एफ.पी. 103 (शिखा), डी.एम.आर. 7 (अलंकार), पंत पी. 42, मालवीय मटर 2, वी.एल. 42, दन्तीवाड़ा फील्डपी 1 (एस.के.एन.पी. 04–09), ए, जे.पी. 885, आई.पी.एफ. 99–25, अम्बिका, पंत पी 42, एच.एफ.पी. 9426, टी.आर.सी.पी. 8 (गोमती), **बौनी:** एच.एफ.पी. 4 (अपर्णा), एच.एफ.पी. 29, एच.एफ.पी. 9907 बी., पूसा पन्ना (डी.डी.आर. 27), के.पी.एम.आर. 552, पंत पी. 74, एच.एफ.पी. 8908 (उत्तरा), डी.डी.आर. 23 (पूसा प्रभात), एच.यू.डी.पी. 15 (मालवीय मटर 15), एच.यू.डी.पी. 15 (मालवीय मटर 15), के.पी.एम.आर. 144–1 (सपना), के.पी.एम.आर. 400, आई.पी.एफ.डी. 99–3, आई.पी.एफ.डी. 1–10, आई.पी.एफ.डी. 1–10, एच.यू.पी.डी. 15 (मालवीय मटर 15)
	रतुआ अथवा किट्ट (रस्ट)	मालवीय मटर 15, आई.पी.एफ.डी. 1–10
मसूर	रतुआ अथवा किट्ट	पंत एल–4, लेंस 4076, डी.पी.एल. 62 (शेरी), डी.पी.एल. 15 (प्रिया), आई.पी.एल. 406, के.एल.एस. 218, एच.यू.एल. 57, डब्ल्यू.बी.एल. 77, लेंस 4076, आई.पी.एल. 81 (नूरी), वी.एल. 126
	उकठा	पंत एल 4, डी.पी.एल. 15 (प्रिया), डी.पी.एल. 62 (शेरी), पंत एल. 406, नरेन्द्र मसूर 1, एल 4147 (पूसा वैभव), पंत एल 406, नरेन्द्र मसूर 1, डब्लू.बी.एल. 58 (सुब्राता), जे.एल. 3, आई.पी.एल. 81 (नूरी), वी.एल.मसूर 507, वी.एल. मसूर 125

३. स्तम्भ-मूल संधि विगलन

लक्षणः इस रोग का प्रकोप सभी दलहन उत्पादक क्षेत्रों में देखा गया है, परन्तु रबी दलहनी फसलों जैसे मटर, मसूर एवं राजमा में इसका प्रकोप ज्यादा होता है। यदि खेतों में बुआई से पहले एक सिंचाई की जाती है, तो इस रोग का प्रकोप फसल की प्रारम्भिक अवस्था में अधिक होता है और खेत में पौधों की संख्या अत्यन्त कम हो जाती है। इस कारण काफी हानि होती है। यह रोग खेत में जगह–जगह छोटे–छोटे भागों में दिखाई पड़ता है। अंकुरण की अवस्था में ही पौधे कवक से संक्रमित हो जाते हैं। फलस्वरूप पत्तियाँ पीली पड़ जाती हैं। पौधों का आधार (जड़/तना) सड़ जाता है। संक्रमित पौधों का स्तम्भ मूल संधि का विगलित भाग कवक के सफेद रंग के कवक सूत्रों से ढक जाता है और इनमें कवक के स्कलेरोशिया, जो सरसों के दानों के आकार के भूरे रंग के होते हैं, साफ देखे जा सकते हैं। संक्रमण के कारण नवजात पौधे मर जाते हैं।

रोगजनकः यह रोग *स्कलेरोशियम रोल्फसाई* नामक कवक द्वारा उत्पन्न होता है।

रोगचक्र तथा अनुकूल वातावरणः यह मृदा जनित रोग है। रोग उत्पन्न करने वाला कवक मृदा में अपने स्कलेरोशिया नामक बीजाणुओं के द्वारा एक मौसम से दूसरे मौसम तक जीवित रहता है। भूमि में अधिक नमी और वातावरण का तापमान 25–30 डि.से. में रोग के तेज प्रसारण में सहायक होता है।

प्रबंधन

- इस रोग के समाधान के लिए गर्मी के समय (मई–जून) में खेत की गहरी जुताई कर देनी चाहिए, जिससे भूमि में पड़े कवक के स्कलेरोशिया तेज धूप के सम्पर्क में आकर अधिक तापमान के कारण मर जाएं।
- फसल की बुआई समय से करनी चाहिए और केवल प्रमाणित बीज ही बोना चाहिए।
- बुआई से पहले खेत में 5 टन/ हे. की दर से गोबर की खाद डालनी चाहिए। कवक से संक्रमित खेत में दो–तीन वर्ष का फसल चक्र अपनाना चाहिए।
- बोने से पहले बीजोपचार बैविस्टीन 2 ग्रा./कि.ग्रा. अथवा बैविस्टीन + थीरम (1:1) 3 ग्रा/कि.ग्रा. अथवा कैप्टान 2 ग्रा./कि.ग्रा. अथवा *ट्राइकोडर्मा* पाउडर + वीटावेक्स (4:1) 5 ग्रा./कि.ग्रा. बीज की दर से अवश्य करना चाहिये।

4. तना सड़न/गलन

लक्षणः इस रोग का प्रकोप मुख्य रूप से ऐसे क्षेत्रों में होता है, जहाँ फसल के समय काफी दिनों तक मौसम ठण्डा एवं आर्द्र होता है। यह मृदा की सतह से प्रारम्भ होकर तने को ऊपर की ओर संक्रमित करता हुआ बढ़ता है। तने में सफेद रंग की रूई के समान कवक जाल की वृद्धि दिखायी देती है। मौसम यदि ठण्डा एवं आर्द्र हो तो इसकी वृद्धि बहुत तेज होती है। यह जड़, पत्ती, फली एवं बीज को भी संक्रमित करता है। कवक की वृद्धि के साथ स्लेटी या लगभग काले रंग के असमान बड़े आकार के स्कलेरोशिया बनते हैं। ये अनेक वर्षों तक भूमि में जीवित रह सकते हैं।

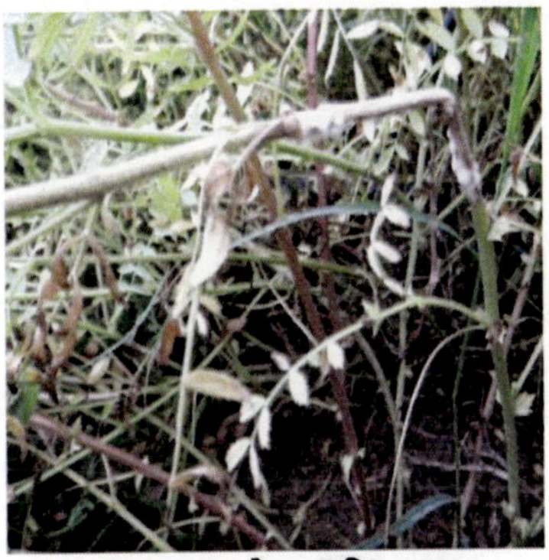

तना गलन से प्रभावित मसूर

रोगजनकः यह बीमारी *स्क्लेरोटीनिया स्कलेरीशियोरम* से होती है। इसका परपोशी दायरा बहुत अधिक है और यह मसूर के अलावा चना, अरहर, राजमा तथा मटर को भी प्रभावित करता है, परन्तु यह रोग अनुकूल वातावरण मिलने पर चना, मसूर, मटर एवं राजमा में अधिक हानिकारक है।

रोगचक्र तथा अनुकूल वातावरणः यह मृदा जनित एवं बीज जनित रोग है। संक्रमित फसल के बचे हुए भाग तथा स्कलेरोशिया मिले हुए बीज रोग जनक का कार्य करते हैं। मृदा में अधिक नमी तथा अधिक उर्वरता से पौधे की अत्यधिक वृद्धि के कारण फसल के बीच वायु का संवहन को बाधित हो जाता है, जिसके रोग की तीव्रता बढ़ती है।

प्रबंधन

- तीन से चार वर्ष का फसल चक्र अपनायें, जिसमें खरीफ में ज्वार, मक्का या धान तथा रबी में मसूर की जगह सरसों, अलसी या गेहूँ उगायें।
- मई–जून में ग्रीष्मकालीन गहरी जुताई करने से मृदा में उपस्थित रोग कारक अत्यधिक तापमान के प्रभाव से मर जाते हैं।
- स्वस्थ एवं रोग मुक्त बीज (जो उन खेतों से लिये जाते हैं, जिनमें विगत कई वर्षों से रोग को कोई संक्रमण न हुआ हो) बोने से रोग के प्रसार को रोका जा सकता है।
- इस रोग का प्रकोप खेत में फसल सघनता अधिक होने पर ज्यादा होता है। इसलिए बोते समय पंक्ति से पंक्ति एवं पौधे से पौधे की उचित दूरी को ध्यान में रखना चाहिए।
- कवकनाशी कार्बेन्डाज़िम (3 ग्रा./कि.ग्रा. बीज दर से) अथवा थीरम 1 ग्रा. + कार्बेन्डाज़िम 2 ग्रा./कि.ग्रा. बीज की दर से बीजोपचार करने से रोग को काफी हद तक रोका जा सकता है।

5. रतुआ रोग

लक्षणः इस रोग के प्रथम लक्षण पत्तियों की निचली सतह पर देखे जाते हैं, जो पीले से भूरे रंग की दिखाई देती हैं। पीले रंग के पिकनीडिया 'कप' के आकार की तरह दिखाई देते हैं। इसके पश्चात् भूरे रंग की यूरिडिया पत्तियों की दोनों सतह (तना तथा फली) पर भी दिखाई देता है। रोग की उग्र अवस्था में काले रंग के टीलिया तना एवं शाखाओं पर भी बनते दिखाई देते हैं।

रोगजनकः यह रोग *यूरोमाइसीज* की विभिन्न जातियों जैसे *यूरोमाइसीज फेवी, यूरोमाइसीज पीसी, यूरोमाइसीज अपेन्डीकुलेरस* के द्वारा उत्पन्न होता है।

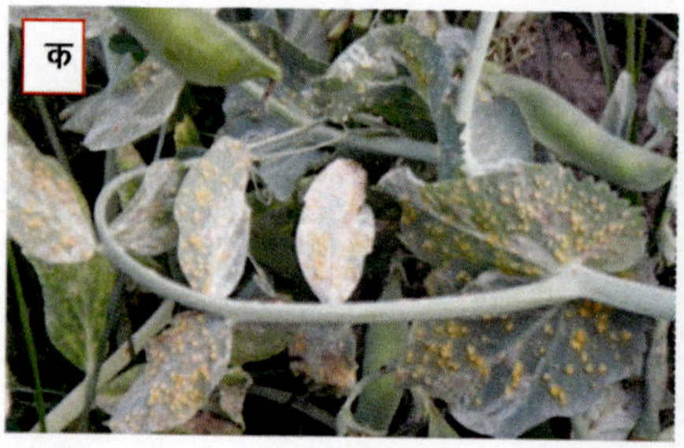

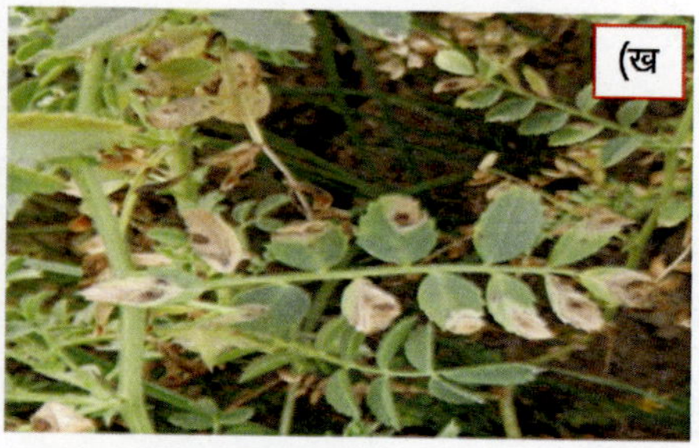

रतुआ रोग से प्रभावित (क) मटर (ख) मसूर के पौधे

रोगचक्र तथा अनुकूल वातावरणः रतुआ रोग दलहनी फसलों में लगने वाला महत्वपूर्ण जैविक रोग है। इस रोग का प्रकोप सामान्यतः मटर एवं मसूर में ज्यादातर होता है। कभी–कभी अनुकूल वातावरण मिलने पर चना व राजमा की फसल पर भी इसका प्रकोप देखा गया है। उच्च आर्द्रता, आसमान पर छाये घने बादल तथा बूंदाबांदी वाला मौसम तथा 20–25 डि.से. तापमान रोग की वृद्धि में सहायक होता है।

प्रबंधन

- समय से बुवाई।
- फसल की कटाई के बाद रोगग्रस्त अवशेषों को नष्ट करना चाहिए, जिससे अगली फसल की बुआई करने पर रोग का प्रकोप कम होता है।
- रोग का प्रकोप होने पर प्रोपीकोनाजोल (टिल्ट) (1.0 ग्राम / लीटर पानी), मैंकोजेब (2.5 ग्राम) या सल्फेक्स (2–3 ग्राम) का उपयोग करें। इस घोल को 10 से 15 दिन के अंतराल पर एक से दो छिड़काव करना चाहिए।
- रोगरोधी प्रजातियों का उपयोग करें (सारणी 2)।

6. चूर्णिल आसिता रोग

लक्षण : इस रोग के मुख्य लक्षण पौधे के सभी वायवीय भागों में देखे जा सकते हैं। रोग का संक्रमण सर्वप्रथम निचली पत्तियों पर कुछ गहरे (बदरंगे) धब्बों के रुप में प्रकट होता है। ये धब्बे पहले छोटे–छोटे सफेद दिखायी देते हैं, जो बाद में बढ़ कर एक बड़ा सफेद धब्बा बन जाते हैं। जैसे–जैसे रोग की उग्रता बढ़ती है, ये धब्बे ऊपर की नई पत्तियों पर भी विकसित हो जाते हैं। अन्ततः ऐसे सफेद धब्बे पत्तियों की दोनों सतह पर तना, शाखाओं एवं फली पर फैल जाते हैं। इससे पौधों की प्रकाश संश्लेषण की क्षमता नगण्य हो जाती है और अन्त में संक्रमित भाग झुलस / सूख जाता है।

रोगजनकः यह रोग *इरीसाइफी पोलीगोनी* नामक कवक द्वारा उत्पन्न होता है।

रोगचक्र तथा अनुकूल वातावरणः गर्म या शुष्क वातावरण इस रोग को जल्दी फैलाने में सहायक होते हैं। भारत के कई राज्यों में यह मूँग एवं उर्द की फसलों में व्यापकता से पाया जाता है। यह रोग फसल

में वायु द्वारा परपोशी पौधों से फैलता है। यह कवक एक मौसम से दूसरे मौसम में संक्रमित पौध अवशेषों पर जीवित रहता है। चूर्णिल आसिता मटर के लिए भी एक महत्वपूर्ण रोग है।

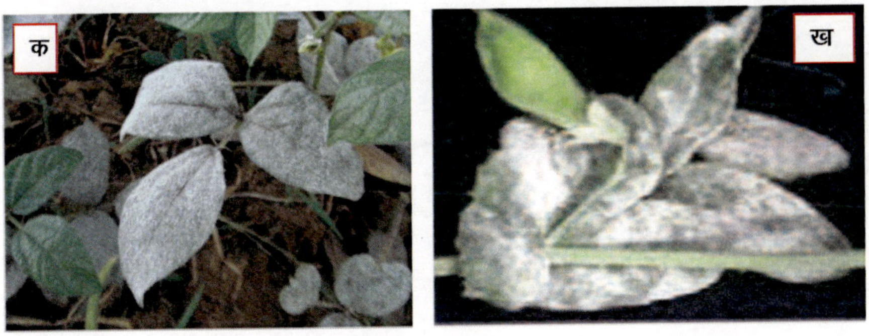

चूर्णिल आसिता से ग्रसित (क) मूँग एवं (ख) मटर के पौधे

प्रबंधन

- रोग अवरोधी प्रजातियों का चुनाव करना चाहिए (सारणी 2)।
- फसल पर घुलनशील गंधक का 0.2 प्रतिशत घोल का छिड़काव रोग का सफल प्रबंधन करता है। प्रथम छिड़काव रोग के लक्षण दिखाई देने पर करना चाहिए। आवश्यकतानुसार दूसरा छिड़काव 10–15 दिन के अंतराल पर करें।

7. श्यामव्रण (एन्थ्रेक्नोज)

लक्षणः इस रोग के प्रमुख लक्षण के रूप में पत्तियों पर भूरे रंग के गोल धंसे हुए धब्बे दिखायी देते हैं। इन धब्बों में रोगकारक कवक के संक्रमण के फलस्वरुप पत्तियों में ऊतक क्षय हो जाता है। अनुकूल वातावरण में धब्बों में रोगकारक कवक के गहरे लाल रंग के कोनीडिया के गुच्छे बन जाते हैं, जिस कारण यह धब्बे लाल रंग के दिखते हैं। इन धब्बों का केन्द्र गहरा लाल तथा बाहरी सतह चमकीले लाल रंग की होती है। अनुकूल वातावरण में रोग की उग्र अवस्था में पत्तियों के संक्रमित भाग (धब्बे) झड़ जाते हैं, जिसके फलस्वरुप पत्तियों में सुराख हो जाते हैं। यदि अनुकूल वातावरण बना रहता है तो पौधों की पत्तियों में संक्रमण अधिक होने के कारण वे झड़ जाती हैं। फलियों में संक्रमण बीजों को भी प्रभावित करता है। इस रोग का कारक कवक रोगी पौधों के अवशेषों पर जीवित रहता है। संक्रमित बीजों में भी कवक का निवेश द्रव्य उत्तरजीवित रह सकता है।

रोगजनकः यह रोग *कोलेटोट्राइकम* नामक कवक की जातियों, *कोलेटोट्राइकम लिन्डेमुथेयेनम* एवं *कोलेटोट्राइकम कैपसिकी* द्वारा उत्पन्न होता है।

रोगचक्र तथा अनुकूल वातावरणः रोगजनक रोगी पौधों के अवशेष तथा संक्रमित बीज, दोनों पर जीवित रहता है जो इस रोग के प्राथमिक निवेश द्रव्य का श्रोत हैं तथा इन्हीं से फसल में रोग का संक्रमण प्रारम्भ होता है। इस संक्रमण से बनने वाले कोनीडिया वायु द्वारा प्रसारित होकर रोग को पूरी फसल में फैलाने का कार्य करते हैं। इस रोग के लिए तापमान 26–30 डिग्री से. एवं आर्द्रता 100 प्रतिशत तथा बादलयुक्त मौसम मुख्य कारक हैं।

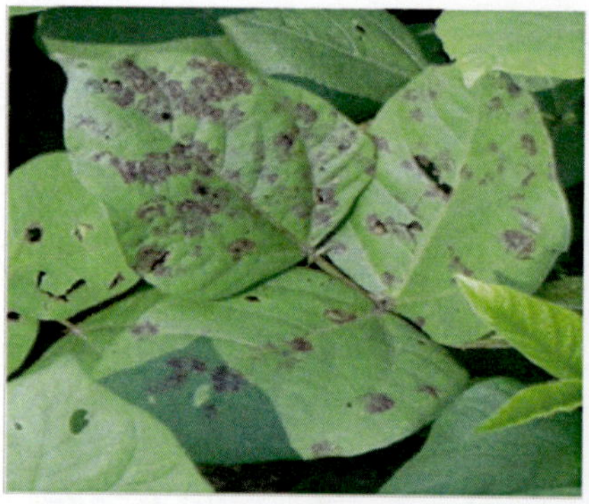

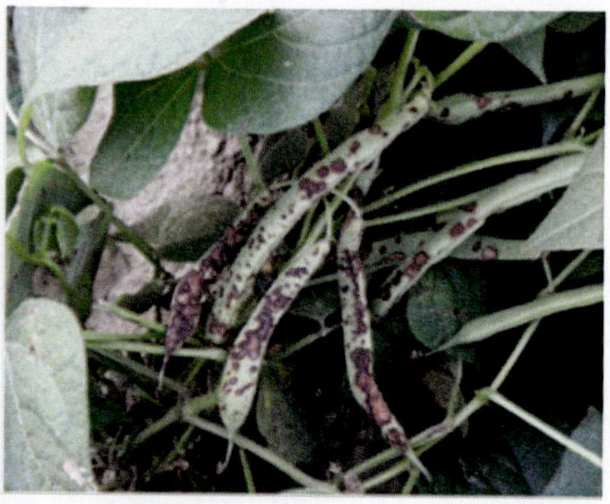

एन्थ्रोक्नोज से ग्रस्त लोबिया के पौधे एवं फलियाँ

प्रबंधन

- गैर दलहनी फसलों का दो से तीन साल का फसल चक्र अपनाएं।
- प्रमाणित बीज का प्रयोग करें तथा बीजों को थीरम अथवा कैप्टान द्वारा 2–3 ग्राम प्रति कि.ग्रा. बीज की दर से अथवा कार्बेन्डाजिम 0.5–1 ग्राम प्रति कि.ग्रा. बीज की दर से उपचारित करें।
- रोग के लक्षण दिखायी देने पर मैन्कोजेब (2.5 ग्राम/लीटर पानी) तथा कार्बेन्डाजिम (1 ग्राम/1 लीटर पानी) के मिश्रण या ट्राईसाइक्लाजोल (1.0 ग्राम/लीटर पानी) का छिड़काव 10 दिन के अंतराल पर करें।

8. सर्कोस्पोरा पत्ती बुंदकी रोग

लक्षणः सर्कोस्पोरा पत्ती बुँदकी रोग के कारण पत्तियों पर भूरे गहरे रंग के धब्बे पड़ जाते हैं जिनका बाहरी किनारा गहरे से भूरे लाल रंग का होता है। यह धब्बे पत्ती की ऊपरी सतह पर अधिक स्पष्ट दिखायी पड़ते हैं। रोग का संक्रमण पुरानी पत्तियों से प्रारम्भ होता है। अनुकूल परिस्थतियों में ये धब्बे बड़े आकार के हो जाते हैं और अंत में रोगग्रस्त पत्तियाँ गिर जाती हैं। रोग की उग्र अवस्था में ये धब्बे शाखाओं तथा फलियों पर भी देखे जा सकते हैं। सामान्यतः पुरानी फलियों में ही संक्रमण होता है, जो अधिक धब्बे बनने की स्थिति में काली पड़ जाती हैं तथा ऐसी फलियों में दाने भी बदरंग तथा सिकुड़

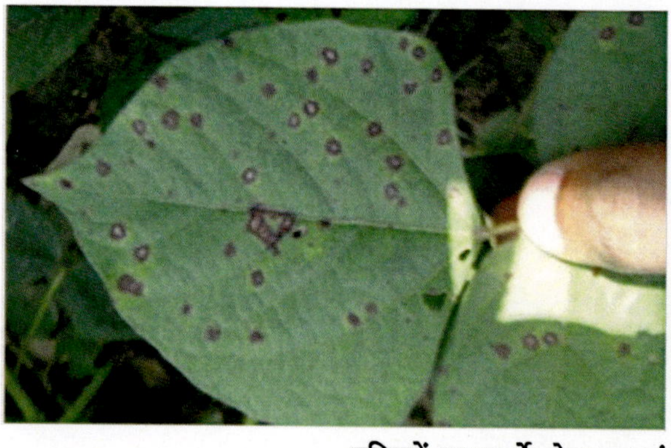

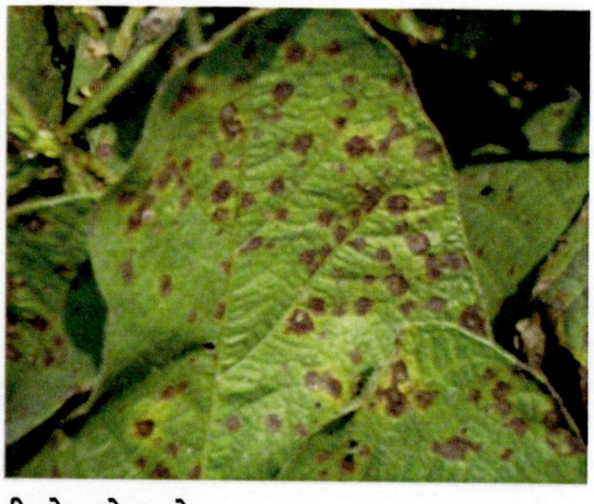

पत्तियों पर सर्कोस्पोरा पत्र बुंदकी रोग के धब्बे

जाते हैं। *सर्कोस्पोरा क्रुएन्टा* के संक्रमण द्वारा उत्पन्न धब्बे बड़े (5–7 मिमी व्यास) तथा इनका केन्द्र राख के रंग का तथा किनारे लाल–बैंगनी रंग की होती हैं। *स. केनेसेन्स* द्वारा उत्पन्न धब्बे छोटे (1–3 मि मी व्यास), लगभग गोलाकार तथा केंद्र में पीलापन लिये हल्के भूरे रंग के तथा किनारे लाल भूरे रंग के होते हैं। बाद में छोटे धब्बे आपस में मिल जाते हैं, जिसके फलस्वरुप बड़े धब्बे बन जाते हैं। कोनीडिया बनने के कारण यह धब्बे केन्द्र में सिलेटी रंग के दिखते हैं।

रोगजनकः *यह रोग सर्कोस्पोरा क्रुएन्टा एवं स. केनेसेन्स* नामक कवक द्वारा उत्पन्न होता है।

रोगचक्र तथा अनुकूल वातावरणः बीजजनित व रोग ग्रसित पौधे के अवशेष से इस रोग का संचरण होता है। यह रोग भारत के लगभग सभी मूंग व उर्द उगाने वाले क्षेत्रों में व्यापकता से पाया जाता है। वातावरण में अधिक नमीं होने की दशा में यह रोग उग्र रूप में प्रकट होता है तथा अनुकूल वातावरण में यह रोग एक महामारी का रूप ले लेता है।

प्रबंधन

- बुआई से पहले, बीज को कैप्टान या थीरम नामक कवकनाशी से (2.5 ग्रा./कि.ग्रा. की दर से) उपचारित करना चाहिए।
- फसल पर रोग के प्रारम्भिक लक्षण दिखायी देते ही कवकनाशी कार्बेन्डाजिम (0.05 प्रतिशत) का 5 ग्राम प्रति 10 लीटर या मेंन्कोजेब (0.25 प्रतिशत) 25 ग्राम प्रति 10 लीटर की दर से घोल बना कर एक से दो बार छिड़काव 10–15 दिन के अन्तराल पर करना चाहिए।

9. पीला चितेरी रोग (*येलो मोजेक रोग*)

लक्षणः पीला चितेरी रोग के प्रारंभिक लक्षण पत्तियों पर पीले धब्बे के रुप में दिखायी देते हैं। ये धब्बे एक साथ मिल कर तेजी से फैलते हैं, जिससे पत्तियों पर बड़े–बड़े पीले धब्बे बन जाते हैं। अंत में पत्तियाँ पूरी तरह पीली हो जाती हैं। पीली पत्तियों पर ऊतकक्षय भी देखा गया है। रोग ग्रसित पौधे देर से परिपक्व होते हैं तथा ऐसे पौधों में फूल और फलियाँ स्वस्थ्य पौधों की अपेक्षा बहुत कम लगती हैं। पीला चितेरी रोग से ग्रसित पौधों में पत्तियों के साथ–साथ फलियों तथा दानों पर पीले धब्बे पाये जाते हैं।

रोगजनकः यह रोग मूँगबीन पीली चितेरी विषाणु द्वारा होता है जो सफेद मक्खी (*बेमिसिया टेबासाई*) नामक कीट के द्वारा फैलता है। यह विषाणु मृदा, बीज तथा स्पर्श द्वारा संचारित नहीं होता है। सफेद मक्खी, रस चूसने वाली मक्खी है, जो लगभग 0.5 से 1.0 मि.मी. तक लम्बी होती है। इसका शरीर हल्का पीला तथा पंखों का रंग सफेद होता है। जब यह स्वस्थ्य पौधे का रस चुसते है तो साथ में विषाणु का भी स्वस्थ्य पौधे में संचारण करती है। यही प्रक्रिया पूरे खेत में रोग फैलाता है।

रोगचक्र तथा अनुकूल वातावरणः पीला चितेरी रोग मूँग एवं उर्द का महत्वपूर्ण विषाणु जनित रोग है, परन्तु यह अरहर, लोबिया एवं राजमा को भी संक्रमित करता है। देश के अधिकतर प्रदेशों जैसे उत्तर राज्यों, उत्तराखंड, मध्य प्रदेश, छत्तीसगढ़, बिहार, झारखण्ड, हरियाणा, पंजाब, हिमांचल प्रदेश, राजस्थान,

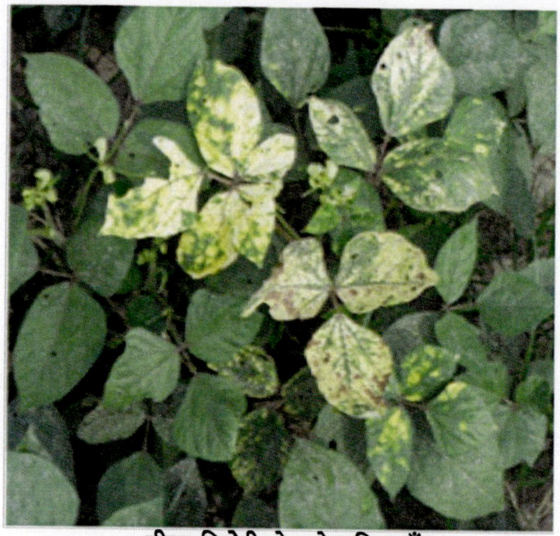

पीला चितेरी रोग से ग्रसित मूँग

दिल्ली, उड़ीसा, आन्ध्र प्रदेश एवं तमिलनाडु में व्यापक रुप से मूंग व उर्द की फसलों को नुकसान पहुंचाता है। यह रोग सामान्य अवस्था में फसल बोने के लगभग दो से तीन सप्ताह के अन्दर प्रकट होने लगता है। पीले चितेरी रोग के कारण उपज में कमी पौधों में रोग की अवस्था पर निर्भर करती है। जो प्रजातियाँ रोग अवरोधी नहीं हैं, उनमें यह रोग आरम्भिक अवस्था से ही आ जाता है और उनमें उपज शून्य भी हो सकती है।

प्रबंधन

- सफेद मक्खी को नियंत्रित करने के लिए खेत में रोग के लक्षण दिखायी देते ही 0.1 प्रतिशत (10 मिली. प्रति 10 लीटर पानी) या डायमेथोएट 0.3 प्रतिशत (30 मिली. प्रति 10 लीटर पानी) का छिड़काव करें। संस्तुत रसायनों के 3–4 छिड़काव 10–15 दिन के अन्तराल पर करें।
- कुछ खरपतवार भी पीली चितेरी रोग के विषाणु से संक्रमित होते हैं, इसलिए इस रोग के प्रबंधन के लिए खेत की निराई करके खरपतवार निकालते रहना चाहिये।
- रोग ग्रसित पौधों को शुरु में ही खेत से निकाल कर नष्ट कर दें।
- फसलों मे इस रोग के प्रबंधन का सबसे सरल और सस्ता उपाय है रोग अवरोधी प्रजातियों का चयन (सारणी 2)।

अरहर एवं चने में समेकित रोग प्रबंधन

ओ.पी. शर्मा एवं सोमेश्वर भगत

भा.कृ.अनु.प.-राष्ट्रीय समेकित नाशीजीव प्रबंधन अनुसंधान केंद्र, पूसा, नई दिल्ली-110 012

दलहनी फसलों में अरहर एक लोकप्रिय एवं महत्वपूर्ण फसल है। आर्थिक दृष्टि से हमारे देश में चने के बाद अरहर का द्वितीय स्थान है। विश्व का 75–90 प्रतिशत अरहर उत्पादन भारत में होता है, तथा भारत में कुल दलहन उत्पादन का 20 प्रतिशत हिस्सा अरहर का है। भारत में अरहर का वार्षिक उत्पादन 25 लाख टन है। उत्तर प्रदेश (कुल क्षेत्रफल लगभग 35 लाख है.) में अरहर की खेती लगभग 5 लाख है. क्षेत्र में की जाती है तथा औसत उत्पादन 1172 कि.ग्रा. / है है, जो अखिल भारतीय औसत उत्पादन (874 कि.ग्रा. / है.) से अधिक है। अरहर भारतीय व्यंजन का एक मुख्य अवयव तथा प्रोटीन का एक महत्वपूर्ण स्रोत है। अरहर में 20–21 प्रतिशत प्रोटीन की मात्रा होने के कारण यह भोजन को एक संतुलित आहार बना देता है।

सम्पूर्ण भारत में अरहर की खेती विभिन्न फसल पद्धतियों में की जाती है। महाराष्ट्र, उत्तर प्रदेश, कर्नाटक, मध्य प्रदेश, गुजरात, आन्ध्र प्रदेश, तमिलनाडु, झारखण्ड तथा बिहार, अरहर उत्पादन के प्रमुख राज्य है जहाँ देश के कुल उत्पादन का 90 प्रतिशत से ज्यादा उत्पादन होता है। सामान्य तौर पर भारत में अरहर की खेती तीन प्रकार की फसल पद्धति में की जाती है। प्रथम प्रकार की फसल 200–240 दिन में पक कर तैयार हो जाती है। इस फसल को चैती फसल कहते हैं। प्रायः यह फसल विभिन्न फसलों के साथ मिश्रित या अंतः फसल पद्धति से की जाती है। दूसरी प्रकार की अरहर की फसल (मध्य अवधि) 160–180 दिन में पक कर तैयार होती है, जो एकल फसल या कपास, ज्वार, बाजरा या सोयाबीन आदि के साथ मिश्रित या अंतः फसल पद्धति में उगाई जाती है। सिंचाई तथा अन्य संसाधनों की अच्छी व्यवस्था होने के कारण कुछ क्षेत्रों में अल्पकालीन अरहर की खेती भी की जा रही है। इस प्रकार की अगेती प्रजातियाँ 140–160 दिन में पक कर तैयार हो जाती हैं। इसके कारण अरहर को बहुफसली पद्धति में उपयुक्त स्थान प्राप्त है।

चना अर्द्ध शुष्क उष्णकटिबंधीय क्षेत्रों की महत्वपूर्ण दलहन तथा भारतीय उपमहाद्वीप की प्रमुख दाल फसल है। भारत विश्व में चने का सबसे बड़ा उत्पादक और साथ ही सबसे बडा उपभोक्ता भी है। चना विश्व समुदाय के अधिकांश लोगों को आवश्यक प्रोटीन प्रदान करता है और वायुमंडलीय नाइट्रोजन की स्थिरीकरण प्रक्रिया द्वारा कृषि योग्य मिट्टी की प्राकृतिक अवस्था में सुधार तथा उर्वराशक्ति को बढ़ाता है। चना विश्व में रबी मौसम में उगाया जाने वाली तीसरी सबसे महत्वपूर्ण दलहनी फसल है। चना दलहन अनाज फलियों में सबसे उच्चतम पोषण प्रदान करता है। चना दो प्रकार के होते है, काबुली और देसी।

भारत में क्षेत्रफल और उत्पादन की दृष्टि से चना सबसे महत्वपूर्ण दलहनी फसल है। भारत विश्व में चने का सबसे बड़ा उत्पादक देश होने के साथ ही विश्व के कुल क्षेत्रफल (11.55 मि.है.) और कुल उत्पादन (10.46 मि.टन) में क्रमशः 65.25 और 65.49 प्रतिशत की हिस्सेदारी रखता है। मध्य प्रदेश, राजस्थान, उत्तरप्रदेश, कर्नाटक, महाराष्ट्र और आन्ध्र प्रदेश राज्य मिलकर 96 प्रतिशत चने का उत्पादन करते हैं। इन राज्यों में कुल राष्ट्रीय दलहन क्षेत्रफल का 90 प्रतिशत क्षेत्र भी आता है। देश में चने के उत्पादन क्षेत्रों में बड़ा परिवर्तन आया है। उत्तरी भारत में सिंचाई सुविधाओं के विस्तार के कारण बड़े क्षेत्रों में गेहूं और सरसों ने चने को प्रतिस्थापित कर दिया है। नतीजन पिछले तीन दशकों में उत्तरी राज्यों में चने का उत्पादन क्षेत्र 3.2 लाख हैक्टर से घट कर मात्र एक हैक्टर रह गया है, जबकि मध्य और दक्षिणी राज्यों में इनका क्षेत्रफल 2.6 लाख हैक्टर से बढ़ कर 4.3 लाख हैक्टर हो गया है। इस प्रकार चने का उत्पादन क्षेत्र लम्बी अवधि और उच्च उत्पादकता के लिए उपयुक्त ठंडे वातावरण से अल्प अवधि और वर्षा आधारित कम उत्पादक क्षेत्र में परिवर्तित हो गया है।

सीमित भूमि संपदा एवं अनेक कीट–व्याधियों के प्रकोप (जिसमे पादप रोगों का ज्यादा प्रभाव रहता है) से होने वाली उपज में क्षति के कारण, दलहनी फसलों के उत्पादन में भारत आत्मनिर्भर नहीं हो पाया है। यह सत्य है कि हमारे पास अरहर एवं चने की कई प्रजातियाँ हैं, जो विभिन्न रोगों से सहिष्णुता की क्षमता रखते हैं, लेकिन ये प्रजातियाँ भी जलवायु परिवर्तन के कारण फसलों को सुरक्षा प्रदान करने में सक्षम नहीं हैं। जलवायु परिवर्तन के प्रभाव से इन प्रजातियों को रोगों के प्रति सहिष्णुता समाप्त हो रही है।

अरहर के रोग

1. उकठा रोग

लक्षण : इस रोग के लक्षण बुआई के एक महीने बाद दिखने शुरू हो जाते हैं। इस रोग में पौधा पहले पीला तथा उसके बाद सम्पूर्ण पौधा सूख कर गिर जाता है। इस रोग से ग्रसित पौधे के तने पर भूरे रंग की पट्टियाँ बन जाती हैं तथा तने को चीर कर देखने पर जाइलम ऊत्तक की वेसल्स भूरे रंग की हो जाती हैं।

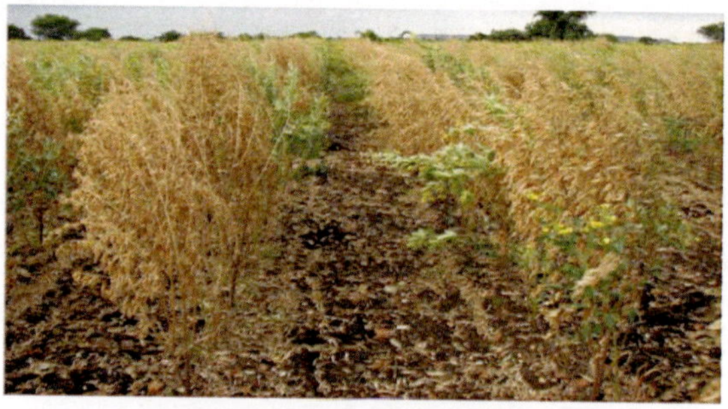

उकठा रोग से ग्रसित अरहर के पौधे

रोगजनकः यह रोग *फ्युजेरियम उडम* नामक कवक के द्वारा उत्पन्न होता है।

रोगचक्र एवं अनुकूल वातावरणः यह रोग मृदा जनित है तथा जड़ों के द्वारा सक्रंमण शुरू होता है तथा अधिक सिंचाई से फैलता है।

प्रबंधन

- रोग प्रतिरोधी प्रजातियाँ अपनानी चाहिए।

- बुआई से पहले बीज को 10 ग्राम/कि.ग्रा. बीज की दर से ट्राईकोडर्मा अथवा कार्बेन्डाजिम 50 डब्ल्यू पी/ 1 ग्राम/कि.ग्रा. + थीरम 80 डब्ल्यू पी / 3 ग्रा/कि.ग्रा. की दर से उपचारित करना चाहिए। इसके पश्चात् राइजोबियम कल्चर से उपचारित कर छाया मे सुखा लेना चाहिए और बुआई करनी चाहिए।
- ज्वार के साथ सह फसली फसल उगाने से उकठा रोग के प्रकोप को कम किया जा सकता है।
- मेड़ के ऊपर कतरा में खेती करनी चाहिए ताकि इस रोग से बचा जा सके।
- रोग से अत्यधिक ग्रसित होने पर कार्बेन्डाजिम 50 डब्लयू. पी. का 1.0 ग्राम/ली. घोल बना कर इससे अतिग्रस्त पौधों की जड़ों के आस–पास की मिट्टी को भिगोना चाहिए।

2. फाइटोफ्थोरा रोग या अंगमारी

लक्षण : अरहर का यह अंगमारी रोग सामान्यतः स्तम्भ रस्ट के नाम से जाना जाता है तथा जलीय कवक (फफूँदी) के द्वारा होता है। अंकुरण के तुरंत बाद से ही इस रोग का प्रकोप दिखाई देने लगता है तथा नये अंकुरित पौधे 3–4 दिन में मर जाते हैं। इस अंगमारी का प्रकोप भारी या चिकनी मिट्टी तथा अधिक वर्षा व अधिक सिंचित क्षेत्र में अधिक मिलता है। इस अंगमारी के लक्षण प्रभावित पौधों के तनों में भूमि की सतह के ऊपर भूरे या गहरे भूरे रंग की चित्तियाँ बन जाती हैं। ये बाद में मुख्य तने, शाखाओं आदि पर फैल जाती हैं तथा तना संक्रमित जगह पर फूल जाता है और हवा चलने पर वहाँ से टूट जाता है। फूले हुए भाग से ऊपर का सम्पूर्ण पौधा सूख जाता है, जबकि संक्रमित भाग से नीचे के भाग से लेकर जड़ तक हरी रहती है।

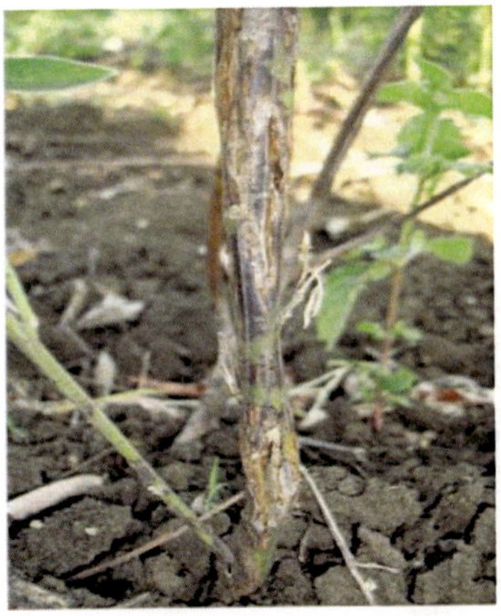

फाइटोफ्थोरा रोग या अंगमारी

रोगजनकः यह रोग *फाईटोफ्थोरा ड्रेसलराई* फ. स्प. *कजानी* नामक कवक के द्वारा होता है।

प्रबंधन

- पानी ठहराव वाले खेतों में फसल नहीं लेनी चाहिए तथा मेंड़ बना कर उनके ऊपर बुआई करनी चाहिए।
- बुआई से पहले बीज को 3 ग्रा./कि.ग्रा. बीज की दर से मेटालेक्सिल 35 डब्ल्यू.एस. से उपचरित करना चाहिए।
- ट्राईकोडर्मा/स्यूडोमोनास संवर्धित सड़ी हुई गोबर की खाद का प्रयोग मिट्टी में बुआई के पहले करना चाहिए।
- इस बीमारी के अत्यधिक संक्रमण की अवस्था में मेटालेक्सिल अथवा मेटालेक्सिल. मैंकोजेब के मिश्रण का छिड़काव पौधों के ऊपर व ग्रसित भागों पर बुआई के 30, 45, 60 दिनों पर करना चाहिए।

3. चितेरा या पत्र व स्तम्भ बुन्दकी रोग

लक्षण : यह रोग फसल पर कभी भी आ सकता है। इस रोग से ग्रस्त फसल में पत्तियों पर छोटे–छोटे भूरे रंग की चित्तियाँ बनती हैं, जो पीले रंग से घिरी रहती हैं। धीरे–धीरे ये चित्तियाँ एक साथ मिलकर एक बड़े आकार की चित्ती बनाती हैं। मुख्य तने एवं शाखाओं पर खुरदरे व गहरे भूरे रंग के विभिन्न आकार के दाग–धब्बे (चित्तियाँ) बनते हैं। रोग का प्रकोप अधिक होने पर शाखाएं समय से पहले सूख जाती हैं या प्रभावित स्थान से टूट जाती हैं।

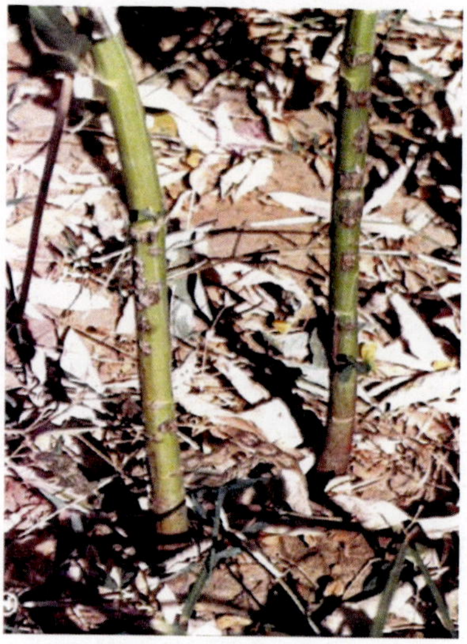

स्तम्भ बुन्दकी रोग से ग्रसित पौधे

रोगजनकः यह रोग *जेन्थोमोनस एग्ज्नोपोडीस* पैथोवार *कजानी* नामक जीवाणु से होता है।

प्रबंधन

- अत्याधिक घनी बुआई से बचना चाहिए तथा पौधे से पौधे के बीच एक निश्चित दूरी रखनी चाहिए।
- रोग के लक्षण दिखने पर स्ट्रेपटोसाक्लेन 0.25 ग्रा./ली. की दर से पौधों पर छिड़काव करना चाहिए।

4. कॉलर रॉट

लक्षणः यह रोग बुआई के एक माह के अन्दर दोमट मिट्टी में दिखाई देने लगता है और शीघ्र ही पूरे खेत में फैल जाता है। तने के भूमि से ऊपरी भाग पर भूरे–काले रंग का रस्ट दिखाई देने लगता है तथा सरसों के दानों के आकार की संरचनाओं के साथ सफेद कवक जाल से ढक जाते हैं। प्रभावित पौधों को आसानी से उखाड़ा जा सकता है। उखाड़ते समय पौधे की जड़ जमीन में ही रह जाती है। यह रोग पछेती फसल की तुलना में अगेती फसल को अधिक क्षति पहुँचाता है।

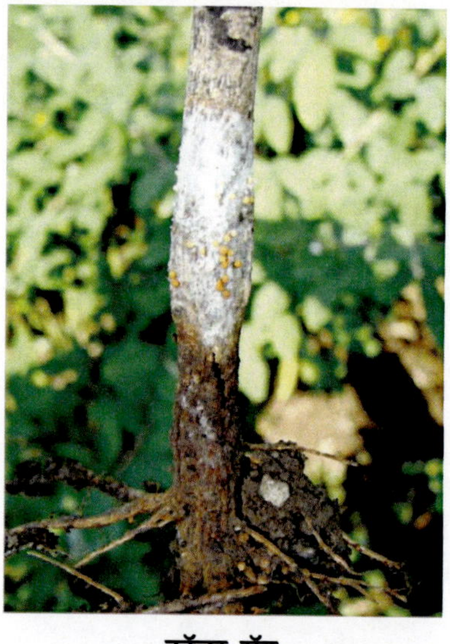

कॉलर रॉट

रोगजनकः यह रोग *स्क्लेरोशियम रोल्फसाई* नामक कवक से उत्पन्न होता है।

प्रबंधन

- भूमि जनित रोगों को कम करने के लिए गर्मियों में गहरी जुताई तथा ग्रसित पौधों के अवषेष को नष्ट करना चाहिए।
- बीज को ट्राईकोडर्मा (4 ग्रा./कि.ग्रा. बीज) अथवा कार्बेन्डाजिम 50 डब्ल्यू पी/ 2 ग्रा./कि.ग्रा. बीज के साथ उपचारित कर बुआई करनी चाहिए।

- खेत के अधिक प्रभावित भागों में कार्बेन्डाजिम 50 डब्ल्यू पी (1 ग्रा/ली. घोल) बना कर मिट्टी को भिगोना एवं ग्रसित पौधों पर छिड़काव करना चाहिए।

5. पादप बांझ रोग

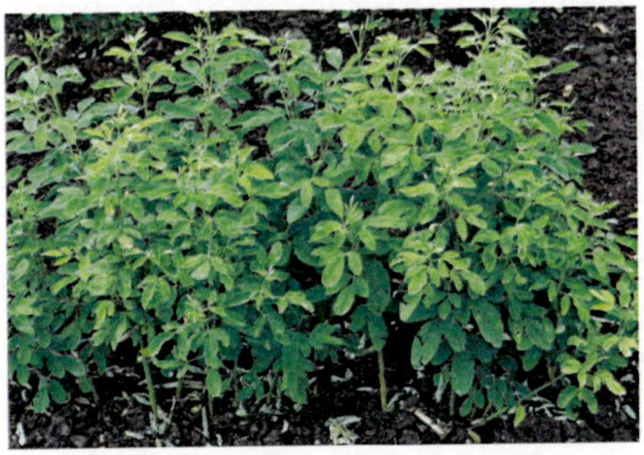

बाझंपन मोजेके रोग से ग्रसित पौधे

लक्षण: बांझपन मोजेक रोग का सबसे सामान्य लक्षण पौधों में पत्तियाँ छोटी रह जाती है तथा इन पर हरे–पीले धब्बे पड़ जाते है। पौधे अनेक शाखाओं में बंटा होता हैं एवं इनका विकास रूक जाता है और फूल नहीं लगते हैं। यदि इक्का–दूक्का फूल बन भी जाते हैं तो इनमें फल एवं बीज नहीं बनते हैं। अरहर बांझपन मोजाइक विषाणु से होता है। यह रोग एक एरिओपीइड माईट से फैलता है जो बहुत छोटा, गुलाबी रंग में धुरी आकार का होता है। बांझपन मोजाइक विषाणु ग्रसित क्षेत्रों में अरहर की फसल में नियमित रूप से प्रकट होते हैं और अनुकूल परिस्थितियों में महामारी का रूप ले लेते हैं।

रोगजनक: यह रोग स्टेरेलिटी मोजाइक वायरस के द्वारा उत्पन्न होता है।

रोगचक्र एवं अनुकूल वातावरण: यह रोग एरिओपीइड माइट, अरहर की देशी किस्में, विविध कृषि प्रणाली तथा अप्रत्याशित पर्यावरण के कारण फैलता है। जब मौसम में 60 प्रतिशत सापेक्ष आर्द्रता तथा 10.25 डि.से. और 25.35 ड.से. का तापमान रहता है, तब खेतों में एरिओपीइड माइट की संख्या बढ़ने लगती है। सिंचाई के तहत या सिंचित क्षेत्रों के आसपास उगाई जाने वाले फसलों में, खास कर गन्ने उगाने वाले क्षेत्रो में, इसका संक्रमण जल्दी होता है। अरहर बांझपन मोजाइक विषाणु के भारत में पांच प्रभेद पाये जाते है, जिनमें कर्नाटक प्रभेद अधिक संक्रमण वाला है। सही प्रभेद की जानकारी व पहचान न होने के कारण इस रोग के प्रबंधन में कठिनाई आती है।

प्रबंधन

- अरहर की बारहमासी किस्मों की बुआई न करें तथा रैटून फसल न लें ।
- रोग प्रतिरोधी किस्मों को अपनाएं – अल्प अवधि (130–140 दिन), जी टी 101, बनस मध्यम अवधि (170–180 दिन), विपुला, लोचन, मारूति, बी.एस.एम.आर 736, बी.एस.एम.आर. 853, बी.डी.एन. 708, बी.डी.एन. 711। दीर्घ अवधि (190–220 दिन), पूसा 9, बहार, एन.डी.ए 1, एन. डी.ए 2, अमर, एम. ए. 6, एम.ए.एल. 13।
- फसल का नियमित निरीक्षण करना चाहिए तथा प्रारंभिक चरण में ही संक्रमित पौधों को उखाड़ कर उसे नष्ट कर देना चाहिए।
- अगर प्रारंभिक लक्षण खेतों में ज्यादा दिखने लगें तो स्वीकृत रासायनिक कीटनाशकों जैसे कि डाइकोफोल 18.5 ई सी (2.5 मि.ली./लीटर) या ऑक्सीडेमेटोन मिथाइल 25 ई सी (2.0 मि.ली.

/लीटर) या डिमेथोएट 30 ई सी (1.7 मि.ली./ लीटर) का छिडकाव करें। माइट के प्रबंधन के लिए केलथेन या टेडिओन को 1.0 मि.ली./लीटर पानी में मिला कर छिड़काव करें।

6. पत्ती दाग रोग

लक्षण : सरकोस्पोरा पत्ती दाग रोग में पत्तियों पर विभिन्न प्रकार के धब्बे बनने लगते हैं। ये धब्बे त्रिभुजाकार पत्तियों के किनारे सतह पर बनते हैं, जबकि अल्टरनेरिया लीफ स्पॉट में गोलाकार धब्बे प्रारम्भ में पत्ती के मध्य से शुरू होकर कली तथा फली सहित पौधे के सम्पूर्ण वायवीय भागों में फैल जाते हैं। दोनों स्थितियों में पत्तियाँ सूखने लगती है तथा गिरने लगती हैं। कभी–कभी प्रभावित सम्पूर्ण शाखा सूख जाती है और फली समय से पहले पक जाती है।

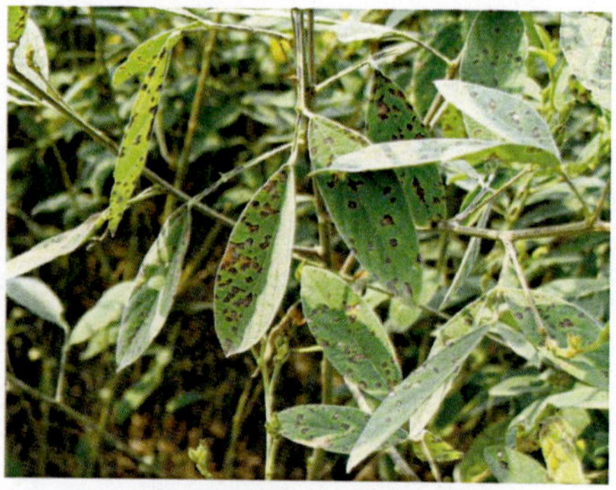

पत्ती दाग रोग से ग्रसित पौधे

रोग जनकः यह रोग *सर्कोस्पोरा कजानी* तथा *मायको वेल्लोसिएल्ला कजानी* एवं *अल्टरनेरिया अल्टरनेटा* नामक कवकों द्वारा उत्पन्न होता है।

प्रबंधन

- फसल में रोग के लक्षण दिखाई देने पर निम्न फफूँदनाशकों का उपयोग करना चाहिए – मैंकोजेब 75 डब्ल्यू पी / 1.0 ग्रा./ली की दर से या कार्बेन्डाजिम 50 डब्ल्यू पी / 1.0 ग्रा. /ली. की दर से छिड़काव उचित होता है।

7. चूर्णील आसिता

लक्षणः इस रोग के लक्षण सामान्य तौर पर पुरानी पत्तियों की नीचे की सतह पर मिलते हैं। लेकिन कभी–कभी नई पत्तियों, कलियों तथा फलियों पर भी इस रोग के लक्षण देखे जा सकते हैं। इस रोग के लक्षण पत्ती पर शिराओं के साथ भद्दे लाल रंग के रूप में दिखाई देते है जो बाद में सफेद रंग के पाउडर के रूप में पत्ती के दोनों तरफ धब्बे जैसे विकसित हो जाते हैं। पत्ती की निचली सतह पूरी तरह चूर्णी धब्बों से ढक जाती है।

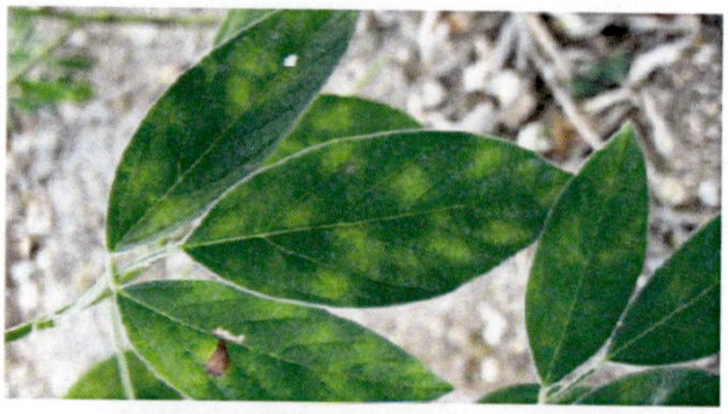

चर्णील आसिता से ग्रसित पत्तियाँ

रोगजनकः यह रोग *लेवेईल्लुला टौरिका* नामक कवक के द्वारा उत्पन्न होता है।

प्रबंधन

- घनी बुआई से बचना चाहिए।
- रोग के लक्षण दिखने पर निम्न कवक नाशकों का उपयोग करें – सल्फर 80 डब्ल्यू पी / 4 ग्रा. /ली. या ट्राईएडीमेफोन 25 डब्ल्यू पी / 1 ग्रा./ली. या कार्बेन्डाजिम 50 डब्ल्यू पी / 1 ग्रा./ली.

8. तना कैंकर

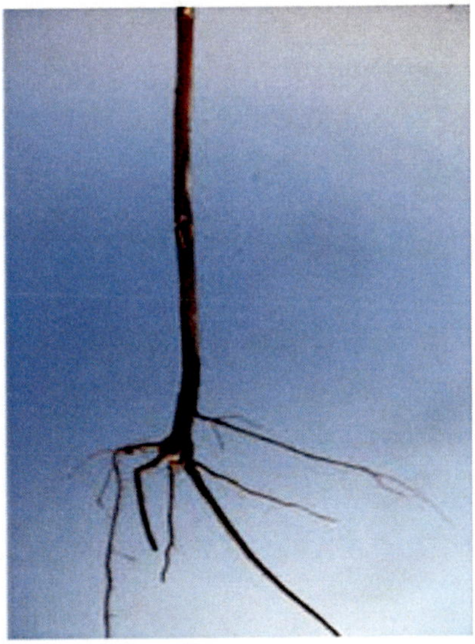

तना कैंकर द्वारा ग्रसित पौधें

लक्षण : इस रोग का प्रारंभिक लक्षण गहरे भूरे रंग के चंजबी होते हैं, जिसमें छोटे–छोटे बिंदु के आकार के काले धब्बे पड़ जाते हैं। ये धीरे–धीरे बड़े होकर अण्डाकार घावों के रूप मे बदल जाते हैं। बाद में इस रोग से पौधे के संक्रमित भाग टूट कर गिर जाते हैं।

रोगजनकः यह रोग *मैक्रोफेमीना फासोलिना* नामक कवक से उत्पन्न होता है।

रोगचक्र एवं अनुकूल वातावरण : यह रोग मुख्य रुप से मिट्टी जनित है। मिट्टी एवं पौधों के अवशेष से इस रोग का प्रारंभिक संक्रमण होता है। यह रोग पानी के बाद सूखा होने पर बहुत तेजी से बढ़ता है। इस रोग का प्रकोप 17–55 प्रतिशत तक हो सकता है।

प्रबंधन

- रोग प्रतिरोधी किस्में लगानी चाहिए।
- बीजों का उपचार ट्राइकोडर्मा/स्युडोमोनास से 5–10 ग्रा./कि.ग्रा. अथवा कार्बेन्डाजिम / 2 ग्रा. /कि.ग्रा. बीज की दर से करना चाहिए।
- आवश्यकता के अनुसार रोग की अधिक आक्रामकता के अवस्था में कार्बेन्डाजिम / 2 ग्रा./ली. का उपयोग ग्रसित पौधों की जड़ के पास करना चाहिए।

चने के रोग

वर्तमान में चने की खेती कम उर्वर मिट्टी, न्यूनतम कृषिशस्य क्रियाओं और न्यूनतम फसल प्रबंधन में की जाती है। इसलिए चने की उन्नत किस्में बाहर से दी गई उर्वरकों या सिंचाई के प्रति या तो प्रतिक्रिया नहीं देती हैं या बहुत कम प्रतिक्रिया देती हैं। परम्परागत खेती में कम पैदावार होने की वजह से किसानों में पौध संरक्षण के उपायों को अपनाने की न तो जानकारी होती है और न ही संसाधन होते है। सर्दियों के मौसम में जिन क्षेत्रों में अच्छी बारिश होती है, वहाँ वनस्पतिक विकास अत्यधिक होता है। इन परिस्थितियों में यदि जल निकासी अच्छी न हो और आर्द्रता की मात्रा भी ज्यादा हो तो कवक रोग काफी तेजी से फैलता है। चने में 50 से ज्यादा रोग ज्ञात हैं, जिनमें 27 का भारत में विवरण मिलता है। चने के महत्वपूर्ण रोग हैं–एस्कोकाइटा ब्लाइट, फ्यूजेरियम जनित उकठा, शुष्क जड़ विगलन, बौना, बोट्राइटिस ग्रे मोल्ड, स्तम्भ गलन, काला जड़ गलन रोग इत्यादि। कुछ प्रमुख रोगों का विवरण निम्नलिखित हैः–

1. स्तम्भ मूल संधि विगलन

लक्षणः चने में इस बीमारी का संक्रमण अंकुरण और वनस्पतिक दोनों चरणों में पाया जाता है। हालाँकि सिंचित क्षेत्रों में वनस्पतिक चरण में इसका संक्रमण अधिक होता है। पौधे के पीले रंग के साथ–साथ, पत्तियों और नाजुक शाखाओं के आंशिक झड़न जैसे लक्षणों से संक्रमित पौधों को आसानी से पहचाना जा सकता है। जड़ों के हिस्से सफेद रंग के माइसीलियम की उपस्थिति दर्शाते हैं, जो अक्सर छोटे स्केलेरोशिया नामक संरचनाओं के साथ होते हैं। कॉलर क्षेत्र के सूक्ष्म अवलोकन पर सरसों के आकार के छोटे फलन निकाय सफेद कवकजाल के साथ दिखते हैं। तापमान वृद्धि के साथ स्तंभ के बाहरी भाग भूरे और स्केलेरोशिया गहरे रंग के हो जाते है जैसा राइजॉक्टोनिया के मामले में होता है।

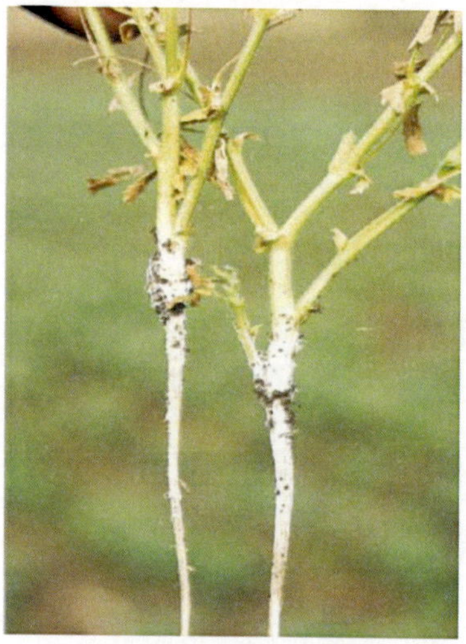

स्तंभ मूल संधि विगलन

रोगजनकः यह रोग *स्क्लेरोशियम रोल्फसाई* नामक कवक से उत्पन्न होता है।

रोगचक्र एवं अनुकूल वातावरणः रोगजनक स्केलेरोशिया के रूप में मिट्टी में जीवित रहते है और एपोथेशिया के द्वारा अंकुरित होते हैं। कम कार्बनिक पदार्थ वाली सिंचित मिट्टी में इस रोग का संक्रमण ज्यादा होता हैं। एस्कोस्पोर रोग को तेजी से फैलाने में मदद करते हैं। मिट्टी की उच्च स्तर की नमी और उच्च भूमि तापमान (28–30 डि.से.) रोग संक्रमण के लिए अनुकूल होती है। फसल की स्थापना के बाद अतिरिक्त नमी कवक को विकसित नहीं होने देती है। मिट्टी की सतह पर अविघटित कार्बनिक पदार्थ इस रोगजनक के तीव्र विकास के लिए आधार प्रदान करते हैं।

प्रबंधन

- बुआई के पहले पिछली फसल के अवशेषों को खेतों से हटा देना चाहिए।
- गर्मी के मौसम में गहरी जुताई भी इस रोग के संक्रमण को रोकने में मदद करती है।
- बुआई के समय मृदा की नमी ज्यादा नहीं होनी चाहिए।
- ट्राइकोडर्मा संवर्द्धित गोबर की कम्पोस्ट खाद 5 टन प्रति है. की दर से प्रयोग करने पर स्तम्भ मूल संधि विगलन में कमी आती है।
- बीजों को 2–3 ग्राम कार्बोक्सिन 75 डब्ल्यू पी प्रति कि.ग्रा. बीज की दर से शोधित करने से प्रारंभिक रोग विकास में कमी आती है।

2. उकठा (म्लानि)

लक्षण : इस रोग के लक्षण बुआई के तीन सप्ताह के भीतर देखे जा सकते हैं। पौधों का पीला होना और पत्तियों का गिरना इनके प्रारंभिक लक्षण हैं। उकठा प्रभावित पौधे की जड़ों को लंबाई में बीच से

विभाजित करके देखने से, दूसरे रोगों से ग्रसित पौधों से भेद किया जा सकता है। मुख्य जड़ के जाइलम में काला परिगलित संवहनी क्षेत्र मिलता है। अंकुरण वाले पौधे जमीनी सतह के ऊपरी क्षेत्र में सिकुड़न दर्शाते है, परिणामस्वरूप पौधे गिर कर मर जाते हैं। पूरी तरह से विकसित पौधों में पत्तियाँ पीली पड़ जाती है और अग्रिम चरण में डंठल और शाखाएं नीचे की ओर मुड़ जाती हैं और सूख जाती हैं। पौधों को आसानी से उखाड़ा जा सकता है और ये कॉलर क्षेत्र के ऊपर और नीचे तने की असमान सिकुड़न दर्शाते हैं। वयस्क पौधों के पीले पड़ने और तने एवं पत्तियों के झड़ने से वे सूख जाते हैं।

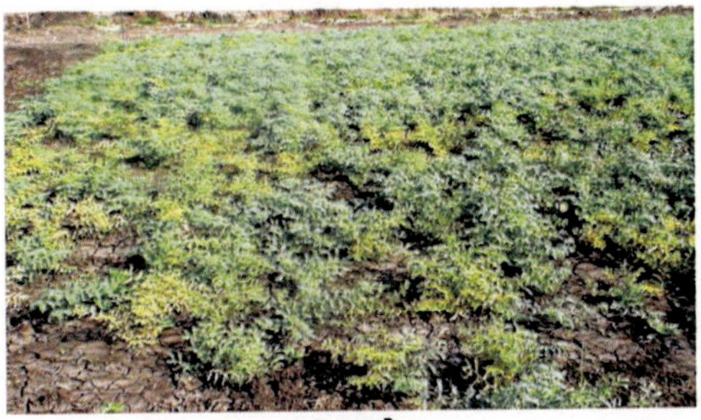

उकठा रोग

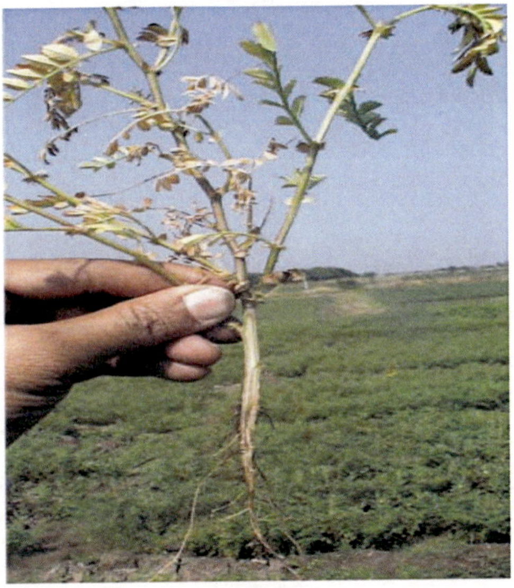

उकठा रोग

रोगजनकः यह रोग *फ्युजेरियम ऑक्सीस्पोरम* उपजाति *सासेरीस* नामक कवक से उत्पन्न होता है।

रोगचक्र एवं अनुकूल वातावरण : मिट्टी की नमी, रोगजनक के जड़–प्रणाली में प्रवेश हेतु सबसे महत्वपूर्ण कारक है। मिट्टी और बीज दोनों ही संक्रमण के प्राथमिक स्रोत हैं। रोग का प्रकोप मिट्टी और हवा के 24–27 डि.से. के तापमान पर काफी तेजी से होता है, जबकि 17 डि.से. से नीचे के तापमान पर संक्रमण प्रतिबंधित रूप से होता है। जब तापमान 17 डि.से. से नीचे के होता है तो संक्रमण उकठा के बिना किये लक्षण के जड़ों में प्रतिबंधित रहता है।

प्रबंधन

- बुआई अक्टूबर से नवम्बर माह के प्रथम सप्ताह तक कर देनी चाहिए।
- गर्मी के मौसम में (मई–जून) खेतों की गहरी जुताई से उकठा रोग का संक्रमण कम होता है।
- ट्राइकोडर्मा समृद्ध गोबर की कम्पोस्ट खाद 5 टन प्रति हैक्टर की दर से प्रयोग करने पर उकठा रोग के प्रसार में कमी आती है।
- बीजों से उकठा रोग के प्रारंभिक संक्रमण को रोकने के लिए बीजों को 1 ग्राम कार्बेन्डाजिम 50 डब्ल्यू पी या कार्बोक्सिन 75 डब्ल्यू पी या 2 ग्राम थीरम 75 डब्लयू पी अथवा 4–10 ग्राम ट्राइकोडर्मा विरीडी प्रति किलो बीज के हिसाब से शोधित करना चाहिए।
- चने की अलसी या सरसों के साथ मिश्रित खेती करने से उकठा रोग के प्रकोप में कमी आती है।
- उकठा रोग प्रतिरोधी प्रजातियों का प्रयोग एक अच्छा विकल्प है।

- यदि संभव हो तो उन खेतों में जहाँ यह रोग पाया गया हो, वहां तीन वर्षों तक चने की खेती नहीं करनी चाहिए।
- फसल के रोग से ग्रसित होने पर कार्बेन्डाजिम 50 डब्ल्यू पी घुलनशील पाउडर का उपयोग 1.0 ग्राम/ली. घोल बना कर करना चाहिए।

३. शुष्क-मूल विगलन

लक्षण : संक्रमित पौधे जमीनी सतह के ऊपर कॉलर क्षेत्र में गहरे भूरे रंग के परिगलित धब्बे दर्शाते हैं, जो बाद में शाखाओं पर भी फैल जाते हैं। संक्रमण के प्रथम चरण में रोगग्रस्त पौधे पीले पड़ जाते है और परिणामस्वरूप जड़ और तने सड़ने लगते हैं। बाद के चरण में फफूँद के गुलाबी रंग के कवकजाल और यहाँ तक की पिकनीडिया को भी देखा जा सकता है। मूल विगलन 4–6 सप्ताह पुरानी फसल पर पौधे के पीले और पत्तियों के झड़ने के साथ पहली बार अपनी उपस्थिति दर्शाता है। बाद के चरण में हवाई भाग पूरी तरह से सूख जाते हैं। ग्रसित पौधों को आसानी से उखाड़ा जा सकता है। मृत जड़ों की छाल बिखरी हुई नजर आती है जो सिरे पर भंगुर होती है। फफूँद के बहुत छोटे गहरे भूरे रंग के स्केलेरोशिया छाल के नीचे देखे जा सकते हैं।

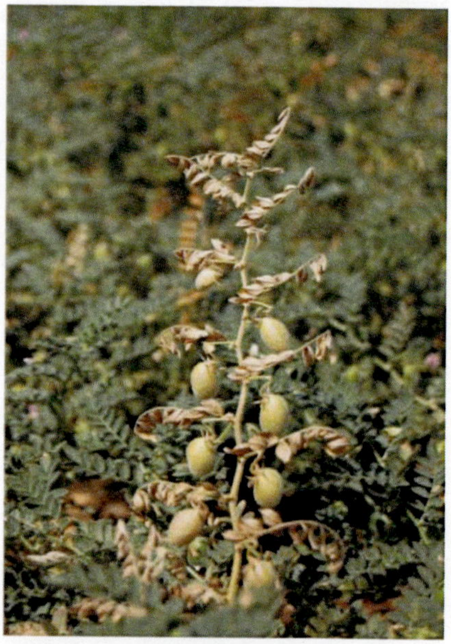

शुष्क-मूल विगलन

रोगजनक : यह *राइजोक्टोनिया बटाटीकोला* नामक कवक के द्वारा उत्पन्न होता है।

रोगचक्र एवं अनुकूल वातावरणः रोगग्रस्त पौधों के अवशेषों पर रोगजनक लम्बे समय तक जीवित रहते हैं और मिट्टी में भी ऐच्छिक परजीवी के रूप में सुषुप्तावस्था में रहते हैं। अलग–अलग प्रकार के प्रस्फुटित होने वाले पौधों द्वारा निकाले गए स्राव रोगजनकों के जड़ों पर हमले में प्रमुख भूमिका निभाते हैं। कवक को प्रसार के लिए 30 डि.से. तापमान की आवश्यकता होती है।

प्रबंधन

- उचित समय पर बुआई (अक्टूबर से नवम्बर का प्रथम सप्ताह) से इस रोग का संक्रमण कम होता है।
- गर्मी के मौसम में (मई–जून) खेतों की गहरी जुताई से इस रोग का संक्रमण कम होता है।
- गोबर की काम्पोस्ट खाद 5 टन/है. की दर से प्रयोग करने पर शुष्क मूल विगलन में कमी आती है।

- बीजों में उकठा रोग के प्रारंभिक संक्रमण को रोकने के लिए बीजों को एक ग्राम कार्बेन्डाजिम 50 डब्ल्यू पी या कार्बोक्सिन 75 डब्ल्यू पी या 2 ग्राम थीरम 75 डब्ल्यू पी अथवा 4–10 ग्राम ट्राइकोडर्मा विरीडी प्रति किलो बीज के हिसाब से शोधित करना चाहिए।
- चने की अलसी या सरसों के साथ मिश्रित खेती करने से शुष्क मूल विगलन रोग के प्रकोप में कमी आती है।
- शुष्क मूल विगलनरोधी प्रजातियाँ जैसे पूसा 372, आई.सी.सी.वी. 10, आई.सी.सी.वी. 37, सद्भावना और जे.जी. 130 का प्रयोग करना चाहिए।

4. स्तंभन रोग

लक्षणः इस रोग में पत्रक छोटे–छोटे पीले, नारंगी और भूरे रंग के हल्के रूप में दिखते हैं। इसमें तना और पत्तियाँ कठोर और मोटी हो जाती हैं और पौधे भी बौने दिखते हैं। तने की अनुप्रस्थ काट में काले रंग के अंगूठी नुमा चिन्ह देखे जा सकते है।

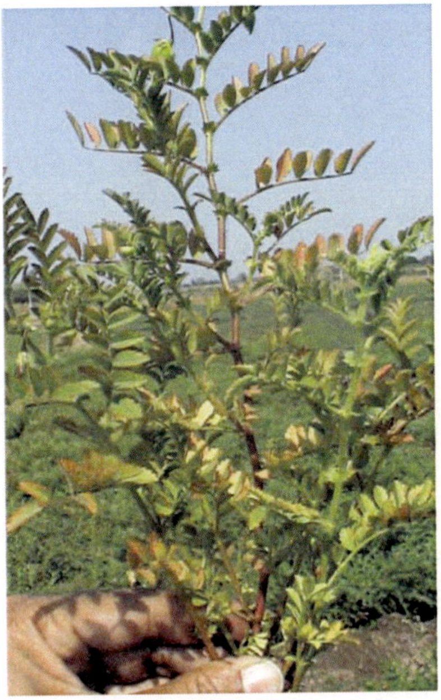

स्तंभन रोग

रोगजनकः यह रोग चना स्टंट विषाणु के द्वारा उत्पन्न होता है।

रोगचक्र एवं अनुकूल वातावरणः गंभीर रूप से संक्रमित पौधे में यह रोग एफिड यानी माहू के द्वारा फैलता है। एफिड का संग्राहक मुख्यतः धोखरा होता है और चने की फसल आने पर ये फसलों पर हमला करते हैं।

प्रबंधन

- फसल की बुआई देर से करनी चाहिए।
- नाशीजीवों लीफ हॉपर और एफिड के प्रबंधन की व्यवस्था करनी चाहिए।
- चने की सहिष्णु प्रजातियाँ जैसे जे.जी.–16, ए.के.आई. 9516, एच.सी.–1, उदय आदि प्रजातियों का प्रयोग करना चाहिए।

5. एस्कोकाइटा अंगमारी

लक्षणः यह रोग पौधों के सभी हवाई भागों को संक्रमित कर सकता है। संक्रमित पत्तियों और फलियों में गहरे भूरे रंग के धब्बे हो जाते हैं। गंभीर संक्रमण में पत्तियाँ झुलसी हुई और भूरी नजर आती हैं। शाखाओं और तने पर धब्बे लंबे आकार में तथा ज्यादा संक्रमण में धब्बे संगठित हो जाते हैं और संक्रमित भाग को लपेट लेते हैं, फलस्वरूप ऊपरी भाग झुलस कर सूख जाते हैं। इस रोग का संक्रमण चने में संक्रमित बीज या संक्रमित फसल के अवशेष द्वारा फैलता है। पौधे पुष्पन और फलने के समय ज्यादा संवेदनशील होते हैं। कवक जमीन के ऊपर के सभी भागों पर हमला करता है। प्रारंभिक संक्रमण, नयी

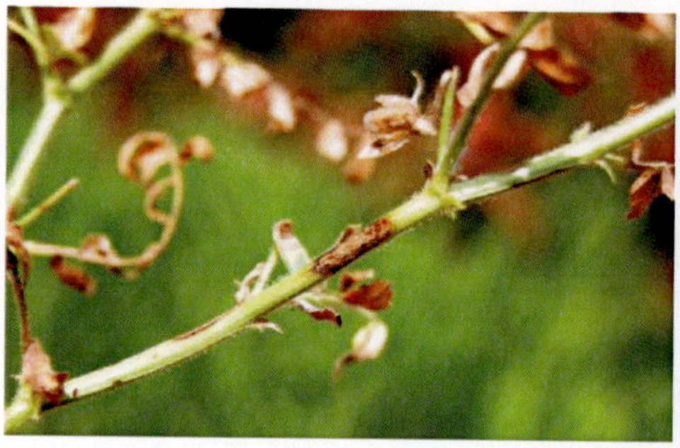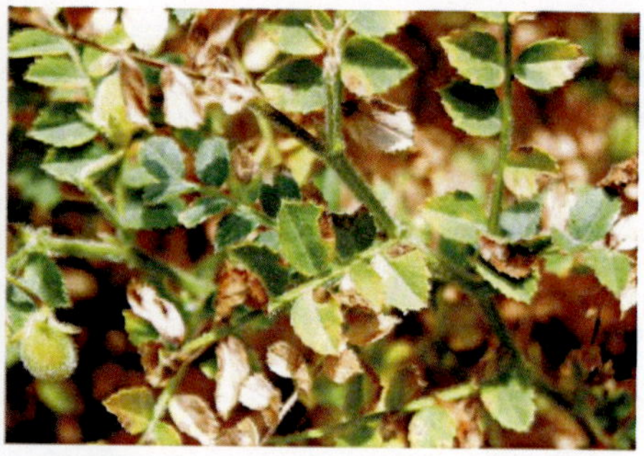

एस्कोकाइटा अंगमारी

टहनी के शीर्ष भाग के कड़ा हो कर नीचे की ओर गिरने और मृत्यु से शुरू होता है। पत्तियाँ छोटी–छोटी गोल, परिगलित भूरे रंग के धब्बे दर्शाती हैं जो दो या तीन अनियमित रूप के काले मोती के धब्बे की तरह के गाढ़े धारी में परिवर्तित हो जाती हैं। गंभीर मामलों में यह बीमारी स्तंभ के कॉलर क्षेत्र को घेर लेती हैं, जिसके फलस्वरूप हवा के हल्के झोंके से भी पौधे टूट सकते हैं।

रोगजनकः यह रोग *एस्कोकाइटा रेबी* नामक कवक के द्वारा उत्पन्न होता है।

रोगचक्र एवं अनुकूल वातावरण : रोगजनक मिट्टी के सतह पर संक्रमित पौधे के बचे हुए भागों पर जीवित बच जाते है। संक्रमित बीज नए क्षेत्रों में इस रोग के प्रसार का प्राथमिक स्रोत हैं। यह रोग अक्षांश 30 डि.सें. और 45 डि.सें. (तराई और पंजाब), जहाँ अपेक्षाकृत तापमान कम है (15–25 डि.सें.) सबसे गंभीर रूप में प्रकट होता हैं। उच्च आर्द्रता और कम तापमान इस बीमारी को महामारी के रूप में फैलाने में मदद करते हैं। चने के अवशेषों पर मौजूद पिकनीडिया संक्रमण के एक संभावित स्रोत के रूप में कार्य करता है। मिट्टी मे पर्याप्त नमी इसके शुरूआती विकास के लिए आवश्यक है और इसे परिपक्व होने में 50 दिनों का समय लगता है। पौधे की सतह का 6 घंटे तक भीगा होना और 9–27 डि.सें. का तापमान इस रोग के संक्रमण के लिए बुनियादी आवश्यकता है। 6 डि.सें. से नीचे और 30 डि.सें. तापमान से ऊपर कोई भी संक्रमण नहीं होता है। रोग की उच्च तीव्रता के लिए 10 घंटे से ज्यादा अवधि की नमी की आवश्यकता होती है।

प्रबंधन

- फसल की बुआई देर से, नवम्बर माह के तृतीय सप्ताह तक करने से यह रोग कम लगता है।
- पौधों के बीच की दूरी ज्यादा होने से भी रोग कम लगते हैं।
- गेंहू और जौ की अंतः फसल भी इस रोग के संक्रमण को कम करती है।
- गेंहू, जौ, सरसों और तोरिया के फसल चक्र को उन क्षेत्रों में अपनाना चाहिए, जहाँ रोगकारक पूर्ण अवस्था में पाया जाता है।
- संक्रमित पौधों के अवशेषों को एकत्र करके जला देना चाहिए।

- बीजों को किसी भी संस्तुत कवकनाशी जैसे थिरम 75 डब्ल्यू पी, ट्राइडेमार्फ 80 ई सी, कैप्टान 50 डब्ल्यू पी / 3 ग्रा./कि.ग्रा. बीज के हिसाब से शोधित करना चाहिए।
- इस रोग के लक्षण दिखाई देने पर कैप्टान 50 डब्ल्यू पी, या मैन्कोजेब 75 डब्ल्यू पी प्रति 3.5 ग्राम/लीटर पानी के साथ 2–3 बार छिड़काव करने से इनकी रोकथाम अच्छी तरह से हो जाता है।

6. धूसर फफूँद

लक्षण: संक्रमित कलियाँ और फूल मुरझा कर सूख जाते हैं और भूरे रंग के धब्बे तनों पर दिखने लगते हैं। बाद के चरणों में संक्रमित शाखाएं संक्रमण के स्थान पर से टूट जाती हैं। पौधों में फलियों का न लगना इस रोग का प्रमुख लक्षण है। धूसर फफूँद पंजाब और उत्तर भारत के आसपास के राज्यों में वर्ष 1980 के शुरूआती दशक में महामारी के रूप में उभर कर आया था। संक्रमित पौधे पीले तथा पत्तियाँ झड़ने लगती हैं। इस रोग में भूरे या गहरे भूरे रंग के घाव, पत्रक, शाखाओं और फलियों पर विकसित होते हैं। विकासशील शिराएं और फूल विशेष रूप से संक्रमण के लिए संवेदनशील माने जाते हैं।

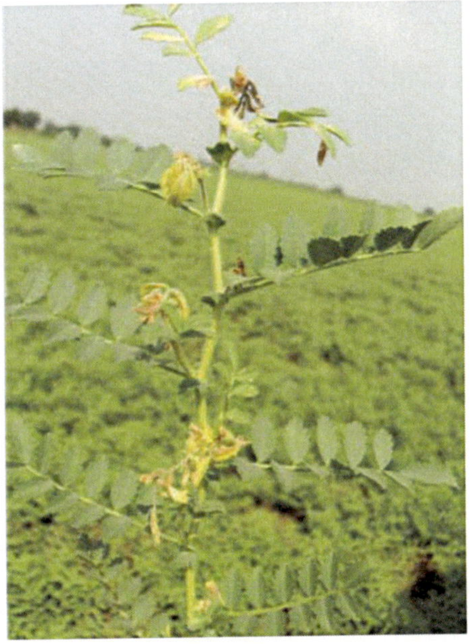

धूसर फफूँद

रोगजनक: यह रोग *बोट्रेटिस साइनेरिया* नामक कवक से उत्पन्न होता है।

रोगचक्र एवं अनुकूल वातावरण: रोगजनक फफूँद गर्मी के मौसम में फसल अवशेषों में सुषुप्तावस्था में रहते हैं। ये संक्रमण के मुख्य स्रोत के साथ–साथ अगले मौसम में द्वितीयक स्रोत के रूप में कार्य करते हैं। पौधों के झुंड (पौधों के बीच कम दूरी) इस बीमारी की व्यापकता को बढ़ावा देते हैं। घनी फसल के साथ–साथ, मिट्टी में अतिरिक्त नमी और नाइट्रोजन उर्वरक इस रोग को विकसित करने में मदद करते हैं। यह रोग उच्च पोषक तत्व और कार्बनिक पदार्थ वाले मिट्टी में तेजी से विकसित होता है।

प्रबंधन

- फसल की बुआई सिंचित खेतों में नवम्बर के पहले पखवाड़े तक करना चाहिए।
- रोग से प्रभावित क्षेत्रों में पंक्ति से पंक्ति के बीच की दूरी बढ़ा देनी चाहिए (45 सेमी.), साथ ही बीज की दर को भी कम कर देना चाहिए।
- रोग प्रतिरोधी प्रजातियों की बुआई करनी चाहिए।
- चने के खेतों के बाहरी किनारे पर गेंदे का फूल लगाना चाहिए, जिससे इस बीमारी के आने की पूर्व चेतावनी मिल सके और फफूँदनाशी का छिड़काव समय रहते कर सके।

- बीज जनित संक्रमण को रोकने के लिए कार्बेन्डाजिम 50 डब्ल्यू पी + थिरम 75 डब्ल्यू पी (1:2), मैन्कोजेब 80 डब्ल्यू पी, कार्बेन्डाजिम 50 डब्ल्यू पी प्रति 3 ग्राम/कि.ग्रा. बीज, इप्रोडायोन 50 डब्लयू पी प्रति 4 ग्रा./कि.ग्रा. बीज की दर से बीजों को शोधित करना चाहिए।
- ट्राईकोडर्मा (1×10^8 सी एफ यू/ग्रा.) का छिड़काव करना चाहिए।
- द्वितीयक संक्रमण को रोकने के लिए कार्बेन्डाजिम 50 डब्लयू पी प्रति 2 ग्रा./ली. या बेलिटान 50 डब्ल्यू पी प्रति 2 ग्रा./लीटर पानी का छिड़काव करना चाहिए।

7. स्टेमफाइलियम अंगमारी

लक्षण: यह एक प्रमुख रोग है और बंग्लादेश, भारत, ईरान एवं सीरिया में पाया जाता है। यह रोग साधारणतया पुष्पीकरण अवस्था से दिखने लगता है। इस रोग में अनियमित हल्के भूरे धब्बे पत्तियों, तनों और फलियों पर प्रकट होते हैं, जिनके किनारे गहरे रंग के होते हैं। ग्रसित फलियों मे बीज मुड़े–तुड़े और सूखे होते हैं। पत्रकों पर उपस्थित धब्बे लगभग अंडाकार होते हैं। ये धब्बे केन्द्र में भूरे और किनारों पर धूसर रंग के होते है।

रोगजनक: यह रोग *स्टेमफाइलियम सर्सिनिफोर्मी* नामक कवक के द्वारा उत्पन्न होता है।

रोगचक्र एवं अनुकूल वातरवरण: इस रोग में तने पर गहरे भूरे रंग के लम्बे धब्बे पाये जाते हैं। बहुत ज्यादा वनस्पतिक विकास, उच्च नमी और कम तापमान (15–20 डि.सें.) इस रोग के प्रसार के महत्वपूर्ण कारक हैं।

प्रबंधन

- यह एक साधारण रोग है, किन्तु बिहार के अधिकांश भाग में ये रोग स्थानिक रूप में मौजूद है। अतः इसके महामारी रूप में आने से पहले इसकी रोकथाम कार्बोक्सिन 75 डब्ल्यू पी प्रति 2–3 ग्रा./ली. या मैन्कोजेब 80 डब्ल्यू पी प्रति 2 ग्रा./ली. के छिड़काव से कर सकते हैं।

8. गेरूआ

लक्षण: इस रोग के प्रारंभिक लक्षण पत्तियों के ऊपर गोल या अंडाकार गहरे भूरे रंग के चूर्णी पाउडर के रूप में प्रकट होते हैं। ये चूर्णी पाउडर मुख्य रूप से पत्तियों की निचली सतह पर प्रकट होता है, लेकिन बाद के चरणों में, ये दोनों सतहों पर आ जाता है। ये चूर्णी संक्रमण कभी–कभी तनों पर भी नजर आता है। इनके प्रकोप से फसल प्रौढ़ और अस्वस्थ प्रतीत होती है, क्योंकि पत्तियाँ रस्ट कणों/पाउडर से ढकी होती हैं। पौधे परिपक्वता के पहले ही

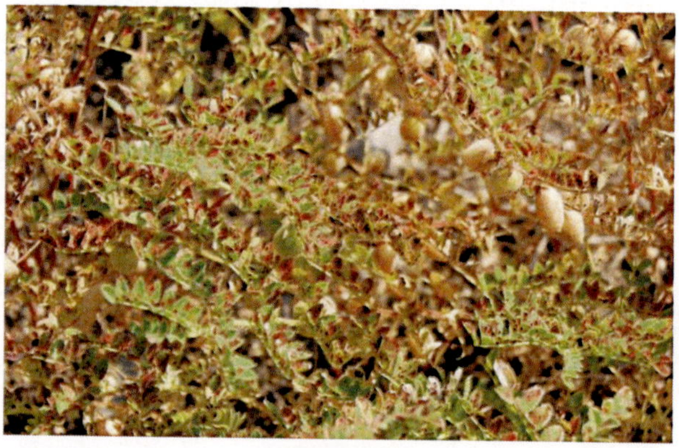

गेरूआ रोग

सूख कर मर जाते हैं। महामारी के रूप में यह काफी तेजी से फैलता है और एक पखवाड़े में ही काफी नुकसान हो सकता है। साधारणतः गेरूआ रोग पुष्पीकरण के समय प्रकट होता है।

रोगजनकः यह रोग *युरोमाईसिज सीसेरीस अरीटेनी* नामक कवक से उत्पन्न होता है।

प्रबंधन

- फसल की बुआई सिंचित खेतों मे नवम्बर के पहले पखवाड़े तक कर लेनी चाहिए।
- इस रोग के लक्षण प्रकट होने पर कार्बेन्डाजिम 50 डब्ल्यू पी प्रति 1 ग्रा./ ली. या बेलिटान 50 डब्ल्यू पी प्रति 2.0 ग्रा. /ली. पानी के साथ घोल बना कर छिड़काव करना चाहिए। यह छिड़काव आठ दिनों के अंतराल पर जरूरत के अनुसार करना चाहिए।

9. स्तंभ गलन

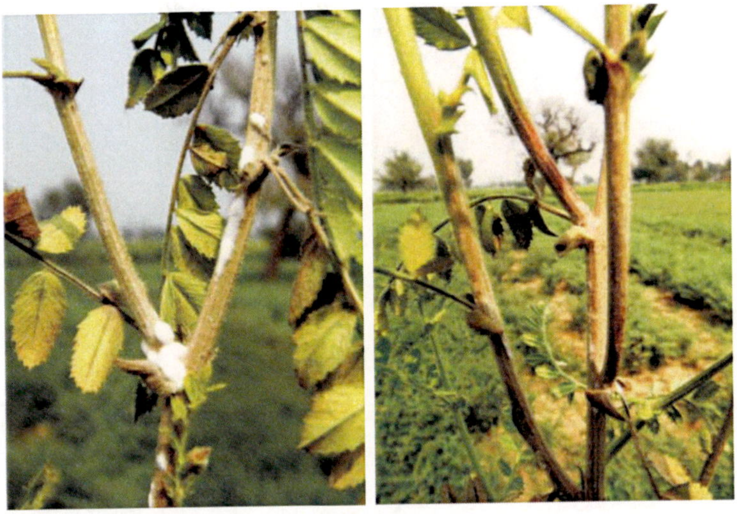

स्तंभ गलन

लक्षणः यह रोग फसल को किसी भी अवस्था में प्रकट हो सकता है। ग्रसित पौधे/टहनियाँ पीली पड़ जाती हैं या मुरझा जाती हैं, जबकि बाकी पौधों के हिस्से हरे रंग के ही रहते हैं। इसके बाद पौधे सूख कर मर जाते हैं। इस रोग के प्रारंभ में मिट्टी की सतह के पास वाले तनों पर पीले या भूरे रंग के धब्बे प्रकट होते है। इसके बाद एक सफेद और रेशेदार फफूँद स्पष्ट रूप से नजर आने लगता है। कवक विकसित होकर धब्बों के उपर आ जाते हैं। जब कवक धीरे–धीरे जाइलम तक पहुँच जाता है, तो इस रोग के लक्षण ऊपरी भागों मे प्रकट होने लगते हैं। इस रोग के अंतिम चरण मे पीलापन, पत्तियों का गिरना और पौधों का मुरझाना आदि लक्षण दर्शित होते हैं और अंत में पौधों की मृत्यु हो जाती है।

रोगजनकः यह रोग *स्केलेरोटीनिया स्केलोशियोरम* नामक कवक के द्वारा उत्पन्न होता है।

रोगचक्र एवं अनुकूल वातावरणः यह रोग सरसों के क्षेत्र में फैलता है। यह रोग पंजाब और उत्तर प्रदेश के तराई वाले जिलों में एक काफी हानिकारक है और उन क्षेत्रों में इनका प्रकोप और भी ज्यादा हो जाता है, जहां जनवरी के मौसम मे आर्द्रता ज्यादा होती है। वनस्पतिक प्रसार, मिट्टी में अधिक नमी और ठंडा मौसम (20 डि.सें.) इस रोग के प्रसार के लिए अनुकूल है।

प्रबन्धन

- खेतों मे जल निकासी की उचित व्यवस्था होनी चाहिए और बीजों की बुआई अच्छी तरह से जल जमाव रहित मिट्टी में करनी चाहिए।
- पिछले वर्ष में सरसों उगाये गये भूमि पर चना की फसल नहीं लेनी चाहिए, क्योंकि इसका प्रकोप और बढ़ जाता है।
- उन खेतों मे जहाँ इस रोग का प्रकोप काफी ज्यादा हो, तीन साल तक चने की खेती नही करनी चाहिए।
- पौधों के बीच की दूरी उचित होनी चाहिए, जिससे वायु का प्रवाह अच्छी तरह से हो सके।
- ट्राइकोडर्मा कल्चर व गोबर की खाद का उपयोग बुआई के समय करना चाहिए।
- स्केलोरोशिया को नष्ट करने के लिए किसी भी व्यापक स्पेक्ट्रम कवकरोधी जैसे कार्बेन्डाजिम 50 डब्ल्यू पी से मिट्टी का घूमन करना चाहिए।
- बीजों को कार्बेन्डाजिम 50 डब्ल्यू पी प्रति 1 ग्रा. + थीरम 75 डब्ल्यू पी प्रति 1 ग्रा./कि.ग्रा. के साथ उपचारित करना चाहिए।

10. अल्टरनेरिया अंगमारी

लक्षण: यह रोग पुष्पीकरण एवं फल धारण के समय प्रकट होता है। नीचे की पत्तियों का झड़ना एवं बहुत कम फल लगना, इस रोग के प्रमुख लक्षण हैं। इस रोग की प्रारंभिक अवस्था में पनीले, छोटे, गोल और बैगनी धब्बे दिखते हैं, जो चारों ओर से हरिमाहीन ऊत्तकों से घिरे होते हैं। बाद के चरण में ये धब्बे भूरे से गहरे भूरे रंग के हो जाते हैं। ग्रसित पौधों के फूल झड़ जाते हैं। फली लगने की अवस्था में इस रोग के कारण गोल, हल्के धंसे हुए और असामान्य रूप से फैले हुए धब्बे नजर आते हैं। पूरी तरह से ग्रसित फली काली हो जाती है और उनके अंदर अविकसित बीज पाये जाते हैं।

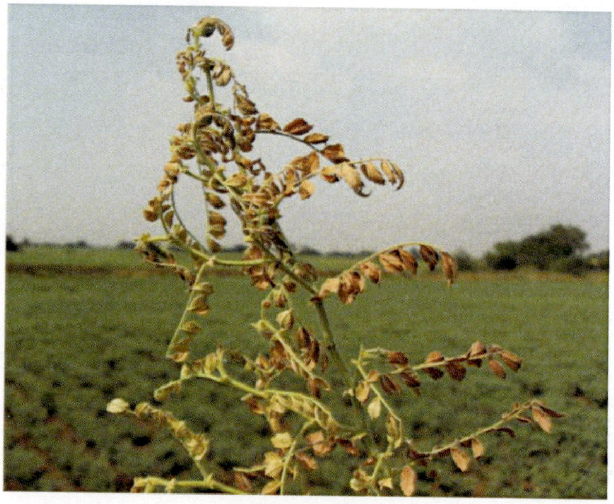

अल्टरनेरिया अंगमारी

रोगजनक: यह रोग *अल्टरनेरीया आल्टरनाटा* नामक कवक के द्वारा उत्पन्न होता है।

रोगचक्र एवं अनुकूल वातावरण: यह एक बीज जनित रोग है और बहुत ज्यादा वनस्पतिक विकास, पौधों के बीच की कम दूरी और प्रसार किस्में इस रोग के विकास में सहायक होती हैं।

प्रबंधन

- देर से बुआई करने से इस रोग के प्रसार में कमी आती है।
- पौधों के बीच की उचित दूरी भी इसके प्रसार को कम करती है।
- अलसी/तीसी के साथ अंतः फसल इसके प्रकोप को कम करने मे उपयोगी है।
- ज्यादा मात्रा मे सिंचाई और फसलों के अधिक वनस्पतिक विकास को रोकना चाहिए।
- रोग सहिष्णुता वाली किस्मों का प्रयोग इस रोग के प्रबंधन में लाभकारी है।
- बीजों को थीरम 75 डब्लयू पी या कार्बेन्डाजिम 50 डब्ल्यू पी प्रति 3 ग्रा./कि.ग्रा. के साथ शोधित करना चाहिए।
- इस रोग के प्रसार को रोकने के लिए मेन्कोजेब 45 डब्ल्यू पी या थिरम 75 डब्ल्यू पी प्रति 2 ग्रा./ली. पानी के साथ घोल बना कर छिड़काव करना चाहिए।

11. फाईलोडी

लक्षणः इस रोग में साधारणता फाइलोडी पायी जाती है, जिसमें पत्ते की तरह की संरचनाएं फूलों के स्थान पर दिखाई देती हैं। अधिक संक्रमण की अवस्था में पौधों के सारे फूल पत्तियों में परिवर्तित हो जाते हैं, जिसके फलस्वरुप फूल और फल नहीं लगते हैं। अन्य लक्षण, जैसे पत्तियों का पीला होना, (जो कि कार्बोहाइड्रेट के संवहन में रूकावट के कारण होता है) दिख जाते हैं। इस रोगकारक के कारण पौधों में हरापन यानी हरे फूलों का विकास भी कभी—कभी प्रकट होता है।

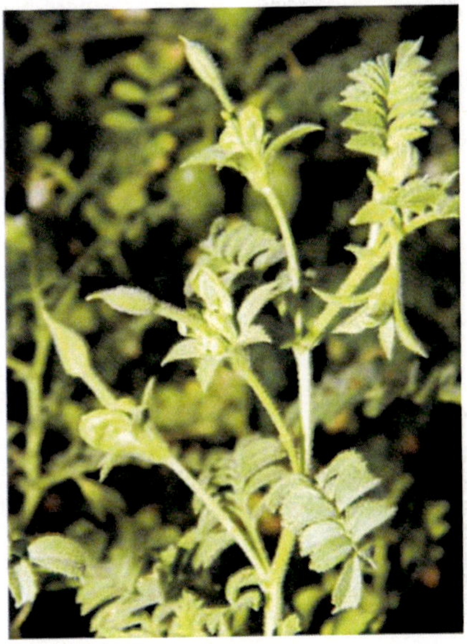

फाईलोडी

रोगजनकः यह रोग *फाइटोप्लाज्मा* के द्वारा उत्पन्न होता है, जो कि फ्लोएम उत्तकों के अविकल्पी परजीवी है।

रोगचक्र एवं अनुकूल वातावरणः इस रोगकारक का संवहन फुदका या हॉपर के द्वारा होता है, जो फ्लोएम ऊत्तकों से रस चूसते हैं।

प्रबंधन

- फाइटोप्लाज्मा के रोकथाम के लिए अवरोधी पौधों का प्रयोग सबसे आसान उपाय है।
- इसके रोकथाम के लिए हॉपर पर प्रभावी कीटनाशक जैसे डाइमिथोऐट 30 ई सी (2 मि.ली./ली.) या ट्राइजोफॉस 40 ई सी (1.5 मि.ली./ली.) का प्रयोग भी महत्वपूर्ण विकल्प है।

चने के बीज जनित रोगों का प्रबंधन

सुनील चन्द्र दूबे एवं बिरेन्द्र सिंह*

भा.कृ.अ.प.-राष्ट्रीय पादप आनुवंशिक संसाधन ब्यूरो, पूसा कैम्पस, नई दिल्ली - 110 012

***पादप रोगविज्ञान संभाग, भारतीय कृषि अनुसंधान संस्थान, नई दिल्ली - 110 012**

चना मानव आहार में संतुलन व पौष्टिकता प्रदान करने के साथ, मृदा की भौतिक, रासायनिक एवं जैविक गुणों में वृद्धि तथा उसकी उर्वर क्षमता को कायम रखने में सहायक है। इस प्रमुख दलहनी फसल में 20 से 25 प्रतिशत प्रोटीन होता है। इसकी खेती भारतीय उपमहाद्वीप के अलावा पश्चिमी एशिया, उत्तरी व पूर्वी अफ्रीका और मध्य तथा दक्षिण अमेरिका में की जाती है। इसकी पैदावार में सतत् वृद्धि हेतु बीजों का आदान–प्रदान विश्व के अनेक देशों में होता है। चने की फसल को नुकसान पहुँचाने वाले रोगों के कारको में 67 कवक, 3 जीवाणु, 22 विषाणु और 80 सूत्रकृमि हैं। देश के विभिन्न राज्यों में वर्ष 1980–81, 1985–86 तथा 2013–14 में फफूँद जनित रोगों एस्कोकाइटा अंगमारी, बोट्राइटिस धूसर मोल्ड और अल्टरनेरिया अंगमारी से पैदावार में काफी क्षति देखी गयी। इसके अतिरिक्त प्रतिवर्ष उकठा (म्लानि) व कोलेटोट्राइकम अंगमारी से प्रायः 10–15 प्रतिशत तक की हानि पैदावार में आँकी गयी है।

पादप आनुवंशिकी संसाधन के संरक्षण से चने के उच्च उत्पादकता हेतू प्रजातियों के विकास में राष्ट्रीय पादप आनुवंशिक संसाधन ब्यूरो, नयी दिल्ली; भारतीय दलहन अनुसंधान संस्थान, कानपुर एवं राज्य कृषि विश्वविद्यालयों के सहयोग से 2500 जर्मप्लाज्म ऐकसेशन्स का मूल्यांकन हो चुका है। इसके साथ ही 14585 ऐकसेशन्स राष्ट्रीय पादप आनुवंशिक संसाधन ब्यूरो, 19187 अंतर्राष्ट्रीय अर्ध–शुष्क ऊष्ण कटिबंधीय फसल अनुसंधान संस्थान (इक्रीसेट) और 12647 शुष्क क्षेत्रीय अर्न्तराष्ट्रीय कृषि अनुसंधान केन्द्र (ईकारडा) के पास संचित हैं। इन संचयनों के आदान–प्रदान व आन्तरिक संगरोध के सुगम संचालन हेतु चने के फफूँद जनित बीजोंढ़ रोगों की सरल पहचान व उनकी रोकथाम पर जानकारी दी जा रही है।

1. एस्कोकाइटा अंगमारीः पत्तियों तथा फलियों पर भूरे से काले रंग के धब्बे बनते हैं। बाद में इन धब्बों का बाहरी किनारा गहरे रंग का हो जाता है। संक्रमित बीज बहुत छोटा, सिकुड़ा हुआ और बीज की खोल (सीड कोट) का रंग हल्के भूरे रंग का होता है। तने, पत्तियों, फलियों

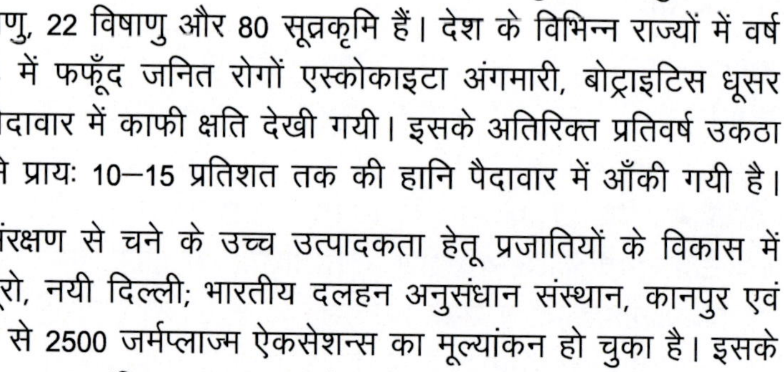

एस्कोकाइटा अगंमारी से ग्रसित चने का (अ) तना एवं पत्तियाँ (ब) चने का संक्रमित (दायें) और स्वस्थ बीज (बायें)।

और बीजों पर गहरे भूरे से काले रंग के बिन्दू के आकार के पिक्निडिया बिना लेंस के ही देखे जा सकते हैं। उग्र संक्रमण की स्थिति में पौधे के सभी वाह्मय अंग झुलस जाते हैं

रोगजनकः यह रोग *एस्कोकाइटा रेबीआई* नामक कवक से उत्पन्न होता है।

2. बोट्राइटिस धूसर मोल्डः इस रोग का संक्रमण कम तापमान और अधिक आर्द्रता के वातावरण में अधिक होता है। पौधे के तने, पत्तियों, पुष्पगुच्छ और फलियों पर धूसर रंग के विक्षत बनते हैं। रोगी फसलों में बीज छोटे, सिकुड़े तथा धूसर, सफेद रंग के कवकजाल से ढके होते हैं।

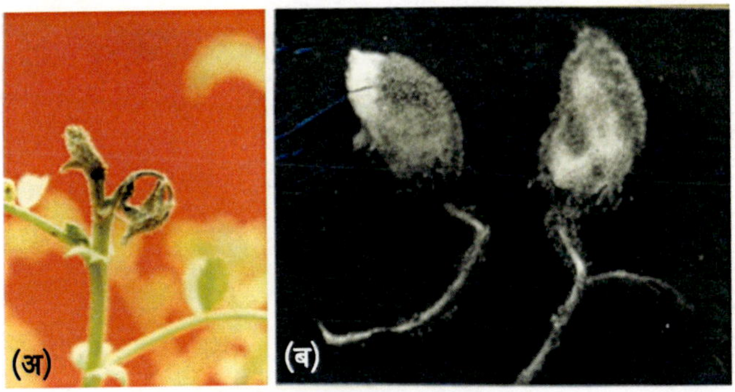

बोटराइटिस धूसर मोल्ड से ग्रसित चने के (अ) पौधे का शीर्ष और (ब) फलियाँ।

रोगजनकः यह रोग *बोट्राइटिस साइनेरिया* नामक कवक से उत्पन्न होता है।

3. अल्टरनेरिया अंगमारीः पत्तियों पर पनीले (जलसिक्त) गोले से अनियमित आकार के नील–लोहित रंग के धब्बे बनते हैं जो बाद में भूरे से काले भूरे रंग के विक्षत के रूप में हो जाते हैं। अधिक आर्द्रता की उपस्थिति में संक्रमित पत्तियों के धब्बे आपस में मिल कर पत्तियों को झुलसा देते हैं, जो प्रायः गिर जाती हैं। तने पर विक्षत लम्बवत् भूरे से काले रंग के जबकि फलियों पर गोलाकार, हल्के धंसे हुए और अनियमित रूप से फैले होते हैं। फलियाँ मलिन काले रंग की दिखती हैं। संक्रमित बीज छोटे, सिकुड़े हुये तथा मलिन काले रंग के दिखते हैं।

रोगजनकः यह रोग *अल्टरनेरिया अल्टरनेटा* नामक कवक से उत्पन्न होता है।

4. कोलेटोट्राइकम अंगमारी : अंकुरित पौध अवस्था में संक्रमित पौधे के तनों पर लम्बा धंसा हुआ, गहरे भूरे रंग की चित्ती तने के निचले भाग (जड़ों) तक प्रभावित करती हैं और पौधा सूख जाता है। वयस्क पौधों के पत्तियों और फलियों पर विक्षत गोले से लम्बे, बीच में धसे और किनारे पीले रंग से धीरे होते हैं, जबकि तनों पर ये विक्षत लम्बवत् और काले रंग के होते हैं। संक्रमित बीज छोटे, सिकुड़े हुये तथा गाढ़े भूरे रंग के कवकजाल द्वारा ढ़के होते हैं।

रोगजनकः यह रोग *कोलेटोट्राइकम डिमेटियम* नामक कवक के द्वारा उत्पन्न होता है।

5. म्लानि रोगः रोगग्रस्त चने के पौधों की पत्तियां, मुख्य शीर्ष व टहनियों का ऊपरी भाग झुक जाता है। पत्तियों में हरिमाहीनता के लक्षण उत्पन्न होते हैं, जिससे उनमें गहरे हरे रंग का ह्रास हो जाता है। संक्रमित पौधों की जड़ें बाहर से पूर्णतः स्वस्थ दिखती हैं, परन्तु इनको बीच से लम्बवत् दो भागों में विभाजित करके देखें तो इनका दारु बंडल (जाइलम) व मज्जा (पिथ) कोशिकाएं भूरी दिखाई

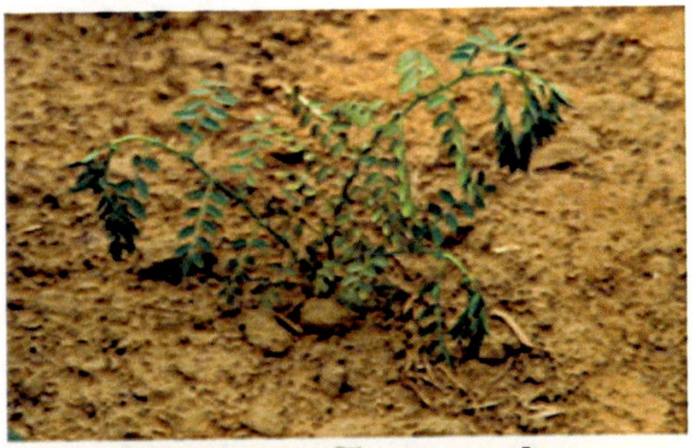

म्लानि रोग से ग्रसित चने का पौधा

देती हैं। चने का म्लानि रोग एक सर्वांगी रोग है, जिसमें कवक जड़ों को संक्रमित कर तने से फलियों और दानों तक को प्रभावित करता है।

रोग जनकः यह रोग *फ्यूजेरियम आक्सीस्पोरम* उपजाति *साइसेरी* नामक कवक से उत्पन्न होता है।

बीजोढ कवक संक्रमण की पहचान व पृथक्करण

(क) सोख्ता परख (ब्लाटर टेस्ट): बीज को 2.5 प्रतिशत सोडियम हाइपोक्लोराइट के घोल में 2 मिनट के लिए डुबो कर, प्लास्टिक पेट्री प्लेट में तीन पर्त पानी से भीगे ब्लाटर पर रख देते हैं। प्रति प्लेट 10 बीज रख कर उसे 20–22 डि.से. तापमान पर इन्क्यूबेटर में 12 घंटे एन यू वी प्रकाश और 12 घंटे को अन्धकार में 10 दिनों के लिए रखते हैं। *एस्कोकाइटा रेबीआई* एक धीमी बढ़वार वाला फफूँद है, अतः बीज का सतह पर उपस्थित संदूषण (कन्टामिनेन्टर) को निर्जीव करना आवश्यक होता है। अल्टरनेरिया, बोट्राइटिस, कोलेटोट्राइकम और फ्यूजेरियम को प्रायः 7 दिनों के अन्दर ही स्टीरियो बाइनोकुलर व कम्पाउंड माइक्रोस्कोप से परीक्षित कर लेना चाहिए।

(ख) अगर टेस्टः उपरोक्त विधि से बीज की सतह को जर्म रहित (सरफेस स्टरलाइजेशन) कर पोटैटो डेक्सट्रोज अगर मीडियम (पी.डी.ए.) पर 10 बीज प्रति प्लेट की दर से रख कर, इन्क्यूबेटर में 10 दिनों के लिए 12 घंटे एन यू वी प्रकाश और 12 घंटे अन्धकार में रखने के उपरान्त कवक की उपस्थिति को स्टीरियो बाइनोकुलर से और वर्ग तथा जाति की पहचान हेतु कम्पाउंड माइक्रोस्कोप से निरीक्षण करते हैं।

वर्ष 1980–81 के दौरान भारतीय कृषि अनुसंधान संस्थान, नयी दिल्ली और भारतीय राज्य बीज निगम, हिसार, हरियाणा के फार्म पर अप्रैल, 1981 में कटाई उपरान्त प्राप्त बीजों के निरीक्षण का परिणाम दर्शाता है कि काबुली प्रजातियाँ, देशी कवकों की तुलना में *एस्कोकाइटा रेबीआई* नामक विदेशी कवक से ज्यादा संक्रमित थीं। काबुली प्रजातियों में संक्रमण प्रतिशत 7.5 से 60.5 था, जबकि देशी में मात्र 3.0 से 17.5 प्रतिशत देखा गया। काबुली प्रजाति एल 550 में बीजोढ़ प्रतिशत 60.5 के साथ ही 25 प्रतिशत तक अंकुरित पौध संक्रमण (सीडलिगं इन्फेक्शन) भी देखा गया (सारणी–1)।

बीजोढ़ रोगों का प्रबंधन

(1) प्रक्षेत्र निरीक्षण

म्लानि (उकठा) रोग मुख्यतः मृदोढ़ है, जिसे फसल काल में कम से कम तीन बार बुआई के 45 दिनों, फूल आने पर तथा फलियाँ बनने पर निरीक्षण करना चाहिए। रोगी पौधों को खेत से उखाड़ कर जला दें या मिट्टी में गहरा गड्ढा खोद कर दबा दें। इससे मृदा में निवेश द्रव्य (इनोकुलम) तो कम होता ही है, साथ ही बीज में बीजोढ़ रोग की मात्रा में भारी कमी आती है। पर्णीय रोगों जैसे एस्कोकाइटा अंगमारी, बोट्राइटिस धूसर मोल्ड, आल्टरनेरिया अंगमारी व कोलेटोट्राइकम अंगमारी से फसल के बचाव

सारणी 1: प्राकृतिक रूप में संक्रमित बीजों के विभिन्न काबुली व देशी प्रजातियों का ब्लाटर पर *एस्कोकाइटा रेबीआई* संक्रमण

काबुली प्रजातियाँ	बीज संक्रमण (%)	देशी प्रजातियाँ	बीज संक्रमण (%)
एल 550	60.5	एच 355	17.5
बी जी एम 415	29.2	सी 235	10.5
आई सी सी सी 33	24.5	पन्त जी 114	9.5
बी जी 254	17.5	जी जी 588	6.0
बी जी 252	17.0	एच 208	5.0
बी जी 267	12.5	जी 543	4.5
जी एल 737	9.5	जी एल 769	4.5
जी एल 735	7.5	डी जी 77–29	3.0

व स्वस्थ बीज की प्राप्ति हेतु फूल आने तथा पूर्ण फलियाँ बनने की अवस्था में निरीक्षण काफी सहायक होता है।

(2) बीज उपचार

म्लानि, एस्कोकाइटा अंगमारी तथा धूसर मोल्ड अन्तः व बाह्य मृदोढ़ रोग हैं। अन्तरराष्ट्रीय स्तर पर बीजों के आदान–प्रदान संगरोध के नियमानुसार कवकनाशी से उपचारित या आयात के उपरान्त आवश्यक निरीक्षण के बाद उसे बीजोपचार करके उगाना चाहिए। उपरोक्त तीनों रोगों की रोकथाम हेतु बीज को कार्बेन्डाजिम + टी.एम.टी.डी. (1:1) 2.5 ग्राम प्रति कि॰ग्रा॰ बीज की दर से बीजोपचार की सिफारिश की जाती है (सारणी–2)। बीज को कवकनाशी कार्बोक्सिन 2 ग्राम के साथ *ट्राइकोडर्मा* के किसी भी उत्पाद (पूसा 5 एस.डी.) की 4 ग्राम मात्रा प्रति किलो ग्राम की दर से बीजोपचार करना उकठा रोग प्रबन्धन में सहायक है।

सारणी 2: विभिन्न बीज उपचारों (कवकनाशी) का एस्कोकाइटा पर प्रभाव (प्रजाति एल 550)

कवकनाशी*	ब्लाटर पर बीज संक्रमण (%)	मृदा में संक्रमित नवोद्भिद पौधे (%)
कार्बेन्डाजिम + टी एम टी डी (1:1)	0.0	0.0
कालिक्सीन–एम	5.0	10.0
टी एम टी डी (थिरम)	9.5	11.5
कार्बेन्डाजिम	10.5	11.0
रोनिलान	25.0	25.0
अनुपचारित	59.0	25.0

*बीज उपचार 2.5 ग्राम प्रति कि॰ग्रा॰ की दर से ।

(३) कवकनाशी का पर्णीय छिड़काव

- एस्कोकाइटा अंगमारी से बचाव व रोकथाम हेतु क्लोरोथेलोनिल (कवच) 2.0 ग्राम प्रति लीटर पानी की दर से 15 दिन के अन्तराल पर आवश्यकतानुसार छिड़काव करें।
- बोट्राइटिस धूसर मोल्ड से बचाव हेतु फसल में फूल आने की अवस्था पर कार्बेन्डाजिम (बाविस्टीन) 2.0 ग्राम प्रति लीटर पानी की दर से 15 दिनों के अन्तराल पर आवश्यकतानुसार प्रयोग करें।
- अल्टरनेरिया व कोलेटोट्राइकम अंगमारी के नियन्त्रण हेतु पुष्पावस्था पर कार्बेन्डाजिम + मेन्कोजेब (जो मेकजिम, केयर, साफ, फ्रिडम के नाम से उपलब्ध है) को 1.5 से 2.0 ग्राम प्रति लीटर पानी की दर से प्रयोग करें।

सोयाबीन के रोग एवं प्रबंधन

आर.के. जायसवाल एवं बी.एस. किरार

कृषि विज्ञान केन्द्र, जवाहरलाल नेहरू कृषि विश्वविद्यालय, पन्ना - 488 001 (म.प्र.)

सोयाबीन विश्व की महत्वर्पूण फसल है, जिसका विश्व में उत्पादन लगभग 2850 लाख टन है। अमेरिका सोयाबीन उत्पादन में विश्व का अग्रणी देश है, जो कुल उत्पादन मे 36.50 प्रतिशत योगदान करता है। भारत में भी सोयाबीन एक प्रमुख फसल के रूप मे स्थापित हो चुकी है। देश में वर्तमान में लगभग 130 लाख हैक्टर क्षेत्रफल में इसकी खेती की जाती है जिससे लगभग 157 लाख टन सोयाबीन का उत्पादन प्राप्त होता है। सोयाबीन की राष्ट्रीय उत्पादकता 1008 कि.ग्रा. प्रति हैक्टर है, जबकि विश्व की औसत उत्पादकता 2310 कि.ग्रा/हैक्टर है। भारत विश्व में सोयाबीन के क्षेत्रफल एवं उत्पादन के दृष्टिकोण से क्रमशः चौथा एवं पाँचवां स्थान है। भारत विश्व के कुल सोयाबीन उत्पादन में लगभग 4 प्रतिशत योगदान करता है। ब्राजील सोयाबीन के निर्यात में अग्रणी देश है जो विश्व के कुल निर्यात का लगभग 41 प्रतिशत योगदान करता है। भारत निर्यात क्षेत्र में विश्व में पाँचवें स्थान पर है, जो कुल निर्यात का लगभग 5 प्रतिशत योगदान करता है। चीन सोयाबीन के आयात में विश्व में प्रथम स्थान पर है, जो कुल आयात का लगभग 64 प्रतिशत सोयाबीन आयात करता है।

सोयाबीन कम कीमत में उपलब्ध एवं उच्च गुणवत्ता वाले प्रोटीन का स्रोत है। इसमें लगभग 40 प्रतिशत प्रोटीन एवं 18–20 प्रतिशत वसा की मात्रा पायी जाती है। इसके प्रोटीन में सभी आवश्यक अमीनो अम्ल पाये जाते हैं तथा इसमे प्रचुर मात्रा में लवण एवं विटामिन आदि भी मौजूद हैं। इसके फलस्वरूप यह भारतीय भोजन का एक प्रमुख हिस्सा बन चुकी है।

जलवायु परिर्वतन के कारण विगत वर्षों में असमय वर्षा, तापमान में वृद्धि एवं लम्बी अवधि तक वर्षा नहीं होने के कारण सोयाबीन फसल में विभिन्न रोगों एवं कीट व्याधियों का प्रकोप बढ़ रहा है। सोयाबीन फसल पर नकारात्मक प्रभाव पड़ रहा है जिसके, फलस्वरूप उत्पादन में भारी कमी आ रही है। सोयाबीन में लगने वाले रोगों की जानकारी निम्नवत् है।

प्रमुख रोग

1. कॉलर सड़न रोग

कॉलर सड़न रोग सोयाबीन फसल की एक गंभीर बीमारी है, जो सोयाबीन उत्पादन मे 30–40 प्रतिशत की कमी लाती है।

लक्षणः छोटे पौधों मे इस रोग का प्रमुख लक्षण अवगलन है। यह रोग अधिक मृदा नमी की स्थिति में शीघ्रता से फैलता है। प्रारंभिक अवस्था में पौधों की कॉलर वाले क्षेत्र में सफेद रूई जैसा पदार्थ दिखाई

देता है जिसके बाद सड़न प्रारंभ होती है। प्रारंभ मे रोग ग्रसित पौधा हल्का पीला एवं मुरझाता है तथा अंत में सूख कर मर जाता है। रोग ग्रसित पौधों के कॉलर क्षेत्र में पाया जाने वाला सफेद रूई जैसा पदार्थ बाद में छोटे–छोटे सरसों के दाने के रूप में हल्के भूरे रंग में बदल जाता है, जिसे स्केलेरोशिया कहा जाता है। यह फफूँद स्केलेरोशिया के रूप मे मृदा मे जीवित रहता है जो बीमारी का प्राथमिक स्रोत है। स्केलेरोशिया उचित नमी एवं तापमान के उपलब्ध होने पर अंकुरित होता है और नये पौधों को संक्रमण करता है। यह बीमारी चिकनी मिट्टी की अपेक्षा बालू वाली मृदा में अधिक होती है।

रोगजनकः यह रोग *स्केलोरोशियम राल्फसाई* नामक फफूँद से उत्पन्न होता है।

प्रबंधन

- फसल चक्र (धान एवं गेहूं) अपनाना चाहिए।
- रोग ग्रसित पौधों को उखाड़ कर नष्ट कर देना चाहिए।
- ट्राइकोडर्मा एवं ग्लायोक्लेडियम नामक जैव उर्वरक से बीजोपचार (5 ग्राम प्रति कि.ग्रा. बीज) करना चाहिए।
- मृदा मे 20 कि.ग्रा. प्रति हैक्टर की दर से क्लोरोनेब नामक दवा का छिड़काव करने से इस फफूँद के स्केलेरोशिया को नष्ट किया जा सकता है।
- रोग प्रतिरोधक प्रजातियों की खेती करनी चाहिये। उदाहरणतया जे.एस. 9752, पूसा 9712, एवं पी. एस. 1225 इत्यादि।

2. राइजोक्टोनिया जड़ सड़न एवं एरियल ब्लाइट रोग

यह एक मृदा जनित रोग है जो रोग ग्रसित पौधों में स्केलेरोशिया के रूप मे मृदा में जीवित रहती है। इस रोग को सोयाबीन फसल की अचानक मृत्यु वाली बीमारी भी कहा जाता है। इससे सोयाबीन के उत्पादन में 35–40 प्रतिशत की कमी आ सकती है।

लक्षणः इस रोग के लक्षण की शुरूआत पत्तियों पर छोटे या बड़े जलीय धब्बों के रूप मे होती है जो बाद मे हल्के या गहरे भूरे रंग में बदल जाती है। इसके अतिरिक्त पौधों के तनों, टहनियों एवं फलियों पर गहरे भूरे–रंग के अण्डाकार या लम्बे धब्बे भी पाये जाते हैं। पत्तियों की शिरायें भी लाल रंग की हो जाती है। रोग ग्रसित पौधों की पत्तियों, टहनियों एवं फलियों पर सफेद ऊतकीय पदार्थ एवं गहरे भूरे रंग की स्केलेरोशिया भी पायी जाती हैं।

रोगजनकः यह रोग *राइजोक्टोनिया सोलेनी* नामक फफूँद से होता है। इस फफूँद की बेसीडियल अवस्था *थेनेटोफोरस क्यूक्यूमेरिस* नामक फफूँद है।

प्रबंधन

- खेतों की सफाई करनी चाहिए।
- रोग ग्रसित पौधों को जला कर नष्ट कर देना चाहिए।

- गर्मी मे गहरी जुताई करनी चाहिए।
- फसल चक्र अपनाना चाहिए।
- बुआई के 60 दिन बाद कार्बेन्डाजिम (0.1 प्रतिशत) नामक फफूँदनाशक का छिड़काव करना चाहिए।
- रोग प्रतिरोधी प्रजातियों की खेती करनी चाहिए, जैसे – पंत सायोबीन 1241 (सहनशील), पी.एस. 1347, जे.एस. 9752, पी.एस. 19, आर.के.एस. 24 इत्यादि।

३. पीला मौजेक रोग

इस गंभीर रोग के प्रकोप से सोयाबीन के उत्पादन मे 15–75 प्रतिशत तक कमी हाती है।

लक्षण: रोग ग्रसित पौधों की पत्तियों में हरा एवं पीला धब्बा जैसा बनता है तथा पत्तियाँ सिकुड़ जाती हैं एवं पौधे छोटे रह जाते हैं।

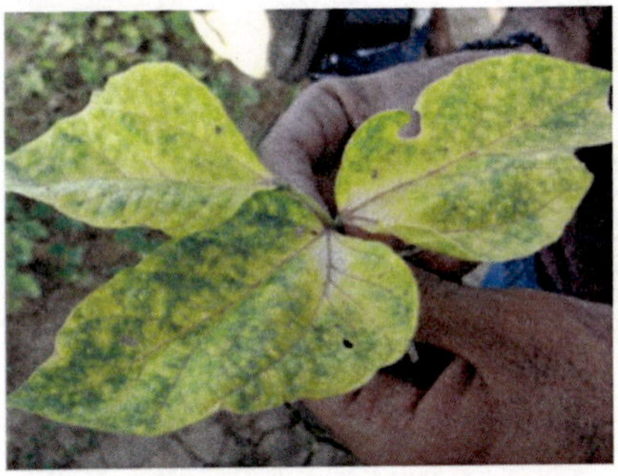

पीला मोजेक विषाणु द्वारा ग्रसित पत्तियाँ

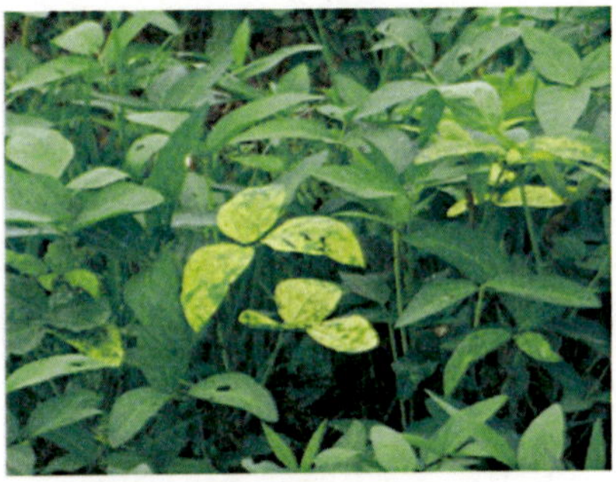

पीला मोजेक विषाणु द्वारा ग्रसित सोयाबीन पौधा

रोगचक्र एवं अनुकूल वातावरण: यह रोग एक प्रकार के विषाणु से होता है, जो सफेद मक्खी नामक कीट द्वारा फैलता है। सर्वप्रथम सफेद मक्खी खेत, मेंड़ एवं सड़क किनारे उगी हुई खरपतवारों से रस चूसती है। रस चूसने के दौरान यह विषाणु सफेद मक्खी के अंदर आ जाता है। यही सफेद मक्खी मुख्य फसल सोयाबीन मे रस चूसने के दौरान विषाणु को पौधों के अदंर छोड़ देती है जिससे यह रोग एक पौधे से दूसरे पौधे मे फैल जाता है। मादा सफेद मक्खी कीट इस रोग को मुख्य रूप से फैलाती है। मादा कीट अपने शरीर के अंदर विषाणु को 10 दिन तक रख कर भी उसके रोग फैलाने की क्षमता को बनाये रखती है।

प्रबंधन

- स्वस्थ बीज का उपयोग करना चाहिए।
- खरपतवारों को नष्ट करना चाहिए। यह विषाणु खरपतवारों पर अपना जीवनयापन करता है तथा सफेद मक्खी कीट द्वारा एक पौधे से दूसरे पौधों मे फैलता है, इसलिए खरपतवार को नष्ट करना अति आवश्यक है।
- इस रोग के रोकथाम हेतु थायोमेथाक्जाम (3 ग्राम प्रति कि.ग्रा. बीज) से बीजोपचार करना चाहिए।

- रोग ग्रसित पौधों को प्रारंभिक अवस्था में ही उखाड़ कर नष्ट कर देना चाहिए।
- इस रोग के नियंत्रण हेतु थायोमेथाक्जाम दवा का 100 ग्राम/हैक्टर की दर से बुआई के 30 और 45 दिन बाद छिड़काव करना चाहिए या मिथाइल डिमेटान (1 लीटर/हेक्टेयर) का छिड़काव करना चाहिए।
- रोग प्रतिरोधी किस्मों की खेती करनी चाहिए, जैसे पंत सोयाबीन 1241, एस.एल. 525, पी.एस. 1347, डी.एस. 9814, पी.एस. 1225, जे.एस. 9752, पी.एस. 19 इत्यादि।

4. गेरूआ रोग

लक्षण: रोग का आगमन पौधों पर छोटे–छोटे सुई के नोक के आकार के मटमैले भूरे व लाल भूरे सतह से भरे हुये धब्बे के रूप में पत्तियों पर समूह में होता है। इन धब्बों के आस–पास का हिस्सा पीला होता है। धब्बे पहले नीचे की पत्तियों की निचली सतह पर आते हैं, बाद में ये धब्बे गहरे भूरे काले रंग के हो जाते हैं। धीरे–धीरे पूरी पत्ती पीली पड़ कर सूख जाती है। ग्रसित पत्तियों को उंगली से थपथपाने पर भूरे रंग का पाउडर जैसा पदार्थ निकलता है।

रोगजनक: यह रोग *फेकोप्सोरा पेकिराइजी* नामक फफूँद से उत्पन्न होता है, जो केवल जीवित पौधों में ही फलता–फूलता है।

रोगचक्र एवं अनुकूल वातावरण: वातावरण अनुकूल होने पर व फफूँद की उपस्थिति में पौधें की किसी भी अवस्था में इसका संक्रमण हो सकता है। परंतु प्रायः यह फूल बनने की अवस्था में (जुलाई से सितम्बर) ही देखा गया है। वर्षा अधिक समय तक होने के फलस्वरूप तापमान कम व नमी अधिक होने से पत्तियों पर 3–4 घण्टे लगातार नमी बनी रहती है, जिससे इस रोग के आने की संभावना बढ़ जाती है। रात या सुबह के समय कोहरा होना रोग की संभावना को और बढ़ा देता है। इस रोग से सोयाबीन के उत्पादन में 30–100 प्रतिशत तक की कमी आ सकती है।

प्रबंधन

- किसी भी अवस्था में रबी व गर्मी में सोयाबीन की खेती न करें। स्वअंकुरित सोयाबीन पौधों को निकाल दें।
- फसल चक्र अपनायें। फसल चक्र में मक्का, ज्वार, अरहर या कपास ले सकते हैं। जिस क्षेत्र में गेरूआ रोग का प्रकोप हर वर्ष होता है, वहां फसल चक्र से भरपूर लाभ होगा। इसके अलावा इन्हीं फसलों को सोयाबीन के साथ अंतरवर्तीय फसल के रूप में लें।
- बीज की उपलब्धता पर सोयाबीन की गेरूआ सहनशील/प्रतिरोधी किस्में जैसे टी.ए.एम.एस. 9821, पी.के. 1029 एवं इन्द्रा सोया 9 इत्यादि की खेती करें।
- रोग की शुरूआत में ग्रसित पौधों को उखाड कर नष्ट कर दें एवं फसल पर हैक्जाकोनाझोल या प्रोपीकोनाजाल 800 मि.ली. दवा 1 हैक्टर में छिड़काव करें। रोग की अधिकता पर दूसरा छिड़काव 15 दिनों के अंतर पर करें।
- ऐसे क्षेत्र जहाँ पर गेरूआ रोग पिछले वर्ष या हर वर्ष तीव्र रूप मे आया हो वहाँ इन दवाओं में से किसी भी एक दवा का सुरक्षात्मक छिड़काव बुआई के 35–40 दिन बाद करें।

सोयाबीन के रोगों का समेकित प्रबन्धन

ए.पी. सूर्यवंशी, एस.डी. सोमवंशी एवं सुनीता जे. मगर

पादप रोग विज्ञान संभाग, बसंतराव नाईक मराठवाड़ा कृषि विश्वविद्यालय, परभणी-431 402 (महाराष्ट्र)

सोयाबीन फसल पर कीटों, फफूंद, विषाणु, सूत्रकृमि आदि के माध्यम से विभिन्न रोगों का प्रकोप होता है। इससे सोयाबीन उत्पादन में 10 प्रतिशत तक कमी आती है। अतः यह आवश्यक है की इन रोगों की पहचान कर इनका प्रबन्धन किया जाये।

1. चारकोल सड़न

लक्षण: यह रोग प्रारंभिक अवस्था में पौधों की जड़ों में सड़न पैदा करने के साथ ही नवजात पौधों को सुखा देता है। इसके अलावा तने का जमीन से ऊपरी भाग सूख जाता है तथा पत्तियाँ सूख कर लटकी रहती हैं। रोग ग्रसित तने एवं जड़ के हिस्सों के बाहरी आवरण को निकाल कर दखने से वहाँ असंख्य छोटे–छोटे काले रंग के कवक के स्क्लेरोशिया दिखाई देते हैं।

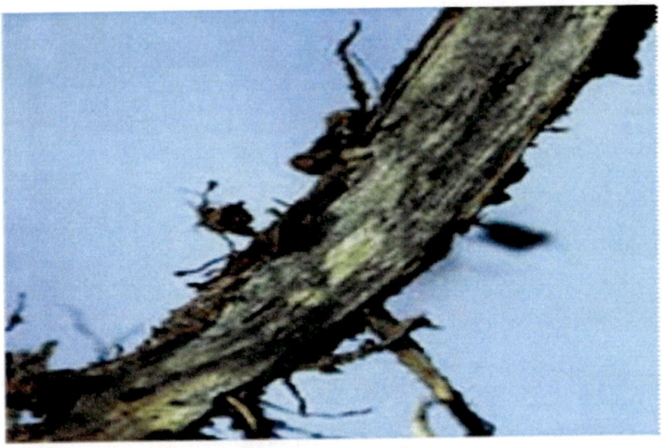

चारकोल सड़न रोग

रोगजनक: यह रोग *माक्रोफोमिना फॅजिओलीना* नामक कवक के प्रकोप से उत्पन्न होता है। यह रोग मिट्टी में नमी की कमी एवं गर्म वातावरण में होता है।

2. कॉलर सड़न

लक्षण : जमीन से लगे हुए तने के निचले हिस्से में यह फफूँद हल्के भूरे रंग के धब्बे के आकार बना देती है। जल्दी ही यह भाग सफेद कवकजाल से ढ़क जाता है। इस पर लाल–भूरे रंग के गोलाकार कवक के स्क्लेरोशिया बनते हैं जो इस रोग का प्रमुख लक्षण है। इसके कारण पौधा मुरझा कर गिर जाता है।

रोगजनक: यह रोग *रायजोक्टोनिया बटाटीकोला* नामक कवक से उत्पन्न होता है।

3. पीला मोजैक

लक्षण: इस रोग का प्रमुख लक्षण पत्तियों पर पिले–हरे रंग की पच्चीकारी है। रोग का प्रकोप अधिक होने पर पत्तियाँ पीली पड़ जाती हैं। बाद में पीले हिस्सों पर गहरे भूरे रंग के धब्बे बन जाते हैं तथा धीरे–धीरे पत्तियाँ झुकी हुई प्रतीत होती हैं।

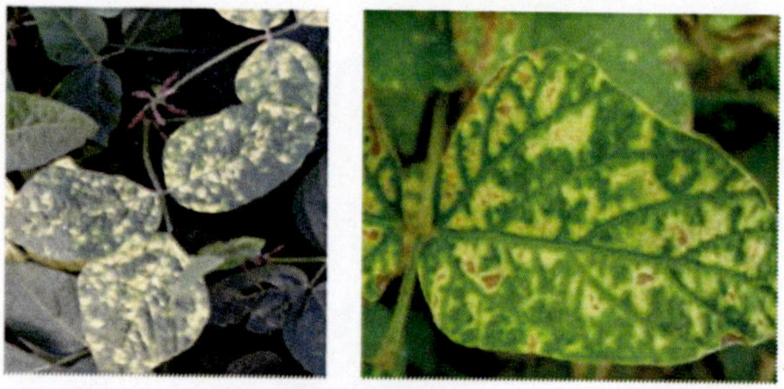

पीला मोजैक रोग

रोगजनक: यह रोग मूंगबीन येलो मोजैक नामक विषाणु द्वारा होता है। यह विषाणु सफेद मक्खी द्वारा फसल पर फैलता है।

4. अंगमारी व फली झुलसा

पौधों में फूल आने के समय, तने, पर्णवृन्त तथा फली पर लाल से गहरे भूरे रंग के पत्ती के आकार के धब्बे दिखाई देते हैं, जो बाद में फफूँद की काली संरचना से ढक जाते हैं। पत्तियों पर शिराओं का पीला–भूरा होना, पत्तियों का मुड़ना व झड़ना भी इस रोग के लक्षण हैं। रोग ग्रसित बीज को बोने से पौधे जमीन से बाहर आने के पहले या बाद में मर जाते हैं।

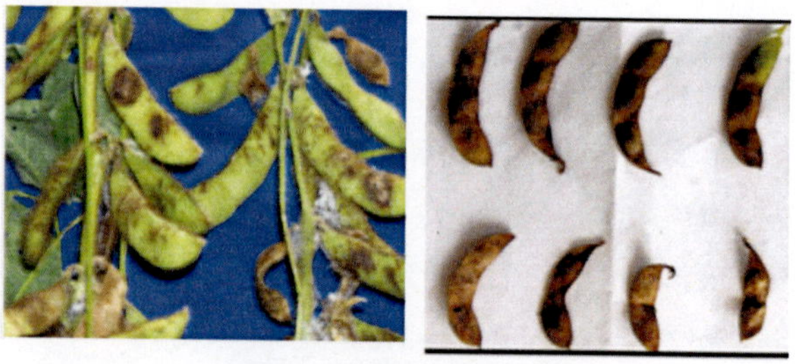

अंगमारी व फली झुलसा रोग

रोगजनक: यह रोग *कोलेटोट्राइकम इंकेटम* नामक कवक के द्वारा होता है।

रोगचक्र एवं अनुकूल वातावरण: अधिक तापमान व अधिक नमी होने पर रोग का प्रकोप अधिक होता है। इससे उत्पादन में औसतन 16–25 प्रतिशत का नुकसान होता है।

5. गेरूआ

लक्षण : यह रोग केवल जीवित पौधों में ही फैलता है। रोग का आक्रमण पौधों पर छोटे–छोटे सुई के नोक आकार के मटमैले भूरे व लाल भूरे सतह से उभरे हुए धब्बों के रूप में पत्तियों के समूह में होता है। इन धब्बों के आसपास वाला हिस्सा पीला हो जाता है। इस रोग में पत्तियों के निचले भाग पर छोटे आकार के पीले गेरूए रंग के धब्बे बन जाते हैं। रोग की तीव्रता बढ़ने पर, इसके लक्षण पौधे पर पूरे तरह से फैल जाते हैं तथा उत्पादन 40–90 प्रतिशत तक घट सकता है।

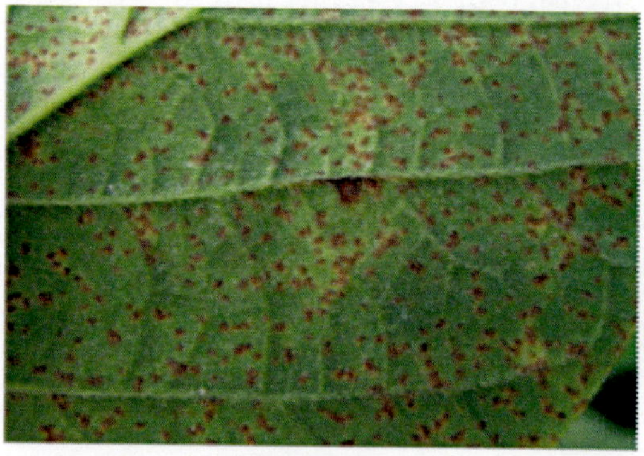

गेरूआ रोग

रोगजनकः *फॅकोस्पोरा पॅचीरायजी* नामक कवक से होता है।

रोगचक्र एवं अनुकूल वातावरणः बारिश अधिक होने या तापमान कम (18°–30° सेलसियस) तथा नमी (80–90 प्रतिशत) अधिक हाने पर, रोग लगने की संभावना बढ़ जाती है। रात या भोर के समय कोहरा होने पर रोग की संभावनाएं अधिक बढ़ जाती है।

समेकित रोग प्रबंधन

- गर्मी के मौसम में खेत की गहरी जुताई करने से भूमि के रोगजनक बीजाणु नष्ट हो जाते हैं। इसके साथ ही अपने खेत को रोगमुक्त रखने हेतु सस्य क्रियाओं उचित रूप से करके खेत में साफ–सफाई रखें।
- अनुशंसित बीज–दर, उचित दूरी एवं गहराई उचित रूप से तथा उपयुक्त समय पर बुआई करने से रोग द्वारा होने वाले नुकसान को कम किया जा सकता है।
- समय–समय पर फसल की निगरानी करके, आस–पास पाये जाने वाले परपोषी पौधों का निकाल कर, व्यापक रूप से रोग का फैलाव रोका जा सकता है।
- फसल चक्र प्रणाली अपनायें तथा साथ ही विभिन्न समय में पकने वाली 4–5 किस्मों की खेती करने से रोगों का प्रकोप कम हो जाता है।
- ऐसे क्षेत्र जहाँ प्रत्येक वर्ष किसी विशेष बिमारी का प्रकोप हो, वहां उस रोग की सहनशील/प्रतिरोधक प्रजातियों की खेती करें।

रोग	**रोग सहनशील/प्रतिरोधक किस्में**
चरकोल सड़न	जेएसएस–75–43, पीके 1042
गर्दनी/कॉलर सड़न	एनआरसी–37
पीला मोजैक	पीके 1028, पुसा–37, जेएस–97–42
गेरूआ	इंदिरा सोया 9, जेएस 80–21
अंगमारी व फली झुलसत	जेएस 80–21, एनआरसी–12

- अंगमारी व फली झुलसा रोग की रोकथाम हेतु फसल पर जाईनेब एवं मॅन्कोजेब 0.2 प्रतिशत का छिड़काव करें।
- पीला रोग की रोकथाम हेतू बीज को थायोमिथोक्जोम 7॰ डब्ल्यु.एस. (3 ग्राम प्रति किलो) से रोग का प्रकोप कम किया जा सकता है।
- गेरूआ रोग के प्रकोप की शुरूआती अवस्था में हेक्जसोकोनॅज़ॉल (क्टाफ) या पोप्रीकोनॅज़ॉल 800 मिली पानी में घोल बना कर छिड़काव करें।

सरसों के रोगों का प्रबंधन

महेन्द्र सिंह यादव, नसीम अहमद, नीलम मेहता एवं चिरंतन चट्टोपाध्याय

भा.कृ.अनु.प.-राष्ट्रीय समेकित नाशीजीव प्रबंधन अनुसंधान केन्द्र, नई दिल्ली -110 012

सरसों वर्गीय फसलें हमारे देश के तिलहन परिदृश्य में मुख्य भूमिका निभाती हैं। तिलहनी फसलें समस्त राष्ट्रीय उत्पाद का 5 प्रतिशत तथा कृषि उत्पाद का 10 प्रतिशत हिस्सा हैं। अनुमान है कि वर्ष 2020 के अन्त तक 58 मिलियन टन तिलहनों की आवश्यकता होगी, जिसमें सरसों वर्गीय तिलहनों की भागीदारी लगभग 24 मिलियन टन होगी। इन फसलों की बढ़ोतरी का सीधा प्रभाव विदेशी मुद्रा की बचत के रूप में होता है। भारत में उगाई जाने वाली नौ तिलहन फसलों में सरसों वर्गीय फसलों का 32 प्रतिशत योगदान है। देश में समस्त कृषि योग्य भूमि का तीन प्रतिशत क्षेत्र (6.5 मिलियन हैक्टर) केवल सरसों वर्गीय फसलों के अन्तर्गत आता है। सरसों वर्ग की फसलों में राया या राई, पीली व भूरी सरसों, तोरिया, गोभी सरसों, अफ्रीकन सरसों व तारामीरा शामिल हैं। सरसों वर्गीय फसलों के कुल क्षेत्रफल में हमारा देश विश्व में पहले स्थान पर है, लेकिन प्रति हैक्टर उत्पादकता में पीछे है। सरसों वर्गीय तेलों को खाने एवं खाना बनाने की दृष्टि से बेहतर समझा जाता है। इनमें पुफा सफा अनुपात काफी अच्छा है। सरसों की खेती अधिकतर वर्षा सिंचित नमी अथवा सीमित सिंचाई सुविधा वाले क्षेत्रों में की जाती है। इन फसलों की खेती अधिकतर राजस्थान, उत्तर प्रदेश, हरियाणा, मध्य प्रदेश व गुजरात में होती है। इनकी उपज को बढ़ाने तथा टिकाऊ बनाये रखने में एक प्रमुख समस्या रोगों का प्रकोप है, जो कुछ हद तक इन फसलों के अस्थिर उत्पादन के लिए उत्तरदायी है। सरसों वर्गीय फसलों के उत्पादन में स्थिरता लाने हेतु रोगों का उचित समय पर उपयुक्त प्रबन्धन करना अति आवश्यक है। इस लेख के माध्यम से सरसों वर्गीय फसलों के रोगों के लक्षण एवं रोकथाम के उपाय दिए जा रहे हैं।

1. पौध आर्द्र गलन

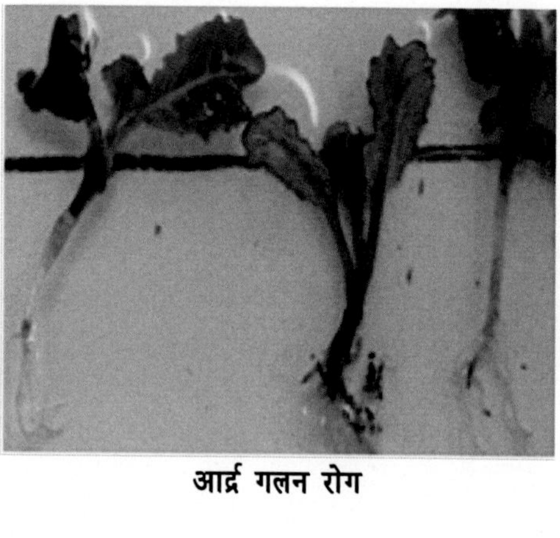

आर्द्र गलन रोग

लक्षणः इस रोग की दो अवस्थाएं होती हैं पहली बीज के उगने से पहले की अवस्था व दूसरी बीज के उगने के बाद की अवस्था। बीज के उगने से पहले की अवस्था में बीज का भ्रूण भूमि के बाहर अंकुरित होने से पहले ही रोगग्रस्त होकर मर जाता है। मूलांकुर एवं प्रांकुर बीज से बाहर निकल आते हैं फिर भी वे सड़ जाते हैं। बीज के उगने के बाद की आर्द्र गलन अवस्था छोटे पौधों में पाई जाती है। संक्रमण, पौधे में भूमि के अंदर वाले भाग में तथा भूमि की सतह पर होता है। फलतः संक्रमित भाग मुलायम तथा

पनीला हो जाता है। जैसे–जैसे रोग बढ़ता है संक्रमित स्थान पर तना सिकुड़ जाता है तथा पौध गिर जाती है साधारणतया पौध के संक्रमित होने से पहले पत्तियों एवं बीजपत्र पर म्लानि के लक्षण स्पष्ट होते हैं।

रोगजनक: यह रोग कई कवकों जैसे *राइजोक्टोनिया, फाइटोफ्थोरा, फ्यूजेरियम, पिथियम, स्क्लेरोशियम* आदि की जातियों से उत्पन्न होता है।

रोगचक्र तथा अनुकूल वातावरण: मृदा में या पादप अवशेषों से पोषण प्राप्त करके कवक काफी समय तक जीवित रहता है। परंतु मृदा पर गिरे *स्क्लेरोशियम* एवं पादप अवशेषों पर पोषित कवकजाल प्राथमिक निवेश द्रव्य का कार्य करते हैं। संवर्धन वातावरण में *राइजोक्टोनिया* के लिए अनुकूलतम तापमान 25–30 डिग्री.से. न्यून्तम 8 डिग्री.से. और अधिकतम 31–35 डिग्री.से. होता है। पौद संक्रमण 18 डिग्री.से. के अनुकूल तापमान पर होता है। तथापि इसकी संक्रामकता नम मृदा में अधिक होती है। मृदा में नमी होने के साथ–साथ उच्च तापमान का होना रोग की संक्रामकता को बढ़ाने में काफी मदद करता है।

प्रबंधन

- बुआई से पहले पानी की निकासी का उचित प्रबन्ध करें।
- यदि कम्पोस्ट खाद का प्रयोग करना अभिष्ट हो तो वह पूर्ण रूप से सड़ी होनी आवश्यक है।
- बीज को *ट्राइकोडरमा* (10 ग्रा./कि.ग्रा.) या कार्बेन्डाजिम (1 ग्रा./कि.ग्रा.) या कैप्टान (2 ग्रा./कि. ग्रा.) द्वारा उपचारित करके बोएं।
- कटाई के बाद फसल के अवशेषों को नष्ट कर देना चाहिए। इससे निवेश द्रव्य में कमी आती है।

2. आल्टरनेरिया अंगमारी

लक्षण: इस रोग में बुआई के लगभग 60–70 दिन के बाद सर्वप्रथम पौधों की निचली पत्तियों की ऊपरी सतह पर गोलाकार हल्के भूरे धब्बे प्रकट होते हैं। बाद में ये धब्बे बड़े आकार व हल्के काले रंग के हो जाते हैं तथा इन धब्बों में गोल छल्ले साफ नजर आते हैं। कई धब्बों के आपस में मिल जाने से पूरी पत्ती झुलस जाती है। जैसे–जैसे रोग ऊपर बढ़ता है, निचली पत्तियाँ झुलस कर गिर जाती हैं। पत्तियों पर धब्बे अनुकूल वातावरण में तेजी से बढ़ते हैं जिससे पत्तियाँ असमय नष्ट हो जाती हैं और पैदावार

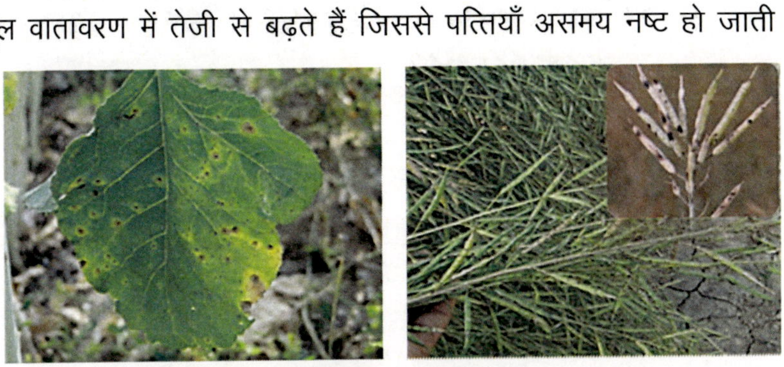

आल्टरनेरिया अंगमारी रोग

में हानि पहुँचती है। बाद में काले धब्बे तनों व फलियों पर भी बन जाते हैं। इससे दाने छोटे हो जाते हैं एवं सिकुड़ जाते हैं व दानों का रंग भी बदल जाता है। रोग का प्रकोप अधिक होने पर फलियाँ फट जाती हैं व दानें झड़ जाते हैं।

रोगजनक : यह रोग *आल्टरनेरिया ब्रेसिकी* एवं *अल्टरनेरिया ब्रोसिसिकोला* तथा *अल्टरनेरिया रेफनाई* नामक कवकों के द्वारा उत्पन्न होता है।

रोगचक्र तथा अनुकूल वातावरणः इस रोग का कवक रोगी पौधों के अवशेषों पर मिट्टी में जीवित रहता है तथा दूसरे पौधों को संक्रमित कर उन पर अपना जीवन चक्र पूरा करता है। इस रोग के विकास में 20–25 डिग्री.से. तापमान तथा वातावरण में 80 प्रतिशत से अधिक आपेक्षित आर्द्रता सहायक होती है। नम व गर्म मौसम या अदल–बदल के वर्षा व धूप एवं तेज हवाए भी इस रोग को बढ़ाती हैं। आर्द्र जलवायु में कोनिडियम अधिक मात्रा में बनते हैं और वायु द्वारा विसर्जित होते हैं।

प्रबंधन

- रोगी पौधों के अवशेषों को जला कर नष्ट कर दें, क्योंकि इन्हीं के द्वारा प्राथमिक निवेश द्रव्य पौधों को संक्रमित करता है।
- रोगरोधी किस्मों का प्रयोग करें।
- रोगरहित प्रमाणित बीज ही प्रयोग में लाएं। रोगग्रस्त पौधों से प्राप्त बीज का प्रयोग न करें। बीज को *ट्राइकोडरमा हरजियानम* (10 ग्राम/कि.ग्रा. बीज) अथवा ताजा बनाए गए लहसुन सत् 2 प्रतिशत की दर से उपचारित करके बोएं।
- आल्टरनेरिया अंगमारी ग्रसित निचली पत्तियों को चुन कर हटा दें।
- पौधों पर रोग के लक्षण दिखने पर ताजा बनाए गए लहसुन सत् का 2 प्रतिशत या मेंकोजेब या एंट्राकाल कवकनाशी का 2 ग्रा. प्रति लीटर की दर से छिड़काव करें।

3. सफेद रतुआ /श्वेत किट्ट

लक्षणः इस रोग में सर्वप्रथम पत्तियों की निचली सतह पर सफेद अथवा बादामी रंग के दाने जैसे धब्बे बनते हैं। पत्तियों की ऊपरी सतह पीली या गुलाबी रंग की हो जाती है। ये छोटे–छोटे सफेद धब्बे एक दूसरे से मिल कर बड़ा रूप धारण कर लेते हैं। इसमें से सफेद कण बाहर निकलने लगते हैं व रोग को फैलाते हैं। रोग की गंभीर अवस्था में पत्तियाँ सूख कर गिर जाती हैं, जिससे पौधे कमजोर रह जाते हैं। यह रोग पुष्पक्रम को भी प्रभावित करता है, जिससे पुष्पक्रम फूल कर विकृत आकार के हो जाते हैं। इस अवस्था को स्टैगहैड कहते हैं। विकृत पुष्पक्रमों पर फलियाँ नहीं बनती हैं, यदि बनती भी हैं तो दाने नहीं पड़ते हैं।

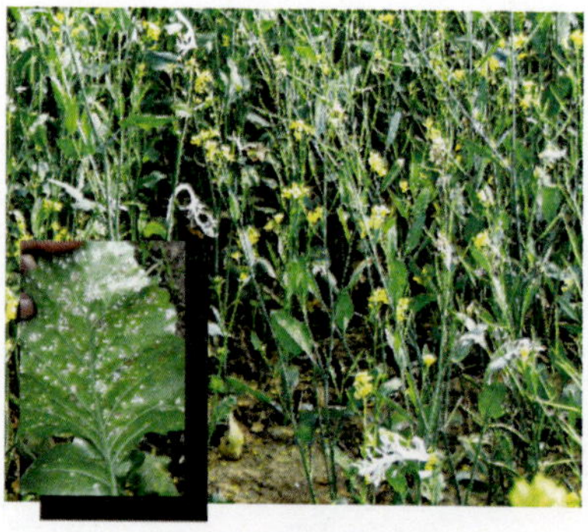

सरसों का सफेद रतुआ

रोगजनकः यह रोग *एल्बुगो केन्डिडा* कवक के द्वारा उत्पन्न होता है जो एक अविकल्पी परजीवी है।

रोगचक्र तथा अनुकूल वातावरणः इस रोग का कवक मिट्टी में रोगी पौधों के अवशेषों पर जीवित रहता है अथवा बीज के साथ रहता है जो दूसरे वर्ष बोई जाने वाली सरसों वर्गीय फसलों को संक्रमित करता है। यह रोग दिसम्बर–जनवरी में जब तापमान 5–12 डिग्री.से. आपेक्षित आर्द्रता 80–90 प्रतिशत तथा हवा के साथ वर्षा होती है तो तीव्र गति से फैलता है। इसके साथ ही पछेती फसल पर इस रोग का प्रकोप ज्यादा होता है।

प्रबंधन

- रोगरोधी किस्मों का प्रयोग करें।
- स्वस्थ बीज का प्रयोग करें ताकि बीज के साथ लगे कवक रोगजनकों की सम्भावना दूर की जा सके तथा प्राथमिक निवेश द्रव्य का उन्मूलन करने में सहायता मिले।
- दो–तीन वर्षीय फसल चक्र अपनाने से मिट्टी या पौधे के अवशेषों पर स्थित निवेश द्रव्य नष्ट किए जा सकते हैं।
- बुआई के समय बीज को मैटलैक्सिल–एक्स एल (6 मि.ली./कि.ग्रा. बीज) से उपचार करके बोएं।
- खरपतवार जो इस रोग के प्राथमिक निवेश द्रव्य का कार्य करते हैं, इन्हें खेत से निकाल दें।
- सफेद रतुआ ग्रसित निचली पत्तियों को चुन कर हटा दें।
- रोग के गंभीर लक्षण दिखने पर मैटलैक्सिल 4 प्रतिशत व मैन्कोजेब 68 प्रतिशत वाले कवकनाशी रसायन का 2.5 ग्रा./ली. की दर से पानी में घोल कर छिड़काव करें।

4. मृदुरोमिल आसिता

लक्षण : इस रोग के लक्षण पौधों के सभी भागों पर देखे जा सकते हैं। बीज पत्र की अवस्था में रोग का प्रकोप होने से पौधे प्रारंभिक अवस्था में ही सूख जाते हैं, जिससे पौधों की संख्या में कमी आ जाती है। बुआई के कुछ दिन बाद बीज तथा ऊपर की कुछ पत्तियों पर हल्के रंग के छोटे–छोटे कोणीय धब्बे दिखाई पड़ते हैं। इसके बाद धब्बों के ठीक नीचे पत्तियों की निचली सतह पर रूई जैसी कवक की वृद्धि दिखाई पड़ती है। रोग की उग्र अवस्था में ग्रसित पत्तियाँ सूख कर मुड़ जाती हैं तथा गिर जाती हैं। इस रोग का प्रकोप पुष्पक्रमों पर भी होता है।

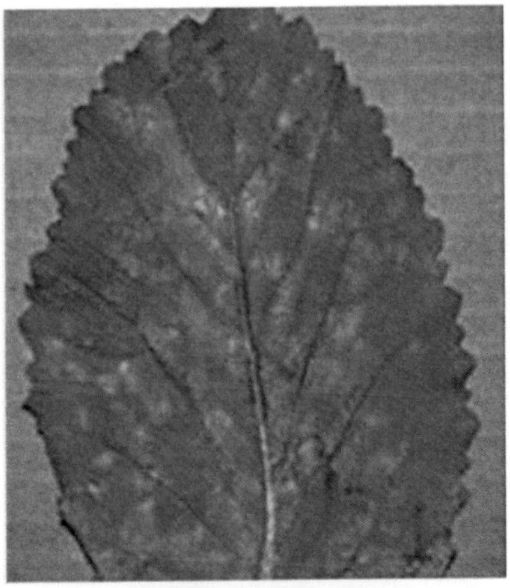
मृदुरोमिल आसिता रोग

रोगजनक : यह रोग *हायलोपेरोनोस्पोरा ब्रेसिकी* कवक के द्वारा जनित है।

रोगचक्र तथा अनुकूल वातावरण : यह कवक, रोगग्रस्त पौधों के अवशेषों के साथ मृदा में रहता है। पौधों के अवशेषों के विघटित हो जाने पर कवक मिट्टी में मौजूद रहते हैं एवं दूसरे मौसम में परपोषी के

बोने के बाद प्राथमिक निवेश द्रव्य का कार्य करते हैं। एक बार संक्रमण हो जाने पर क्षतस्थल पर बने कोनिडियम द्वितीय निवेश द्रव्य का कार्य करते हैं। संक्रमण के लिए 10–20 डिग्री.से. तापमान एवं 90 प्रतिशत से अधिक नमी उपयुक्त होती है। कोनिडियम का अंकुरण इसी अनुकूल वातावरण में अधिक होता है।

प्रबंधन

- पौधों के अवशेषों को जला कर नष्ट कर दें क्योंकि इन्हीं से रोग का प्राथमिक निवेश द्रव्य आता है।
- मृदा में पड़े कवक जनकों को नष्ट करने के लिए 2–5 वर्ष का फसल चक्र अपनाना चाहिए।
- जिन क्षेत्रों में मृदुरोमिल आसिता रोग का प्रकोप होता है, उन स्थानों पर रोगरोधी किस्में बोनी चाहिए।
- रोग के लक्षण दिखने पर मैटलैक्सिल 4 प्रतिशत व मैनकोजेब 68 प्रतिशत कवकनाशी का 2.5 ग्रा. /ली. की दर से पानी में घोल बना कर छिड़काव करें।

5. स्क्लेरोटीनिया गलन

लक्षण: इस रोग में पत्तों व तनों पर लंबे चिपचिपे सफेद धब्बे दिखाई पड़ते हैं, जो बाद में रूई जैसे सफेद कवकजाल की वृद्धि से ढक जाते हैं। पत्तों पर इसके लक्षण कम दिखाई देते हैं (इसी कारण, जब तक कि पूरा का पूरा पौधा अन्दर से गल न जाए, रोगग्रस्त पौधे आसानी से दिखाई नहीं पड़ते)। जब रोग की शुरूआत पत्ती से होती है तब पत्ती मुरझा कर नीचे की ओर लटक जाती है। जब तने के चारों तरफ इन धब्बों का घेरा बन जाता है तो पौधे मुरझा कर सूख जाते हैं। धब्बा जब छोटा होता है तो पौधा सूखता नहीं अपितु औसत से छोटा रह जाता है और समय से पहले पक जाता है। ऐसे पौधों को आसानी से खेत में पहचाना जा सकता है। इस रोग से सूखे पौधों के तनों में काले रंग वाले पिंड बन जाते हैं।

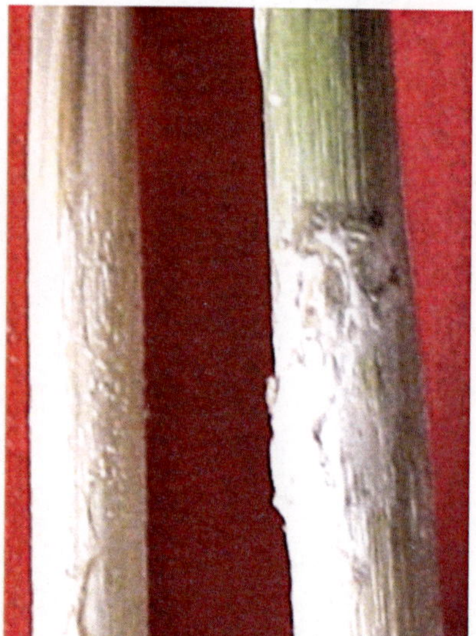

स्क्लेरोटीनिया गलन रोग

रोगजनक: यह रोग *स्क्लेरोटीनिया स्क्लेरोसियोरम* फफूँद द्वारा उत्पन्न होता है।

रोगचक्र तथा अनुकूल वातावरण: प्रारंभिक संक्रमण एस्कोस्पोर (जो कि मृदा की सतह पर ऐपोथीसियम से निकलते हैं) द्वारा होता है। इस प्राकर से स्कलेरोशियम कवक की प्रसुप्त संरचना है। कवक मिट्टी में काले रंग के स्कलेरोशियों के रूप में मौजूद रहता है। यह मृदा व बीज जनित रोग है। लगातार एक ही खेत में सरसों वर्गीय फसल बोने से रोग की उग्रता और बढ़ जाती है। इस रोग का प्रकोप फूल आने की अवस्था में अधिक होता है। इसके अलावा मौसम ठंडा व नम होता है तो इस रोग की उग्रता बढ़ती है, स्वस्थ पौधों एवं रोगग्रस्त पौधों के परस्पर स्पर्श द्वारा भी यह रोग फैलता है।

प्रबंधन

- गर्मियों में गहरी जुताई करने से रोगी पौधों के अवशेषों पर पड़े रोगजनक जमीन में गहराई में दब जाते हैं व कुछ रोगजनक अधिक तापमान के कारण नष्ट हो जाते हैं।
- धान अथवा मक्के के साथ सरसों का फसल चक्र अपनाएं।
- फसल की बुआई से पहले *ट्राईकोडरमा हरजियानम* (2.5 कि.ग्रा./हैक्टेयर) को 50 कि.ग्रा. गोबर की खाद में मिला कर भूमि में डालें।
- सरसों में अनुमोदित किए गए सन्तुलित उर्वरकों का ही प्रयोग करें।
- फसल की बुआई अक्टूबर के अंतिम सप्ताह तक अवश्य करें। प्रमाणित बीज का ही प्रयोग करें।
- रोगरोधी किस्मों का प्रयोग करें।
- बीज को *ट्राईकोडरमा हरजियानम* (10 ग्रा./कि.ग्रा. बीज) से उपचारित करें।
- फसल की कतारों तथा पौधों के बीच उचित दूरी रखें।
- चौड़ी पत्तियों वाली खरपतवार का नियंत्रण करें।
- फसल की सिंचाई आवश्यकतानुसार करें तथा खेत से जल निकास की उचित व्यवस्था करें।
- रोग के लक्षण दिखने पर पौधों पर ताजा बनाए हुए लहसुन सत् का 2 प्रतिशत की दर से या कार्बेन्डाजिम कवकनाशी का 2 ग्राम प्रति लीटर की दर से छिड़काव करें।
- स्कलेरोटीनिया गलन रोग ग्रसित पौधे जो सामान्य पौधों से पहले पक जाते हैं, उन्हें पिंड बनने से पूर्व ही जड़ से उखाड़ कर बाहर निकाल दें एवं बाद में रोगग्रसित अवशेषों को जला दें।

6. चूर्णिल आसिता

लक्षणः प्रारम्भ में यह रोग पौधों के तनों, पत्तियों एवं फलियों पर श्वेत, गोल आटे जैसे चूर्णी धब्बों के रूप में दिखाई पड़ता है। तापमान की वृद्धि के साथ–साथ ये धब्बे आकार में बड़े हो जाते हैं और समस्त पौधे को ढक लेते हैं, जैसे उन पर सफेद दानेदार चाक का चूरा छिड़क दिया गया हो। इससे संक्रमित पौधा कमजोर हो जाता है व फलियाँ कम लगती हैं। रोगग्रस्त फलियाँ आकार में छोटी या खाली रह जाती हैं और उनमें सिकुड़े हुए बीज के कुछ ही दाने बनते हैं। तापमान बढ़ने के साथ ही इस रोग का प्रकोप शुरू हो जाता है।

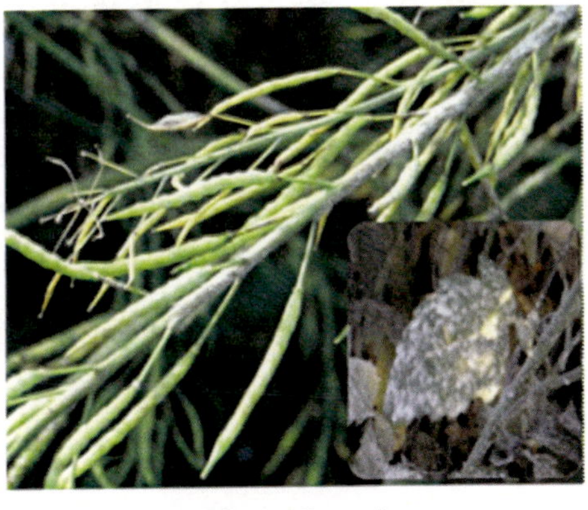

चूर्णिल आसिता रोग

रोगजनकः यह रोग *इरिसाइफी क्रुसीफेरेरम* नामक कवक द्वारा उत्पन्न होता है।

रोगचक्र तथा अनुकूल वातावरणः क्लीस्टोथिसियम (कवक की संरचना) अधिकतर मृदा में रोगग्रस्त अवशेषों से विकसित होते हैं और इन्हीं के द्वारा कवक एक मौसम से दूसरे मौसम तक जीवित रहते हैं।

प्राय: फरवरी–मार्च में जब वातावरण का तापमान बढ़ जाता है तब इसका प्रकोप होता है। लगभग 15–20^{0} से. तापमान एवं 60 प्रतिशत के कम आपेक्षित आर्द्रता रहने पर इस रोग का संक्रमण तीव्रता से फैलता है। यह रोग देर से बुआई की गयी फसलों पर ज्यादा दिखाई देता है।

प्रबंधन

- रोगग्रस्त पादप अवशेषों को इकट्ठा करके नष्ट कर देने से प्राथमिक निवेश द्रव्य कम किया जा सकता है।
- रोगरोधी किस्मों का प्रयोग करें।
- समय पर बिजाई करें व पछेती बिजाई से बचें।
- फसल में 50 प्रतिशत टहनियाँ बनने पर सिंचाई करना उचित होता है।
- रोग के लक्षण दिखाई देने पर कवकनाशी रसायन घुलनशील सल्फर का 0.2 प्रतिशत की दर से या कैराथेन 0.1 प्रतिशत की दर से 10 दिन के अंतराल पर तीन बार छिड़काव करें।

7. मुद्गर-मूल

लक्षण : प्रभावित पौधे छोटे रह जाते हैं, जिन पर पीले हरे व पीले पत्ते दिखाई देते हैं। ये पौधे मूल जड़ व दूसरी जड़ों में अतिवृद्धि दिखाते हैं, जो गद्दे की तरह हो जाते हैं तथा आखिर में पौधे मर जाते हैं।

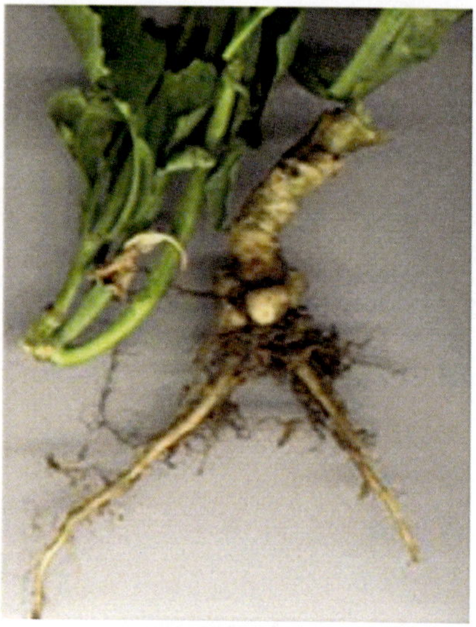

मुद्गर-मूल रोग

रोगजनक : यह रोग *प्लाजमोडियोफोरा ब्रेसिकी* नामक कवक द्वारा उत्पन्न होता है।

रोगचक्र तथा अनुकूल वातावरण : रोगजनक मृदा में सुप्त अवस्था में रहता है। प्राथमिक निवेश द्रव्य चलजीवाणुओं से शुरू होता है व दूसरे चलबीजाणु आगे जड़ों के दूसरे भागों को प्रभावित करते हैं। द्वितीयक निवेश द्रव्य बीजाणु धानी द्वारा उत्पन्न चलबीजाणु हैं, जो नए संक्रमण करते हैं और रोग को तीव्र गति से फैलाते है। नम व ठण्डी जलवायु इस रोग के लिए अनुकूल होती है।

प्रबंधन

- रोगरोधी किस्मों का प्रयोग करें।
- जमीन में चूना (लाइम) डालकर व पानी की निकासी का उचित प्रबन्ध कर रोग से बचा जा सकता है।
- नाइट्रोजन खादों में कैल्सियम अमोनियम नाइट्रेट का प्रयोग रोग के प्रबंध में सहायक है।

8. काला विगलन

लक्षण: इस जीवाणु जनित रोग के लक्षण सरसों में बिजाई के दो महीने बाद दिखाई देते हैं। पौधों के रोगग्रस्त होने पर पत्तियों पर सबसे पहले बाहरी किनारों पर अंग्रेजी 'V' के आकार के नमी युक्त नारंगी से पीले रंग के धब्बे बनते हैं बाद में ग्रसित पत्तियों की शिराएं काली हो जाती हैं तथा रोग की उग्र अवस्था में रोग की बढ़वार अधिक हो जाने पर पूरी पत्ती पीली होकर मुरझा कर गिर जाती हैं। शुरू में रोग का संक्रमण होने के बाद पौधे का तना रोग्रस्त हो जाता है तथा तने की शिराएं काली हो जाती हैं। रोग से प्रभावित पौधे बौने रह जाते एवं पत्तियाँ समय से पहले गिर जाती हैं।

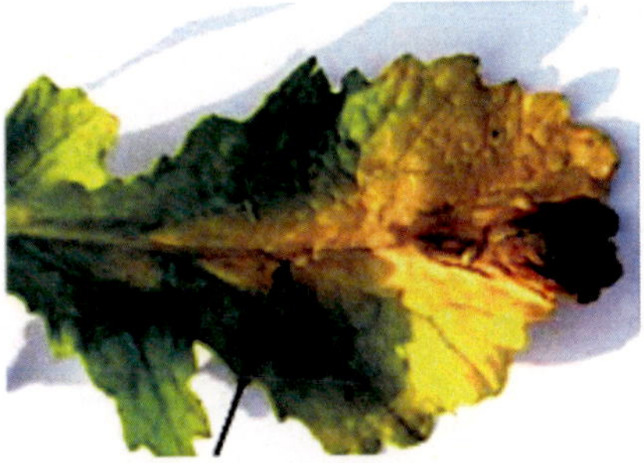

काला विगलन रोग के लक्षण

रोगजनक: यह रोग *जैन्थोमोनास कम्पैन्ट्रिस* पथोवार *कम्पैन्ट्रिस* नामक जीवाणु से उत्पन्न होता है।

रोगचक्र तथा अनुकूल वातावरण: जीवाणु एक फसल से दूसरी फसल तक मृदा में, बीज के साथ तथा पादप अवशेषों पर पोषण करके जीवित रहता है। यह बीज जनित रोग है। अल्प गर्म व नम मौसम इस रोग को बढ़ाता है। रोगी बीज बोने के बाद जीवाणु बढ़ने लगते हैं और पौधे को रोगग्रस्त कर देते हैं। द्वितीय निवेश द्रव्य का प्रसार वायु, पानी, भौतिक व जैविक पदार्थों से होता है।

प्रबंधन

- रोगरोधी किस्मों का प्रयोग करें।
- रोगी पौधों के अवशेषों को नष्ट कर देना चाहिए।
- फसल चक्र, शीघ्र विरलन करना, अच्छी जुताई, गुड़ाई, समय पर सिंचाई तथा मृदा में पोटाश के प्रयोग से यह रोग कम हो जाता है।
- द्वितीय संक्रमण को रोकने के लिए ओरियोमाईसीन (200 माइक्रो ग्रा./मि.लि.) का घोल बना कर छिड़काव करें।
- कवकनाशी कार्बोसिन तथा कॉपर ऑक्सीक्लोराईड भी इस रोग की रोकथाम में सहायक हैं।

9. जीवाणु वृत्त विगलन

लक्षण: इस रोग में जमीन की सतह से तने पर पनीले धब्बे दिखाई देते हैं। ये धब्बे धीरे–धीरे बढ़कर मुलायम टहनियों को प्रभावित करते हैं। पत्ते पानी की कमी दर्शाते हुए मुरझा जाते हैं। प्रभावित तनों व टहनियों का गूदा ऊत्तक बहुत मुलायम व तरल मटमैले रंग का हो जाता है व उससे दुर्गन्ध आती है। बुरी तरह प्रभावित पौधे उखड़ जाते हैं।

रोगजनक: यह रोग *इरविनिया कैरोटोवोरा* उपजाति कैटोरोबोरा नामक जीवाणु से उत्पन्न होता है।

रोगचक्र तथा अनुकूल वातावरण : यह रोगजनक मृदा में रोगी पौधों के अवशेषों पर जीवन चक्र पूरा करता है। यह रोग फसल में पहली सिंचाई के बाद जब मौसम थोड़ा उष्ण तथा आर्द्र होता है, तो प्रकट होता है। जल्दी बढ़ने वाले मुलायम पौधे इससे ज्यादा प्रभावित होते हैं। खराब जल निकासी व नाइट्रोजन की ज्यादा मात्रा इस रोग को बढ़ाती है।

प्रबंधन

- उन्नत सस्य क्रियाएं कुछ हद तक इन रोगों को रोकने में सहायक हो सकती हैं।
- गैर परपोषी फसल चक्र, गर्मियों में गहरी जुताई, रोगग्रस्त पौधों का निकालना इत्यादि रोग को रोकने में सहायता करते हैं। सस्य क्रियाएं निवेश द्रव्य की वृद्धि को घटाती हैं।
- जरूरत से अधिक सिंचाई न करें।
- रोग के लक्षण दिखाई देने पर स्ट्रेप्टोसाइक्लिन रसायन (100 पी.पी.एम.) तथा कॉपर ऑक्सीक्लोराईड 0.2 प्रतिशत का छिड़काव करना चाहिए।

10. मोजेक

लक्षण : इस रोग में पत्ते टेढे–मेढे व रंगीन हो जाते हैं। प्रभावित पौधा बौना रह जाता है व उन पर बहुत कम या फूल नहीं लगते। प्राथमिक शाखाएं घट जाती हैं उनमें फलियाँ नहीं बनतीं व कुछ बनतीं भी हैं तो दाने बहुत कम बनते हैं, जिनमें तेल की मात्रा घट जाती है।

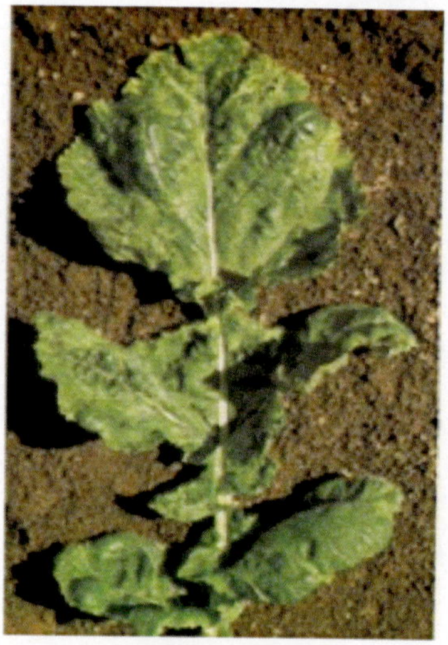

सरसों के मोजेक

रोगजनकः यह टरनिप वायरस–1 विषाणु जनित रोग है।

रोगचक्र व अनुकूल वातावरण : माहू इस रोग के रोगवाहक हैं व इस रोग को फैलाने में सहायक है तथा जंगली मूली व जंगली सरसों इस रोग के परपोषी पौधे हैं।

प्रबंधन

- रोगरोधी किस्में बोएं।
- रोगवाहक के नियंत्रण से इस रोग को रोका जा सकता है।
- थायोमिथोक्साम से बीजोपचार कीटनाशी के छिड़काव से बेहतर विकल्प है।

11. पर्णभित्ती (फाईलोडी)

लक्षण : रोग ग्रसित फसल पर फूल आने पर इस रोग के लक्षण स्पष्ट देखे जा सकते हैं। पूर्ण पुष्पांग इस रोग से प्रभावित होते हैं। रोगग्रस्त पौधों में अनेक शाखाएं निकल आती हैं और वो झाड़ीनुमा बन

जाते हैं। फलियाँ या तो बनती ही नहीं या छोटे आकार की अण्डाकार, नीली, हरी तथा खाली गुब्बारानुमा आकार की बनती हैं।

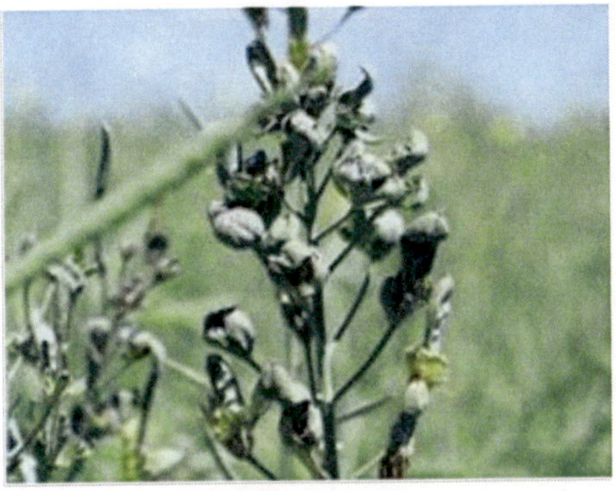
पर्णभित्ती रोग

रोगजनक : यह रोग कैडिडेटस फाइटोप्लाज्मा द्वारा होता है।

रोगचक्र व अनुकूल वातावरण : फाइटोप्लाजमा जनित यह रोग पर्ण फुदका (लीफ हॉपर) द्वारा एक पौधे से दूसरे पौधे तक फैलता है। यह बीज जनित रोग है। अगस्त मास में अगेती बिजाई व सितम्बर मास में समय पर की गई बिजाई, इस रोग को बढ़ाती है तथा शुष्क व गर्म मौसम इस रोग को बढ़ाता है।

प्रबंधन

- खेत व खेत के आसपास की खरपतवार जो रोग के प्राथमिक निवेश द्रव्य है, खेत से निकाल दीजिए।
- फसल में पौधों की सघनता रोग को घटाती है। रोगवाहक पर्ण फुदका (लीफ हॉपर) के प्रबंधन से इस रोग का फैलाव रोका जा सकता है। इसके लिए जैसे ही रोग के लक्षण दिखाई दे डाईमिथोएट या मेटासिस्टॉक्स (0.1 प्रतिशत) घोल का छिड़काव आरंभ कर देना चाहिए तथा 15 दिन के अंतर पर छिड़काव दोहराना चाहिए।
- पर्णभित्ती रोगग्रस्त क्षेत्रों में फसल की पछेती बुआई करें।

13. कूर्च प्ररोह (ओरोबैंकी)

लक्षण : इस परजीवी की जड़ें परपोषी की जड़ों को बेधकर अपना पोषण तत्व प्राप्त करती हैं। परपोषी पौधों के चारों तरफ बहुत से परजीवियों के तने मिट्टी को तोड़ते हुए निकलते दिखाई देते हैं। अगर परपोषी पौधों को परजीवी के साथ सावधानी से उखाड़ कर देखें तो परजीवी की जड़ें परपोषी पौधों के मूलतंत्र में भीतर दिखाई पड़ती हैं। पोषण–संभरण निकास के फलस्वरूप परपोषी पौधों की वृद्धि रूक जाती है, जिसके कारण पौधा छोटा रह जाता है, कभी–कभी मर भी जाता है।

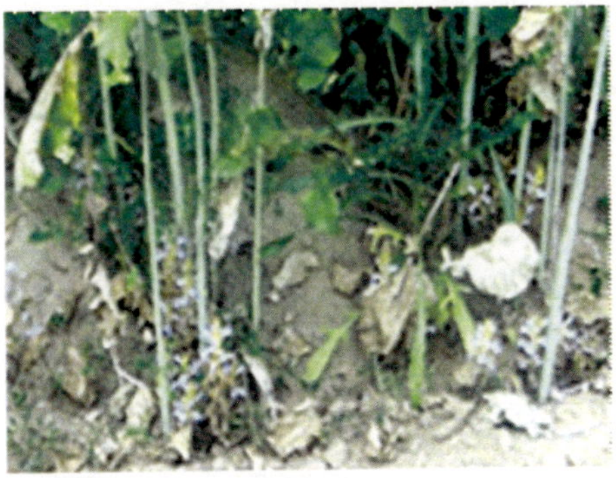
ओरोबैंकी

रोगजनक : *आरोबैंकी इजिप्टिका* पूर्ण रूप से परजीवी सरसों पर पाया जाता है।

रोगचक्र व अनुकूल वातावरण : इस परजीवी का तना दृढ़ एवं गूदेदार होता है। फूल पत्तियों के कक्ष से निकलते हैं जो सफेद नलिकाकार होते हैं। बीज भूमि में गिर कर मिट्टी में मिल जाते हैं, जो कई वर्षों तक जीवित रहते हैं। अनुकूल वातावरण मिलने पर ये उगते हैं व अगली फसल को इसी प्रकार हानि पहुँचाते हैं। यही खेत में निवेश द्रव्य का कार्य करते हैं तथा निवेश द्रव्य की मात्रा को बढ़ाते रहते हैं। यह पूर्ण परजीवी है और इसके बीज सरसों की जड़ों की उपस्थिति में ही अंकुरित होते हैं। यह देखा गया है कि परपोषी की जड़ों से कुछ रासायनिक द्रव्य निकलते हैं, जो परजीवी के बीजों को अंकुरित होने के लिए उत्तेजित करते हैं। ओरोबंकी के बीज मृदा में सुप्तावस्था में कई वर्षों तक रह सकते हैं। उगने पर ये सरसों की जड़ों पर परजीवी संबंध स्थापित करते हैं। इसके पश्चात् इन पर प्ररोह एवं फूल आदि बनते हैं। बीज बनकर मृदा में गिर जाते हैं और इस प्रकार इनका जीवन चक्र चलता रहता है।

प्रबंधन

- परजीवी को उखाड़ कर नष्ट कर देना चाहिए। यदि बीज बन गए हों तो पौधों को सावधानी से निकाल कर जला देना चाहिए।
- इसकी रोकथाम के लिए लम्बे समय के फसल चक्र अपनाने चाहिए, क्योंकि इसके बीज मृदा में कई वर्षों तक जीवित रहते हैं।
- रोगरोधी किस्मों का प्रयोग करें।
- परजीवी के उगने के समय गलाईफोसेट रसायन (खर–पतवार नाशक) 25 ग्रा./है. की दर से छिड़कने से काफी अच्छे नतीजे मिले हैं।

समेकित रोग प्रबंधन

सरसों वर्गीय फसलों में प्रमुख रोगों का अच्छी प्रकार से कम लागत में प्रबन्धन किया जा सकता है। रोगों के नियंत्रण के लिए विभिन्न तरीकों का समाकलन करना जैसे कृषि पद्धति या संवर्धन व्यवहार, रोग प्रतिरोध, रासायनिक और जैविक उपाय इन रोगों की रोकथाम में लाभकारी सिद्ध हो सकते हैं। रोगजनक की मात्रा कम करने के लिए लम्बे समय के लिए फसल चक्र अपनाना, रोग ग्रसित पौधों के अवशेषों को जलाना व खरपतवारों को नष्ट करना आवश्यक है। ग्रीष्मकालीन गहरी जुताई करने से रोगी पौधों के अवशेषों पर पड़े रोगजनक जमीन में गहराई में दब जाते हैं। इसके साथ ही कुछ रोगजनक अधिक तापमान के कारण नष्ट हो जाते हैं। ऐसा करने से रोगों की उग्रता में कमी आती है। रोगों से बचाव के लिए फसल की बुआई से पहले *ट्राइकोडर्मा हरजियानम* (2.5 कि.ग्रा./है.) को 50 कि.ग्रा. गोबर की खाद में मिला कर भूमि में डालें। फसल की बुआई अक्टूबर के अंतिम सप्ताह तक अवश्य कर देनी चाहिए क्योंकि इसके बाद बोई गई सरसों वर्गीय फसलों पर रोगों का अधिक प्रकोप होता है। सरसों में अनुमोदित किए गए सन्तुलित उर्वरकों का प्रयोग करें। फसलों में अधिक मात्रा में नाइट्रोजन को प्रयोग करने से बीमारियों का आक्रमण बढ़ जाता है। रोगों से बचाए रखने के लिए स्वस्थ एवं स्वच्छ बीज को *ट्राईकोडर्मा हरजियानम* (10 ग्रा./कि.ग्रा. बीज) अथवा ताजा बनाये गए लहसुन सत् (2 प्रतिशत) अथवा मैटलैक्सिल (6 मि.ली./कि.ग्रा. बीज) से उपचारित करके बोएं। विभिन्न क्षेत्रों के लिए

संस्तुत प्रजातियों को ही बोना चाहिए। विशेष प्रजातियाँ उस क्षेत्र के प्रमुख रोगों के लिए सहनशील होती हैं। बीज की सिफारिश से ज्यादा मात्रा का प्रयोग न करें व कतार से कतार की व पौधे से पौधे की उचित दूरी बनाये रखें। रोग की प्रारंभिक अवस्था में रोगी पौधों को उखाड़ देना चाहिए। फसल की आवश्यकता अनुसार 2–3 सिंचाई करें। काले धब्बों का रोग (अल्टरनेरिया अंगमारी) के लक्षण दिखाई दे तो ताजा बनाये हुए लहसुन सत् का 2 प्रतिशत की दर से छिड़काव करें। सफेद रतुआ के ज्यादा प्रकोप पर मैटलैक्सिल 4 प्रतिशत व मैन्कोजेब 68 प्रतिशत कवकनाशी का 2.5 ग्राम/ली. की दर से पानी में घोल बना कर छिड़काव करें। चूर्णिल आसिता रोग की रोकथाम के लिए फसल में रोग के लक्षण नजर आते ही तुरन्त कवकनाशी कैराथेन 0.1 प्रतिशत की दर से 10 दिन के अन्तर में तीन छिड़काव करें। स्क्लेरोटीनिया गलन की रोकथाम के लिए फसल पर कार्बेन्डाजिम कवकनाशी का 2 ग्राम प्रति ली. पानी की दर से फूल आने के समय छिड़काव करें। स्कलरोटीनिया गलन रोग ग्रसित पौधे, जो सामान्य पौधों से पहले पक जाते हैं, को पिंड बनने से पूर्व ही जड़ से उखाड़ कर बाहर निकाल दें एवं बाद में रोग ग्रसित अवशेषों को जला दें।

गेहूँ की फसल में समेकित रोग प्रबंधन

वैभव कुमार सिंह, राम चरण मथुरिया, रोबिन गोगोई एवं रश्मि अग्रवाल

गेहूँ रोग विज्ञान प्रयोगशाला, पादप रोग विज्ञान संभाग,
भा.कृ.अनु.प.-भारतीय कृषि अनुसंधान संस्थान, नई दिल्ली - 110 012

गेहूँ (*ट्रिटिकम एस्टीवम*) विश्व की प्रमुख खाद्यान्न फसलों में से एक है, जिसे विश्व में लगभग 215 मिलियन हैक्टर क्षेत्र पर प्रतिवर्ष उगाया जाता है। गेंहू विश्व के 94 देशों में लगभग 4.5 अरब से भी अधिक जनसंख्या के लिये भोजन में 21 प्रतिशत कैलोरी और 20 प्रतिशत प्रोटीन इत्यादि प्रदान करता है। भारत की प्रमुख खाद्यान्न फसलों में गेहूँ का द्वितीय स्थान है तथा भारत के लगभग सभी राज्यों में इसकी खेती की जाती है। राष्ट्रीय खाद्य एवं पोषक तत्वों की सुरक्षा में गेहूँ महत्वपूर्ण भूमिका निभाता है और देश की जनसंख्या को जो मुख्य रूप से गेहूं पर निर्भर है, इसके लिये भोजन में कैलोरी की 50 प्रतिशत से भी अधिक मात्रा की पूर्ति करता है। वर्ष 2014–15 के दौरान भारत में गेहूं की खेती लगभग 29.1 मिलियन हैक्टर क्षेत्र में की गई, जिससे कुल 94.88 मिलियन टन उत्पादन प्राप्त किया गया जो एक रिकार्ड उत्पादन है। गेहूं उत्पादन में सराहनीय वृद्धि के बावजूद भी हमारा देश विभिन्न प्रकार की खाद्य चुनौतियों का सामना कर रहा है। भारत की बढ़ती हुई आबादी को ध्यान में रखते हुए वर्ष 2050 में लगभग 110–120 मिलियन टन के बीच गेहूँ की माँग का अनुमान लगाया गया है। भारत में गेहूं की औसत उपज अभी भी अन्य देशों की तुलना में कम है तथा उत्पादकता वृद्धि में गिरावट चिन्ता का विषय है। गेहूं की फसल में कवक, वायरस, जीवाणुओं और सूत्रकृमि पौधों की शारीरिक प्रक्रियाओं में हस्तक्षेप करके विभिन्न प्रकार के बीज, मिट्टी एवं वायु जनित रोग उत्पन्न करते हैं। इन रोगों द्वारा गेहूं की पैदावार में प्रतिवर्ष लगभग 15–20 प्रतिशत की हानि होती है। रोगों का समय पर पहचान कर सफलतापूर्वक रोकथाम करके फसल से उच्च उत्पादन लिया जा सकता है। वर्तमान लेख में गेहूँ के प्रमुख हानिकारक रोगों की पहचान तथा उनकी समेकित प्रबंधन विधियों का वर्णन किया गया है ।

गेहूँ में लगने वाले रोगों के लिए अनुकूल मौसम

रोग	रोग के लिए अनुकूलतम मौसम
काला/तना रतुआ	उच्च तापमान (20–35 डि.से.) एवं उच्च आर्द्रता (>90 प्रतिशत)
भूरा/पर्ण रतुआ	मध्यम तापमान (20–25 डि.से.) एवं उच्च आर्द्रता (>90 प्रतिशत)
पीला/धारीदार रतुआ	कम तापमान (5–20 डि.से.) एवं उच्च आर्द्रता (>90 प्रतिशत)
पर्ण झुलसा	उच्च तापमान (25–35 डि.से.) एवं उच्च आर्द्रता (>90 प्रतिशत)
करनाल बंट	कम तापमान (10–20 डि.से.) के साथ पुष्पन अवस्था में वर्षा तथा 80 प्रतिशत से अधिक आपेक्षित आर्द्रता

श्लय कंड (खुला कड़वा)	कम तापमान (15–20 डि.से.) एवं उच्च आपेक्षित आर्द्रता (>90 प्रतिशत)
ध्वज कंड	20 डि.से. के आसपास मृदा तापमान तथा शुष्क एवं बलुई मृदा
चूर्णी आसिता	20 डि.से. के आसपास मृदा तापमान तथा शुष्क एवं बलुई मृदा, उत्तरी पहाड़ियों/निचली पहाड़ियों में होता है, 15–20 डि.से. तापमान एवं मध्यम स्तर की आपेक्षित आर्द्रता रोग के अनुकूल हैं।
हिल बंट (पर्वतीय बंट)	केवल उत्तरी पहाड़ियों में 5–15 डि.से. तापमान पर होता है।

1. गेहूँ का रतुआ रोग

गेहूँ की फसल में अन्य रोगों की तुलना में सबसे अधिक हानि रतुआ से होती है। यह रोग विश्व के लगभग सभी देशों में गेहूँ की फसल को हानि पहुँचाता है। हमारे देश में तीन अलग तरह के रतुए–पट्टी या पीला रतुआ (*पक्सीनिया स्ट्राइफॉर्मिस ट्रिटीसाई*), पत्ती या भूरा रतुआ (*पक्सीनिया ट्रिटीसाइना*) एवं तना या काला रतुआ (*पक्सीनिया ग्रैमिनिस ट्रिटसाई*) गेहूँ में रोग उत्पन्न करते हैं। इन तीनों रतुओं का वर्णन निम्नलिखित हैः

i. पीला अथवा धारीदार रतुआ

लक्षणः पीला रतुआ रोग, तना तथा पत्ती रतुआ से अधिक विनाशकारी होता हैं। पीला रतुआ संक्रमण और रोग लक्षण प्रकट होने के लिए कम तापमान पसन्द करता है। इसी कारण यह रोग दिसम्बर एवं जनवरी के महीने में देश के उत्तर–पश्चिमी मैदानी एवं पर्वतीय भागों में अधिक कोहरा एवं ठंड होने के कारण उत्पन्न होता है। इस रोग के लक्षण पीले रंग की धारियों के रूप में पत्तियों पर दिखाई देते हैं, जिनसे पिसी हुई हल्दी जैसा पीला चूर्ण निकलता है। ये धारियाँ वास्तव में यूरीडिया होती हैं। पत्तियों पर ये यूरीडिया धारियों में बनती हैं। मुख्यतः ये धारियाँ पत्तियों पर ही पायी जाती हैं परन्तु रोग की उग्र दशा में पत्तियों के आवरण, तनों एवं बालियों पर भी देखी जा सकती हैं। रोग से प्रभावित पत्तियाँ शीघ्र ही पक कर सूख जाती हैं। इस रोग का प्रकोप अधिक ठंड और नमी वाले मौसम में बहुत संक्रामक होता है। रोग से प्रभावित पौधों की बालियों में दाने हल्के, सिकुड़े हुए तथा कमजोर बनते हैं। रोग के अधिक संक्रामक होने की अवस्था में बालियों में दाना नहीं बन पाता है।

रोगजनकः पीला रतुआ एक हेट्रोसियस कवक, *पक्सीनिया स्ट्राइफॉर्मिस ट्रिटिसाई* के कारण उत्पन्न होता है। यूरिडियल और टीलियल अवस्थाएं गेहूँ पर उत्पन्न होती हैं। यूरिडो बीजाणु रंग में नारंगी से पीले, कम या ज्यादा गोलाकार से अंडाकार साथ में कुछ कोणीय दीवारों से युक्त होते हैं।

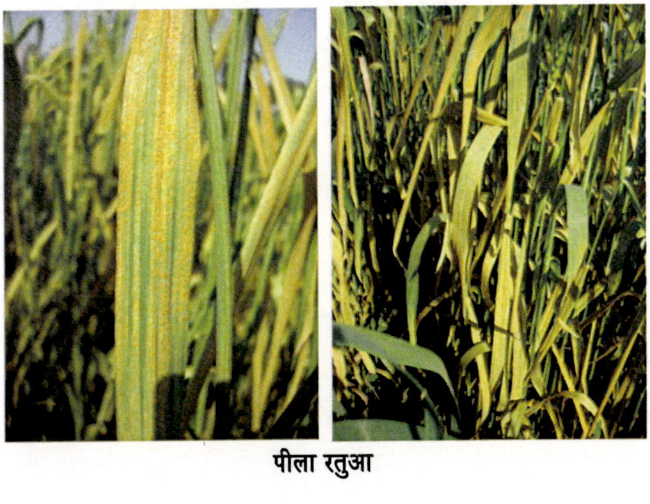

पीला रतुआ

रोगचक्र एवं अनुकूल वातावरण: यह रोगजनक अपने सामान्य विकास के लिए ठंडे वातावरण की स्थिति पसंन्द करता है। मुक्त जल उपलब्धता होने पर यूरिडो बीजाणुओं का अंकुरण 9–13 डि.से. पर आरम्भ हो जाता है। भारत में इस रोगजनक के विभिन्न पैथोटाइप दर्ज किये गये है परन्तु इनमें से दो पैथोटाइप 78एस84 एवं 46एस119 सबसे महत्वपूर्ण एवं विनाशकारी हैं।

प्रबंधन

- **सस्य क्रियाएं:** बुआई के लिए अच्छे एवं स्वस्थ बीज का ही प्रयोग करें। रतुआ निरोधक किस्में 4–5 वर्ष के बाद रोगग्राही बन जाती हैं। ऐसी स्थिति रतुआ कवकों में परिवर्तन होने पर आती है। इसलिए नवीनतम सहनशील किस्मों को प्रयोग में लायें। नाइट्रोजन प्रधान उर्वरकों की अत्यधिक मात्रा रतुआ रोगों को बढ़ाने में सहायक होती है, इसलिए उर्वरकों के संतुलित अनुपात में पोटाश की उचित मात्रा प्रयोग करें। आवश्यकता से अधिक सिंचाई भी रोग बढ़ाने में सहायक हो सकती है, इसलिए रोगनियंत्रण की दृष्टि से सिंचाई आवश्यक मात्रा में करनी चाहिए।

- **रोगरोधी प्रजातियाँ उगाना:** गेहूँ के पीले रतुए के प्रबंधन के लिए रोगरोधी प्रजातियों की खेती करना सर्वोत्तम उपाय है। गेहूँ के जीन प्रारूपों जिनमें रोगरोधी जीन वाई आर 18, वाई आर 5, वाई आर 10 एवं वाई आर 15 विद्यमान हैं, का उपयोग इस रोग के दीर्घावधि नियंत्रण हेतु किया जा सकता है। बुआई के लिए क्षेत्र में अनुमोदित पीला रतुआ निरोधक प्रजातियों का ही प्रयोग करें तथा दूसरे क्षेत्रों के लिए अनुमोदित प्रजातियों को न लगाएं।

  उत्तर–पश्चिमी मैदानी क्षेत्र के लिए एच डी 3043, एच डी 3059, एच डी 3086, एच डी 2967, डी पी डब्ल्यू 621–50, पी बी डब्ल्यू 644, पी बी डब्ल्यू 550, पी बी डब्ल्यू 502, डब्ल्यू एच 542, डब्ल्यू एच 896, एच डब्ल्यू 1012, आदि तथा उत्तरी पर्वतीय क्षेत्र के लिए वी एल 829, वी एल 832, वी एल 907, एच एस 490, एच एस 365, एच एस 560, एच पी डब्ल्यू 155, आदि उपयुक्त हैं।

- **रासायनिक नियंत्रण:** रोग के लक्षण दिखायी देने पर प्रॉपीकोनेज़ोल 25 ई सी (टिल्ट 25 ई सी) या टेबूकोनेजोल 25 ई सी (फोलिकर 250 ई सी) या ट्राईडिमिफोन 25 डब्ल्यू पी (बेलिटॉन 25 डब्ल्यू पी) का 0.1 प्रतिशत घोल बना कर छिड़काव करें। एक एकड़ खेत के लिए 200 मि.ली. दवा 200 लीटर पानी में मिला कर छिड़काव करें। पानी की उचित मात्रा का प्रयोग करें। फसल की छोटी अवस्था में पानी की मात्रा 100–120 लीटर प्रति एकड़ दी जा सकती है। रोग के प्रकोप तथा फैलाव को देखते हुए दूसरा छिड़काव 15–20 दिन के अंतराल पर करें।

- **सतत निगरानी एवं सर्वेक्षण:** रोग–लक्षणों की पहचान के लिए सतत् रूप से निगरानी एवं सर्वेक्षण करना आवश्यक है। खेतों का निरीक्षण शुरू से ही सावधानी के साथ करना चाहिए, विशेषकर वृक्षों के आसपास या पोपलर वृक्षों के बीच उगाई गई फसल पर अधिक ध्यान देना चाहिए।

ii. भूरा अथवा पत्ती रतुआ

लक्षण: यह रतुआ पीले रतुए के बाद फरवरी माह में उत्पन्न होता है। इस रतुआ का भी अधिक प्रकोप पत्तियों पर ही होता है। पत्तियों पर चमकीले नारंगी रंग के तथा आलपिन के सिर के समान (पिन हैड)

स्फोट दिखाई देते हैं, जो पक्तियों में न होकर सतह पर बिखरे रहते हैं। पत्ती के जिस स्थान पर यूरिडोपुंज बनते हैं, वहां का हरा रंग हल्का पड़ जाता है। इस रोग में स्फोटों का आकार पीले रतुआ के स्फोटों की अपेक्षा कुछ बड़ा होता है। भूरा रतुआ के स्फोट शीघ्र फट जाते हैं, जिससे असंख्य यूरीडो बीजाणु बाहर निकलते हैं।

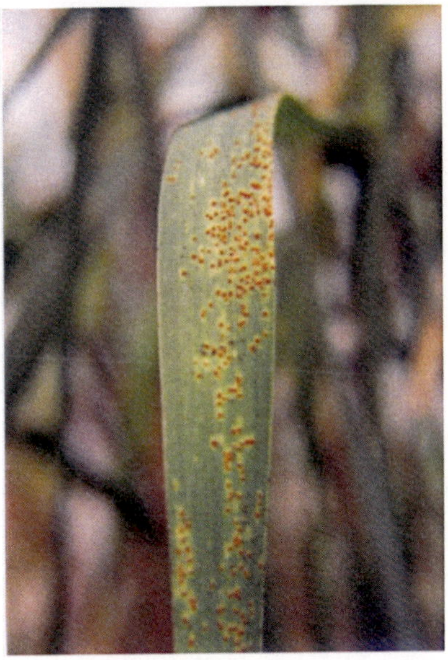

भूरा रतुआ रोग

रोगजनकः यह रोग *पक्सीनिया रिकोन्डीटा ट्रिटिसाई* नामक कवक द्वारा उत्पन्न होता है। यह कवक बहुरूपी है एवं कई प्रकार के बीजाणु बना सकती है।

प्रबंधन

- भूरा रतुआ निरोधक किस्में जैसे पी बी डब्ल्यू 373, एच डी 2967, एच डी 3086, एच डी 2733, एच डी 2864, एच डी 2888, डी एल 784–3 एवं राज 3765 आदि का चुनाव करें।
- प्रॉपीकोनेज़ोल 25 ई सी (टिल्ट 25 ई सी) या टेबूकोनेजोल 25 ई सी (फोलिकर 250 ई सी) या ट्राईडिमिफोन 25 डब्ल्यू पी (बेलिटॉन 25 डब्ल्यू पी) का 0.1 प्रतिशत घोल बना कर छिड़काव करें। एक एकड़ खेत के लिए 200 मि ली दवा 200 लीटर पानी में मिला कर छिड़काव करें। पानी की उचित मात्रा का प्रयोग करें। फसल की छोटी अवस्था में पानी की मात्रा 100–120 लीटर प्रति एकड़ रखी जा सकती है। रोग के प्रकोप तथा फैलाव को देखते हुए दूसरा छिड़काव 15–20 दिन के अंतराल पर करें।

iii. काला अथवा तना रतुआ

लक्षणः यह तना रतुआ के नाम से भी जाना जाता है। इसका प्रकोप देर से बोई गई फसल पर अधिक होता है। यह रोग पीला तथा भूरा रतुआ के बाद शुरू होता है। मैदानी इलाकों में यह रोग फरवरी–मार्च में सक्रिय होता है, तब तक फसल लगभग पक चुकी होती है। अतः इस रोग के कारण अधिक हानि नहीं होती है। प्रारम्भ में गहरे भूरे काले रंग के धब्बे तने, पत्तियों एवं पत्तों के आवरणों पर दिखाई देते है जो बाद में फट जाते हैं। रोग की उग्र अवस्था में पौधों का आकार कम रह जाता है तथा पौधों की बालियों पर भी धब्बे उत्पन्न हो सकते हैं।

रोगजनकः यह रोग *पक्सीनिया ग्रेमिनिस ट्रिटिसाइ* नामक अविकल्पी परजीवी कवक के द्वारा उत्पन्न होता है।

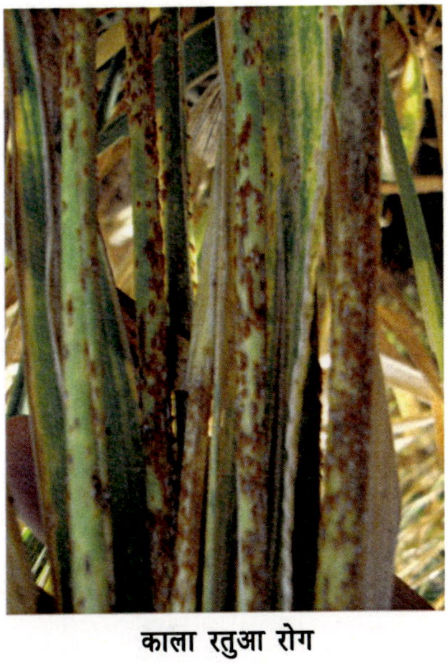

काला रतुआ रोग

प्रबंधन

- बुआई के लिए अनुमोदित रोग प्रतिरोधी किस्में जैसे एच डी 2833, एच डी 2933, एच डी 2888, एच डी 2987, डब्ल्यू एच 1081, पी बी डब्ल्यू 373, पी बी डब्ल्यू 502, पी बी डब्ल्यू 550, एच डी 2967 लगाएं।
- फसल में बीमारी का पहला लक्षण प्रकट होते ही टिल्ट 25 ई. सी. के 0.1 प्रतिशत घोल (1 मि.ली. /लीटर पानी) या बेलेटान प्रतिशत (2.5 ग्रा./लीटर पानी) का छिड़काव 15 दिन के अंतराल पर करें।
- देर से बुआई न करें।

2. कण्डवा रोग/खुली कंगियारी/श्लथ कण्ड

लक्षण: यह एक बीज जनित कवक रोग है। इस रोग से प्रभावित पौधों का सम्पूर्ण पुष्पक्रम कवक के क्लेमाइडोस्पोर्स से बने काले पाउडर में परिवर्तित हो जाता है, जिससे रोग ग्रसित पौधे काली बालियाँ पैदा करते हैं। रोगी पौधों की सभी बालियाँ काले चूर्ण का रूप ले लेती हैं और उनमें दाने नहीं बनते हैं। बाद में काला चूर्ण हवा से उड़ जाता है और केवल डंडी रह जाती है। कभी–कभी ऐसी बालियाँ भी बनती हैं, जो केवल आंशिक रूप से काले चूर्ण में बदल जाती हैं।

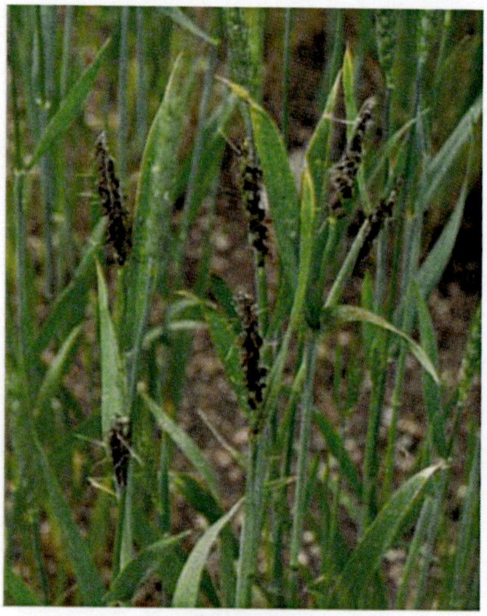

कण्डवा रोग

रोगजनक: यह रोग *अस्टिलैगो सेजिटम ट्रिटिसाइ* नामक कवक के द्वारा उत्पन्न होता है।

रोगचक्र एवं अनुकूल वातवारण: यह रोग बीज के अन्दर होता है। यह ऐसे बीज बोने से उत्पन्न होता है, जिनमें रोगजनक अन्दर सुशुप्तावस्था में हो। रोगी बीजों के अंकुरण के समय उनके भ्रूण में स्थित सुशुप्त कवकजाल भी क्रियाशील हो जाता है और पोषक के शीर्ष के साथ–साथ बढ़ता है। कवक जाल इस प्रकार प्रांकुर के द्वारा पौधे के तने से चोटी तक पहुँच जाता है और पौधों में जब फूल बनने लगते हैं तो कवकजाल वहाँ भी पहुँच जाता है और बाली निकलने के समय बीजाणु पैदा कर देता है। कंड–बीजाणु बनते समय खेत के वातावरण में असंख्य बीजाणु समूह में रहते हैं। शुष्क मौसम में फूलों के तुश भी खुले होते हैं एवं फूलों पर बीजाणुओं का पहुँचना आसान होता है। परन्तु बरसात एवं ठंडे मौसम में बीजाणु प्रकीर्णन में कमी हो जाती है और तुशों के खुले रहने की मात्रा घट जाती है। इस कारण बहुत कम बीजाणु फूल के अन्दर पहुँच पाते हैं। संक्रमण के लिए ठंडा एवं नम वातावरण अनुकूल होता है।

प्रबंधन

- रोगग्रस्त पौधों को उखाड़ कर सावधानी के साथ थैलियों में बंद करके मिट्टी में दबा देना चाहिए।

- रोगरोधी किस्में जैसे डब्ल्यू एल 711, एच डी 2009, डब्ल्यू एल 410, आदि को बोना चाहिए।
- स्वस्थ एवं प्रमाणित बीज ही बोने चाहिए।
- बिजाई से पहले बीज का उपचार फफूँदनाशक रसायन जैसे वाइटावैक्स अथवा बेविस्टीन 50 डब्ल्यू. पी. 2.5 ग्रा. अथवा रेक्सीन 1 ग्रा. प्रति कि. ग्रा. बीज की दर से करके बोएं।

३. पहाड़ी बंट या दुर्गन्धयुक्त कण्डवा

लक्षण: पहाड़ी बंट दो तरह के होते हैं। नीचा कंड इसमें रोगी पौधे स्वस्थ पौधों की तुलना में छोटे रह जाते हैं। ऊंचा कंड से प्रभावित पौधे स्वस्थ पौधों के बराबर ही ऊंचे होते हैं। बालियाँ निकलने पर यह रोग आसानी से पहचाना जा सकता है। रोगी बालियाँ जो देखने में खुली–खुली लगती हैं, स्वस्थ बालियों की अपेक्षा अधिक समय तक हरी रहती हैं। जब गेहूँ दुग्धावस्था में हो तब कंड की उपस्थिति की जाँच दाने को हाथ से दबा कर की जा सकती है। रोगी होने पर दाने से काला चिपचिपा लेई सा पदार्थ निकलता है। दाने पकने पर यह काला पदार्थ चूर्ण में बदल जाता है। रोगी खेतों तथा रोगी दानों से प्रायः सड़ी मछली (ट्राईमिथाईल अमीन) जैसी दुर्गन्ध आती है।

रोगजनक: यह रोग *टिलेसिया केरिज* एवं *टिलेशिया फोइटिडा* नामक कवकों द्वारा उत्पन्न होता है।

रोगचक्र: इस रोग का आरंभ बीज पर या मृदा स्थित बीजाणुओं से होता है, परन्तु भारत में मृदोढ़ बीजाणुओं से संक्रमण सामान्य रूप से नहीं होता। कंड–बीजाणु चिपचिपे होते हैं एवं बीज पर आसानी से चिपक जाते हैं। जब बीज जमते हैं तो कंड–बीजाणु भी अंकुरित होते हैं। बालियाँ बनते समय सर्वांगी कवक अधिक सक्रिय हो जाता है तथा दानों के आंतरिक ऊतकों में कंड–बीजाणु बनाता है।

प्रबंधन

- स्वस्थ एवं प्रमाणित बीज ही बोने चाहिए।
- बुआई के लिए सही कंड निरोधक किस्म का चुनाव करें।
- मृदोढ फफूँद कम करने के लिए खेत में निकले रोगी पौधों को उखाड़ कर एवं उनके अवशेषों को एकत्र करके जला दें।
- एक ही खेत में लगातार गेहूं की फसल न लेने से भी इस रोग के संक्रमण को कम करने में सहायता मिलती है।
- बीज को थीरम 2.5 ग्रा. प्रति कि.ग्रा. की दर से शोधित करके बोएं। वाइटावैक्स अथवा कार्बेन्डाजिम 2.5 ग्रा प्रति कि.ग्रा. बीज की दर से भी शोधन किया जा सकता है। इससे अनावृत कण्डवा और करनाल बन्ट रोगों की रोकथाम भी की जा सकती है।

4. करनाल बंट

गेहूँ का करनाल बंट रोग, जो आंशिक बंट के नाम से भी जाना जाता है, का प्रकोप भारत में सर्वप्रथम सन् 1931 में हरियाणा प्रान्त के करनाल जिले में देखा गया था। यह रोग गेहूँ की फसल के

लिये ज्यादा हानिकारक नहीं होता, अतः शुरूआत में इस रोग पर अधिक ध्यान नहीं दिया गया। लेकिन 1969–70 के दौरान उत्तरी भारत में गेहूँ की कुछ रोगग्राही प्रजातियाँ एच. डी. 2009, डब्ल्यू. एल. 711, यू. पी. 262 बोईं गईं तो करनाल बंट रोग का प्रकोप उत्तरी भारत के अनेक क्षेत्रों जैसे हरियाणा, पंजाब व उत्तर प्रदेश में देखा गया जो धीरे–धीरे दिल्ली, हिमाचल प्रदेश, जम्मू, मध्य प्रदेश, बिहार और पश्चिम बंगाल तक फैल गया। लेकिन करनाल बंट रोग का प्रकोप भारत के कुछ राज्यों जैसे महाराष्ट्र, गुजरात, उड़ीसा, असम, मेघालय, कर्नाटक, आंध्र प्रदेश, तमिलनाडू एवं केरल में आज भी नहीं देखा गया है।

यह रोग आर्थिक दृष्टि से अधिक महत्वपूर्ण नहीं है। लेकिन हमारे देश में इस रोग ने सन् 1931, 1933, 1948, 1954, 1956, 1968, 1973, 1975, 1976, 1978, 1979,1980 और 1981 में महामारी का रूप धारण कर काफी नुकसान किया। जब फरवरी–मार्च में हवा में अधिक आर्द्रता होती है तथा धीमी–धीमी वर्षा होती है और आकाश में बादल छाये रहते हैं तो करनाल बंट रोग का प्रकोप अधिक बढ़ जाता है। वर्ष 2013–14 के दौरान भी उत्तरी भारत में इस रोग के अनुकूल मौसम होने के कारण पश्चिमी उत्तर प्रदेश में करनाल बंट का प्रकोप 15 प्रतिशत तक पाया गया। अतः इस रोग का प्रकोप मौसम के अनुसार प्रतिवर्श कम या अधिक होता रहता है।

लक्षणः गेहूँ की फसल में इस रोग का संक्रमण पौधों में पुष्प आने की अवस्था में शुरू हो जाता है, लेकिन इनकी पहचान बालियों में दाना बनने के समय ही हो पाती है। पौधों की सभी बालियों तथा रोगी बाली में सभी दानों में संक्रमण नहीं होता। कुछ दाने आंशिक या पूर्ण रूप से बंट में बदल जाते हैं तथा काले पड़ जाते हैं। काले पाउडर में टीलियोस्पोर्स होते हैं। अधिक संक्रमण की अवस्था को छोड़ कर, इस रोग में भ्रूण पर कवक का कोई प्रभाव नहीं पड़ता है। बालियों में दाना पकने के समय तुशार फैल जाते हैं एवं भीतरी तुशों का भी विस्तार हो जाता है। रोग ग्रस्त दाने आंशिक रूप से काले चूर्ण में बदल जाते हैं। गहाई के बाद निकले दानों में बीच की दरार के साथ–साथ गहरे भूरे रंग के बीजाणु समूह में देखे जा सकते हैं। अधिक संक्रमण की अवस्था में पूरा दाना खोखला हो जाता है। केवल बाहरी पर्त ही शेष रह जाती है। संक्रमित गेहूँ के बीज से सड़ी हुई मछली की दुर्गन्ध आती है जो ट्राईमिथाइल अमीन नामक रसायन के कारण होती है। इस रोग में कवक की उपस्थिति पेरीकार्प तक ही सीमित होती है तथा भ्रूण एवं बीज की पिछली पर्त पर रोग के प्रकोप का कोई प्रभाव नहीं पड़ता है।

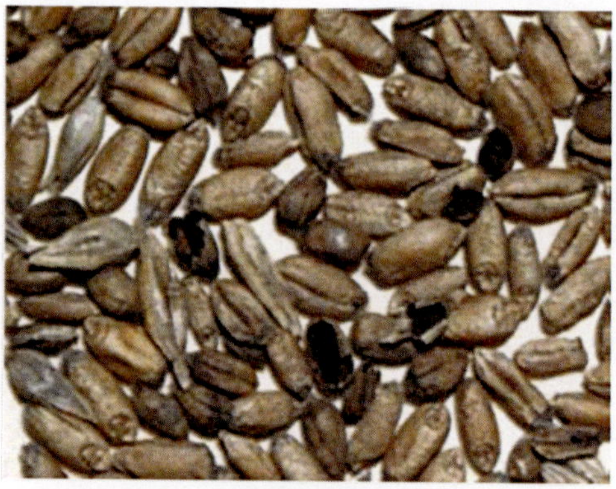

करनाल बंट

रोगजनकः यह रोग *टिलेशिया इंडिका* नामक कवक द्वारा उत्पन्न होता है।

करनाल बंट के फैलने के कारण

1. **रोग ग्राही प्रजातियों की बुआईः** भारत के गेहूँ उत्पादन राज्यों जैसे हरियाणा, उत्तर प्रदेश और पंजाब एवं दिल्ली में वर्ष 1975–76 तक सोनालिका एवं कल्याण सोना, डब्ल्यू एच 147 तथा

सी–306 किस्में ही बोई जातीं थीं जो करनाल बंट के लिये कम रोग ग्राही थीं। वर्ष 1982–83 के बाद इन प्रजातियों की जगह एच डी 2009, डब्ल्यू एल 711, तथा यू पी 262 ने ली जो इस रोग से अधिक रोग ग्राही थी। इस कारण इस रोग का प्रभाव काफी बढ़ गया।

2. **मौसम का प्रभावः** करनाल बंट रोग के फैलने के लिए अधिकतम तापमान 19 डि.से. से 23 डि. से. (1 डि.से.) तथा कम से कम तापमान 8–10 डि.से. (1 डि.से.) होता है। गेहूँ में पुष्पन (प्रफुल्लन) के समय जब मार्च में प्रचुर मात्रा में वर्षा होती है तो इस रोग के फैलने की संभावना अधिक हो जाती है। जनवरी–फरवरी में आकाश में लम्बे समय तक बादलों का छाया रहना तथा कई दिनों तक धीमी वर्षा होने से वायु में अधिक आर्द्रता भी रोग की संभावना को बढ़ा देता है।
3. सिंचित अवस्था में गेहूँ की फसल से अधिक उपज के लिए अधिक मात्रा में नाइट्रोजन उर्वरकों का प्रयोग भी इस रोग के प्रकोप को बढ़ा देता है।

प्रबंधन

फसल चक्र

- उन क्षेत्रों में जहाँ मृदा करनाल बंट रोग के टीलियोस्पोर्स से पीड़ित हो, वहाँ कम से कम पाँच वर्षों तक फसल चक्र अपनाना चाहिए।
- पलवार (मल्चिंग) एवं पॉलीथीन विधि द्वारा भूमि का तापमान बढ़ाने से टीलियोस्पोर्स का अंकुरण कम किया जा सकता है।
- सिंचाई एवं उर्वरकों का प्रयोग उचित मात्रा में करना चाहिए।
- बुआई की तिथियों को विभिन्न प्रजातियों के बाली निकलने के समय के हिसाब से निर्धारित किया जाय, जिससे टीलियोस्पोर्स के अंकुरण से फसल को कोई हानि न हो।
- रोगग्रसित बीज को एक स्थान, जिला, प्रदेश से दूसरे स्थान, जिला व प्रदेश तक नहीं ले जाना चाहिए।
- केवल साफ एवं स्वस्थ बीजों का चयन करें।
- ग्रीष्म ऋतु में गहरी जुताई करें।
- रोगग्रसित बालियों को उखाड़ कर नष्ट कर देना चाहिए।

रोग निरोधक किस्मों का उपयोगः करनाल बंट रोग को नियंत्रित करने का सबसे आसान एवं लाभकारी तरीका किसानों को (रोग रोधी) रोग निरोधक प्रजातियों, जैसे : एच डी 29, एच डी 30, पी बी डब्ल्यू 502, एच पी 1731, राज 1555, डी डब्ल्यू एज 5023, एच डी 4672, डब्ल्यू एल 1562, डब्ल्यू एच 1097, डब्ल्यू एच 1100, एम ए सी एस 3828 एवं के आर एल 283 आदि का चुनाव करना चाहिए।

रासायनिक नियंत्रणः करनाल बंट एक मृदा, बीज एवं वायु जनित रोग है। अतः रासायनिक विधि द्वारा इस रोग को नियंत्रित करना कठिन कार्य है फिर भी कुछ हद तक रासायनिक उपचारों द्वारा इसे नियंत्रित किया जा सकता है।

- **बीजोपचार विधिः** कुछ रासायनों जैसे थीरम, जीनेव, औरियोफन्जिन, ऑक्सीकार्वोक्सिन, वेनोमिल, वीटावेक्स 2.5 ग्रा. प्रति कि.ग्रा. बीज की दर से बोने से पहले बीजोपचार करें। बीजोपचारित बीज को खाने के लिये एवं अंकुरित बीज को पशुओं के चारे के रूप में इस्तेमाल नहीं करना चाहिए।

- **पत्तियों पर छिड़काव विधिः** रासायनों जैसे मेंकोजेव (0.25 प्रतिशत), कार्बेन्डाजिम (0.1 प्रतिशत), ट्राईएडिमेफोन (0.2 प्रतिशत) या प्रोजिकोनेजोल (टिल्ट 0.1 प्रतिशत) का पुष्प निकलने की अवस्था में अथवा प्रथम छिड़काव फरवरी के प्रथम सप्ताह में और दूसरा छिड़काव फरवरी के दूसरे सप्ताह में करना चाहिए।

जैविक नियंत्रणः गेहूँ की फसल में *ट्राइकोडर्मा विरिडी* 5 ग्रा. प्रति लीटर पानी की दर से पहला छिड़काव खड़े पत्ते की अवस्था में तथा दूसरा छिड़काव वूट लीफ अवस्था में लाभदायक होता है।

5. ध्वज कंड

लक्षणः इस रोग में पत्तियों पर चाँदी के रंग के लम्बे बीजाणुधानी पुंजों के रूप में दिखाई पड़ते हैं जो कवक के गहरे भूरे रंग के बीजाणुओं से भरे होते हैं। पत्तियों पर लम्बी काली धारियाँ शिराओं के सामानान्तर बनती हैं। पत्तियाँ ऐठ जाती हैं और ध्वज पत्ती काली होकर मुरझा जाती है। ऐसी पत्तियाँ शीघ्र ही सूख जाती हैं। प्रायः रोगग्रस्त पौधों की बालियों में दाने विकसित नहीं होते और वे समय से पहले ही मर जाते हैं।

रोगजनकः यह रोग *यूरोसिसटिस एग्रोपाइराई* नामक कवक द्वारा उत्पन्न होता है।

रोगचक्रः यह रोग मिट्टी एवं बीज से उत्पन्न होता है। कंड–बीजाणु बीज एवं भूसे के साथ लग जाते हैं और मिट्टी के साथ खेत में फैलते हैं। कवक के बीजाणु जमीन में कई वर्षों तक जीवित रह सकते हैं। ये बीजाणु उगते हुये पौधों में संक्रमण करते हैं। इसके बाद पत्तियाँ, पर्णच्छद एवं अन्य भागों में कंड–बीजाणु बनाते हैं। बुआई के समय अधिक नमी वाले खेतों में यह रोग अधिक होता है। गहरी बुआई से संक्रमण अधिक होने की संभावना इसलिए होती है कि उगता हुआ बीज भूमि में अधिक समय तक रहता है एवं रोगजनक को संक्रमण करने के लिए अधिक अवसर प्राप्त हो जाता है।

प्रबंधन

- देर से बिजाई न करें।
- बीज को बेविस्टीन 2.5 ग्रा. प्रति कि. ग्रा. बीज से उपचारित करें।
- जिन खेतों में बीमारी का प्रकोप होता है, वहाँ बिजाई के तुरन्त बाद सिंचाई करें।
- रोगग्रस्त पौधों को निकाल कर नष्ट कर दें।
- रोगप्रतिरोधी किस्में जैसे पी डी डब्ल्यू 237, राज 1555 एवं डब्ल्यू एच 896 आदि का प्रयोग करें।
- अन्य फसलें जो इस कवक की परपोषी नहीं है, के साथ फसल चक्र अपनाएं।

6. चूर्णिल आसिता

लक्षण: इस रोग के लक्षण पत्तियों, तने, आच्छद एवं बालियों पर सलेटीपन लिए सफेद चूर्ण के साथ दिखाई पड़ते हैं। रोग से प्रभावित पौधों पर फरवरी माह के शुरू में पत्तियों की ऊपरी सतह पर सफेद तथा भूरे रंग की फफूँद दिखाई पड़ती है। बाद में इनके चारों ओर सफेद आटे जैसा चूर्ण फैल जाता है। अनुकूल अवस्था में इस प्रकार का चूर्ण तने और बालियों पर भी दिखाई पड़ता है। तापमान बढ़ने पर उनमें पिन की ऊपरी घुंडी की आकृति के गहरे रंग के क्लीस्टोथीसिया बन जाते हैं।

रोगजनक: यह रोग *इरीसायफी ग्रेमिनिस ट्रिटिसाई* नामक कवक द्वारा उत्पन्न होता है।

रोगचक्र: जहाँ पर अनुकूल अवस्था होती है, वहाँ इस रोग का वार्षिक आवर्तन भूमि में पड़े क्लीस्टोथीसियम के द्वारा होता है। नई फसल पर रोग का प्राथमिक संक्रमण स्थायी क्लीस्टोथीसियम से निकले ऐस्कोबीजाणुओं के द्वारा होता है। ऐस्कोबीजाणु भूमि से उड़ कर स्वस्थ भागों पर पहुंच कर संक्रमण करते हैं। क्लीस्टोथीसियम भूमि में 13 वर्ष जीवित रह सकते हैं।

प्रबंधन

- रोगप्रतिरोधी किस्में जैसे एच पी डब्ल्यू 251, एच एस 240, एच डी 4672, वी एल 892 उगाएं।
- रोग का प्रकोप होते ही संक्रमित होने से दाने बनने की अवस्था तक 0.1 प्रतिशत प्रोपीकोनेजोल (टिल्ट 25 ई. सी.) का पत्तियों पर छिड़काव करें।
- छायादार खेत में गेहूं की बुआई न करें।

7. पर्ण झुलसा

लक्षण: पत्तियों पर बहुत छोटे, गहरे भूरे रंग के पीले प्रभामंडल से घिरे धब्बे बनते हैं, जो बाद में परस्पर मिल कर पर्ण झुलसा उत्पन्न करते हैं। संक्रमित पत्तियाँ जल्दी सूख जाती हैं और खेत दूर से झुलसा हुआ दिखाई देता है। संक्रमित बाली में भूरे धब्बे वाले दाने विकसित हो जाते हैं।

रोगजनक: यह रोग अनेक कवकों (*बाईपोलेरिस सोरेकिनियाना, पायरेनोफोरा ट्रिटिसाई रीपेंटिस* एवं *अल्टानेरिया ट्रिटिसाईना*) के द्वारा उत्पन्न होता है।

प्रबंधन

- रोग प्रतिरोधी किस्में जैसे कि वी एल 738, एच एस 277, एच डी 2189, एच डी 2687, एच डी 2733 उगाएं।
- बुआई से पहले बीज का उपचार कार्बोक्सिन (वीटावैक्स 75 डब्ल्यू. पी.) का 2.5 ग्राम/किग्रा. बीज की दर से करें।
- फसल पर 0.1 प्रतिशत प्रोपीकोनेजोल 25 ई. सी. का छिड़काव करें।

धान के प्रमुख रोगों का निदान

बिन्देश्वरी प्रसाद, सौरभ दीक्षित, कुमुद सिंह एवं आलोक पाण्डेय

फसल अनुसंधान केन्द्र मसौधा, नरेन्द्र देव कृषि एवं प्रौ. विश्वविद्यालय, कुमारगंज-224 229, फैजाबाद, उ.प्र.

धान विश्व की एक प्रमुख खाद्यान्न फसल है, जो पूरे विश्व की आधी से ज्यादा आबादी को भोजन प्रदान करती है। भारत में धान की खेती लगभग 450 लाख हे. क्षेत्रफल में की जाती है, जिसका विस्तार तमिलनाडु के समुद्र तट से लेकर कश्मीर की पहाड़ियों तक तथा गुजरात से अरूणाचल प्रदेश तक फैला है। घटती हुई जोत एवं कृषि श्रमिकों की अनुपलब्धता तथा जैविक एवं अजैविक कारकों के कारण धान की उत्पादकता बढ़ाना एक कठिन कार्य है। जैविक घटकों में विभिन्न प्रकार के कीड़े मकोड़े एवं रोग व्याधियाँ मुख्य हैं। प्रमुख रोगों में जीवाणु अंगमारी, पर्णच्छंद अंगमारी, झोका, भूरा धब्बा रोग, मिथ्या कंडुआ रोग एवं टुंग्रो शामिल है।

1. पर्ण झुलसा अथवा शीथ झुलसा

पूर्व में इस बीमारी को अधिक महत्व का नहीं माना जाता था, परन्तु अधिक पैदावार देने वाली एवं अधिक उर्वरक उपभोग करने वाली प्रजातियों के विकास के साथ अब यह बीमारी धान के रोगों में अपना प्रमुख स्थान रखती है। यह उपज में 50 प्रतिशत तक नुकसान कर सकती है।

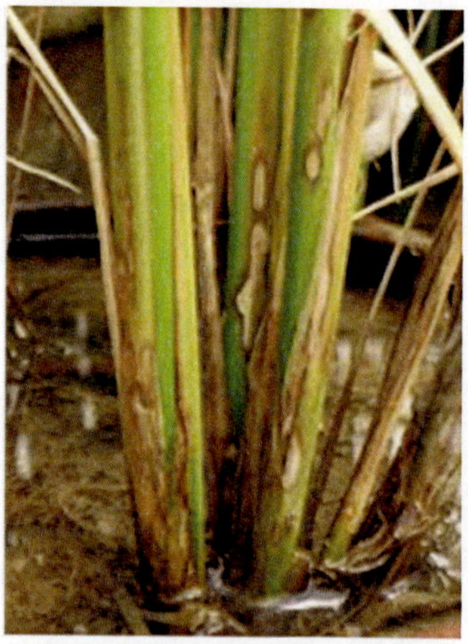

शीथ झुलसा रोग

लक्षणः इस रोग का संक्रमण नर्सरी से ही दिखाई देना आरम्भ हो जाता है, जिससे पौधे नीचे से सड़ने लगते हैं । मुख्य खेत में यह लक्षण कल्ले बनने की अंतिम अवस्था मे प्रकट होते हैं। लीफ शीथ पर जल सतह के ऊपर से धब्बे बनने शुरु होते हैं। इन धब्बों की आकृति अनियमित (वृताकार से दीर्घ वृत्ताकार एवं आयताकार) तथा किनारा गहरा भूरा व बीच का भाग हल्के रंग का होता है। पत्तियों पर घेरेदार धब्बे बनते हैं जिनका आकार 3×1 सें.मी. होता है। अनुकूल परिस्थितियों में कई छोटे छाटे धब्बे मिल कर बड़ा धब्बा बनाते हैं। परिणामस्वरुप शीथ, तना, ध्वज पत्ती पूर्ण रूप से ग्रसित हो जाती है तथा पौधे मर जाते हैं। खेतों में यह रोग अगस्त एवं सितम्बर में अधिक तीव्र दिखता है। संक्रमित पौधों में बाली कम निकलती हैं तथा दाने भी नहीं बनते हैं। संक्रमण के एक सप्ताह बाद कवक (फफूँदी) तन्तु पर स्कलेरोशिया दिखाई देता है जो आसानी से अलग हो जाता है और ये जमीन में पड़े रहते हैं। ये कवक अगली फसल में प्राथमिक संक्रमण करते हैं।

रोगजनकः यह रोग *राइजोक्टोनिया सोलेनाई* नामक कवक के द्वारा होता है।

रोग चक्र एवं अनुकूल वातावरणः रोगकारक मिट्टी में स्क्लेरोशिया के रूप में या पौधों के ठूंठ पर रहता है, जो कृषि क्रियाओं द्वारा एक से दूसरे स्थान पर पहुँचता है। यह फफूँदी विभिन्न प्रकार के खरपतवारों पर उगती है एवं प्राथमिक संक्रमण के लिए उत्तरदायी होती है। इस प्रकार धान के खेतों में पड़े सुशुप्त फफूँदी अथवा कभी–कभी मेंड़ो पर उगे खरपतवारों पर जीवित फफूँदी भी संक्रमण उत्पन्न करती है। बीमारी के फैलाव के लिये सापेक्ष आर्द्रता, वर्षा तथा तापमान मुख्य भूमिका निभाते हैं। बीमारी का क्षैतिज फैलाव का सापेक्ष आर्द्रता से जबकि ऊर्ध्वाधर फैलाव का वर्षा की मात्रा से धनात्मक सम्बन्ध है। लगभग 23 से 34 डि.से. तापमान संक्रमण के लिये अनुकूल होता है।

प्रबंधन

धान के बीज को *स्यूडोमोनास फ्लारेसेन्स* की 10 ग्राम अथवा ट्राइकोडर्मा 4 ग्राम प्रति किग्रा. बीज की दर से उपचारित करके बुआई करें।

- फसल अवशेशों को नष्ट कर देना चाहिए।
- फसल को खरपतवारों से मुक्त रखना चाहिए साथ ही साथ मेड़ों की सफाई अवश्य करें।
- संतुलित उर्वरक का प्रयोग करना चाहिए।
- नाइट्रोजन उर्वरकों को दो या तीन बार में डालना चाहिए।
- धान की रोगरोधी प्रजातियों का चयन करें – उन्नत सांभा मसूरी, एन. डी. आर 359 एवं उन्नत पी. बी.1।
- शुद्ध एव असंक्रमित बीजों का ही प्रयोग करें।
- मुख्य खेत एव मेड़ों को खरपतवार से मुक्त रखें।
- संतुलित उर्वरक का प्रयोग करें।
- आवश्यकतानुसार खेतों से जल निकासी का प्रबंध करें।
- खेत में रोग के लक्षण दिखाई देने पर नाइट्रोजन उर्वरक का प्रयोग रोक दे।
- रोग के लक्षण खड़ी फसल में दिखाई देने पर निम्नलिखित किसी एक रसायन का प्रयोग करे । इनका 10 से 15 दिन के अंतराल पर दो छिड़काव करना चाहिए। कार्बेन्डाजिम 1 किग्रा. प्रोपीकोनाजोल 1 लीटर, हेक्साकोनाजोल 2.0 लीटर, वालीडैमाइसीन 3एल, 2.5 लीटर मात्रा को 800–1000लीटर पानी मे घोल बना कर प्रति हैक्टर की दर से छिड़काव करना चाहिए।

2. झोंका रोग

लक्षणः इस रोग के लक्षण पौधे के सभी वायवीय भागों पर दिखाई देते हैं, परन्तु सामान्य रूप से पत्तियाँ और पुष्पगुच्छ की ग्रीवा रोग से अधिक प्रभावित होती हैं। प्रारम्भिक लक्षण के रूप में नर्सरी में पौध की

पत्तियों पर नाव जैसे अथवा आँख जैसे धब्बे प्रकट होते हैं। यह धब्बे 0.5 से.मी. से लेकर कई से.मी. तक लम्बे होते हैं और इनके किनारे भूरे लाल रंग के तथा मध्य भाग श्वेत धूसर अथवा राख जैसे रंग का होता है। पौधे की रोपाई के बाद लक्षण खेत में पौधों पर कई स्थानों पर दिखाई देतें हैं और कल्ले फूटने के साथ सम्पूर्ण फसल पर फैल जाते हैं। बाद में धब्बे आपस में मिल कर पौधे के समस्त हरे भागों को ढक लेते हैं, जिससे फसल जली हुई प्रतीत होती है।

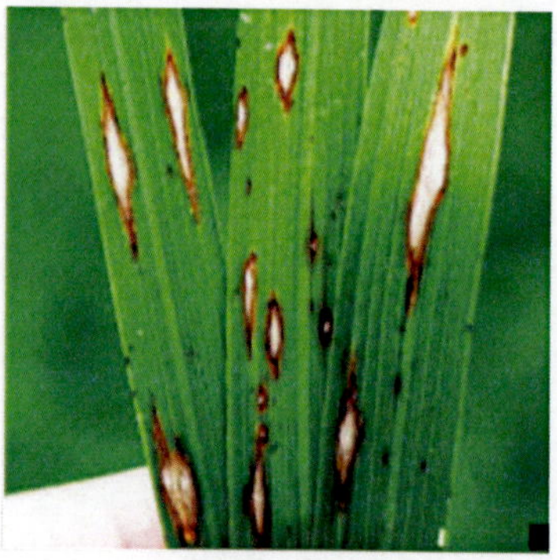

झोंका रोग

रोग के लक्षण स्तम्भ संधि स्तम्भ नोड और तुशनिपत्र पर भी दिखाई देते हैं। इन पर भूरे से काले धब्बे बनतें हैं। तना पर यह काला रंग 1 या 2 से.मी. तक दोनों ओर फैल सकता है। बाली के बाहर निकलने पर कुछ पुष्पगुच्छ ग्रीवा में संक्रमण होता है और ग्रीवा का रोगी भाग सिकुड़कर काला हो जाता है तथा इस भाग को धूसर कवक जाल ढक लेता है। यह अवस्था ग्रीवा संक्रमण अथवा ग्रीवा विगलन के नाम से जानी जाती है। यदि इस प्रकार का संक्रमण आरंभ में ही हो जाता है तब बाली सीधी निकलती है और इसमें दाने आंशिक अथवा पूरी तरह नहीं बनते हैं, परन्तु जब यह संक्रमण बाली में दाने बनने के बाद होता है तो ग्रीवा ऊतकों की मृत्यु के कारण बाली टूट कर नीचे लटक जाती है। ऐसी बालियों को खेत में दूर से देखा जा सकता है तथा रोग की इस अवस्था में अधिकतम हानि होती है।

रोग जनकः यह रोग *मैगनीपारथी गराइसीया* नामक कवक के द्वारा उत्पन्न होता है।

प्रबन्धन

- बीज का चयन रोग रहित फसल से करना चाहिए।
- फसल की कटाई के बाद खेत में रोगी पौधों के अवशेषों एवं डंठों इत्यादि को एकत्र करके नष्ट कर देना चाहिए।
- उपचारित बीज ही बोना चाहिए। इसके लिए थीरम 75% की 2.5 ग्रा. अथवा कार्बेण्डाजिम 50% डब्ल्यू पी की 2.0 ग्राम प्रति किग्रा. बीज की दर से उपचार करना चाहिए।
- इस बीमारी के नियंत्रण के लिए निम्न में से किसी एक रसायन को प्रति है. 500 – 550 लीटर पानी में घोल कर छिड़काव करना चाहिए। कार्बेण्डाजिम 50% डबलू. पी. – 500 ग्राम, एडीफेनफास 50% ई. सी.– 500 मि.ली., हेक्साकोनाजोल 5.0% ई.सी. – 1 लीटर, प्रोपीकोनाजोल 25% ई. सी. – 500 मि.ली.

3. भूरा धब्बा रोग

लक्षणः मुख्य रूप से यह रोग पत्तियों, पर्णछन्द तथा दानों पर आक्रमण करता है। पत्तियों पर गहरे कत्थई रंग के गोल अथवा अण्डाकार धब्बे बन जाते हैं। इन धब्बों के चारों तरफ पीला घेरा बन जाता है तथा मुख्य भाग पीलापन लिए हुए कत्थई रंग का होता है तथा पत्तियाँ झुलस जाती हैं। दानों पर

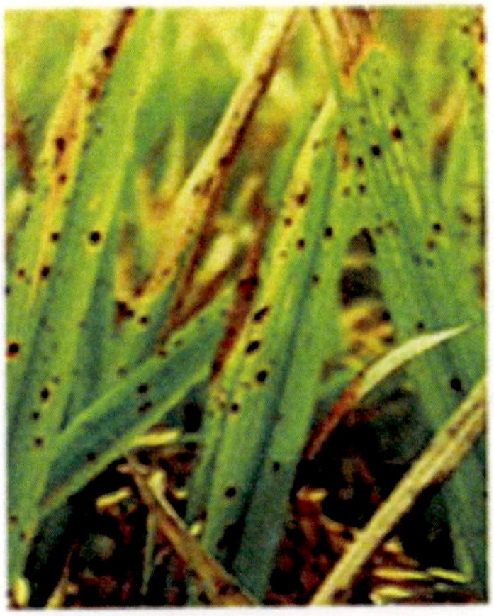

भूरा धब्बा रोग

भी भूरे रंग के धब्बे बनते हैं। इस रोग का आक्रमण पौध अवस्था से दाने बनने की अवस्था तक होता है।

रोगजनक: यह रोग *ड्रेक्सलेरा ओराइजी* नामक कवक के द्वारा उत्पन्न होता है।

प्रबंधन: इस रोग की रोकथाम के लिए मैंकोजेब की 2.5 ग्राम दवा प्रति ली. पानी में घोल बना कर छिड़काव करना चाहिए।

4. जीवाणुज पर्ण अंगमारी एवं जीवाणुधारी झुलसा

लक्षण: जीवाणु झुलसा के लक्षण धान के पौधे में दो अवस्थाओं में दिखाई देते हैं। पर्ण झुलसा एवं विल्ट अवस्था, जिसमें पर्ण झुलसा अधिक व्यापक है। इनके लक्षण धान में नर्सरी अवस्था से लेकर बालियाँ निकलते समय तक कभी भी दिखाई दे सकते हैं। सामान्यत: यह रोग पौधों में कल्ले बनने की अंतिम अवस्था से बाल निकलते समय अधिक स्पष्ट होते हैं तथा अधिक नुकसान भी पहुँचाता है। इस रोग में पत्ती के एक अथवा दोनों किनारों पर एवं मध्य शिरा के साथ पनीले पारभासक धब्बे बनने आरंभ होते हैं। धीरे–धीरे ये धब्बे बढ़ कर धारियों का रूप ले लेते हैं, जो पीले से सफेद रंग के दिखाई देते हैं। इन धारियों का किनारा लहरदार होता है। अनुकूल मौसम और अधिक नमी में ये धब्बे बीच की तरफ तीव्र गति से बढ़ कर संपूर्ण पत्ती को प्रभावित करते हैं, जिससे पत्तियाँ मुड़ जाती हैं। ग्रसित भाग से जीवाणुयुक्त स्राव बूंदों के रूप में निकलता है। यह स्राव सूख कर कठोर हो जाता है और पीले कणों अथवा पपड़ी के रूप में दिखाई देता है। पौधों के संवहनी बंडल जीवाणु द्वारा भर जाते हैं और पौधों की मृत्यु हो जाती है। उत्तर भारत में इस रोग के लक्षण धान के खेत में अगस्त एवं सितम्बर में दिखाई देते हैं। ग्रसित पौधों में बालियाँ और दाने कम बनते हैं।

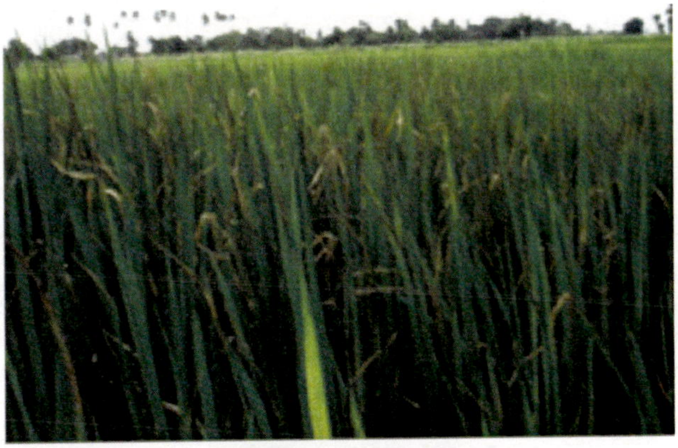

जीवाणुज पर्ण अंगमारी

विल्ट अथवा करेसेक अवस्था: इस अवस्था में ग्रसित पौधों की पत्तियाँ सिकुड़ कर मुड़ जाती हैं, जिसके फलस्वरूप पूरी पत्ती मुरझा जाती है तथा कभी–कभी तना बेधक कीट द्वारा ग्रसित पौधे के

समान लक्षण दिखाई देता है। परन्तु ऊपर खींचने पर आसानी से शीथ के बाहर नहीं निकलती है, जो म्लानि अवस्था संक्रमण का संकेत है।

जीवाणुधारी झुलसा रोगः इस रोग का रोगजनक जीवाणु है यह पौधे के ऊपरी हरे भागों पर दिखाई देता है, जिसमें पत्तियों पर कत्थई रंग की लंबी–लंबी (1–10 सें.मी. तक) धारियाँ नसों के बीच बन जाती हैं। इसमें पीले रंग का जीवाणु स्राव पत्ती पर दिखाई देता है। ये धारियाँ एक दूसरे से सट कर पूरी पत्ती पर दिखाई देती हैं, जिसके फलस्वरूप पत्ती सूख जाती है। तीव्र संक्रमण में शीथ एवं बीज भी प्रभावित होता परन्तु ये लक्षण कम स्पष्ट होते हैं।

रोगजनकः यह रोग *जैन्थोमोनास ओराइजी पैथावार ओरइजीकोला* नामक जीवाणु से होता है।

रोग चक्र एवं अनुकूल वातावरण

प्राथमिक संक्रमण बीज के अन्दर एवं सतह पर चिपके जीवाणुओं द्वारा होता है। मृदा में, रोगी पौध अवशेषों, खरपतवारों एवं ठूंठ आदि पर भी जीवाणु कई महीनों तक जीवित रहते हैं। रोग का संक्रमण खेत में रोगी पौधे की पत्तियाँ से स्वस्थ्य पत्तियों पर हो जाता है। ये जीवाणु कीट, वायु एवं स्पर्श द्वारा पूरे खेत में फैल जाते हैं। जीवाणु पत्तियों के रन्ध्रों द्वारा अथवा घावों द्वारा भीतर प्रवेश करके रोग उत्पन्न कर देते हैं।

प्रबंधन

- बीजों को 12 घंटे तक 0.25 प्रतिशत एग्रीमाइसीन के जलीय घोल में एवं 0.05 प्रतिशत सेरेसान के घोल से उपचारित करके फिर बीजों को 30 मिनट के लिए 52–54 डि.से. तापमान वाले जल में रखने से सभी जीवाणु मर जाते हैं। या, बीजों को 8 घंटे तक सेरेसान (0.1 प्रतिशत) और स्ट्रप्टोसाइक्लिन (0.3 ग्रा0) के 2.5 लीटर जल से उपचारित करना चाहिये।
- बीजों को जैविक पदार्थों जैसे –*स्यूडोमोनास फ्लोरेसेन्स* 10 ग्राम प्रति कि.ग्रा. बीज की दर से उपचारिक करके बुआई करनी चाहिए।
- रोपाई से पूर्व एक कि.ग्रा. *स्यूडोमोनस फ्लोरेसेन्स* को आवश्यकतानुसार पानी के घोल मे एक एकड़ के लिए पौधे की जड़ को एक घंटे तक डुबो कर (उपचारित) करके लगाएं अथवा एक किग्रा स्यूडोमोनास फ्लोरेसेन्स को 50 किग्रा रेत या गोबर की खाद में मिला कर एक एकड़ खेत मे रोपाई से पूर्व फैला दें। पौधों को रोपाई के पूर्व 0.5 प्रतिशत ब्लाइटाक्स 50 के घोल से उपचारित करके रोपाई करनी चाहिए।
- खेत में रोग दिखाई देने पर *स्ट्रेप्टोसाइक्लिन* 15 ग्राम +500 ग्राम कॉपर ऑक्सीक्लोराइड को 500 लीटर पानी मे घोल कर प्रति हैक्टर की दर से छिड़काव करना चाहिए। आवश्यकतानुसार दूसरा छिड़काव 10–15 दिन बाद करें।

5. मिथ्या कंडुआ

लक्षण: इस रोग के लक्षण पौधों की बालियों में केवल दानों पर ही दिखाई देते हैं। रोगजनक के फलनकायों के विकसित हो जाने के कारण बाली में कहीं–कहीं बिखरे हुए दाने बड़े मखमल के समान चिकने हरे समूह में बदल जाते हैं। यह हरे समूह वास्तव में कवक के स्क्लेरोशियम पिंड होते हैं जो अनियमित रूप में गोल अण्डाकार होते हैं, कभी–कभी इनका व्यास सामान्य से दुगुने से भी अधिक हो जाता है तथा नाप में 0–8 सें.मी. 1.0 सें.मी. के होते हैं। इनका रंग बाहरी ओर नारंगी पीला एवं मध्य में लगभग सफेद होता है। बाली में कुछ ही दाने प्रभावित होते हैं।

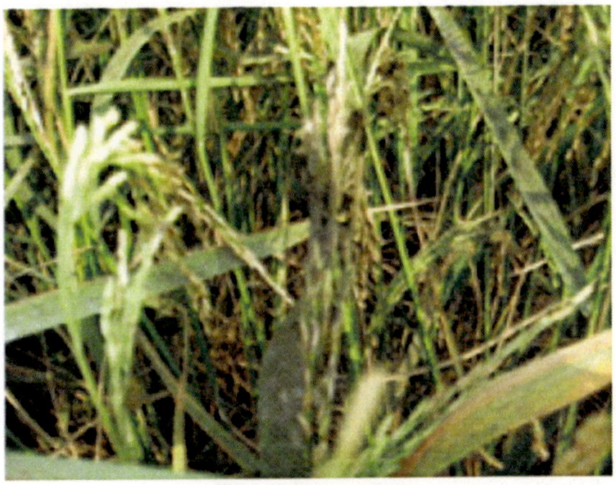

मिथ्या कंडुआ रोग

रोगजनक: यह रोग *आस्टिलेजीनोइडीय वाइरेन्स* नामक कवक से उत्पन्न होता है।

प्रबंधन: इस रोग के नियंत्रण के लिए प्रोपीकोनाजोल 1 मिली/लीटर पानी अथवा नाटिबों 75 डब्ल्यू. जी. 0.4 ग्राम/लीटर पानी की दर से 50% पी. ई अवस्था पर छिड़काव करना चाहिए।

6. सफेदा रोग

लक्षण: यह रोग लौह तत्व की कमी के कारण नर्सरी में अधिक लगता है। नई पत्ती कागज के समान सफेद रंग की निकलती है।

प्रबंधन: इसके नियंत्रण हेतु 5 किग्रा. फेरस सल्फेट को 20 किग्रा. यूरिया अथवा 2.50 किग्रा. बुझे हुए चूने को प्रति है. लगभग 1000 लीटर पानी में घोल का छिड़काव करना चाहिए।

7. खैरा रोग

लक्षण: यह रोग जिंक की कमी के कारण होता है। इस रोग में पत्तियाँ पीली पड़ जाती हैं जिस पर बाद में कत्थई रंग के धब्बे बन जाते हैं।

प्रबंधन: इसके नियंत्रण के लिए जिंक सल्फेट 20–25 किग्रा. प्रति है. की दर से बुआई/रोपाई से पूर्व आखिरी जुताई पर भूमि में मिला कर डालने से खैरा रोग का प्रकोप नहीं होता है। खड़ी फसल में लक्षण दिखाई पड़ने पर 5 किग्रा. जिंक सल्फेट को 20 किग्रा. यूरिया अथवा 2.50 किग्रा. बुझे हुए चूने को प्रति है. 1000 लीटर पानी में घोल कर छिड़काव करके खैरा बीमारी को नियंत्रित किया जा सकता है।

गन्ने की प्रमुख बीमारियों की पहचान एवं प्रबंधन

एस.के. दत्तमजुमदार

फसल सुरक्षा विभाग, भा.कृ.अ.प.-भारतीय गन्ना अनुसंधान संस्थान, दिलकुशा, लखनऊ-226 002, उ.प्र.

भारत के अधिकांश क्षेत्रों में गन्ना उगाया जाता है। गन्ने की खेती करीब 5.0 मिलियन है. क्षेत्र में होती है। गन्ना एक व्यावसायिक फसल है, जिससे चीनी, गुड़, शीरा और खोई इत्यादि बनाया जाता है। रस निकालने के बाद गन्ने की खोई (ठोस अवशेष) का गन्ना और रस के प्रसंस्करण के लिए चीनी मिल में ऊर्जा उत्पादन के लिए उपयोग किया जाता है। वर्तमान में खोई से उत्पन्न अतिरिक्त बिजली की राष्ट्रीय विद्युत ग्रिड को आपूर्ति की जाती है। चीनी के क्रिस्टलीकरण के बाद केंद्रित रस का तरल (शीरा) इथेनॉल (शराब) उत्पादन के लिए प्रयोग किया जाता है । इथेनॉल अब ऑटोमोबाइल में पेट्रोल के साथ सम्मिश्रण के लिए सबसे अधिक अक्षय ऊर्जा का स्रोत बन गया है। हमारे देश में वर्तमान में 5 प्रतिशत इथेनॉल मिश्रित होता है जो वर्ष 2017 तक 20 प्रतिशत की वृद्धि किया जाना प्रस्तावित है।

दुनिया के चीनी उत्पादन का 1/6 भाग के आसपास भारत अकेला ही खपत करता है। इस प्रकार से भारतीय समाज, कृषि और भारतीय अर्थव्यवस्था में गन्ना एक विशेष स्थान रखता है। भारत के उपोष्णकटिबंधीय क्षेत्रों में गन्ना 5 या 6 मानसून पूर्व सिंचाई एवं फसल परिपक्वता से पहले एक या दो सिंचाई के साथ एक सीमित सिंचित फसल के रूप में ज्यादातर क्षेत्रों में उगाया जाता है। हालाँकि उपोष्णकटिबंधीय क्षेत्र में मानसून की बारिश फसल–विकास के दौरान गन्ने की पानी की आवश्यकता पूरी करती है।

हानिकारक बीमारियाँ गन्ने के अंकुरण के साथ शुरू हो जाती हैं, जो फसल की कटाई तक रहती हैं। इस प्रकार से गन्ने की फसल में अंकुरण से लेकर फसल की कटाई तक कई रोग लगे रहते है। प्रारंभिक अवस्था की बीमारियों से अंकुरण में कमी आ जाती है, किल्ले कम निकलते हैं, गन्ने पतले एवं छोटे रह जाते हैं, पत्तियाँ पीली पड़ कर सूख जाती हैं और तने सड़ जाते हैं। इन कारणों से पैदावार में कमी आ जाती है और किसानों को नुकसान होता है। गन्ने के रस की गुणवत्ता पर प्रतिकूल प्रभाव पड़ता है और चीनी की परता कम हो जाती है। इससे चीनी उद्योग को भी काफी नुकसान होता है। इन रोगों के कारण गन्ने की बहुत–सी उन्नतशील जातियाँ जिनकी पैदावार अच्छी थी और चीनी का परता भी अच्छा मिलता था, वे अब गन्ने की खेती के लिए उपयुक्त नहीं रही तथा इन प्रजातियों की बुआई छोड़नी पड़ी।

भारत में गन्ने में मुख्य रूप से आठ रोग लगते हैं जिनसे फसल को बहुत नुकसान होता है। ये सभी रोग बीमार गन्ना बोने से पैदा होते हैं।

1. लाल सड़न

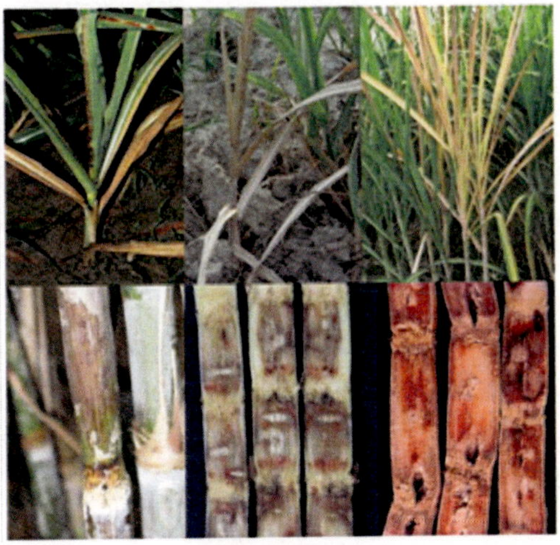

लाल सड़न रोग

लक्षणः रोगग्रस्त बीज बोने पर उसका अंकुरण कम होता है। जिन गन्नों का अंकुरण होता है, उनमें कुछ में किल्ला स्तर पर रोग प्रकट होने से पौधे मर जाते हैं। इस रोग के मुख्य लक्षण वर्षा ऋतु शुरू होने पर जुलाई में दिखाई देने लगती हैं। रोग ग्रसित थान पूरा या इसके कुछ पौधे अचानक पीले पड़ कर सूखने लगते हैं। रोग ग्रसित गन्ने के तने बदरंग हो जाते हैं। ऐसे रोग ग्रसित गन्ने के तने को मध्य से चीर कर देखने पर उसके अन्दर के ऊतकों का रंग लाल होता है और उसमें जगह–जगह चौड़ाई में सफेद धब्बे दिखाई देते हैं। रोगग्रस्त ऊतकों से सड़े सिरके जैसी गन्ध आती है। इस रोग का एक विशेष लक्षण है कि गांठें सड़ जाती हैं। बाद में रोगग्रसित गन्ने के ऊतकों का रंग भूरा हो जाता है और गन्ना अन्दर से खोखला हो जाता है। रोगग्रसित गन्ने के सूखने पर उनकी गांठों एवं पोरी की बाह्य त्वचा पर अनेक छोटे–छोटे काले बिन्दु (एसरबुलाई) दिखाई पड़ते हैं। इनमें रोगजनक के बीजाणु (कोनीडिया) भरे होते हैं जो वर्षा ऋतु में रोग के द्वितीय संक्रमण में सहायक होते हैं।

रोगजनकः यह रोग *कोलेटोट्राइकम फालकेरम* नामक कवक के द्वारा उत्पन्न होता है।

रोगचक्र एवं अनुकूल वातावरणः इस बीमारी का प्राथमिक संक्रमण रोगग्रस्त बीज बोने से होता है एवं द्वितीयक संक्रमण वर्षा ऋतु या उससे पूर्व स्पिन्डल (चोटी) संक्रमण से होता है। इसमें खुलने वाली पत्ती के पीछे मध्यशिरा की सतह पर लाल सड़न रोग के लक्षण प्रकट होते हैं और मध्यशिरा की निचली सतह पर एक सप्ताह में असंख्य कोनीडिया बन जाते हैं। ये कोनीडिया हवा या पानी के द्वारा फैलकर आस–पास के स्वस्थ्य पौधों को रोगग्रस्त कर देते हैं। जलभराव की स्थिति में यह रोग तेजी से फैलता है।

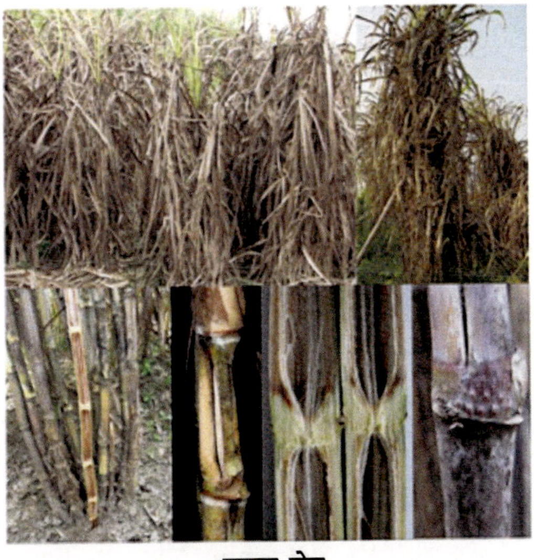

उकठा रोग

2. उकठा (विल्ट)

लक्षण : उकठा एक घातक बीमारी है, जो पूरे गन्ने को सूखा देता है। इसका प्रभाव वर्षा ऋतु के बाद ही देखने को मिलता है, जिसे जनवरी–फरवरी तक देखा जा सकता है। यद्यपि इस बीमारी की शुरूआत बरसात में ही हो जाती है। बरसात में रोगग्रस्त थान में एक–दो गन्ने की पत्तियाँ पीली पड़ने लगती हैं और

धीरे–धीरे पूरा थान पीला हो जाता है। पहले निचली पत्तियाँ पीली पड़ती हैं और सूख कर टूट जाती हैं। इस पत्ती के ऊपर बहुत सारे कवक एवं बीजाणु रहते हैं, इसीलिए दूर से ही एक कालापन नजर आता है। सूखे हुए गन्ने की पोरी अन्दर से खोखली हो जाती है तथा इस रोग में गन्ना पिचक जाता है । बाद में गन्ना खोखला होकर फट जाता है तथा बहुत हल्का हो जाता है।

रोगजनकः यह रोग *फ्युजेरियम सैकैरी* नामक कवक के द्वारा उत्पन्न होता है।

3. कंडुवा (स्मट)

लक्षणः गन्ने का कंडुवा रोग सबसे आसानी से पहचाना जा सकता है इसमें गन्ने की चोटी से एक चाबुकनुमा संरचना निकल आती है जो शुरूआत में एक सफेद झिल्ली से ढकी रहती है। बाद में जब झिल्ली फट जाती है तब अन्दर से कंडुआ रोग के बीजाणु निकल आते हैं जो हवा द्वारा फैल जाते हैं। रोगग्रस्त गन्ना लगाने से यह बीमारी ढ़ाई महीने (मई से शुरूआत) के बाद दिखने लगती है। इस समय जो बीजाणु निकलते हैं वो द्वितीय संक्रमण करते हैं। इस बीमारी में पूरे वर्श में कुछ न कुछ ह्वीफ निकल आते हैं। कंडुआ ग्रसित गन्ने की पत्ती धीरे–धीरे छोटी, पतली और नुकीली हो जाती है एवं गन्ना पतला हो जाता है और तेजी से बढ़ता है जैसे गन्ना फूल रहा हो।

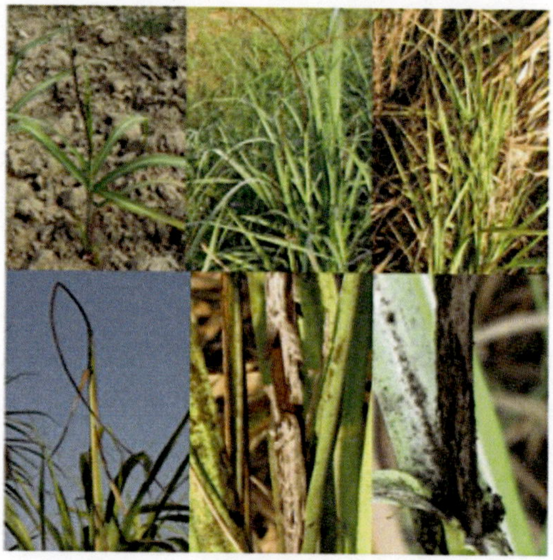

कंडुवा रोग

रोगजनकः यह रोग *स्पोरीसोरियम सिरेमीनिया* नामक कवक के द्वारा उत्पन्न होता है।

4. घासी प्ररोह (जी. एस. डी.)

लक्षण : यह रोग प्रायः एल्बिनो लीफ तथा पत्तियों का पीत रोग आदि नामों से जाना जाता है। इस बीमारी से पौधों में अनेक पतले किल्ले निकलते हैं और उनकी पत्तियाँ सफेद–पीलापन लिए हुए छोटी तथा पतली होती हैं। पीलेपन के कारण पौधे दूर से ही पहचाने जा सकते हैं। ग्रीष्म ऋतु में बीमार पौधों की पत्तियाँ सूख जाती हैं। रोगी पौधे में बीमारी की भीषणता के कारण पूरे थान में मात्र 1 या 2 पतले गन्ने ही बन पाते हैं, जिससे रोग का प्राथमिक संक्रमण होता है। रोगी गन्ने की आंखें भी अंकुरित हो जाती हैं। इस रोग से बीमार पौधा घास की तरह दिखाई

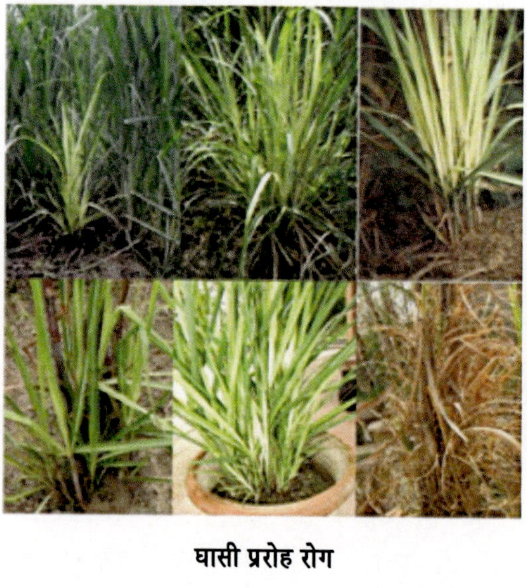

घासी प्ररोह रोग

पड़ता है। रोगी पौधों में जड़ें बहुत कम और छोटी रह जाती हैं।

रोगजनकः यह रोग *सुगरकेन गेस्सी शुर फाइटोप्लाज्मा* के द्वारा उत्पन्न होता है।

5. पेड़ी का बौना रोग (आर. एस. डी.)

लक्षणः यह भी एक बैक्टीरिया जनित रोग है जो आसानी से पहचान में नहीं आता है। इस रोग को गन्ने की किस्म की गुणवत्ता में गिरावट का प्रमुख कारक माना गया है। यह बैक्टीरिया गन्ने में जाइलम (जिससे जड़ से पानी तना तक जाता है) में रहता है और पानी को पत्तियों तक जाने में अवरोध उत्पन्न करता है। इसी कारण खेतों में भरपूर पानी होने के बावजूद गन्ने को पानी की किल्लत हो जाती है।

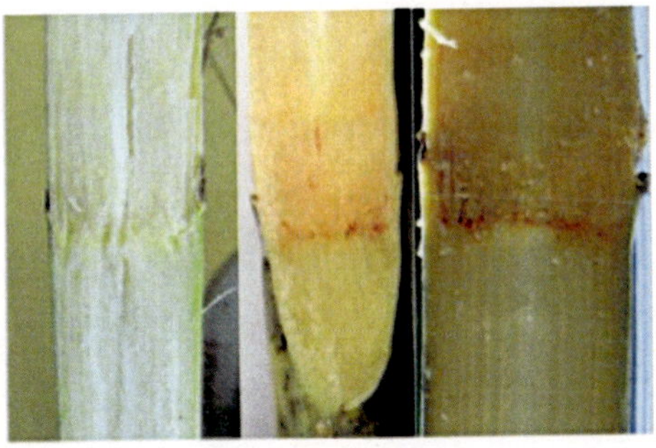

पेड़ी का बौना रोग

उपज में गिरावट इस रोग के केवल प्रत्यक्ष प्रभाव है। एक हद तक क्षेत्र की फसल का असमान विकास अक्सर देखा जाता है। कई असामान्यता जड़ प्रणाली में या गन्ने के भूमिगत हिस्से में पाई जाती है। परिपक्व गन्ने की लंबाई और मोटाई में कमी आ जाती हैं। नोडल लक्षण केवल संवहनी बंडलों के भीतर रंग जमाव के माध्यम से देखा जा सकता हैं। इसके लिए तेज चाकू से बेसल नोडल क्षेत्र काटने पर है। संवहनी बंडलों गुलाबी, लाल, पीले नारंगी और भूरे रंग लाल अल्पविराम या बिन्दू के रूप में दिखाई देते हैं।

रोगजनकः यह रोग *लेइफ्सोनिया जाइकी* उपजाति *जाइली* नामक जीवाणु के द्वारा उत्पन्न होता है।

6. पर्णदाह (लीफ स्कैल्ड)

लक्षणः यह बीमारी भी रोगग्रस्त बीज बोने से ही फैलती है। इसमें दो प्रकार की स्थितियाँ हैं, पहला तीव्र अवस्था दूसरी जीर्ण अवस्था। तीव्र अवस्था में गन्ना बिना किसी लक्षण प्रदर्शित किये सूख जाता है। जीर्ण अवस्था में गन्ने में तीन प्रकार के लक्षण दिखायी देते हैं। पत्ती में संवहनी बण्डल सफेद हो जाता है, जैसे लगता है किसी ने सफेद पेन से निशान लगा दिया हो। गन्ने जब थोड़ा बड़े होते हैं तो सारे गन्ने की कलिका फूट जाती हैं जो नीचे से शुरू होकर ऊपर चलती हैं। ऐसे कलिका की पत्तियों में भी सफेद धारी देखने को मिलती है। गर्मी के दिनों में पत्तियों की सफेद धारी धीरे–धीरे फैलती है और पत्ती को सूखा देती है तथा पूरा पेड़ झुलसा हुआ दिखायी देता है।

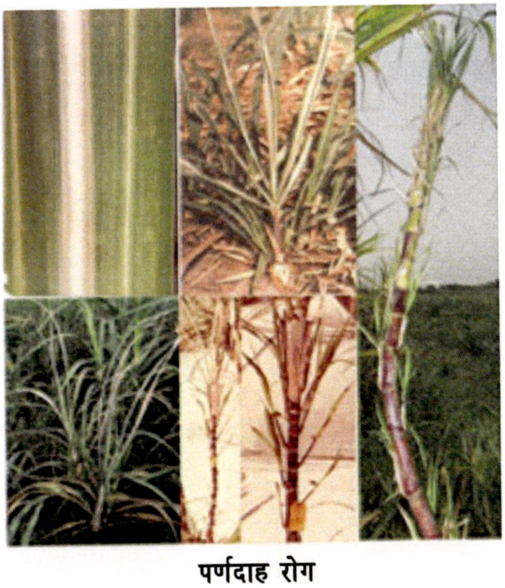

पर्णदाह रोग

रोगजनकः यह रोग *जैन्थेमोनास एल्बीलिनिएन्स* नामक जीवाणु के द्वारा उत्पन्न होता है।

7. मोजैक

लक्षण : यह गन्ने की पत्तियों पर लगने वाला रोग है। इस रोग के लक्षण गन्ने की नई पत्तियों पर आसानी से दिखाई देते हैं। सूर्य की रोशनी के विरूद्ध पत्तियाँ देखने से लक्षण स्पष्ट दिखते हैं। प्रायः रोगी पत्तियों पर हजारों की संख्या में हल्के पीले रंग के धब्बे बन जाते हैं। ये शुरूआत में गोल, अण्डाकार होते हैं, बाद में लंबाई में बढ़ जाते हैं तथा पूरी पत्ती पर फैल जाते हैं। लंबी, पत्ती शिराओं के बीच बने ये धब्बे हल्की पीली पट्टी जैसे दिखते हैं। पत्ती की हरीतिमा (क्लोरोफिल) घट जाने से पौधा पीला दिखाई पड़ता है। बीमार पौधे छोटे तथा गन्ने पतले रह जाते हैं।

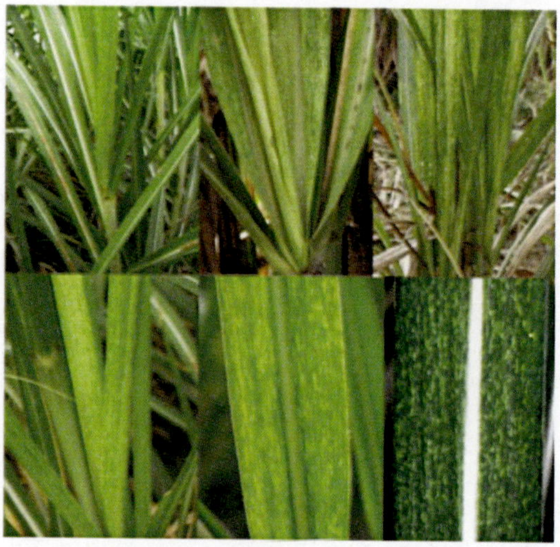

मोजैक रोग

रोगजनकः यह रोग *सुगरकेन मोजैक वायरस* नामक विषाणु के द्वारा उत्पन्न होता है।

8. पीली पत्ती रोग

लक्षणः इस रोग कि लक्षण फसल विकास के चरण के बाद दिखाई देते हैं और आमतौर पर ऊपर से परिपक्व 5 या 6 पत्ते पर दिखाई देते हैं । इस रोग के कारण पत्तियों की मध्यशिरा पीली पड़ जाती है। पत्तियों के अंतिम छोर से पीलापन प्रारंभ होता है और अन्ततः नीचे तक फैल जाता है। इसके साथ–साथ पत्तियाँ ऊपर से सूखने लगती हैं। पीलापन पूरी पत्तियों में फैल जाता है और पत्तियाँ सूख जाती हैं। चोटी की तीन अपरिपक्व पत्तियाँ आमतौर पर सर्दियों को छोड़ कर कभी भी लक्षण नहीं दिखाती हैं। अक्टूबर–नवम्बर से पौधों में पीलेपन के लक्षण दिखाई देना प्रारंभ होते हैं। इसका फैलाव माहू या एफिड कीट द्वारा होता है।

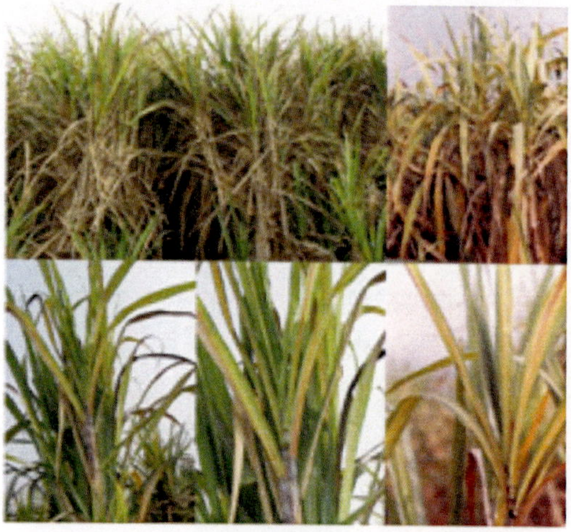

पीली पत्ती रोग

रोगजनकः यह रोग *सुगरकेन येलो लीफ वायरस* नामक विषाणु के द्वारा उत्पन्न होता है।

प्रबंधन

गन्ने की सभी प्रमुख बीमारियाँ रोगी गन्ने बोने से पैदा होती है। इसलिए सभी रोगो का नियंत्रण स्वस्थ बीज द्वारा संभव है। अतः बीज गन्ने की फसल की व्यवस्था इस प्रकार करें कि रोग का प्रकोप कम से कम हो ।

1. क्षेत्र के लिए संस्तुत एवं रोग रोधी जातियाँ ही उगायें।
2. रोग रहित स्वस्थ फसल से बीज का चयन करें।
3. बीज में प्रयोग किये जाने वाले गन्ने की गांठें एवं कटे सिरे लाल हों तो उसे निकाल दें।
4. त्रि–स्तरीय बीज उत्पादन विधि (गर्म आर्द्र हवा शोधित) से उत्पादित बीज का प्रयोग करें।
5. लाल सड़न रोग संभावित क्षेत्र में गन्ने के टुकड़ों को बाविस्टीन (2 ग्राम / लीटर पानी) से उपचारित करके बुआई करें।
6. अप्रैल–जून के महीने में जैसे ही स्पिन्डल (चोटी) संक्रमण से किल्ला मरना शुरू हो उन्हें जड़ सहित उखाड़ें और जला कर नष्ट कर दें एवं साथ ही साथ प्रभावित पौधे की जगह पर ट्राइकोडर्मा के कल्चर को बुरक दें।
7. जल भराव प्रभावित क्षेत्र में खेत के चारों ओर ऊंची मेड़ रखें जिससे रोगग्रस्त खेत का पानी दूसरी खेत में न जाये।
8. रोगग्रस्त फसल को शीघ्र काट लें।
9. रोगग्रस्त फसल की पेड़ी न लें।
10. गन्ना बुआई के समय 220 किलो सवंर्धित ट्राइकोडर्मा प्रति हैक्टर (20 किलो ट्राइकोडर्मा कल्चर को 200 किलो सड़ी गोबर की खाद में मिलाकर 10–15 दिन छाया में पालीथीन से ढक कर रखें) 2 किग्रा. प्रति 100 मीटर की दर से सिंचाई नाली में प्रयोग करें।

उष्मोपचारः सस्य बीज उत्पादन के लिए गन्ने की उष्मोपचार जरूरी है। उष्मोपचार के बाद जो गन्ना उगाया जाता है वह सस्य बीज बनाने के लिए ही उपयुक्त है। गन्ने के बीज को बोने से पहले उष्मा उपचारित कर कई महत्वपूर्ण रोग जैसे घासी प्ररोह, पेड़ी का बौना रोग, मोजेक, कंडुवा आदि पर नियंत्रण पाया जा सकता है। पर्ण दाह एवं लाल सड़न रोग को 80 प्रतिशत तक कम किया जा सकता है। इस पद्वति में आर्द्र नम वायु शोधन यन्त्र द्वारा गन्ना को 54 डि.से. एवं 95–99 प्रतिशत आर्द्रता पर 2 घण्टे 30 मि. तक उपचारित किया जाता है। संस्थान द्वारा विकसित इस यन्त्र द्वारा 4–4.5 क्विंटल गन्ने को एक बार में उपचारित कर सकते हैं।

त्रिस्तरीय बीज उत्पादन

सामान्यतः बीज द्वारा फैलने वाले रोग जैसे लाल सड़न, कंडुवा, उकठा, घासीह प्ररोह, पेडी , मोजेक गन्ने के अन्दर जैसे आँख, गाँठ, परियों, पत्तियों में छिपे रहते हैं तथा बाहर से गन्ना स्वस्थ्य प्रतीत होता है। यहाँ छिपे हुए रोगकारक बीज गन्ने द्वारा एक स्थान से दूसरे स्थान में फैल जाते हैं। अतः यह

आवश्यक है कि केवल स्वस्थ्य बीज ही बोने के लिए उपयोग में लाये जाएं। संस्थान द्वारा एक त्रिस्तरीय स्वस्थ्य बीज गन्ना उत्पादन पद्धति विकसित की गयी है। विकसित प्रजाति के गन्ने का त्रिस्तरीय–प्रजनक बीज, आधार बीज एवं व्यवसायिक बीज का उत्पादन निम्नलिखित प्रकार से किया जाता है।

- प्रथम वर्ष में विकसित प्रजाति (ब्रीडर सीड) का 8 क्विंटल गन्ना (आर्द्र नम वायु शोधन विधि से उपचारित करने के पश्चात) बोया जाता है। इससे साल के अन्त में 60 क्विंटल ब्रीडर सीड गन्ना तैयार हो जाता है।
- द्वितीय वर्ष में इसी 60 क्विंटल ब्रीडर सीड गन्ने को बोया जाता है तथा साल के अन्त में 600 क्विंटल आधार बीज तैयार हो जाता है।

तीसरे साल में, इस 600 क्विंटल आधार बीज को बोने के बाद साल के अन्त में 6000 क्विंटल व्यवसायिक बीज तैयार होगा। इसे किसान को दिया जाता है। यह बीज 100 हैक्टर क्षेत्रफल में बोने हेतु पर्याप्त होता है। किसानों को सलाह दी जाती है कि वे प्रत्येक 5 साल के बाद नया बीज ही प्रयोग में लायें।

ट्राइकोडर्मा का चमत्कारी प्रभाव

मुकेश श्रीवास्तव, अनुराधा सिंह, वेद रत्न, शुभा त्रिवेदी, मो. शाहिद, विपुल कुमार एवं सोनिका पाण्डे

जैव नियंत्रक प्रयोगशाला, पादप रोग विज्ञान विभाग, चन्द्रशेखर आजाद कृषि एवं प्रौद्योगिक विश्वविद्यालय, कानपुर - 208 002, उत्तर प्रदेश

हमारे आस–पास के वातावरण में बहुत सारे सूक्ष्मजीव उपस्थित रहते हैं, जिसमें से कुछेक सूक्ष्मजीव हानिकारक, तटस्थ या अन्य जीवों तथा पौधों के लिए फायदेमंद होते हैं। ऐसा ही एक लाभकारी सूक्ष्मजीव है *ट्राइकोडर्मा* जिसकी प्रजातियाँ लगभग सभी प्रकार की मृदा तथा विभिन्न प्राकृतिक अवस्थाओं जैसे – जड़ पारिस्थितिकी प्रणालियों में, सड़ी–गली लकड़ियों आदि पर व्यापक रूप से पायी जाती है। ये विभिन्न क्रिया विधियों के द्वारा प्रतिस्पर्धा, परजीविता और प्रतिजैविकता वायवीय पर्यावरण पर परस्पर प्रभाव डालते हैं। इन्हीं गुणों के कारण यह सूक्ष्मजीव एक जैविक प्रतिनिधि के रूप में अपनी पहचान बना चुका है। आज यह मुक्त तन्तुमय कवक कृषि क्षेत्र और औद्योगिक क्षेत्र दोनों ही जगह अपनी पहचान बना चुका है। इसके प्रयोग द्वारा ठोस पदार्थो का विघटन, पौधों की वृद्धि और उनमें होने वाली मृदाजनित या भूमिजनित बीमारियों को काफी हद तक नियन्त्रित किया जा सकता है।

विश्व में बढ़ रहे पौध रोगों के नियन्त्रण के लिये रासायनिक दवाओं के अत्यधिक उपयोग से होने वाले अवशिष्ट संग्रहण से उत्पन्न विषाक्त प्रभाव, पर्यावरणीय असन्तुलन सम्बन्धी विभिन्न तरीकों से खेतों में लाभदायक कवक की कमी तथा हानिकारक कवकों का घनत्व बढ़ने से फसलों में रोगों का प्रकोप बढ़ा है। रोग आच्छादित क्षेत्रों में मित्र कवकों की मात्रा/घनत्व को बढ़ाने से भूमिजनित हानिकारक/रोग कारक कवकों का नियन्त्रण कर कम लागत पर अधिक एवं सुरक्षित उत्पादन किया जा सकता है। इन लाभदायी कवकों की जातियों में *ट्राइकोडर्मा* जाति, जिसकी दो प्रजातियाँ *ट्राइकोडर्मा हरजियानम* तथा *ट्राइकोडर्मा विरिडी* प्रमुख है। ये पौधों के रोगों की रोकथाम के साथ–साथ पौधों की तेजी से वृद्धि में भी सहायक है। ये प्रजातियाँ कम लागत के जैव नियत्रंक प्रतिनिधि हैं जो फसलों के रोगों विशेषकर भूमि जनित रोगों के नियन्त्रण में प्रभावी हैं और प्राकृतिक रूप से पर्यावरण के लिये उत्तम हैं।

रोग नियन्त्रण के लिये *ट्राईकोडर्मा* की कुछ प्रजातियाँ मुख्य प्रतिपक्षी कवक के रूप में प्रयोग में लायी जाती हैं। सभी प्रकार की फसलों जैसे धान, गेहूँ, गन्ना, दलहनी व तिलहनी फसलें, सब्जियाँ, कपास, केला, मिर्च, नींबू, चाय, कॉफी, रबड़, आलू, फूलों तथा वृक्षों में जड़, तना/ कालर गलन, उकठा, सूखा, कार्न सड़न, बीज सड़न, अंगमारी आदि रोग लगते हैं। ये रंग भूमि में विद्यमान हानिकारक कवक जैस– *राइजोक्टोनिया, आल्टरनेरिया, फ्यूजेरियम, पिथियम, फाइटोफ्थोरा, स्कलेरोटिनिया* आदि से

उत्पन्न होते हैं तथा बीजों के अंकुरण को प्रभावित कर अकुंरण के बाद आर्द्रपतन या पौधों के अन्य विकास स्तरों पर भी रोग उत्पन्न करते हैं। इन सभी रोगों का नियन्त्रण *ट्राइकोडर्मा* प्रजातियों से सफलतापूर्वक किया जा सकता है। सामान्यतः कवकनाशक रसायनों से बीजों का उपचार अल्पावधि के लिये ही प्रभावी होता है, परन्तु *ट्राइकोडर्मा* द्वारा बीज उपचार अधिक प्रभावी है।

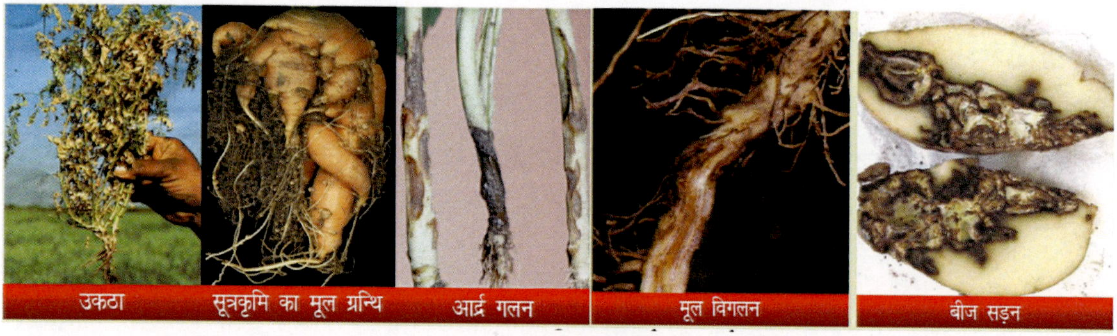

कवक जनित पौध रोग

ट्राइकोडर्मा पौधों की रक्षा प्रणाली को प्रेरित कर उसे कवक जनित रोगों के अलावा अन्य रोगों से रक्षा करने के लिये भी प्रतिरोधक क्षमता प्रदान करता है। *ट्राइकोडर्मा* कवक सेल्यूलेज एवं काइटिनेज नामक एन्जाइम स्रावित करता है, जो रोगकारक फफूँद के वाह्य आवरण को गला कर उसमें अन्दर प्रवेश कर जाते हैं तथा उसके शरीर के अवयवों को भोजन के रूप में ग्रहण कर अपने बीजाणुओं की संख्या को तेजी से बढ़ाने लगते हैं जिससे रोगकारक फफूँद अपने बीजाणु नहीं बना पाते और कुछ समय पश्चात नष्ट हो जाते हैं। *ट्राइकोडर्मा* द्वारा स्रावित किये जाने वाले कुछ विषैले स्राव (एण्टीबायोटिक) जैसे, ग्लाईकोटॉक्सिन, विरिडिन और ट्राइकोडर्मिन भी फफूँद रोगकारकों को नष्ट करने का काम करते हैं।

ट्राइकोडर्मा की विशेषताएँ

1. *ट्राइकोडर्मा* लगभग सभी प्रकार की मृदा तथा विभिन्न प्राकृतिक अवस्थाओं में पाया जाने वाला कवक है।

2. *ट्राइकोडर्मा* की प्रजातियाँ पौध रोगकारकों विशेष कर भूमि जनित रोगकारकों के विरूद्ध प्रतिरोधी प्रतिस्पर्धा प्रदर्शित करते हैं।

3. जैव नियन्त्रण के लिये यह सफल एवं उपयोगी कवक है जो प्राकृतिक रूप से पर्यावरण के लिये उत्तम है।

4. पौधों की जड़ प्रणाली के साथ मिल कर हानिकारक कवकों के विरूद्ध पौध सुरक्षा चक्र को मजबूत करता है।

5. *ट्राइकोडर्मा* एक असंक्रामक पौध सहजीवी है जो सभी प्रकार की मृदा तथा विभिन्न प्राकृतिक आवासों में पाया जाता है।

6. *ट्राइकोडर्मा* कुछ एन्जाइम स्रावित करते हैं। जिससे कार्बनिक पदार्थ मिलता है और पौधों की बढ़वार तेजी से होती है।

7. रासायनिक कवकनाशियों की तुलना में यह सस्ता है।

8. यह किसी भी प्रकार का रासायनिक अवशेष नहीं छोड़ते हैं।

ट्राइकोडर्मा एक परिचय

ट्राइकोडर्मा की पहचान सर्वप्रथम 1671 में जर्मनी में की गयी और बहुत समय तक *ट्राइकोडर्मा विरिडी* के नाम से ही प्रचलित रहा। इसे कवकों की अन्य प्रजातियों से अलग ही रखा गया तथा लगभग 20 वर्षों के पष्चात इसके उपभेदों को उसकी जैविक प्रकृति के आधार पर पहचाना गया। विण्डलिंग ने 1932 में सर्वप्रथम *ट्राइकोडर्मा* के संभावित उपयोग तथा इसके द्वारा अरहर में उकठा रोग की रोकथाम को प्रदर्शित किया। वर्तमान में *ट्राइकोडर्मा* की लगभग 100 प्रजातियों की पहचान हो चुकी है। *ट्राइकोडर्मा हरजियानम, ट्रा. विरिडि, ट्रा. एट्रोविरिडि, ट्रा. लॉंगीब्रैकेटम, ट्रा. एसपेरेलम, ट्रा. कॉनेनगाई* और *ट्रा. रेसी* आदि प्रजातियों पर गहन शोध हुआ है। ये सभी जैव नियंत्रक कारक के रूप में पहचाने गये हैं। *ट्राइकोडर्मा* इन्जाइम उत्पादन के क्षेत्र में सबसे सफल कवकों में दूसरे स्थान पर पाया गया है।

ट्राइकोडर्मा प्रजाति की पहचान

ट्राइकोडर्मा की प्रजातियाँ हल्के हरे से गहरे हरे रंग की दिखायी देती हैं। इनकी हाइफी (तन्तु) घुमावदार तथा खण्डीय होती हैं तथा कोनोडियोफोर सीधे, शाखीय, कोणीय और उभरे हुए होते हैं।

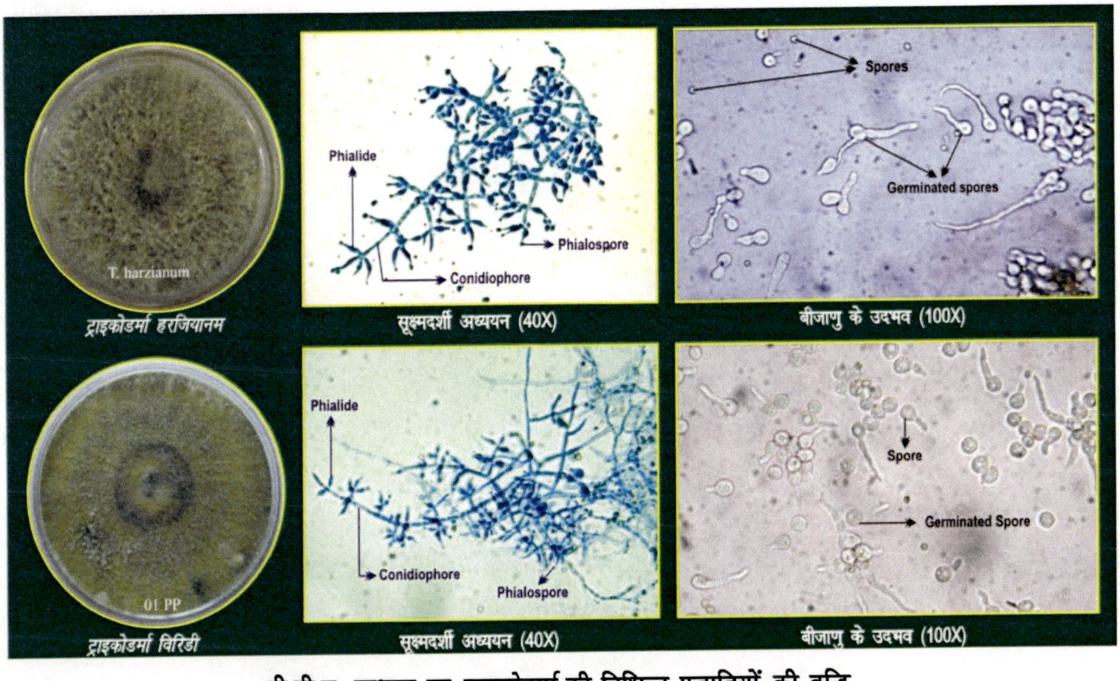

पी.डी.ए. माध्यम पर *ट्राइकोडर्मा* की विभिन्न प्रजातियों की वृद्धि

कोनिडिया अखण्डीय, गोलाकार एवं सफेद होता है। *ट्राइकोडर्मा* जाति की विशुद्ध पहचान आकृति के आधार पर सूक्ष्मदर्शी द्वारा शुद्ध संवर्धन से उनकी आकृति, व्यास, संवर्धन वृद्धि, कोनीडिया का रंग, कालोनी का फुई विकास, पेट्री प्लेट के पीछे कालोनी की वृद्धि, फाइलोस्पोर के उद्‌भव, कालोनी की बनावट तथा आकार के आधार पर किया जाता है।

ट्राइकोडर्मा के श्रोत

ट्राइकोडर्मा प्रकृति में सर्वत्र विद्यमान है और इसे मृदा, पौधों की जड़ों, सड़ी हुई लकड़ियों और पौधों के कार्बनिक पदार्थों से पृथक्करण की विधि द्वारा, वृद्धि माध्यम पर प्राप्त किया जा सकता है।

वृद्धि माध्यमों को तैयार करने की विधि

वृद्धि माध्यम वह पदार्थ है जिसे *ट्राइकोडर्मा* की वृद्धि एवं विकास के लिए प्रयोग किया जाता है जिसमें *ट्राइकोडर्मा* पनपते हैं। इसका पी. एच. हमेशा अनुकूलतम रखना चाहिए। सूक्ष्मजीवी द्वारा अनेक पोषक तत्वों की माँग के अनुसार ही इस माध्यम को तैयार किया जाता हैं इस कल्चर माध्यम में कार्बन, नाइट्रोजन, फॉस्फेट और अन्य आवश्यक सूक्ष्म पोषक तत्वों की आवश्यक मात्रा को मिला कर ही माध्यम को बनाया जाता है। जबकि इसके निर्जलीकृत उत्पाद में पानी मिला कर बनाना सरल होता है। प्रायोगिक तौर पर सभी माध्यम पूर्ण रूप से व्यावसायिक रूप में उपलब्ध हैं।

विधि

(क) कृत्रिम माध्यम को निश्चित मात्रा में तौल कर फ्लास्क में डालने के बाद आसुत जल को मिलायें।

(ख) माध्यम का पी.एच. (6.5–7.0) समायोजित करें। यदि आवश्यक हो तो पी.एच. मीटर का प्रयोग करें।

(ग) यदि माध्यम में 'अगर' चूर्ण मिलाना हो तो पहले फ्लास्क को गरम कर लेना चाहिए जिससे वह माध्यम में ठीक प्रकार से घुल मिल जाए।

(घ) फ्लास्क पर लेबल लगाकर उसे ऑटोक्लेव में 15 मिनट तक 121^0 से.ग्रे. पर निर्जमिकृत करना चाहिए।

ट्राइकोडरर्मा की उत्पादन तकनीक

विभिन्न क्षेत्रों से एकत्रित मिट्टी के नमूनों से लाभदायक कवक का पृथक्करण सीरियल डायल्यूशन विधि से किया जाता है। इसके लिये एकत्रित मिट्टी की 1 ग्राम मात्रा को संवर्धन नलिका में लेकर 5 मि.ली. आसुत जल मिला कर 20 प्रतिशत का घोल तैयार करते हैं, और पुनः इस घोल के 1 मि.ली. में 4 मि.ली. आसुत जल मिला कर मिश्रण का 5 प्रतिशत का घोल तैयार करते हैं। अब इस 5 प्रतिशत घोल की 1 मि.ली. मात्रा को पेट्री प्लेट में कृत्रिम माध्यम (पी.डी.ए.) पर फैला कर बी.ओ.डी. इन्क्यूबेटर संयंत्र में 23 ± 2^0 से.ग्रे. तापमान पर 7 दिनों के लिये रख दिया जाता है। इसके पश्चात वांछित फफूँद का शुद्ध संवर्धन प्राप्त करने हेतु इसका पी.डी.ए. माध्यम पर पुनः संवर्धन किया जाता है। कवक उत्पादन में लगभग 6.8 दिन का समय लगता है।

ट्राइकोडर्मा से पादप रोग नियन्त्रण

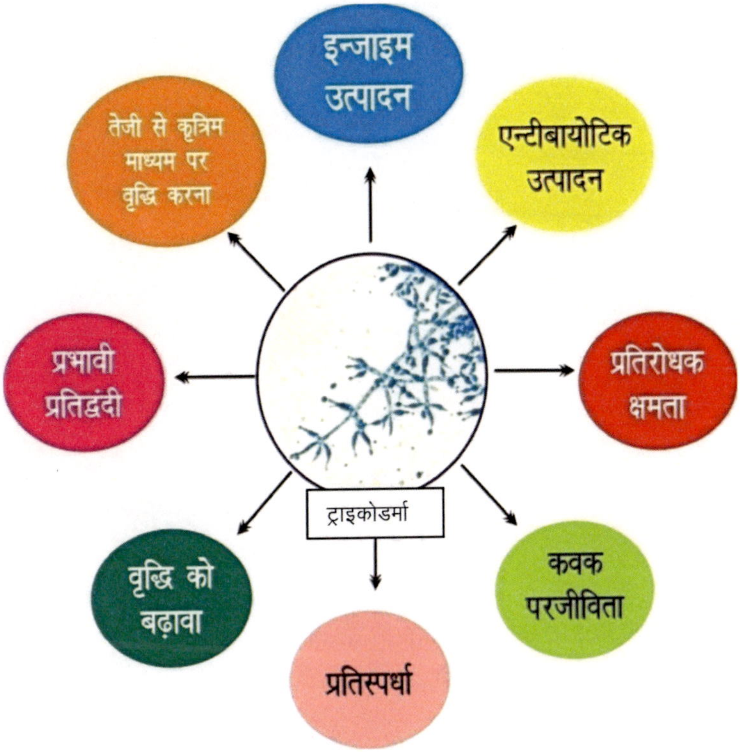

ट्राइकोडर्मा द्वारा रोग नियंत्रण तथा पौध वृद्धि की विभिन्न क्रियायें

बदलते जैव पर्यावरण में फसलों में रासायनिक औषधियों के प्रयोग में वृद्धि हुई तथा इन औषधियों के हानिकारक अवशिष्ट विषाक्त प्रभाव खाद्य संरक्षण से जुड़ी चिंता का विषय हैं। *ट्राइकोडर्मा* एक प्रकार का मित्र कवक है जो फसलों में रोग उत्पन्न करने वाली फफूँद को बढ़ने से रोकता है। चूँकि *ट्राइकोडर्मा* स्वयं मृदाजनित है, इसलिए यह उचित वातावरण पाकर मृदा में भली भांति फैलता एवं पनपता है, तथा नर्सरी की अवस्था से ही पौधे को सुरक्षा प्रदान करता है। रोग नियन्त्रण के लिये *ट्राईकोडर्मा* की कुछ प्रजातियाँ मुख्य प्रतिपक्षी कवक के रूप में प्रयोग में लायी जाती हैं। ये कम लागत के जैव नियत्रंक प्रतिनिधि हैं जो फसलों के रोगों विशेष कर भूमि जनित रोगों के नियन्त्रण में प्रभावी हैं और प्राकृतिक रूप से पर्यावरण के लिये उत्तम हैं।

ट्राइकोडर्मा द्वारा प्रदर्शित जैव नियंत्रक गतिविधि

नियंत्रण की क्रियाविधि

प्रतिस्पर्धा

- वातावरण में उपलब्ध पोषक पदार्थों, जल एवं स्थान के उपयोग के लिए रोगकारकों से प्रतिस्पर्धा करते हैं।
- ट्राइकोडर्मा द्वारा रोग नियंत्रण की क्रियायें

  रोगकारकों की वृद्धि को अवरोधित करते हैं।

परजीविता

- प्रतिद्वंदी कवक अन्य रोगकारक कवकों पर परजीविता प्रदर्शित करता है।

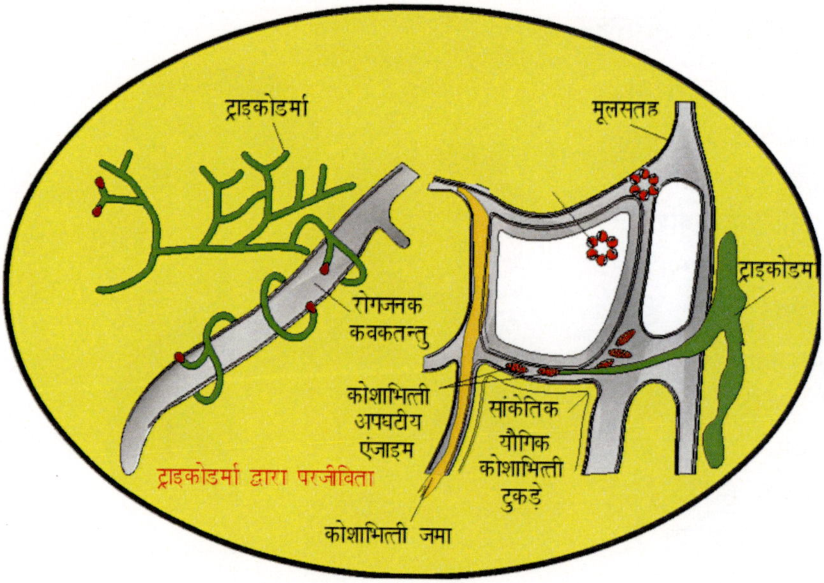

ट्राइकोडर्मा द्वारा रोग नियंत्रण की क्रियायें

- *ट्राइकोडर्मा* के तन्तु रोगकारक के शरीर के साथ या उसकी बाहरी परत से चिपक कर उसके अन्दर का सारा पदार्थ उपयोग कर लेते हैं।

प्रतिजैविता

- *ट्राइकोडर्मा* द्वारा स्रावित विभिन्न प्रकार के प्रतिजैविक पदार्थ रोगकारकों के लिए विष का कार्य करते हैं।

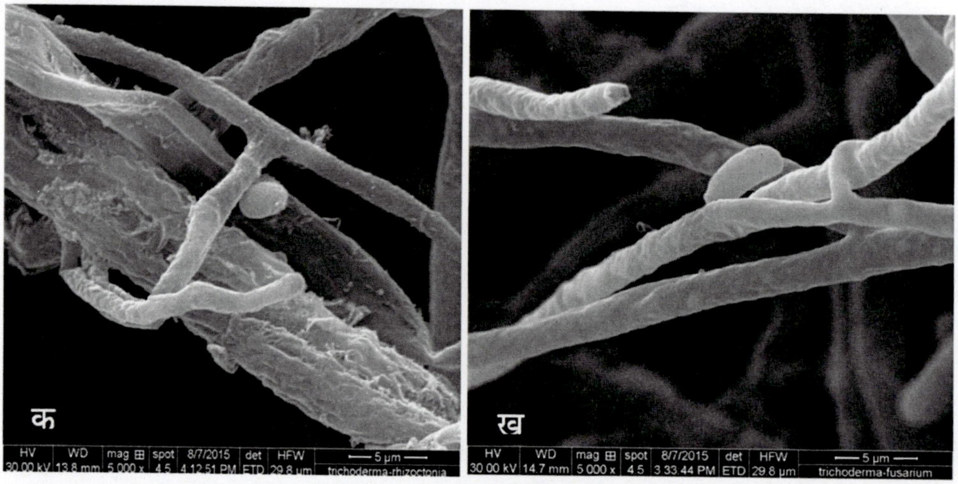

(क) *ट्राइकोडर्मा* की हाइफी द्वारा रोगकारक से चिपक कर उसके अन्दर के पदार्थ का उपयोग

(ख) *ट्राइकोडर्मा* कवक द्वारा अन्य रोगकारक कवकों पर परजीविता का प्रदर्शन।

ट्राइकोडर्मा का पौधों पर प्रभाव

ट्राइकोडर्मा के कवक तन्तु फसल के नुकसानदायक कवकों के कवक तन्तुओं या स्केलरोशिया को लपेट कर या सीधे अन्दर घुस कर (माइकोपैरासिटिज्म प्रक्रिया से) उन का जीवन रस चूस लेते हैं और नुकसानदायक कवकों का नाश करते हैं। इसके अतिरिक्त भोजन स्पर्धा के द्वारा कुछ ऐसे विषाक्त पदार्थ का स्राव करते हैं जो बीजों के चारों ओर सुरक्षा दीवार बना कर हानिकारक कवकों से सुरक्षा देते हैं। *ट्राइकोडर्मा* से उपचारित बीजों में अंकुरण अच्छा होता है। फसलें कवक जनित रोगों से मुक्त रहती है एवं नर्सरी में उनकी अच्छी वृद्धि होती है, क्योंकि यह पौधों में वृद्धि कारक का कार्य करता है।

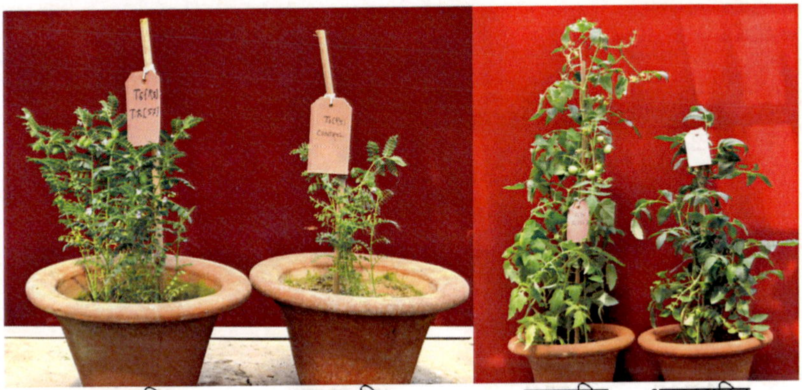

उपचारित अनुपचारित उपचारित अनुपचारित

चने तथा टमाटर के पौधे पर *ट्राइकोडर्मा* का प्रभाव

ट्राइकोडर्मा के द्वारा मुख्य रोगों का प्रंबधन

- विभिन्न (दलहनी व तिलहनी) फसलों में होने वाले भूमि जनित उकठा (विल्ट) रोग।
- कपास का उकठा, आद्रपतन और जड़ विगलन रोग।
- चुकन्दर का आर्द्रपतन रोग।
- अमरूद का उकठा रोग।
- अदरक में होने वाले कंद विगलन रोग आदि।

ट्राइकोडर्मा का उपयोग बीज शोधन

बीज उपचार के लिये जैव नियन्त्रण पाउडर (*ट्राइकोडर्मा*) को 5 ग्राम प्रति कि.ग्रा. की दर से पानी में घोल बना लेते हैं तदुपरांत फिर बीज को इस घोल में डाल देते हैं। इससे बीज अच्छी तरह से *ट्राइकोडर्मा* द्वारा उपचारित हो जाता है। बीज उपचार के उपरान्त लगभग 4–6 घंटे तक छाया में सुखा कर बोना चाहिये।

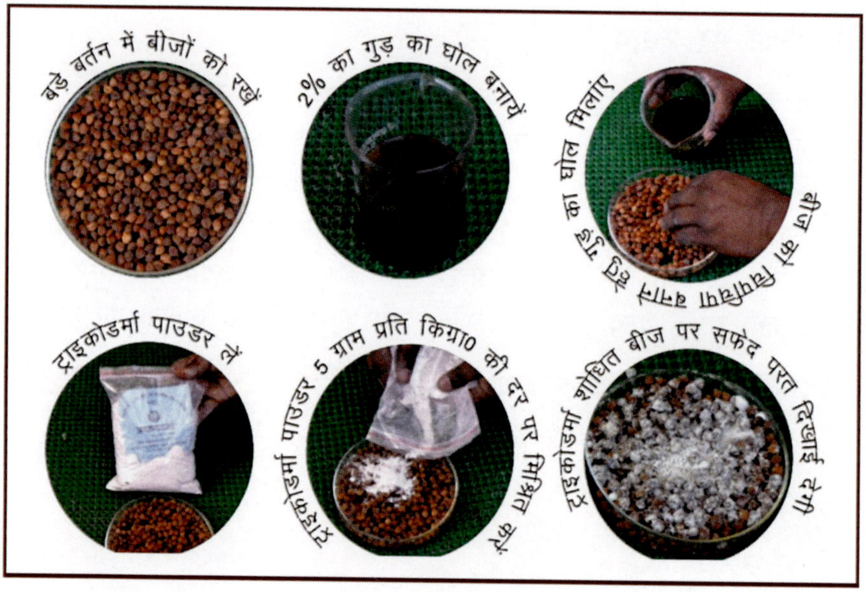

बीज शोधन की क्रिया विधि

पौध शोधन

गोभी, मिर्च, टमाटर, बैंगन इत्यादि सब्जियों के लिये पौध की रोपाई से पहले उसकी जड़ को 10 ग्राम *ट्राइकोडर्मा* चूर्ण को 1 लीटर जल में घोल कर जड़ों को घोल में 30 से 50 मिनट तक उपचारित करने के पश्चात लगाना चाहिये।

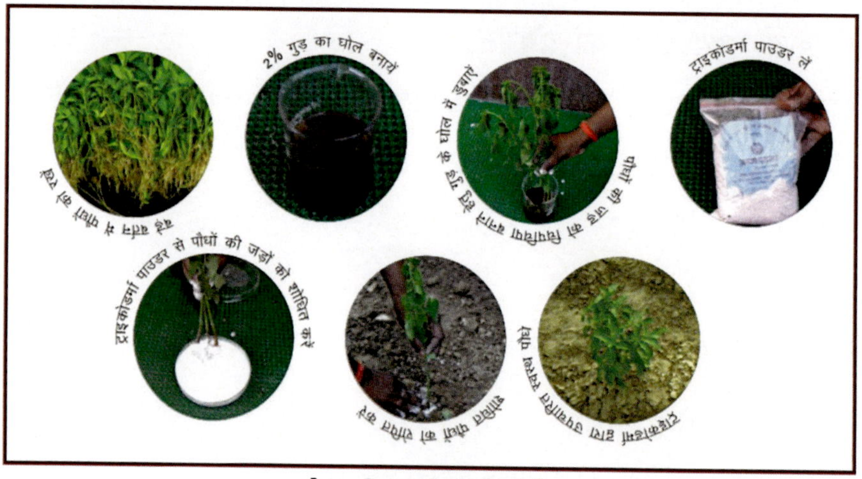

पौध शोधन की क्रिया विधि

भूमि शोधन

एक कि.ग्रा. *ट्राइकोडर्मा* चूर्ण को 25 क्विंटल सड़ी गोबर की खाद में अच्छी तरह से मिला कर एक सप्ताह के लिए रख कर पालीथीन से ढक दिया जाता है। यह मिश्रण एक एकड़ खेत के उपचार के लिये पर्याप्त होता है। उपचार करते समय खेत में नमी हो होना आवश्यक है।

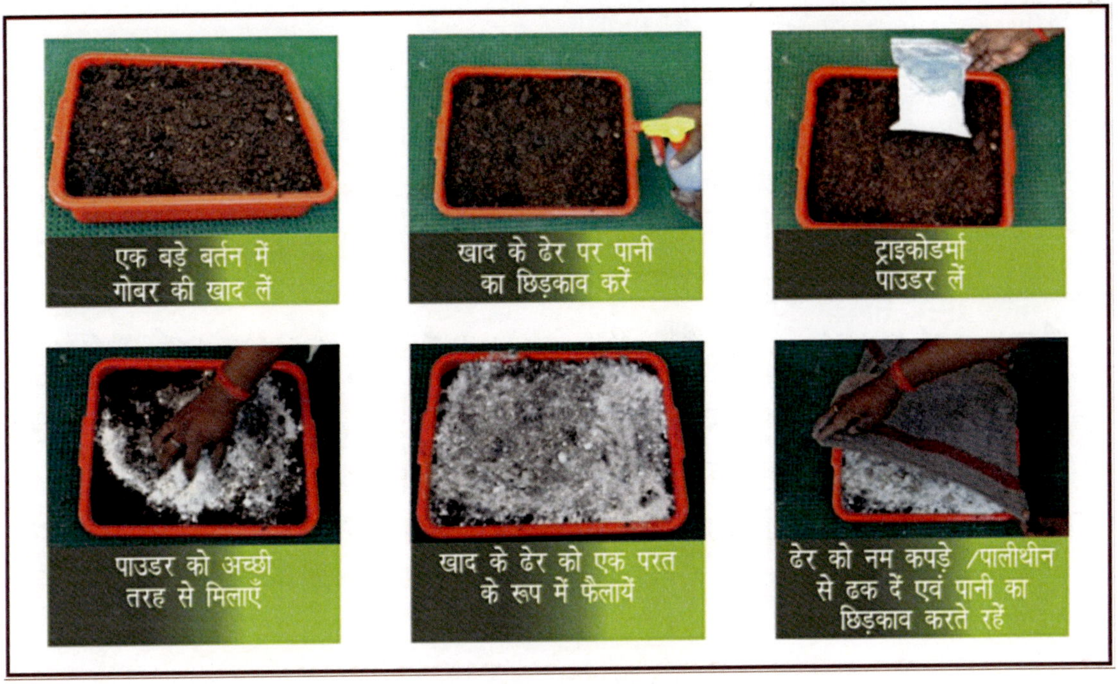

भूमि शोधन की क्रिया विधि

नर्सरी उपचार

नीम की खली तथा गोबर की खाद मिली बीज शैया में 10–25 ग्राम *ट्राइकोडर्मा* चूर्ण का घोल बना कर 100 वर्ग मी. क्षेत्रफल में इस प्रकार डालें कि घोल 10 से.मी. की गहराई तक पहुँच जाये इससे पौधों में प्रभावी वृद्धि होती है। साथ ही मृदा जनित रोगों की रोकथाम भी होती है।

बाग के लिये

ट्राइकोडर्मा चूर्ण को आधा किलोग्राम प्रति पेड़ की दर से साल में दो बार मानसून की समाप्ति पर प्रयोग करें।

ट्राइकोडर्मा से लाभ

1. मृदा में रहने वाले अन्य लाभदायक जीवों पर कोई दुष्प्रभाव नहीं डालता तथा मृदा में पौधों के लिए लाभकारी जीवों की संख्या व उनकी क्षमता को बढ़ाता है।
2. मानव स्वास्थ्य एवं पर्यावरण पर कोई दुष्प्रभाव नहीं होता है।
3. रासायनिक रोगनाशकों की अपेक्षा अत्यधिक सस्ता होता है।
4. इसके प्रयोग से पानी की कम आवश्यकता पड़ती है।
5. रोगों व कीटों में इसके प्रति प्रतिरोधिता नहीं पनप पाती है।
6. इसके प्रयोग से उत्पादित फलों एवं सब्जियों को लम्बे समय तक ताजा रखा जा सकता है।

7. फसलों व फलों के स्वाद में बढ़ोत्तरी होती है।
8. इसके उत्पादन के लिए किसी बड़े कारखाने की आवष्यकता नहीं पड़ती है।
9. गुणवत्तायुक्त उपज के साथ–साथ यह उत्पादन को भी बढ़ाता है।
10. *ट्राइकोडर्मा* मनुष्य, पशु, मधुमक्खी, मछली, चिड़ियों के लिये सुरक्षित है। पौधों में संस्तुत मात्रा में प्रयोग करने पर कोई विपरीत प्रभाव नहीं पड़ता है।

प्रयोग करते समय सावधानियाँ

- *ट्राइकोडर्मा* को निर्धारित समय सीमा के अन्दर ही उपयोग में लाना चाहिये। यह मुख्यतः छः महीने के अन्दर उपयोग में लाया जा सकता है।
- जैव नियन्त्रकों का प्रयोग करने के समय खेत में उचित नमी होनी चाहिये।
- इसके प्रयोग के 4–5 दिनों के पश्चात ही किसी रासायनिक कवकनाशी का प्रयोग करना चाहिये।
- सूखी मृदा में *ट्राइकोडर्मा* का प्रयोग नहीं करना चाहिये। मृदा में आवश्यक नमी एवं कार्बनिक तत्व का रहना आवश्यक है।
- *ट्राइकोडर्मा* द्वारा उपचारित गोबर की खाद को लम्बी अवधि तक नहीं रखना चाहिये।

अनुकूलता

1. यह कार्बनिक खाद, जैव उर्वरक जैसे *राइजोबियम, एजोस्पाइरिलम, माइकोराइजा, एजोटोबैक्टर, बैसिलस सबटिलिस, फास्फोबैक्टीरिया, ग्लायोक्लेडियम वाइरेन्स* तथा *स्यूडोमोनास फ्लोरोसेन्स* के साथ मिला कर अथवा अलग से प्रयोग किया जा सकता है।
2. मेटालैक्सिल या कैप्टान, कार्बाक्सिन तथा कार्बेन्डाजिम द्वारा उपचारित बीजों पर *ट्राइकोडर्मा* का प्रयोग कर सकते हैं किन्तु पारायुक्त कवकनाषी रसायनों से उपचारित बीजों के बाद *ट्राइकोडर्मा* का प्रयोग नहीं कर सकते हैं।

ट्राइकोडर्मा का उत्पादन

व्यावसायिक अथवा बड़े पैमाने पर जैव नियन्त्रक *ट्राइकोडर्मा* कवक के उत्पादन के लिये मातृ संवर्ध की आवश्यकता होती है इसे किसी अन्य जैविक प्रयोगशाला से अथवा बाजार में उपलब्ध गुणवत्तायुक्त *ट्राइकोडर्मा* चूर्ण से प्राप्त कर सकते हैं।

ट्राइकोडर्मा के उत्पादन की सरल विधि

- अधिक मात्रा में *ट्राइकोडर्मा* के उत्पादन के लिए जमीन पर 3 मीटर लम्बे, 2 मीटर चौड़े एवं 1.5 मीटर गहरे गड्ढे बना कर उसमें सड़ी हुई गोबर की खाद डालें।
- गड्ढे को थोड़ा खाली रखे तथा पानी का छिड़काव करने के पश्चात इन गड्ढों में उच्च्च गुणवत्ता युक्त 50 ग्राम *ट्राइकोडर्मा* चूर्ण (मातृ सवंर्धक) को मिश्रित करें।

- संवर्धक मिलाने के बाद इन गड्ढों को गन्ने की पत्ती, घान की पुवाल या जूट के पुराने बोरे से अच्छी तरह ढक देते हैं तथा समय–समय पर पानी का छिड़काव करते रहते हैं ताकि गड्ढों में उचित नमी बनी रहे।
- 7–8 दिनों के पश्चात ढेर को फावड़े से ऊपर से नीचे की तरफ अच्छी तरह मिलाते हैं तथा इसमें नयी गोबर की खाद डाल कर फावड़े से अच्छी से तरह मिला देते हैं। पुनः पुवाल या बोरे से ढक कर बराबर पानी का छिड़काव करते रहते हैं।
- लगभग 20–22 दिनों के बाद ढेर पर हरे रंग का कवक के बीजाणु दिखाई देने लगते हैं।
- लगभग तीन महीने में *ट्राइकोडर्मा* से उपनिवेषित गोबर की सड़ी खाद तैयार हो जाती है।
- इस विधि से तैयार *ट्राइकोडर्मा* निवेशित खाद का प्रयोग मृदा उपचार के लिये करते हैं।
- नये गड्ढ़े तैयार करने के लिए गड्ढ़ों में गोबर की खाद डालने के बाद उपरोक्त विधि से तैयार *ट्राइकोडर्मा* निवेशित खाद की कुछ मात्रा मिला देते हैं और पुवाल या बोरे से अच्छी तरह से ढ़क कर पानी का छिड़काव करते रहते हैं।
- इस प्रकार से तैयार की गयी खाद आगे भी बार–बार उपयोग में लायी जा सकती है।
- उपरोक्त विधि से तैयार गोबर की खाद उच्च गुणवत्तायुक्त होती है तथा एक ग्राम सूखी खाद में *ट्राइकोडर्मा* की मात्रा 10^9 सी.एफ.यू. (कालोनी फार्मिंग यूनिट्स) तक हो सकती है।
- इस प्रकार घरेलू माध्यम से बड़े पैमाने पर सरल, सस्ता एवं उच्च गुणवत्तायुक्त *ट्राइकोडर्मा* (जैव नियंत्रक) चूर्ण का उत्पादन कर सकते हैं।
- *ट्राइकोडर्मा* का पुनः उत्पादन करने के लिये इसका कुछ भाग बचा कर सुरक्षित रखते हैं और उसका प्रयोग हम नये ढ़ेर के ऊपर फैला कर मातृ संवर्ध के रूप में कर सकते हैं जिससे हमें बार–बार मातृ संवर्ध बाहर से नहीं लेना पड़ेगा।

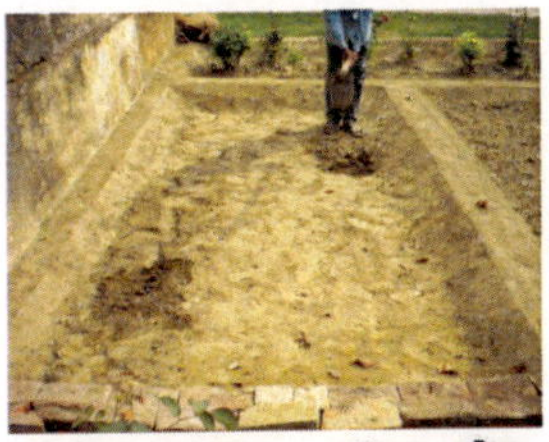

3 मीटर लम्बा, 2 मीटर चौड़ा

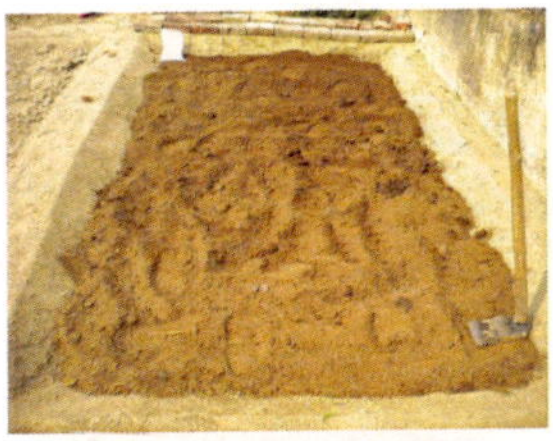

गोबर की खाद मिलाना

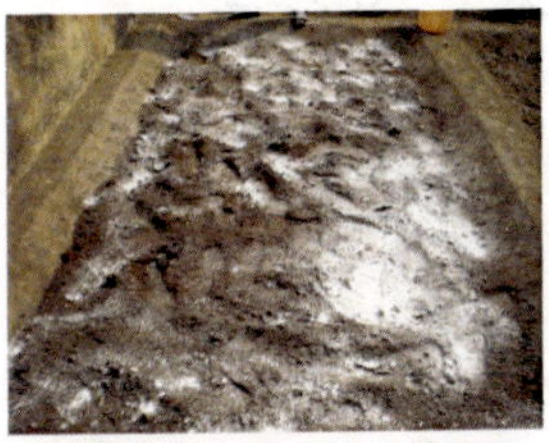

ट्राइकोडर्मा पाउडर का छिड़काव

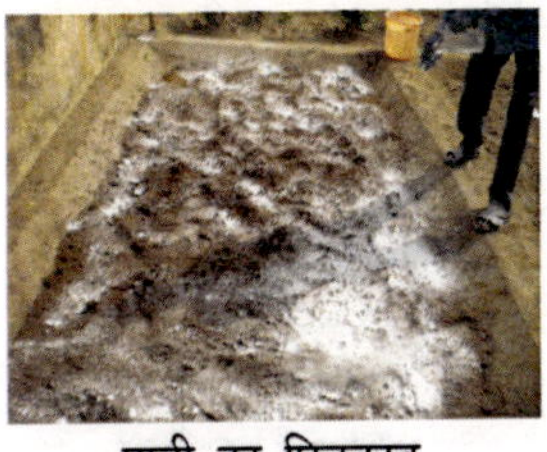

पानी का छिड़काव

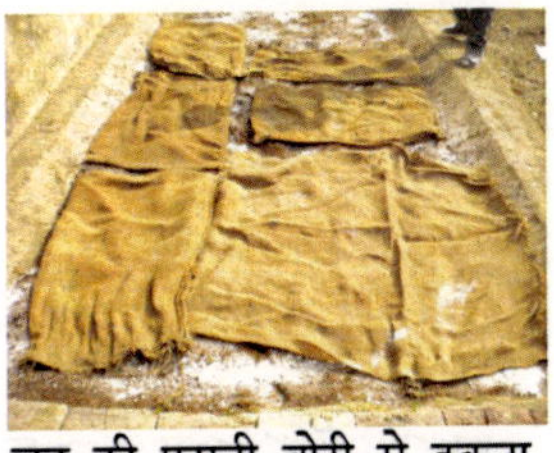

जूट की पुरानी बोरी से ढ़कना

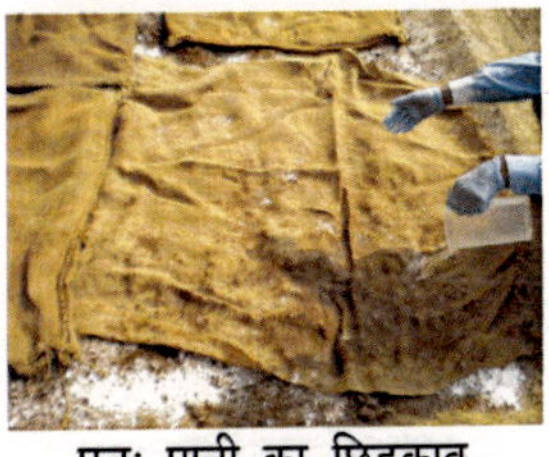

पुनः पानी का छिड़काव

***ट्राइकोडर्मा* का बड़े पैमाने पर उत्पादन**

उत्पादन हेतु ध्यान देने योग्य बिन्दु

- **स्थान का चुनावः** सामान्यतः उत्पादन का स्थान छायादार पेड़ों के नीचे या छप्परों के नीचे होना चाहिये। जिससे कि प्रकाश की किरणें गड्ढों पर सीधे न पड़ें और उचित नमी अधिक समय तक बनी रहे।
- **वायुः** सूक्ष्मजीवों को जीवित रहने के लिये वायु की आवश्यकता पड़ती है। अतः वायु तथा वायु के बहाव की निकासी उचित होनी चाहिये।
- **जलः** उचित नमी के लिये जल की आवश्यकता होती है, जिससे कवक कार्बनिक ढेर का अच्छी तरह प्रयोग कर वृद्धि कर सकें। परन्तु अधिक पानी से ढेर में वायु की कमी हो जाती है, जिससे अन्य हानिकारक जीवाणु उत्पन्न हो जाते हैं।
- **तापमानः** कवक की तीव्र वृद्धि के लिये उचित तापमान की आवश्यकता होती है। सामान्यतः *ट्राइकोडर्मा* के लिये 25–30^0 से.ग्रे. तापमान आवश्यक होता है। ढेर में स्वतः ऊष्मा का निर्माण भी होता है जिससे इसका तापमान बढ़ जाता है। इसलिये 7 से 10 दिनों के अन्तर पर ढेर को एक बार मिश्रित कर देना चाहिये।

कृषि अवशेषों पर *ट्राइकोडर्मा* का उत्पादन

व्यावसायिक अथवा बड़े पैमाने पर जैव नियन्त्रक *ट्राइकोडर्मा* के उत्पादन के लिये कृषि और घरेलू अवशेषों का प्रयोग भी किया जा सकता है। इसके उत्पादन के लिए ज्वार अथवा बाजरे के दाने, मक्के

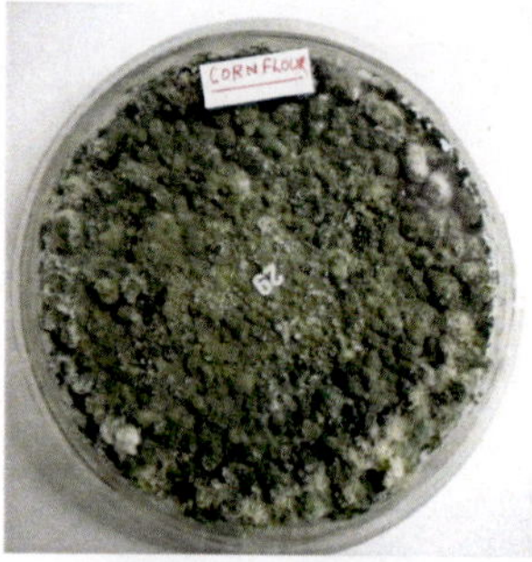

मक्के का आटा

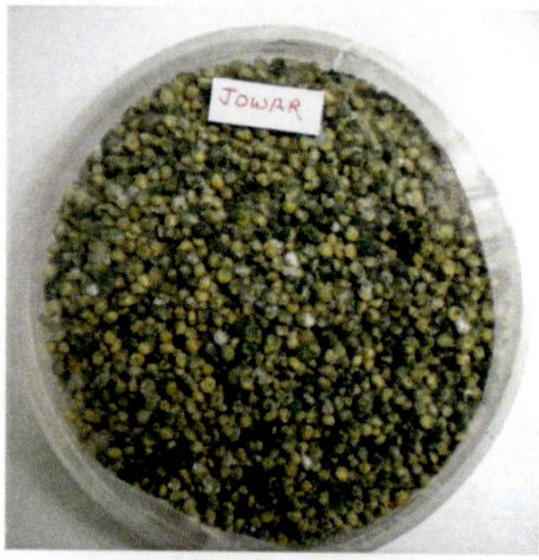

ज्वार का दाने

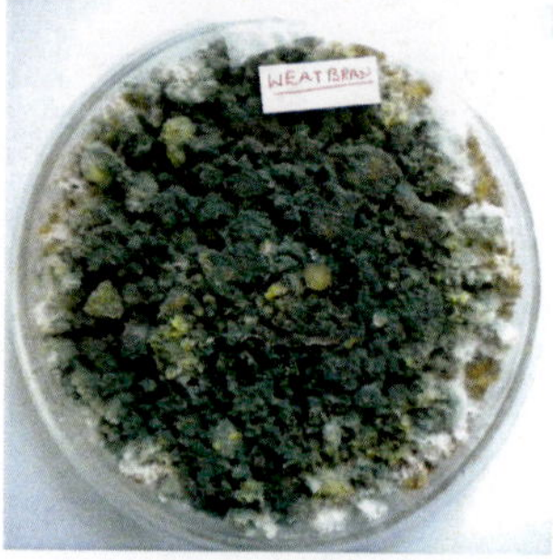

गेहूँ का चोकर

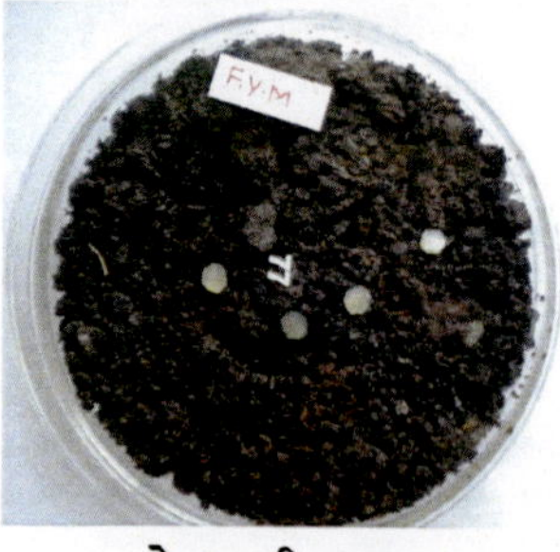

गोबर की खाद

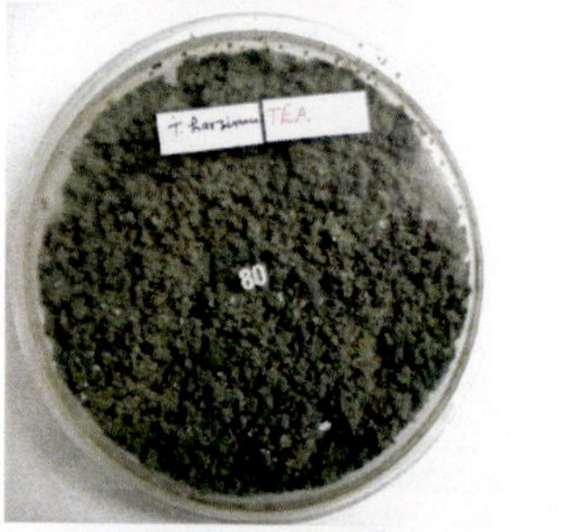

चाय का अवशेष

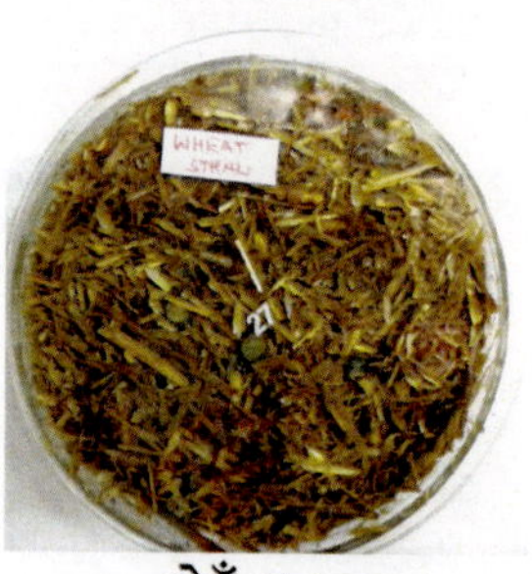

गेहूँ का भूसा

कृषि माध्यमों पर *ट्राइकोडर्मा* की वृद्धि

फार्मूलेशन

ट्राइकोडर्मा उत्पादन विधि

ज्वार के दानों को 2 प्रतिशत सुक्रोज के घोल में 6 घण्टें तक भिगोयें

↓

ततूपश्चात अतिरिक्त पानी को निकाल दें

↓

भीगे हुए 250 ग्रा. दानों को निर्जमीकृत पोली प्रोपीलीन (पी.पी.) थैलों में डाल कर रुई अवरोधक की सहायता से बंद करें

↓

थैले को 15 वर्ग इंच के दबाव पर 30–40 मिनट तक आटोक्लेव करें

↓

आटोक्लेव से निकले हुए पी.पी. थैलों को ठण्डा होने के लिए रखें

↓

ट्राइकोडर्मा हरजियानम

↓

10 दिन पुराने मातृ संवर्धन से 5 मिली. *ट्राइकोडर्मा* सांद्रित द्रव को लेकर निवेशित सुई द्वारा पी.पी. थैले में निवेशित करें

↓

इसके पश्चात थैलों के छिद्रों को टेप द्वारा बंद करें

↓

निवेशित थैलों को बी.ओ.डी. इन्क्यूवेटर में $25^0 \pm 2^0$ से.ग्रे. तापमान पर या नियंत्रित तापमान पर 10–12 दिनों के लिये रखें

↓

प्रतिदिन संदेषण का आँख द्वारा परीक्षण करें।

↓

पी.पी. थैलों से दानों को निकालने के बाद 30^0 से.ग्रे. तापमान पर पूरी रात के लिए ओवन में सुखायें

↓

संवर्धित ज्वार के दानों को पीस कर पाउडर के रूप में कर लें। पीसते समय तापमान 30^0 से.ग्रे. से ज्यादा न हो।

↓

संवर्धित दानों के पाउडर को पहले से निर्जमीकृत चूर्ण के साथ 1:9 के अनुपात में मिला दें

↓

प्राप्त उत्पाद में 5 ग्रा./कि.ग्रा. सीएमसी मिलाकर प्लास्टिक थैले में सील करके संग्रहित करें

↓

गुणवत्ता और पैकिंगः

↓

तैयार उत्पाद की गुणवत्ता (सी.एफ.यू.) की जाँच करके ही पी.पी. बैग में पैक करते हैं

↓

प्राप्त उत्पाद को प्लास्टिक थैले में सील करके संग्रहित कर लें

↓

पैकिंग करने से पूर्व तैयार संरूपण के घोल को अगार प्लेट में डाल कर, उपस्थित संदूषण की जाँच करें

का आटा, गेहूँ का चोकर, गोबर की खाद, अपशिष्ट चाय तथा गेहूँ का भूसा आदि का प्रयोग माध्यम के रूप में किया जा सकता है। कृषि एवं घरेलू अवशेषों से तैयार *ट्राइकोडर्मा* गुणवत्तायुक्त होता है परन्तु प्रयोगशालाओं में किये गये शोध से प्रमाणित है कि इन माध्यमों पर तैयार *ट्राइकोडर्मा* की अवधि कम होती है तथा इसे अधिक समय तक संग्रह कर नहीं रखा जा सकता है। ज्वार अथवा बाजरे के दानों से तैयार *ट्राइकोडर्मा* फारमूलेशन अधिक गुणवत्तायुक्त और संग्रह करने में उचित होता है।

कमियाँ

1. यह मशरूम के लिये एक हानिकारक परजीवी है।
2. यदि मूल अवस्था में नहीं रखा गया तो इसकी कार्यक्षमता प्रभावित हो जाती है।
3. छिड़काव के रूप में सामान्यतः इसे प्रयोग नहीं करते।
4. क्षारीय भूमि (पी.एच. 8 से ऊपर) पर इसकी वृद्धि नहीं होती है।

ट्राइकोडर्मा का घरेलू निर्माण एवं उपयोग

एच.बी. सिंह

पादप रोग विज्ञान विभाग, कृषि विज्ञान संस्थान,
काशी हिन्दू विश्वविद्यालय, वाराणसी-221 005, उत्तर प्रदेश

पर्यावरण को ध्यान में रखते हुए आज फसलों की रोग सुरक्षा हेतु जैविक नियंत्रण देश की प्राथमिकता है। हाल के अनुसंधान से पता चला है कि भूमि तथा बीज जनित अनेक रोगों में जैविक नियंत्रण ही कारगर नियंत्रण की विधि है। इस संदर्भ में यह आवश्यक हो जाता है कि जैविक नियंत्रक गुणवत्तायुक्त उत्पादन हो। बाजारु जैविक नियंत्रक के अलावा इसे कृषक ग्रामीण स्तर पर भी इसका उत्पादन कर सकते हैं। इसी की जानकारी प्रस्तुत लेख में दी जा रही है।

कम्पोस्ट एक गाढ़े भूरे रंग का पदार्थ होता है, जो पादप व जन्तु पदार्थों के विघटन के परिणामस्वरूप उत्पादित होता है। व्यापक रूप से सूक्ष्मजीवी जैसे जीवाणु व कवक के योगदान से कार्बनिक पदार्थ का विघटन होता है। ये सूक्ष्म जीव कार्बनिक पदार्थों, जैसे पत्तियों, फसलों के अवशेष, फलों के छिलके, गोबर इत्यादि को उसके मूल रूप से बदल कर गाढ़े भूरे रंग के कम्पोस्ट के रूप में परिवर्तित कर देते हैं। इस कम्पोस्ट का प्रयोग पादप वृद्धि तथा मृदा की गुणवत्ता में सुधार के लिए किया जाता है। इसके प्रयोग से पारम्परिक रूप से मृदा की संरचना व उसकी जल संचयन और पादप पोषक तत्व संचय करने की शक्ति बढ़ जाती है। फसल उत्पादन व उसकी गुणवत्ता बढ़ाने में कम्पोस्ट का प्रयोग एक सस्ता व सरल साधन है। कम्पोस्ट मृदा संरचना व उर्वरता को बढ़ाता है, जिसका प्रभाव लम्बे समय तक बना रहता है। स्वस्थ मृदा, जिसमें कार्बनिक पदार्थ की मात्रा अधिक हो उसमें पौधों की बढ़वार अच्छी होती है तथा उत्पादन भी अच्छा प्राप्त होता है।

उपर्युक्त परम्परागत कम्पोस्ट को कृषकों के उपयोग हेतु टिकाऊ एवं लाभप्रद बनाने के लिए राष्ट्रीय वनस्पति अनुसंधान संस्थान, लखनऊ के वैज्ञानिकों द्वारा नई विधि विकसित की गयी है। हरी पत्तियों की खाद तथा अन्य पशुओं के गोबर की खाद की अपेक्षा गाय के गोबर की खाद पर पर्यावरण मित्र फफूँदीनाशक जैव नियंत्रक *ट्राइकोडर्मा* का उपयोग बेहतर होता है। इसके अलावा यह निर्माण प्रक्रिया तुलनात्मक दृष्टिकोण से जल्दी होती है एवं उत्पादन गुणवत्तायुक्त होता है।

उत्पादन विधि

ट्राइकोडर्मा उत्पादन की घरेलू व ग्रामीण विधि में हम कण्डों (उपलों) का प्रयोग करते हैं। किसी छायादार स्थान पर कण्डों को कूट–कूट कर, भुर–भुरा बना कर, उसमें उसी अनुपात में पानी मिला लिया जाता है। उसके बाद उसे हाथों से भली–भाँति मिलाया जाता है, जिससे कण्डे का ढेर गाढ़ा भूरा

दिखाई पड़ने लगता है। इसके बाद ढेर में उच्चकोटि का *ट्राइकोडर्मा* शुद्ध कल्चर मिश्रित करते हैं। इस ढेर को पुराने जूट के बोरे से अच्छी तरह से ढक देते हैं और बोरे को पानी से भिगो देते हैं। समय–समय पर पानी का छिड़काव बोरे के ऊपर करते रहना चाहिए जिससे कि ढेर में उचित नमी बनी रहे। 7–10 दिन बाद ढेर को फावड़े या हाथ से नीचे तक अच्छी तरह से मिलाते हैं और पुनः बोरे से ढक कर, ऊपर से पानी का छिड़काव पर करते रहते है, जिससे कि उचित नमी बनी रहे। लगभग 15 दिनों में भूरे रंग के ढेर पर हरे रंग का फफूँद दिखाई पड़ने लगता है। इस प्रकार लगभग 25 दिनों में ढेर पूर्णतया हरा दिखाई पड़ने लगता है। अब इस ढेर का उपयोग हम मृदा उपचारण के लिए कर सकते हैं। इस प्रकार हम अपने घर पर सस्ते, सरल व उच्च गुणवत्तायुक्त जैव नियंत्रक *ट्राइकोडर्मा* का उत्पादन कर सकते है।

नया ढेर पुनः तैयार करने के लिये पहले से घर में कण्डे पर तैयार *ट्राईकोडर्मा* का कुछ भाग बचा कर सुरक्षित रखना चाहिए जिसका प्रयोग नए ढेर के मदर कल्चर के रूप में किया जाता है, जिससे कि बार–बार हमें मदर कल्चर बाहर से नहीं खरीदना पड़ता है। इस प्रकार ढेर लगभग पूर्णतया हरा दिखाई पड़ने लगता है।

जैव नियंत्रक *ट्राइकोडर्मा* युक्त गाय के गोबर से लाभ

- रासायनिक खादों एवं रोगनाशकों की अपेक्षा कम कीमत होती है।
- मानव स्वास्थ्य एवं पर्यावरण पर कोई दुष्प्रभाव नहीं होता है।
- मृदा में कोई प्रदूषण नहीं होता है।
- मृदा में रहने वाले अन्य लाभदायक जीवों पर कोई दुष्प्रभाव नहीं होता है।
- पादप वृद्धि में सहायक होता है।
- मृदा के फॉस्फोरस को घुलनशील बनाता है।
- खद्यान्न के उत्पादन में मात्रात्मक व गुणात्मक वृद्धि होती है।
- यह पोधौं में रोग प्रतिरोधी क्षमता उत्पन्न करता है। मृदाजनित रोगों जैसे *फ्यूजेरियम* म्लानि, आर्द्रपतन, जड़, सड़न, तना विगलन, ग्रीव विगलन, *स्केलेरोशियम* गलन आदि रोगकारकों को नष्ट कर देता है।

उत्पादन हेतु ध्यान देने योग्य बातें

स्थान का चुनावः सुविधानुसार हम इस प्रयोग द्वारा उत्पादन छायादार पेड़ों या छप्परों के नीचे घरेलू स्तर पर कर सकते हैं, जिससे कि प्रकाश की किरणें ढेर पर सीधे नहीं पड़े और उचित नमी अधिक समय तक संरक्षित रह सके।

वायुः सूक्ष्मजीवों को जीवित रहने के लिये वायु की आवश्यकता पड़ती है जिसके लिए इसके अतिरिक्त वायु के बहाव की निकासी होनी चाहिये।

जलः उचित नमी के लिये जल की आवश्यकता होती है, जिससे कि फफूँद कार्बनिक ढेर का अच्छी तरह प्रयोग कर वृद्धि कर सकें। परन्तु अधिक पानी से ढेर में वायु की कमी हो जाती है, जिससे कि अन्य हानिकारक बैक्टीरिया उत्पन्न हो जाते हैं।

तापमानः फफूँद की वृद्धि के लिये उचित तापमान की आवश्यकता होती है। सामान्यतः *ट्राईकोडर्मा* के लिये 25 डि.से. से 30 डि.से. तापमान आवश्यक होता है। ढेर में स्वतः ऊष्मा का निर्माण भी होता है, जिससे इसका तापमान बढ़ जाता है। इसलिये 7 से 10 दिनों पर ढेर को एक बार मिश्रित कर देना चाहिये।

प्रयोग विधिः उपर्युक्त घरेलू विधि से कण्डे पर तैयार *ट्राइकोडर्मा* उत्पादन को बुआई के पूर्व 25 कि.ग्रा. /एकड़ की दर से मिट्टी में मिला देना चाहिये। बुआई के पश्चात् भी पहली निराई–गुड़ाई के समय भूमि उपचार किया जा सकता है, ताकि यह पौधों की जड़ तक पहुँच जाए। बहुवर्षीय पेड़ों में प्रयोग के लिये

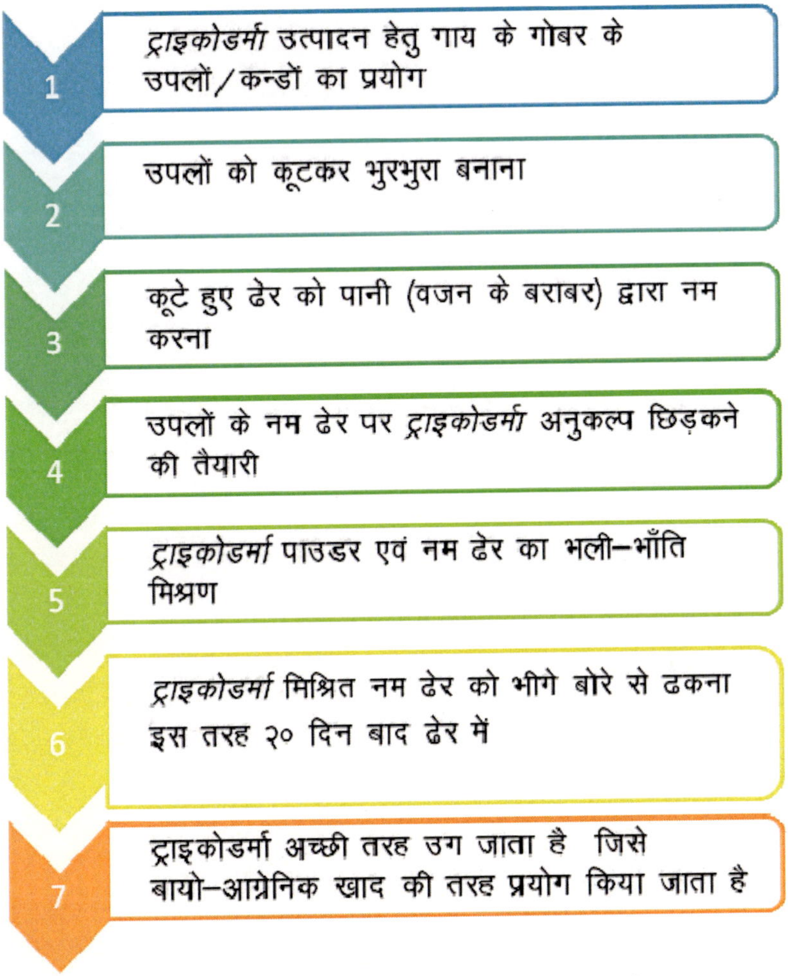

ट्राइकोडर्मा उत्पादन की ग्रामीण चरणबद्ध घरेलू पद्धति

जड़ के चारों ओर गड्ढा खोदकर मिट्टी में सीधा मिला देना चाहिए। इसका खेतों में बीज रोपाई के समय या पहले सीधे मृदा, क्यारियों की नालियों, डिब्बे तथा गमले इत्यादि में, कार्बनिक खाद की तरह प्रयोग किया जा सकता है।

उपरोक्त सरल व सस्ती घरेलू विधि द्वारा उच्च गुणवत्तायुक्त *ट्राईकोडर्मा* का कण्डें पर उत्पादन ग्रामीण कृषक अपने घरों पर स्वयं कर सकते हैं। इसके साथ ही खेतों में इसका प्रयोग कर, वर्तमान भारतीय रासायनिक कृषि पद्धति में महत्वपूर्ण परिवर्तन कर नयी जैविक कृषि क्रान्ति ला सकते हैं, जोकि राष्ट्र हित, पर्यावरण एवं जैव समुदाय के हित में होगा। खुशहाल कृषक ही समृद्ध देश की पहचान है।